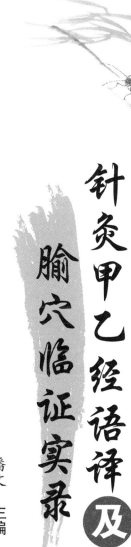

针灸甲乙经语译及腧穴临证实录

潘文　主编

中医古籍出版社

Publishing House of Ancient Chinese Medical Books

U0319522

图书在版编目（CIP）数据

针灸甲乙经语译及腧穴临证实录/潘文主编 . —北京：中医古籍出版社，2018.7
ISBN 978 - 7 - 5152 - 1725 - 3

Ⅰ.①针… Ⅱ.①潘… Ⅲ.①《针灸甲乙经》-译文 ②《针灸甲乙经》-选穴 -
研究 Ⅳ.①R245 ②R224.2

中国版本图书馆 CIP 数据核字（2018）第 105755 号

针灸甲乙经语译及腧穴临证实录

潘文　主编

责任编辑　魏民　刘从明
封面设计　映象视觉
出版发行　中医古籍出版社
社　　址　北京东直门内南小街 16 号（100700）
电　　话　010 - 64089446（总编室）010 - 64002949（发行部）
网　　址　www.zhongyiguji.com.cn
印　　刷　北京市泰锐印刷有限责任公司
开　　本　787mm×1092mm　1/16
印　　张　38.125
字　　数　720 千字
版　　次　2018 年 7 月第 1 版　2018 年 7 月第 1 次印刷
书　　号　ISBN 978 - 7 - 5152 - 1725 - 3
定　　价　138.00 元

《针灸甲乙经语译及腧穴临证实录》
编委会

学术顾问	郭玉芬	尚裕良	刘维忠	甘培尚
	崔庆荣	李盛华	谢又生	王振华
	李兴勇	王自立	张延昌	李顺保
主　　编	潘　文			
副主编	邱连利	袁仁智		
编　　委	吕有强	唐　鹏	李晓娟	王安萍
	李淑玲	邱连利	潘　文	袁仁智
	张雪霞			

皇甫谧是晋代著名医学家，他生于东汉，长于曹魏，殁于西晋，在那个"最苦痛的时代里"（宗白华语），皇甫谧以其安贫乐道的人生观和全生存志的坚忍精神专心著述，给后人留下了许多宝贵的文化遗产，其中《针灸甲乙经》是他最重要的医学著作。《针灸甲乙经》又称《黄帝三部针灸甲乙经》，是我国现存最早的一部针灸学专著。其内容主要取材于《素问》《灵枢》《明堂孔穴针灸治要》三书，这三部书是晋代以前在医学基础理论和针灸治疗等方面带有总结性的医学典籍，具有丰富的理论知识和实践经验。皇甫谧为使其内容更加系统化和切合实用，"乃撰集三部，使事类相从，删其浮辞，除其重复，论其精要，至为十二卷。"并结合自己的临证经验，对针灸穴位进行了科学的归类整理，奠定了针灸专科化的基础，标志着我国针灸学的又一次重大发展。

《针灸甲乙经》内容包括脏腑、经络、腧穴、病机、诊断、治疗等。书中论述了五脏六腑、营卫气血、精神魂魄、精气津液等的功能与作用，并对虚实、逆顺、方宜、清浊、形诊、阴阳、味宜、病传、寿夭、形气等病因病机的相关问题进行了阐述；探讨了十二经脉、奇经八脉，十二经标本、经脉根结、经筋等的循行与分布情况以及骨度、脉度与肠胃所受等；对望闻问切特别是四时平脉与脏腑病脉、死脉以及三部九候的诊断方法进行了具体论述；特别是腧穴和腧穴主治部分从临床实践上系统总结了晋以前的针灸治疗的经验，厘定腧穴 348 个，并采用分部依线的方法，划分了头、面、项、胸、腹、四肢等 35 条线路，详细叙述了各穴的部位、针刺深度与灸的壮数，明确了穴位的归经和部位，统一了穴位名称，区分了正名与别名；介绍了内科、外科、妇科、儿科、五官科等上百种病症及针灸治疗经验，共收载针灸治疗各种病症之腧穴主治 800 余条。这些既是对前代针灸经验的总结又富有一定的创见性，《针灸甲乙经》因此而被誉为"中医针灸学之祖"。自问世以来，《针灸甲乙经》受到历代医学界的高度重视，其不仅对国内针灸学的发展影响深远，而且远播海外，对日本、朝鲜产生过极为深远的影响。

由于《针灸甲乙经》成书于晋代，历代辗转传抄，版本迭出。经张灿玾先生考证，目前主要有三个传本：正统抄本、明蓝格抄本和医统本，其中以医统本流传最广，影响最大。本书以人民卫生出版社影印明刻医统正脉本为底本，同时在广泛参阅前辈时贤学术成果的基础上择善而从，译文则以意译为主，力求遵循原义，通俗易懂，临证方面收录了公开发表的腧穴主治的相关病症，旨在为针灸临床医生提供参考。限于编者水平，缺点错误在所难免，敬请批评指正。

编委会

2017 年 11 月

目 录

上篇　原文语译

目
录

3

目录

下篇　腧穴临证

目录

目录

9

目
录

11

上 篇
原文语译

针灸甲乙经序

【原文】

夫医道所兴，其来久矣。上古神农始尝草木而知百药。黄帝咨访岐伯、伯高、少俞之徒，内考五脏六腑，外综经络血气色候，参之天地，验之人物，本性命，穷神极变，而针道生焉。其论至妙，雷公受业传之于后。伊尹以亚圣之才，撰用《神农本草》，以为《汤液》。

中古名医有俞跗、医缓、扁鹊，秦有医和，汉有仓公。其论皆经理识本，非徒诊病而已。汉有华陀、张仲景。其他奇方异治，施世者多，亦不能尽记其本末。若知直祭酒刘季琰病发于畏恶，治之而瘥。云："后九年季琰病应发，发当有感仍本于畏恶，病动必死。"终如其言。仲景见侍中王仲宣时年二十余，谓曰："君有病，四十当眉落，眉落半年而死。"令服五石汤可免。仲宣嫌其言忤，受汤勿服。居三日，见仲宣谓曰："服汤否？"仲宣曰："已服"，仲景曰："色候固非服汤之诊，君何轻命也！"仲宣犹不信。后二十年果眉落。后一百八十七日而死，终如其言。此二事虽扁鹊、仓公无以加也。华陀性恶矜技，终以戮死。仲景论广伊尹《汤液》为数十卷，用之多验。近代太医令王叔和撰次仲景选论甚精，指事施用。

按《七略》艺文志，《黄帝内经》十八卷。今有《针经》九卷、《素问》九卷，二九十八卷，即内经也。亦有所亡失，其论遐远，然称述多而切事少，有不编次。比按仓公传，其学皆出于《素问》，论病精微，《九卷》是原本经脉，其义深奥，不易觉也。又有《明堂孔穴针灸治要》，皆黄帝岐伯遗事也。三部同归，文多重复，错互非一。甘露中，吾病风加苦聋百日，方治要皆浅近。乃撰集三部，使事类相从，删其浮辞，除其重复，论其精要，至为十二卷。《易》曰："观其所聚，而天地之情事见矣。"况物理乎。事类相从，聚之义也。夫受先人之体，有八尺之躯，而不知医事，此所谓游魂耳！若不精通于医道，虽有忠孝之心，仁慈之性，君父危困，赤子涂地，无以济之，此固圣贤所以精思极论尽其理也。由此言之，焉可忽乎。其本论其文有理，虽不切于近事，不甚删也。若必精要，后其闲暇，当撰核以为教经云尔。

【译文】

医学从产生已经很久了。上古时期神农氏开始尝草木从而知晓了各种药材的性味。黄帝先咨询了岐伯、伯高、少俞这些人，对内考察五脏六腑，对外考察经络、气血、色象、脉候，然后参考自然规律，又用人与物来验证，以生命活动为根本，完全了解医学奥妙和病理的变化规律，从而创立了针灸理论。其理论博大精深，雷公在受了黄帝的教导后将医术传给后人。伊尹凭借自己亚圣的才能，在借鉴了《神农本草》后写出了《汤液经法》。

中古时期的名医有俞跗、医缓、扁鹊，秦朝有医和，汉代有仓公。他们的理论都切中病理根本，而不仅仅是治病。汉代又有华佗、张仲景。其他人也有一些奇方和特殊治法，救济了很多世人，然而也不能论述疾病的本末。比如主持祭酒的官员刘季琰，因情志不遂发病，本已治愈。华佗说："九年后刘季琰此病应该还会再犯，发作时一定有感觉，仍因情志刺激诱发，一旦病发作必死无疑。"后来果然如他所说。张仲景曾遇见当时才二十多岁的侍中王仲宣，对他说："你身体已经患病，到四十岁时眉毛会脱落，眉毛脱落半年就会死亡。"并让他服五石汤以免病患加深。王仲宣嫌他的话难听，拿了五石汤却没有喝。过了三天，张仲景再见到王仲宣时问："喝五石汤了没有？"仲宣答道："已经喝了。"张仲景说："看你的气色与外候根本不像喝过五石汤的样子，为什么要这么轻视自己的生命呢？"王仲宣还是不信。二十年后，王仲宣果然眉毛脱落，又过了一百八十七天就死了，最终如张仲景所言。这两件事的神奇即便是扁鹊和仓公这样的名医也无法超过。然而华佗因为性格孤傲，爱夸耀自己的医技，最后被杀。张仲景研究发扬了伊尹的《汤液经法》，写成了数十卷的医书，用于治病非常灵验。晋朝太医令王叔和撰写选编了张仲景的精辟论述，更便于治病时应用。

根据《七略》和《艺文志》，《黄帝内经》有十八卷。现在有《针经》九卷、《素问》九卷，共计十八卷，合起来就是《内经》。其中也有些丢失的部分。《内经》的理论广博高深，然而论述的多但切合临床实际的少，又没有经过编排整理。和《仓公传》一比较，发现其中的理论都出自于《素问》，论述病症详细精深。《九卷》是最早论述经脉的理论，义理深奥，不容易理解。还有《明堂孔穴针灸治要》，都是黄帝、岐伯传下来的医学理论。这三部书殊途同归，内容有很多重复，而且错乱混杂的地方不只一处。在甘露年间（256～260年），我患风痹和耳聋一百多天，处方治病总的来说都很浅显。因此我便编辑整理这三部书，将其内容分门别类，删去其中一些不切实际的话，去掉了重复的内容，对其中精妙的内容加以论述，编成十二卷。《易经》中说："观察天地万物的类聚，就能够知道自然的规律。"何况是事物的道理呢。我把这三部书分门别类，就是要顺应物类相聚的规律。一个人得到父母遗传下来的身体，光有八尺之躯，却不懂医学，那简直是"行尸走肉"！如果不精通医学，即便有忠孝之心，仁慈的心性，国家和父母处在危急的困境，就算肝脑涂地也无能为力。这就是先贤们精密思考，透彻论述，详尽地探讨医学理论的原因。这样说的话，怎么可以忽视医学理论呢？这三部书的医学理论有条有理，虽然有些不切合实际的情况，也不能过多的删除它。如果一定要编本更精当简要的医书，以后有空一定会编辑校订，把它写成医学理论的教科书。

针灸甲乙经卷一

精神五脏论第一

【原文】

黄帝问曰：凡刺之法，必先本于神，血、脉、营、气、精神，此五脏之所藏也。何谓德、气、生、精、神、魂、魄、心、意、志、思、智、虑？请问其故。

岐伯对曰：天之在我者德也。地之在我者气也。德流气薄而生也。故生之来谓之精；两精相搏谓之神；随神往来谓之魂；并精出入谓之魄；可以任物谓之心；心有所忆谓之意；意有所存谓之志；因志存变谓之思；因思远慕谓之虑；因虑处物谓之智。故智以养生也，必顺四时而适寒暑，和喜怒而安居处，节阴阳而调刚柔，如是则邪僻不生，长生久视。

是故怵惕思虑者则神伤，神伤则恐惧流淫而不止；因悲哀动中者，则竭绝而失生；喜乐者，神惮散而不藏；愁忧者，气闭塞而不行；盛怒者，迷惑而不治；恐惧者，荡惮而不收。

《素问》曰：怒则气逆，甚则呕血，及食而气逆，故气上。喜则气和志达，营卫通利，故气缓。悲则心系急，肺布叶举，上焦不通，营卫不散，热气在中，故气消。恐则神却，却则上焦闭，闭则气还，还则下焦胀，故气不行。寒则腠理闭，营卫不行，故气收矣。热则腠理开，营卫通，汗大泄，故气泄。惊则心无所倚，神无所归，虑无所定，故气乱。劳则喘且汗出，内外皆越，故气耗。思则心有所伤，神有所止，气流而不行，故气结。

肝藏血，血舍魂；在气为语，在液为泪。肝气虚则恐，实则怒。《素问》曰：人卧血归于肝，目受血而能视，足受血而能步，掌受血而能握，指受血而能摄。

心藏脉，脉舍神；在气为吞，在液为汗。心气虚则悲忧，实则笑不休。

脾藏营，营舍意；在气为噫，在液为涎。脾气虚则四肢不用，五脏不安；实则腹胀，泾溲不利。

肺藏气，气舍魄；在气为咳，在液为涕。肺气虚则鼻息不利，少气；实则喘喝，胸盈仰息。

肾藏精，精舍志；在气为欠，在液为唾。肾气虚则厥，实则胀，五脏不安。

必审察五脏之病形，以知其气之虚实而谨调之。

肝，悲哀动中则伤魂，魂伤则狂妄，其精不守，令人阴缩而筋挛，两胁肋骨不举。毛悴色夭，死于秋。

《素问》曰：肝在声为呼，在变动为握，在志为怒，怒伤肝。《九卷》及《素问》又曰：精气并于肝则忧。

解曰：肝虚则恐，实则怒，怒而不已，亦生忧矣。夫肝之与肾，脾之与肺，互相成也，脾者土也，四藏皆受成焉。故恐发于肝而成于肾，忧发于脾而成于肝。肝合胆，胆者中精之府也。肾藏精，故恐同其怒，怒同其恐，一过其节，则二脏俱伤，经言若错，其归一也。

心，怵惕思虑则伤神，神伤则恐惧自失，破䐃脱肉。毛悴色夭，死于冬。

《素问》曰：心在声为笑，在变动为忧，在志为喜，喜伤心。《九卷》及《素问》又曰：精气并于心则喜。

或言心与肺脾二经有错，何谓也？解曰：心虚则悲，悲则忧；心实则笑，笑则喜。夫心之与肺，脾之与心，亦互相成也。故喜发于心而成于肺，思发于脾而成于心，一过其节，则二脏俱伤。此经互言其义耳，非有错也。

脾，愁忧不解则伤意，意伤则闷乱，四肢不举。毛悴色夭，死于春。

《素问》曰：脾在声为歌，在变动为哕，在志为思，思伤脾。《九卷》及《素问》又曰：精气并于脾则饥。

肺喜乐无极则伤魄，魄伤则狂，狂者意不存，其人皮革焦。毛悴色夭，死于夏。

《素问》曰：肺在声为哭，在变动为咳，在志为忧，忧伤肺。《九卷》及《素问》又曰：精气并于肺则悲。

肾盛怒未止则伤志，志伤则喜忘其前言，腰脊不可俯仰。毛悴色夭，死于季夏。

《素问》曰：肾在声为呻，在变动为栗，在志为恐，恐伤肾。《九卷》及《素问》又曰：精气并于肾则恐。故恐惧而不解则伤精，精伤则骨痠痿厥，精时自下。

是故五脏主藏精者也，不可伤；伤则失守阴虚，阴虚则无气，无气则死矣。

是故用针者，观察病人之态，以知精神魂魄之存亡得失之意。五者已伤，针不可以治也。

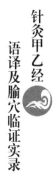

【译文】

黄帝问道：凡是用针刺治病其方法首先应以病人精神状况为根本。血、脉、营、气以及精神活动，都藏于五脏。那么什么叫作德、气、生、精、神、魂、魄、心、意、志、思、智、虑呢？请问其原由。

岐伯答道：天赋予我们德，地赋予我们气。德气交流则万物生成。所以生命与生俱来的物质称之为精；阴阳结合产生称之为神的生命活动；随神气往来的称之为魂；依附精气出入的称之为魄；可以感受事物的称之为心；心中有所忆念而准备去做的称之为意；主意已定而决心去做的称之为志；为了实现志而反复变更主意称之为思；深思而远虑称之为虑；周密考虑以应对事物称之为智。所以明智的人在养生方面，必然顺从四时气候，适应寒暑的变化，不过分喜亦不过分怒，安然生活处世，调节阴阳达到刚柔相济，这样就不会生病，终能长寿。

所以说过度恐惧、惊慌或思虑，都会伤神。神受到损伤，就会出现惊恐不安、阴精流泄不止；悲哀过度而伤及内脏的，会使脏气竭绝而丧命；喜乐过度，神气就会耗散而不内藏；忧愁过度则气闭塞而不畅行；盛怒则使神志迷惑，不能正常思虑；恐惧过度则神气就会流荡耗散而不能收敛。

《素问》中说，人若发怒，气必上逆，甚至呕血，或进食后则气上逆，所以说"怒则气上"。喜则气机和顺，情志通达，营卫通畅，所以说"喜则气缓"。悲哀太过则心急，肺叶胀大，两焦不通，营卫之气不得布散，热气郁结于胸中，所以说"悲则气消"。恐惧则精气下却，精气下却则上焦闭塞，上焦闭塞则气还下焦，以致下焦胀满，所以说"恐则气下"。寒冷能使腠理闭塞，营卫之气不得通行，所以说"寒则气收"。热使腠理开泄，营卫大通，汗液大量外泄，所以说"热则气泄"。惊则心悸如无所依，神无所归，考虑事情犹豫不定，所以说"惊则气乱"。劳累过度则气喘汗出，内外之气皆超出常度，所以说"劳则气耗"。思虑过度则心伤，精神停于一处，正气停留不能通行，所以说"思则气结"。

肝贮藏血液，魂居于肝血之中，病在气则多语，在液则多泪。肝气虚则恐惧，肝气盛实则易怒。《素问》中说：人躺着血就归于肝，眼得血的濡养则能视，足受血濡养则能行走，掌受血濡养则能握，指受血濡养则能摄取。

心主血脉，神居于血脉之中，心病在气为吞，在液为汗。心气虚则容易产生悲伤的情绪，心气实易笑以至不能停。

脾贮藏营气，意居于营气之中，脾病在气为噫，在液为涎。脾气虚则四肢不能运动，五脏之气不能调和，脾气实容易腹胀，二便不利。

肺主全身之气，魄居于肺气之中，肺病在气为咳，在液为涕。肺气虚则鼻息不通，感觉气短；肺气实则胸满而闷，仰面喘息。

肾贮藏精气，志居于肾精之中，在气表现为哈欠，在液为唾液。肾气虚就会出现四肢厥冷，肾有实邪则下腹胀满，五脏不得安和。

总之，必须审视诊察五脏的病形，以了解其气是属虚属实，从而谨慎调治。

肝藏魂，太过悲哀会伤魂，魂伤则发狂妄言，精气不守，出现前阴收缩、筋脉拘挛、两胁肋骨内陷。若皮毛憔悴，面色枯槁，到秋天金气当旺时，必受肺金克而死。

《素问》中说：肝病表现在声为呼叫，在变动为两手握持，在志为怒，怒能伤肝。《九卷》和《素问》又说：精气并入于肝则生忧虑。

解说：肝气虚则易恐惧，肝气实则易怒，怒不止，势必恼而生忧虑。肝志的怒与肾志的恐，脾志的思与肺志的忧，都是互相促成转化的。脾脏属土，其他四脏均受脾脏滋养。所以恐虽先发于肝而终成于肾，忧始发于脾而终形成于肝。肝合于胆，胆乃中精之腑。肾藏精，恐与怒本源是相同的，情志变化若超过一定的界限，则肝肾两脏俱受损伤。《九卷》及《素问》二经所说的好像不同，但归根结底是一致的。

心是藏神的脏器，惊恐或思虑过度则伤心神，神伤则易恐惧，失去自我控制的能力，肌肉瘦削，面色憔悴，到冬季水旺时，病情就更严重了，以致死亡。

《素问》说：心在声则为笑，在病变的表现则为忧，在情志的变化为喜，喜太过则伤心。《九卷》及《素问》又说：精气合于心则喜。

可能有人要说心与肺、脾混同起来是有错误的，应该怎样解释呢？解说：心气虚则易悲，悲则生忧；心气实则易笑，笑则必喜。心和肺，脾和心，在情志上也是相互促成的。所以喜虽发于心而终形成于肺，思发于脾而终形成于心，若超过了一定的限度，则二脏俱伤。这些经文是在互相阐发它们的关系，并没有错误。

脾藏意，忧愁太多又没有解决会损及意，意伤则脾气不舒，导致胸中闷乱，四肢不灵活，皮毛憔悴，颜面枯槁，到春季土旺的时候病情加重甚则死亡。

《素问》说：脾在声为歌，在病变的表现则为呃逆，在志则为思虑，思虑过度则伤脾。《九卷》和《素问》又说：精气并于脾则饥。

肺藏魄，喜乐太过则伤魄，魄伤则神乱而发狂，发狂则没有自主意识。这种人皮肤干枯，毛发憔悴，面色枯槁，到夏季火旺时病必加重，甚至死亡。

《素问》说：肺在声为哭，在病变的表现为咳嗽，在志为易忧愁，忧愁过度则伤肺。《九卷》及《素问》又说：精气并入于肺则易悲。

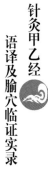

肾藏志，大怒不止则伤志，志伤则健忘，腰脊痛不能俯仰，皮毛憔悴，面色枯槁，到长夏季土旺的时候病情就加重，甚至死亡。

《素问》说：肾在声则为呻吟，在病变则表现为战栗，在情志变动为恐惧，恐惧太过伤肾。《九卷》及《素问》又说：精气并入于肾则恐。所以恐惧不解则伤精，精伤则出现骨酸、肢体痿软无力、四肢厥冷、遗精等症状。

所以五脏主藏精而不泻，是不能损伤的。精伤则精气失守导致阴虚，阴虚则不能化生阳气，没有阳气人就会死亡。

所以用针灸治病时，必须观察病人的形态，以推知精、神、魂、魄的存亡得失情况。如果五脏精气都已受到损伤，就不是针刺能治的了。

五脏变腧第二

【原文】

黄帝问曰：五脏五腧，愿闻其数。

岐伯对曰：人有五脏，脏有五变，变有五腧，故五五二十五腧，以应五时。

肝为牡脏，其色青，其时春，其日甲乙，其音角，其味酸。

心为牡脏，其色赤，其时夏，其日丙丁，其音徵，其味苦。

脾为牝脏，其色黄，其时长夏，其日戊己，其音宫，其味甘。

肺为牝脏，其色白，其时秋，其日庚辛，其音商，其味辛。

肾为牝脏，其色黑，其时冬，其日壬癸，其音羽，其味咸。是谓五变。

脏主冬，冬刺井，色主春，春刺荥；时主夏，夏刺腧；音主长夏，长夏刺经；味主秋，秋刺合。是谓五变，以主五腧。

问曰：诸原安合，以致六腧？

对曰：原独不应五时，以经合之，以应其数，故六六三十六腧。

问曰：何谓脏主冬，时主夏，音主长夏，味主秋，色主春？

对曰：病在脏者取之井；病变于色者取之荥；病时间时甚者取之腧；病变于音者取之经；经满而血者病在胃，及以饮食不节得病者取之合。故曰味主合。是谓五变也。

人逆春气，则少阳不生，肝气内变；逆夏气，则太阳不长，心气内洞；逆秋气，则太阴不收，肺气焦满；逆冬气，则少阴不藏，肾气浊沉。

夫四时阴阳者，万物之根本也。所以圣人春夏养阳，秋冬养阴，以从其根。逆其根则伐其本矣。

故阴阳者，万物之终始也。顺之则生，逆之则死。反顺为逆，是为内格。

是故圣人不治已病治未病。

论五脏相传所胜也。假使心病传肺，肺未病逆治之耳。

【译文】

黄帝问道：我想听听根据五脏病变针刺五腧穴的原由。

岐伯答道：人有五脏，五脏各有相应的五色、五时、五音、五行、五味的变化，五脏的五变又各有井、荥、腧、经、合五腧穴，对应五变，故五脏共有二十五个腧穴，以与五时相应。

肝为阳脏，对应色为青，对应时为春，对应日为甲乙，对应音为角，对应味为酸。

心为阳脏，对应色为赤，对应时为夏，对应日为丙丁，对应音为徵，对应味为苦。

脾为阴脏，对应色为黄，对应时为长夏，对应日为戊己，对应音为宫，对应味为甘。

肺为阴脏，对应色为白，对应时为秋，对应日为庚辛，对应音为商，对应味为辛。

肾为阴脏，对应色为黑，对应时为冬，对应日为壬癸，对应音为羽，对应味为咸。这就是五变。

五脏主冬，故病必取五脏之井穴；色应于春，故病必取五脏之荥穴；时主夏，故病必取五脏之输穴；音主于长夏，经穴气正盛，故病必取五脏之经穴；味主于秋，故病必取脏之合穴。这就是五脏病变分别选取所主五输穴的情况。

黄帝问曰：六腑的原穴是怎样配合成为六输的？

岐伯答道：六腑的原穴不与五时相应，而以经穴代原穴，合入五输穴中，这样六腑各有六个输穴，六六三十六个输穴。

黄帝问曰：什么叫作脏主冬，时主夏，音主长夏，味主秋，色主春呢？

岐伯答道：病在五脏者取之相应的井穴治疗；病变现于面色者取之相应的荥穴治疗；病情时好时坏者取之相应腧穴治疗；病变已经影响到声音者取相应的经穴治疗；经脉盛满而有瘀血者及病在胃腑或因饮食不节而得病者，取相应的合穴来治疗，这就叫味主合。就是五脏变化所表现的不同特征以及五腧相应的针刺方法。

人体若违背了春天主生发的规律，则少阳之气不能生发内郁于肝而生病；违背

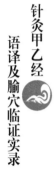
了夏主生长的规律，太阳就不能生长，使心气内虚；违背了秋主收的规律，太阴不能收敛，而出现肺热叶焦，胸中胀满；违背了冬主藏的规律，则少阴不能潜藏，肾气内沉。

四时阴阳的变化，是万物生、长、收、藏的根本。所以高明的人在春夏季保养阳气，秋冬季保养阴气，以顺从四时气候的变化规律。违反了这个规律，生命的根本就要受到损伤。

自然规律是万物生存的根本，顺从自然规律就能生存，违逆了自然规律就会死亡。如果把违逆当作顺从，就叫内格，使身体与自然相互抗拒不能适应。

因此说高明的人，不是有了病才去治而是在未病之前加以预防。

医论中说的是根据五脏的传变规律传于它所克的脏器而言。假如心病传肺，应在肺未病时进行防治。

五脏六腑阴阳表里第三

【原文】

肺合大肠，大肠者传道之腑。心合小肠，小肠者受盛之腑。肝合胆，胆者中精之腑。脾合胃，胃者五谷之腑。肾合膀胱，膀胱者津液之腑。少阴属肾，肾上连肺，故将两脏。三焦者，中渎之腑，水道出焉，属膀胱，是孤之腑。此六腑之所合者也。

《素问》曰：夫脑、髓、骨、脉、胆、女子胞，此六者，地气之所生也。皆藏于阴，象于地，故藏而不泻，名曰奇恒之腑。

胃、大肠、小肠、三焦、膀胱，此五者，天气之所生也。其气象天，故泻而不藏，此受五脏浊气，名曰传化之腑。此不能久留，输泻者也。魄门亦为五脏使，水谷不得久藏。

五脏者，藏精神而不泻，故满而不能实。六腑者，传化物而不藏，故实而不能满。水谷入口，则胃实而肠虚，食下则肠实而胃虚。故实而不满，满而不实也。

气口何以独为五脏主？胃者，水谷之海，六腑之大源也。

肝胆为合，故足厥阴与少阳为表里。脾胃为合，故足太阴与阳明为表里。肾膀胱为合，故足少阴与太阳为表里。心与小肠为合，故手少阴与太阳为表里。肺与大肠为合，故手太阴与阳明为表里。

五脏者，肺为之盖，巨肩陷，咽喉见于外。心为之主，缺盆为之道，骺骨有余，以候内髑骺。肝为之主将，使之候外，欲知坚固，视目大小。脾主为胃，使之迎粮，视唇舌好恶，以知吉凶。肾者主为外，使之远听，视耳好恶，以知其性。

六腑者，胃为之海，广骸大颈、张胸，五谷乃容；鼻隧以长，以候大肠；唇厚人中长，以候小肠；目下裹大，其胆乃横；鼻孔在外，膀胱漏泄；鼻柱中央起，三焦乃约。此所以候六腑也。上下三等，藏安且良矣。

【译文】

肺与大肠阴阳相合，大肠是传输糟粕之腑。心与小肠阴阳相合，小肠是接受胃部腐熟的水谷之腑。肝与胆阴阳相合，胆是贮藏精汁之腑。脾与胃阴阳相合，胃是受纳水谷之腑。肾与膀胱阴阳相合，膀胱是贮藏津液之腑，少阴经脉属肾而上络肺，所以它能将领肺肾两脏。三焦为全身的水道，故称之为中渎之腑，属膀胱，因没有与之相匹配的脏腑，所以称为孤腑。这是脏腑阴阳表里相合的情况。

《素问》说：脑、髓、骨、脉、胆、女子胞，这六者禀受地气而生。都贮藏阴精像大地藏生万物一样，相对于"传化之腑"的泻而不藏，它们的功能是藏而不泻，叫作"奇恒之腑"。

至于胃、大肠、小肠、三焦、膀胱，这五者禀受天气而产生，像天运行一样，主传泻而不主贮藏。这些器官受纳五脏的糟粕，因此名为"传化之腑"。糟粕不能长久停留于此，而是要输泻于外。魄门在五脏的支配下主司排泄，使糟粕不能久留于体内。

五脏主藏精气而不泻，所以经常精气饱满而没有水谷充实。六腑是传导、消化水谷而不贮藏精气，所以常常有水谷充实而没有精气饱满的。因为水谷入口以后，则胃中充实而肠中空虚，水谷至胃经腐熟向下输送，则肠中充实而胃中空虚了，故六腑总是"实而不满"，五脏是"满而不实"的。

气口脉象，根据什么能够诊察五脏的变化呢？因为胃是容纳食物的处所，为六腑营养之源泉，五脏六腑之精气，都来源于胃反映于气口的。

肝与胆相合，所以足厥阴经与足少阳经为表里；脾与胃合，所以足太阴经与足阳明经为表里；肾与膀胱合，所以足少阴经与足太阳经为表里；心与小肠合，所以手少阴经与手太阳经为表里；肺与大肠合，所以手太阴经与手阳明经为表里。

五脏之中，肺位最高，为五脏华盖，可以根据肩部的上下大小，咽部是否凹陷等外形来推测肺的虚实。心是五脏的主宰，缺盆为血脉的通道，观察缺盆两旁的肩端骨距离大小及蔽心骨大小，可以推知心脏的情况。肝为将军之官，开窍于目，若想知道肝是否坚固，可以看目的大小。脾主水谷运化及输布，接纳水谷，可视其唇

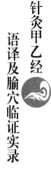

舌对食物的好恶，以测知脾的吉凶。肾脏开窍于耳，表现在外的就是人的听觉，可以根据耳的听力强弱，来判断肾脏的虚实。

在六腑之中，胃为水谷之海，若骨骼广阔，颈部粗大，胸围扩张，则胃受纳水谷容量大，反之则小。鼻道是否深长，可推知大肠的状况。唇的厚薄，人中沟的长短，可推知小肠的状况。下眼胞大，胆气就刚强。鼻孔显露于外，则膀胱易于漏泄。鼻梁高起的，可以推知三焦是固密的。这就是推知六腑的一般情况。面部上、中、下三个部位距离相等，那么内脏状况良好。

五脏五官第四

【原文】

鼻者，肺之官；目者，肝之官；口唇者，脾之官；舌者，心之官；耳者，肾之官。凡五官者，以候五脏。

肺病者，喘息鼻张；肝病者，目眦青；脾病者，唇黄；心病者，舌卷颧赤；肾病者，颧与颜黑。

故肺气通于鼻，鼻和则能知香臭矣。心气通于舌，舌和则能知五味矣。《素问》曰：心在窍为耳。

夫心者，火也；肾者，水也。水火既济。心气通于舌，舌非窍也，其通于窍者，寄在于耳。

故肝气通于目，目和则能视五色矣。《素问》曰：诸脉者，皆属于目。又《九卷》曰：心藏脉，脉舍神。神明通体，故云属目。

脾气通于口，口和则能别五谷味矣。肾气通于耳，耳和则能闻五音矣。《素问》曰：肾在窍为耳。然则肾气上通于耳，下通于阴也。

五脏不和，则九窍不通；六腑不和，则留结为痈。故邪在腑，则阳脉不和；阳脉不和，则气留之；气留之，则阳气盛矣。邪在脏，则阴脉不和；阴脉不和，则血留之；血留之，则阴气盛矣。阴气太盛，则阳气不得相营也，故曰关。阳气太盛，则阴气弗能荣也，故曰格。阴阳俱盛，不得自相营也，故曰关格。关格者，不得尽期而死矣。

【译文】

鼻是肺的官窍；眼睛是肝的官窍；口唇是脾的官窍；舌为心的官窍；耳为肾的官窍。从五官可以诊断五脏的一般情况。

肺脏有病时，呼吸喘促，鼻翼煽动；肝有病时，目眶发青；脾有病时，口唇色黄；心有病时，舌卷而短缩，颧部发红；肾有病时，两颧、额角与眉目之间发黑。

肺气外通于鼻，鼻和就能辨别香臭。心气外通于舌，舌和就能辨别五味。《素问》说：心在窍为耳。

心属火，肾属水，心火与肾水是相互为用的。心外通于舌，舌又非窍，其上通的窍道，寄托在耳。

肝气外通于目，目和就能辨别五色。《素问》说：脏腑各经脉都联系到眼睛。《九卷》又说："心生血脉，脉藏神"，脉上联系于目，神明与目，由脉相通，所以说，五脏六腑的各经脉都属于目。

脾气外通于口，口和就能辨别五谷之味。肾气外通于耳，耳和就能辨别五音。《素问》说："肾在窍为耳，可知肾气上通于耳，下通于二阴"。

如果五脏不和，则九窍不通。六腑不能调和，则邪气滞留，气血凝结，发为痈疡。所以邪气在六腑，必致阳脉不能和调。阳脉不和，则气行留滞，使阳气偏盛。如果邪气在五脏，则阴脉不能和调，致使血行留滞，使阴气偏盛。若阴气太盛，影响阳气不能营运入内与阴气相交，所以叫作"关"。若阳气太盛，阳盛则阴病亦不能营运外出与阴气相交，这就叫"格"。若阴阳之气俱盛，表里不能互相营运相交，这叫作"关格"。出现关格这种情况，人就不能活到应该活的年岁而早亡。

五脏大小六腑应候第五

【原文】

黄帝问曰：人俱受气于天，其有独尽天寿者，不免于病者，何也？

岐伯对曰：五脏者固有大小、高下、坚脆、端正、偏倾者，六腑亦有大小、长短、厚薄、结直、缓急者。凡此二十五变者，各各不同，或善或恶，或吉或凶也。

心小则安，邪弗能伤，易伤于忧；心大则忧弗能伤，易伤于邪；心高则满于肺中，闷而善忘，难开以言；心下则脏外，易伤于寒，易恐以言；心坚则脏安守固；心脆则善病消瘅热中；心端正则和利难伤；心偏倾则操持不一，无守司也。

肺小则安，少饮，不病喘；肺大则多饮，善病胸痹逆气；肺高则上气喘息咳逆；肺下则逼贲迫肝，善胁下痛；肺坚则不病咳逆上气；肺脆则善病消瘅易伤于热，喘息鼻衄；肺端正则和利难伤；肺偏倾则病胸胁偏痛。

肝小则安，无胁下之病；肝大则逼胃迫咽，迫咽则善膈中，且胁下痛；肝高则

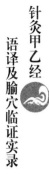

上支贲加胁下急，为息贲；肝下则逼胃，胁下空，空则易受邪；肝坚则脏安难伤；肝脆则善病消瘅易伤；肝端正则和利难伤；肝偏倾则胁下偏痛。

脾小则安，难伤于邪；脾大则善凑眇而痛，不能疾行；脾高则眇引季胁而痛；脾下则下加于大肠，下加于大肠则脏外易受邪；脾坚则脏安难伤；脾脆则善病消瘅易伤；脾端正则和利难伤；脾偏倾则善满善胀。

肾小则安难伤；肾大则善病腰痛，不可以俯仰，易伤于邪；肾高则善病背膂痛，不可以俯仰；肾下则腰尻痛，不可俯仰，为狐疝；肾坚则不病腰背痛；肾脆则善病消瘅易伤；肾端正则和利难伤；肾偏倾则善病尻痛。凡此二十五变者，人之所以善常病也。

曰：何以知其然？

曰：赤色小理者心小；粗理者心大。无髑骬者心高；髑骬小短举者心下。髑骬长者心坚；髑骬弱小以薄者心脆。髑骬直下不举者心端正；髑骬一方者心偏倾。

白色小理者肺小；粗理者肺大。巨肩大膺陷喉者肺高；合腋张胁者肺下。好肩背厚者肺坚；肩背薄者肺脆。背膺厚者肺端正；膺偏竦者肺偏倾。

青色小理者肝小；粗理者肝大。广胸反骹者肝高；合胁兔骹者肝下。胸胁好者肝坚；胁骨弱者肝脆。膺胁腹好相得者肝端正；胁骨偏举者肝偏倾。

黄色小理者脾小；粗理者脾大。揭唇者脾高；唇下纵者脾下。唇坚者脾坚；唇大而不坚者脾脆。唇上下好者脾端正；唇偏举者脾偏倾。

黑色小理者肾小；粗理者肾大。耳高者肾高；耳后陷者肾下。耳坚者肾坚；耳薄不坚者肾脆。耳好前居牙车者肾端正；耳偏高者肾偏倾。

凡此诸变者，持则安，减则病也。

曰：愿闻人之有不可病者，至尽天寿，虽有深忧大恐怵惕之志，犹弗能感也，大寒甚热弗能伤也；其有不离屏蔽室内，又无怵惕之恐，然不免于病者何也？

曰：五脏六腑，邪之舍也。五脏皆小者，少病，善焦心，人愁忧。五脏皆大者，缓于事，难使以忧；五脏皆高者，好高举措；五脏皆下者，好出人下；五脏皆坚者，无病；五脏皆脆者，不离于病；五脏皆端正者，和利得人心；五脏皆偏倾者，邪心善盗，不可为人卒，反复言语也。

曰：愿闻六腑之应。

曰：肺合大肠，大肠者，皮其应也。《素问》曰：肺之合皮也；其荣毛也；其主心也。下章言肾之应毫毛，于义为错。

心合小肠。小肠者，脉其应也。《素问》曰：心之合肺也；其荣色也；其主肾也。其义相顺。

肝合胆。胆者，筋其应也。《素问》曰：肝之合筋也；其荣爪也；其主肺也。其义相顺。

脾合胃。胃者，肉其应也。《素问》曰：脾之合肉也；其荣唇也；其主肝也。其义相顺。

肾合三焦、膀胱。三焦、膀胱者，腠理毫毛其应也。《九卷》又曰：肾合骨。《素问》曰：肾之合，骨也；其荣发也；其主脾也。其义相同。

曰：应之奈何？

曰：肺应皮。皮厚者大肠厚；皮薄者大肠薄。皮缓腹裹大者，大肠大而长；皮急者，大肠急而短。皮滑者大肠直；皮肉不相离者大肠结。

心应脉。皮厚者脉厚，脉厚者小肠厚；皮薄者脉薄，脉薄者小肠薄。皮缓者脉缓，脉缓者小肠大而长；皮薄而脉冲小者，小肠小而短。诸阳经脉皆多纡曲者小肠结。

脾应肉。肉䐃坚大者胃厚；肉䐃么者胃薄。肉䐃小而么者胃不坚；肉䐃不称其身者胃下，胃下者下脘约不利。肉䐃不坚者胃缓；肉䐃无小裹累者胃急；肉䐃多小裹累者胃结。胃结者上脘约不利。

肝应爪。爪厚色黄者胆厚；爪薄色红者胆薄。爪坚色青者胆急；爪濡色赤者胆缓。爪直色白无约者胆直；爪恶色黑多文者胆结。

肾应骨。密理厚皮者，三焦、膀胱厚；粗理薄皮者，三焦、膀胱薄。腠理疏者，三焦、膀胱缓；皮急而无毫毛者，三焦、膀胱急。毫毛美而粗者，三焦、膀胱直；稀毫毛者，三焦、膀胱结。

曰：薄厚美恶，皆有其形，愿闻其所病。

曰：各视其外应，以知其内脏，则知所病矣。

【译文】

黄帝问道：人都是禀受先天而生，为什么有的人能活到自然寿命，有的人就不免生病呢？

岐伯回答道：因为人的五脏有大小、高低、坚脆、端正、偏倾的不同，六腑也有大小、长短、厚薄、曲直、缓急的区别，这二十五种情况各有不同，导致善恶、吉凶的不同情况。

心脏小的，心气安定收敛，外邪不易侵害，但易伤于内忧；心脏大的不易因内忧而伤害，而容易伤于外邪。心位偏高，上迫肺脏而使肺满而窍不通，常觉烦闷而喜忘，遇事难以用语言开导。心位偏低，则心在肺外而神不内藏，所以易被寒伤，

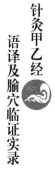
又经不起语言恫吓。心脏坚实，则脏气安定，守卫固密；心脏脆弱，内守不固则易患消瘅和中焦之症。心端正，则神气血脉和顺，不易受到邪气伤害；心偏斜不正，则意念不坚，遇事没有主见。

肺脏小则饮水很少，所以不病喘息；肺脏大，则饮水多而常患胸痹及气逆等病；肺位高易致气逆，而有喘息及咳嗽等病；肺位低则居处接近横膈，胃脘逼迫于肝，致胁下作痛；肺脏坚实，则不易患咳嗽气上逆的病症；肺脏脆弱，则容易生消瘅病；肺脏端正，则肺气和顺不易伤于外邪；肺脏偏斜，则易患胸中偏痛。

肝小则脏气安定，不易患胁下胀满疼痛等病；肝大则压迫胃脘牵扯食道，而患食不下的噎膈病，两胁疼痛等；肝位高则向上支撑膈部而发生胁下拘急成为息贲病；肝位低则逼胃脘，因而胁下空虚易受外邪侵害；肝脏坚实则脏气安定不易为外邪所伤；肝脏脆弱则易患消瘅；肝位端正则脏气和顺，不易受邪；肝脏偏斜则易患胁下胀痛。

脾小则脏气安定，外邪难伤；脾大则易使胁下软肉部位结聚疼痛，不能快步走；脾位高则胁下软肉处牵连季胁疼痛；脾位低则下迫大肠，使脾脏离位，易受外邪伤害；脾脏坚实则脏气和顺，外邪不易侵犯；脾脏脆弱，易患消瘅；脾脏位置端正，则脏气和顺，邪气难伤；脾脏偏斜则运化无力，腹中胀满。

肾小则脏气安定，外邪难伤；肾大则易腰痛，不能俯仰，易被外邪伤；肾位偏高，常会发生背脊疼痛不能俯仰；肾位偏低则病腰尻痛，不可俯仰，易患狐疝，肾脏坚实就不易发生腰背痛；肾脏脆弱的，则易患消瘅，而多受外邪伤害；肾脏位置端正的，则肾气和顺，外邪难伤；肾脏位置偏斜的多患腰骶部疼痛。以上说的二十五种不同情形，就是人易患病的原因。

黄帝问：怎样知道五脏大小、高下、坚脆、端正、偏倾呢？

岐伯答：皮肤色红，纹理密者心脏小；纹理粗疏者心脏大。没有蔽心骨的心脏位置偏高；蔽心骨短小而高突如鸡胸者心脏位置偏低。蔽心骨长者心脏坚实；蔽心骨软小而薄者心脏脆弱。蔽心骨向下垂直而不高起者心端正；蔽心骨偏向一边的心脏也偏斜。

皮肤色白，纹理密的肺脏小；纹理粗疏的肺脏大。肩大、胸膺突出而结喉内陷的肺位高；两腋之间窄紧、胁部开张的肺位低。肩背部肌肉厚实的肺脏坚实；肩背部瘦薄的肺脏脆弱。胸背肌肉厚实匀称的肺位端正；胸膺偏斜疏稀不匀的肺位偏斜不正。

皮肤色青，纹理致密者肝脏小；纹理粗疏者肝脏大。胸胁宽而隆起的肝位高；胸胁位低而向内收敛的肝位低。胸胁发育匀称健壮的肝坚实；胁骨软弱的肝脆弱。

胸胁腹匀称的肝位端正；肋骨偏斜突起的肝位偏斜。

皮肤色黄，纹理致密的脾脏小；纹理粗疏者脾脏大。唇向上翻者脾位高；唇低垂弛缓者脾位低。口唇坚实的脾脏坚实；口唇大而不坚的脾脏脆弱。口唇上下端正、匀称的脾位端正；唇位不正，一侧偏高的脾位也偏斜。

皮肤色黑，纹理致密者肾脏小；纹理粗疏者肾脏大。耳位偏高的肾位高；耳位偏低的肾位低。耳廓坚挺厚实的肾脏就坚实；耳廓瘦薄不坚的肾脏脆弱。耳廓发育正常，前方位置贴近牙床的肾位端正；两耳高低不对称的肾位偏斜。

凡有上述五脏的二十五变的人，若能根据自己的情况注意保养的就会安然无恙，若受到损害，就会产生疾病。

黄帝说：想听你说说从来不生病的人，活到自然寿命，即使忧恐等巨大的情志刺激或遇到严寒酷暑也不能伤害他；而有的人却整日深居室内，没有担忧恐惧之情，但不能避免而生病，这是什么原因呢？

岐伯答：五脏六腑，是内外邪气所依附的部位。五脏都小的，很少因外邪内侵而发病，但却经常焦心思虑，多愁善感；五脏都大的，做事从容和缓，不易忧愁；五脏位置偏高的，好高骛远，不切实际；五脏位置偏低的，甘居人下；五脏坚实的，很少生病；五脏脆弱的，病不离身；五脏位置端正的，性情和顺，易得人心；五脏位置偏斜的，常欲盗窃，不能与别人和平共处，语言反复无常。

黄帝说：希望你说说与六腑相互配合的道理。

岐伯答：肺与大肠相配合，所以大肠外应于皮毛。《素问》说：与肺脏相应承的是皮，它的外荣表现在毫毛，制约肺脏的是心脏。下章又说肾外应于毫毛，与文意不符。

心与小肠相配合，小肠外应于脉。《素问》说：与心脏相对应的是肺，它的荣华表现在面色，制约心脏的是肾脏。其意义是一致的。

肝与胆相合，所以胆外应于筋。《素问》说：与肝脏相对应的是筋，它的荣华表现在爪甲，制约肝脏的是肺脏。其意义是一致的。

脾与胃相合，所以胃外应于肌肉。《素问》说：与脾脏相对应的是肉，它的荣华表现于唇，制约脾脏的是肝脏，其意义是一致的。

肾与三焦、膀胱相合，所以三焦、膀胱外应于腠理毫毛。《九卷》说：肾与骨相配合。《素问》说：与肾脏相配合的是骨，它的荣华表现于发，制约肾脏的是脾脏，其意义相同。

黄帝问：五脏六腑怎样体现与各组织的相应关系呢？

岐伯答：肺与皮相应，皮厚者大肠就厚，皮薄者大肠也薄；皮肤松缓而腹围大的，大肠就大而长；皮紧的大肠就紧而短。皮肤滑润者大肠就通顺；皮肉不可分离的大肠就盘结。

心与脉相应，皮厚的脉管也厚，脉厚的小肠就厚。皮薄的脉管也薄，脉薄的小肠就薄。皮肤松缓的脉也缓，脉缓者小肠大而长；皮薄而脉也细弱，小肠也细小而短。阳经经脉分布的部位多弯曲血络的，小肠就屈曲不舒。

脾外与肉相应，内又与胃相合，肉䐃坚实而肥大的胃厚；肉䐃薄弱的胃薄。肉䐃瘦薄与身体不相称者胃的位置偏低，胃的位置偏低使胃下被压迫而缩结，食物不能顺利通过。肉䐃不坚实的胃就松弛；肉䐃周围没有细小颗粒相连的胃紧缩。肉䐃周围多有小颗粒累累如珠的，胃就结涩，其上口也紧缩，食物就不能顺利下行。

肝内合于胆外应于爪，爪甲厚而色黄的则胆厚；爪甲薄而色红的胆薄。爪甲坚实而色青的胆紧急；爪甲濡软而色赤的胆松弛。爪甲直而色白无纹的胆气舒畅通顺；爪甲畸形而色黑多纹的胆气结滞不畅。

肾与骨相应，又相合于三焦、膀胱。腠理致密而皮厚者，三焦、膀胱就厚；皮肤纹理粗疏的，三焦、膀胱薄。腠理疏松的，三焦、膀胱松弛，皮肤紧急而无毫毛的，三焦、膀胱也紧急。毫毛美好润泽粗壮的，三焦、膀胱就顺畅；毫毛稀疏的，三焦、膀胱就郁结不舒。

黄帝问：我想了解脏腑的厚薄、好坏都有一定的形状，而它们发生的病变究竟怎样？

岐伯答道：观察它们各自外应的皮肉筋骨脉等组织，就可以知道脏腑的状况和所发生的病变。

十二原第六

【原文】

五脏有六腑，六腑有十二原。十二原者，出于四关。四关主治五脏，五脏有疾，当取之十二原。十二原者，五脏之所以禀三百六十五骨之气味者也。五脏有疾，出于十二原，而原各有所出。明知其原，睹其应，知五脏之害矣。

阳中之少阴，肺也；其原出于大渊二。阳中之太阳，心也；其原出于大陵二。阴中之少阳，肝也；其原出于太冲二。阴中之太阴，肾也；其原出于太溪二。阴中之至阴，脾也；其原出于太白二。膏之原出于鸠尾一；肓之原出于脖胦一。凡十二原主治五脏六腑之有病者也。

胀取三阳，飧泄取三阴。

今夫五脏之有病，譬犹刺也，犹污也，犹结也，犹闭也。刺虽久犹可拔也，污虽久犹可雪也，结虽久犹可解也，闭虽久犹可决也。或言久疾之不可取者，非其说也。夫善用针者，取其疾也，犹拔刺也，犹雪污也，犹解结也，犹决闭也，疾虽久犹可毕也。言不可治者，未得其术也。

【译文】

五脏之表有六腑，六腑之外有十二原穴，十二原穴出于四关。四关原穴主治五脏病变，故五脏有病，应当取十二原穴治疗。十二原穴是五脏禀受水谷的气味以注于全身三百六十五骨节的所在处。五脏有病必反映到十二原穴，十二原穴各有所属的脏腑。所以观察十二原穴的反应情况就能知道五脏的病变。

肺为"阳中之少阴"脏器，其原穴出于寸口大渊，左右共二穴。心为"阳中之太阳"脏器，其原穴出于手厥阴心包经之大陵穴，左右共二穴。肝为"阳中之少阳"脏器，其原出于太冲，左右共二穴。肾为"阴中之太阴"脏器，其原穴出于足少阴经之太溪穴，左右共二穴。脾为"阴中之至阴"脏器，其原穴出于足太阴经之太白穴，左右共两穴。膏的原穴出于上腹部的鸠尾穴。肓的原穴出于下腹部的气海穴。以上十二原穴能主治五脏六腑的疾病。

腹胀满应取足三阳经穴治疗。飧泄谷不化应取足三阴经穴来治疗。

现今五脏患病，好像身体上扎了刺一样，好像皮肤被污染一样，好像绳子打结一样，好像通道淤闭一样。刺扎得时间虽然长久，还可以拔除掉的，污染虽久还是可清洗的，结虽久还是能解开的，闭虽久还是能够疏通的。有人说久病不能治愈，那种说法是不对的。善用针术的医生，治疗疾病好像拔刺一样，洗涤污垢一样，解开绳结一样，疏通闭塞一样。患病虽然长久仍然是能治愈的。说久病不能治疗是因为没有掌握治病的技术。

十二经水第七

【原文】

黄帝问曰：经脉十二者，外合于十二经水，而内属于五脏六腑。夫十二经水者，受水而行之；五脏者，合神气魂魄而藏之；六腑者，受谷而行之，受气而扬之；经脉者，受血而营之。合而以治奈何？刺之深浅，灸之壮数，可得闻乎？

岐伯对曰：脏之坚脆，腑之大小，谷之多少，脉之长短，血之清浊，气之多

21

少，十二经中，多血少气，与其少血多气，与其皆多血气，与其皆少血气，皆有定数。其治以针灸，各调其经气，固其常有合也。此人之参天地而应阴阳，不可不审察之也。

足阳明，外合于海水，内属于胃。

足太阳，外合于清水，内属于膀胱，而通水道焉。

足少阳，外合于渭水，内属于胆。

足太阴，外合于湖水，内属于脾。

足厥阴，外合于沔水，内属于肝。

足少阴，外合于汝水，内属于肾。

手阳明，外合于江水，内属于大肠。

手太阳，外合于淮水，内属于小肠。

手少阳，外合于漯水，内属于三焦，而水道出焉。

手太阴，外合于河水，内属于肺。

手心主，外合于漳水，内属于心包。

手少阴，外合于济水，内属于心。

凡此五脏六腑十二经水者，皆外有源泉，而内有所禀，此皆内外相贯，如环无端，人经亦然。故天为阳，地为阴，腰以上为天，腰以下为地。故海以北者为阴，湖以北者为阴中之阴，漳以南者为阳，河以北至漳者为阳中之阴，漯以南至江者为阳中之阳，此一州之阴阳也。此人所以与天地相参也。

曰：夫经水之应经脉也，其远近之浅深，水血之多少，各不同，合而刺之奈何？

曰：足阳明五脏六腑之海也，其脉大而血多，气盛热壮。刺此者不深弗敢，不留不泻。

足阳明多血多气，刺深六分，留十呼。

足少阳少血多气，刺深四分，留五呼。

足太阳多血多气，刺深五分，留七呼。

足太阴多血少气，刺深三分，留四呼。

足少阴少血多气，刺深二分，留三呼。

足厥阴多血少气，刺深一分，留二呼。

手之阴阳，其受气之道近，其气之来也疾，其刺深皆无过二分，其留皆无过一呼，其少长小大肥瘦，以心料之，命曰法天之常，灸之亦然。灸而过此者，得恶火则骨枯脉涩；刺而过此者，则脱气。

曰：夫经脉之大小，血之多少，肤之厚薄，肉之坚脆，及腘之大小，可以为度量乎？

曰：其可为量者，取其中度者也，不甚脱肉而血气不衰者也。若失度人之痟瘦而形肉脱者，乌可以度量刺乎！审切、循、扪、按，视其寒、温、盛、衰而调之，是谓因适而为之真也。

【译文】

黄帝问道：人体的十二经脉，外合于清、渭、海、湖、汝、漯、淮、江、济、漳等十二水，而在体内属于五脏六腑。这十二经水受水而流通，人的五脏藏神、气、魂、魄等精神活动而表现于外，六腑受纳水谷输布于全身内外，十二经脉受纳血液而营运于全身。如何把以上这些情况相应地结合起来应用于治疗？针刺深浅、施灸壮数的多少能讲给我听吗？

岐伯答道：五脏的坚脆，六腑大小，受纳水谷多少，经脉长短，血液清浊，十二经脉中的多血少气或少血多气，血气皆多或血气皆少，都有定数。运用针灸治病时，应根据各条经脉的长短，血之清浊以及气血多少等特点，适当运用针刺的深度和艾灸壮数多少，调理经气。这样才符合各经的具体情况。以上说明了人体与天地阴阳相应的道理，不能不审察啊。

足阳明，外合于海水，而内属于胃。

足太阳，外合于清水，内属于膀胱，而通水道焉。

足少阳，外合于渭水，内属于胆。

足太阴，外合于湖水，而内属于脾。

足厥阴，外合于沔水，而内属于肝。

足少阴，外合于汝水，而内属于肾。

手阳明，外合于江水，内属于大肠。

手太阳，外合于淮水，内属于小肠。

手少阳，外合于漯水，而内属于三焦，而水道出焉。

手太阴，外合于河水，而属于肺。

手心主，外合于漳水，内属于心包。

手少阴，外合于济水，内属于心。

上述五脏六腑十二经脉，好像十二经水一样外有源泉，内有所禀，内外贯通，如环一样没有首尾相接，在体内循行不止无有尽头。以自然界讲，天轻清在上为阳，地重浊在下属阴。以人体来说，腰以上部位象天为阳，腰以下部位象地为阴。相应地，在海水以北为阴，在湖水以北部分为阴中之阳，在漳水以南部分为阳，河水以北部分为阳中之阴，漂水以南至江水部分为阳中之阳。这是以我国的河流区分阴阳的情况，也是人体经脉与天地相应的意义。

黄帝问：十二经水应于十二经脉。经脉和经水都有长短、深浅及血水多少等不同，如何把它们结合起来用于针刺治疗呢？

岐伯答：足阳明胃经为五脏六腑之海，其经脉最大而多血，若阳气偏盛则热势必甚，故针刺胃经时不深刺则邪不得散，不留针则邪不得泻。

足阳明经是多血多气之经，刺入六分，留十呼。

足少阳经为少血多气之经，刺入四分，留五呼。

足太阳经为多血少气之经，刺入五分，留七呼。

足太阴经为多血少气之经，刺入三分，留四呼。

足少阴经为少血多气之经，刺入二分，留三呼。

足厥阴经为多血少气之经，刺入一分，留二呼。

手之阴阳经脉，接受气血的距离近，气行迅速，在针刺时应浅刺疾出，深度不超过二分，留针不超过一呼。但病人有老幼之分，形体有大小、肥瘦的不同，必须考虑具体情况，采用适当的针刺手法精心调治，这是顺从自然规律的道理。灸法亦如此，如果不能运用这些法则，灸的过量会损害身体，叫作"恶火"，则出现骨枯槁，血脉凝涩的病变；针刺过度，会发生脱泄元气的不良后果。

黄帝问：经脉有大小，气血有多少，皮肤有厚薄，肌肉有坚脆大小，这些都可以度量吗？

岐伯答道：中等身材可作度量的标准，此人肌肉不很消瘦，气血也不衰弱。若确实身体消瘦、肌肉脱陷的人是不能用同一度量标准去针刺的。必须通过审察形神及切、循、扪、按的方法检查，依据皮肤及经脉的寒、温、盛、衰等具体情况，进行调治。这才是根据不同情况使用不同方法，掌握治疗的真正法则。

四海第八

【原文】

人有四海。十二经水者，皆注于海。有髓海，有血海，有气海，有水谷之海。胃者为水谷之海，其腧上在气街，下至三里。冲脉者为十二经之海，其腧上在大杼，下出巨虚上下廉。膻中者，为气之海，其腧上在柱骨之上下，前在人迎。脑者为髓之海，其腧上在其盖，下在风府。凡此四海者，得顺者生，得逆者败；知调者利，不知调者害。

曰：四海之逆顺奈何？

曰：气海有余，则气满，胸中悗，急息面赤；不足则气少不足以言。血海有余，则常想其身大，怫然不知其所病；不足则常想其身小，狭然不知其所病。水谷之海有余，则腹胀满；不足则饥，不受谷食。髓海有余，则轻劲多力，自过其度；不足则脑转耳鸣，胫酸眩，眩冒目无所见，懈怠安卧。

曰：调之奈何？

曰：审守其腧，而调其虚实，无犯其害。顺者得复，逆者必败。

【译文】

人有四海，十二经水皆注入于海。人体有髓海、血海、气海和水谷之海。胃属于水谷之海，它的气血上注于气冲穴，下注于足三里。冲脉为十二经脉之海，它的气血上注于大杼，下注于上巨虚和下巨虚穴。膻中为气海，它的气血上输注于哑门、大椎穴，向前注于人迎穴。脑为髓海，它的气血上注于百会穴，下注于风府。四海在人体调顺正常时就能生存，不能发挥正常功能的人体就会衰败。知道调养四海者就利于健康，不知道进行调养者则不利健康。

黄帝问：四海的顺逆情况是怎样的呢？

岐伯答：气海有余就出现气盛满，胸中烦闷，喘急面赤；气海不足则出现气短不欲语。血海有余，则常觉身体胖大，郁闷不舒，但又说不出是何病；血海不足，则常自觉身体瘦小，胸狭又说不出患何病。水谷之海有余则出现腹胀满，水谷之海不足虽饥却吃不下东西。髓海有余则身体健壮有力，超过一般人。髓海不足出现眩晕，耳鸣，膝胫酸软，眼睛看不见东西而眩昏，身体懈怠而常想静卧。

黄帝问：四海病变如何调治呢？

岐伯答：根据病情审察四海的虚实，取其相应的腧穴，用补虚泻实的调治方法去调顺它，切莫用犯虚虚实实的禁忌。能够遵循调治的原则，身体能恢复健康，违反了上述调治原则，身体就会衰败。

气息周身五十营四时日分漏刻第九

【原文】

黄帝问曰：五十营奈何？

岐伯对曰：周天二十八宿，宿三十六分，人气行一周，千八分。人经络上下左

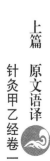

右前后二十八脉，周身十六又二尺，以应二十八宿，漏水下百刻，以分昼夜。故人一呼脉再动，气行三寸，一吸脉亦再动，气行三寸，呼吸定息气行六寸。十息气行六尺，日行二分。二百七十息，气行十六丈二尺，气行交通于中，一周于身，下水二刻，日行二十分有奇。五百四十息，气行再周于身，下水四刻，日行四十分有奇。二千七百息，气行十周于身，下水二十刻，日行五宿二十分有奇。一万三千五百息，气行五十营于身，水下百刻，日行二十八宿，漏水皆尽，脉已终矣。所谓交通者，并行一数也。故五十营备得尽天地之寿矣，气凡行八百一十丈也。一日一夜五十营，以营五脏之精。不应数者，谓之狂生。所谓五十营者，五脏皆受气也。

曰：卫气之行，出入之会何如？

曰：岁有十二月。日有十二辰。子午为经，卯酉为纬；天一面七宿，周天四七二十八宿，房昴为纬，张虚为经；是故房至毕为阳，昴至心为阴。阳主昼，阴主夜。故卫气之行，一日一夜五十周于身，昼日行于阳二十五周，夜行于阴亦二十五周，周于五脏。

是故平旦阴气尽，阳气出于目，目张则气行于头，循于项，下足太阳，循背下至小指端。其散者，别于目锐眦，下手太阳，下至手小指外侧。其散者，别于目锐眦，下足少阳，注小指次指之间。以上循手少阳之分侧，下至小指之间。别者至耳前，合于颔脉，注足阳明，下行至跗上，入足五指之间。其散者，从耳，下手阳明入大指次指之间，入掌中。直至于足也，入足心，出内踝下行阴分，复合于目，故为一周。

是故日行一舍，人气行于身一周，与十分身之八；日行二舍，人气行于身三周，与十分身之六；日行三舍，人气行于身五周，与十分身之四；日行四舍，人气行于身七周，与十分身之二；日行五舍，人气行于身九周；日行六舍，人气行于身十周，与十分身之八；日行七舍，人气行于身十二周，与十分身之六；日行十四舍，人气二十五周于身，有奇分，与十分身之二。阳尽于阴，阴受气矣。

其始入于阴，常从足少阴注于肾，肾注于心，心注于肺，肺注于肝，肝注于脾，脾复注于肾，为一周。是故夜行一舍，人气行于阴脏一周与十分脏之八，亦如阳之行二十五周而复会于目。阴阳一日一夜，合有奇分十分身之二与十分脏之二。是故人之所以卧起之时有早晏者，以奇分不尽故也。

曰：卫气之在身也，上下往来无已，其候气而刺之奈何？

曰：分有多少，日有长短，春秋冬夏，各有分理。然后常以平旦为纪，夜尽为始。是故一日一夜漏水百刻。二十五刻者，半日之度也，常如是无已，日入而止，随日之长短，各以为纪。谨候气之所在而刺之；是谓逢时。病在于阳分，必先候其气之加在于阳分而刺之；病在于阴分，必先候其气之加在于阴分而刺之。谨候其时，病可与期；失时反候，百病不除。

水下一刻，人气在太阳；水下二刻，人气在少阳；水下三刻，人气在阳明；水下四刻，人气在阴分；水下五刻，人气在太阳；水下六刻，人气在少阳；水下七刻，人气在阳明；水下八刻，人气在阴分；水下九刻，人气在太阳；水下十刻，人气在少阳；水下十一刻，人气在阳明；水下十二刻，人气在阴分；水下十三刻人气在太阳；水下十四刻，人气在少阳；水下十五刻，人气在阳明；水下十六刻，人气在阴分；水下十七刻，人气在太阳；水下十八刻，人气在少阳；水下十九刻，人气在阳明；水下二十刻，人气在阴分；水下二十一刻，人气在太阳；水下二十二刻，人气在少阳；水下二十三刻，人气在阳明；水下二十四刻，人气在阴分；水下二十五刻，人气在太阳。此少半日之度也。

从房至毕一十四舍，水下五十刻，半日之度也。从昴至心亦十四舍，水下五十刻，终日之度也。日行一舍者，水下三刻，与七分刻之四。《大要》常以日加之于宿上也，则知人气在太阳。是故日行一宿，人气在三阳与阴分，常如是无已。与天地同纪，纷纷纷纷，终而复始，一日一夜，水行百刻而尽矣。故曰，刺实者刺其来，刺虚者刺其去，此言气之存亡之时，以候虚实而刺之也。

【译文】

黄帝问：五十营的运行情况是怎样的呢？

岐伯答：绕天一周有二十八宿，每宿的距离是三十六分，人体经脉之气，一昼夜运行与太阳行尽二十八宿一千零八分的时间相应。人体的经络分布在上下、左右、前后共计二十八脉，脉气绕身一周共十六丈二尺，与二十八宿相应。可用漏水下百刻为一昼夜的时间来计算经气环绕周身所需时间。所以人体呼气一次脉搏跳动两下，脉气运行三寸，吸气一次脉搏跳动两下，脉气又运行三寸，一呼一吸为一息，气行六寸，十息气行六尺。日行二分共二百七十息，每息六寸，经气运行共十六丈二尺，这时脉气上下交流，贯通于经脉中，在全身运行一周，漏水下注二刻，日行二十分有奇，五百四十息，经气在人体绕行了两周，漏水下注四刻，日行四十分有奇。二千七百息，经气在人体中运行十周，漏水下注二十刻，日行五宿二十分有奇。一万三千五百息，经气在人体中运行五十周，漏水下注百刻日行遍二十八宿。当一百刻度的水滴尽时，经气正好运行了五十周。所以人的经气如果能够每天保持运行五十周，则身体健康无病活到天赋之年。经气在人体运行五十周共计八百一十丈。经气在一日夜运行五十周，以营运五脏的精气。如果不能应此五十周，就

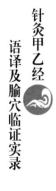
违反了人体正常的活动规律，生命便不会久存。所谓的五十营，指五脏都能正常的受到精气的濡养。

黄帝问曰：卫气是怎样出阳入阴和阴阳相会的呢？

岐伯回答道：一年有十二个月，一天有十二个时辰，子午分居南北为经，卯酉分居东西为纬。天空每一方各自有七个星宿，东西南北四方共合二十八星宿。房昴为纬，张虚为经。从房至毕共十四宿，位居十二地支中为卯、辰、巳、午、未、申六个时辰，即为由日出到日落属为白昼的时间段，白日为阳，所以说房至毕为阳；从昴至心十四宿，位居十二地支中酉、戌、亥、子、丑、寅的六个时辰，即为由日落到日出为夜间的时间，夜主阴，所以说昴至心为阴。故卫气的运行，在一日一夜中循行周身五十次，白天行于阳分二十五周，夜间行于阴分也是二十五周，并循行于五脏。

所以在平旦时，卫气在阴分已运行了二十五周次，出于目，人即清醒目张，两目张开以后，卫气从睛明穴循足太阳上行头部，循行于项，经背部到足小趾端。其散行的，从目内眦分别下行至手太阳，到手小指外侧端。又有散行的，从目锐眦分别下行足少阳经，注入足小趾之间。这些从上循手少阳三焦经下行手小指、次指之间。从手少阳别行的，行至耳前，合于颔部经脉，流注于足阳明胃经，下行到足背，散入五趾之间；又一条散行的，从耳下向下，沿手阳明经，入手大指次指间，再入掌中，从足阳明经抵于足部，进入足心，出内踝，入足少阴经，由足少阴经行于阴分，循足少阴之别脉，上行复会于目，交会于足太阳经的睛明穴，这是卫气运行一周的顺序。

所以说日行一舍的时间，卫气行于人身一又十分之八周；运行二舍的时间，卫气运行于人身三又十分之六周；运行三舍的时间，卫气运行于人身五又十分之四周；运行四舍的时间，卫气运行于人身七又十分之二周；运行五舍的时间，卫气运行于人身九周；运行六舍的时间，卫气行于人身十又十分之八周；运行七舍的时间，卫气行于人身十二又十分之六周；运行于十四舍的时间，卫气行于人身二十五又十分之二周，此时卫气白昼行于阳分已毕，进入夜间，阴分开始承受卫气。

阴分常先从足少阴经注入肾脏，由肾脏注入心脏，由心脏注入肺脏，由肺脏注入肝脏，由肝脏注入脾脏，由脾脏再回到肾脏为一周。所以夜行一舍，卫气行于人身五脏十分之八周，与白昼卫气行于阳分二十五周一样，上会于目。一日夜，本应运行五十周，可是按照卫气运行每舍一又十分之八周的时间来计算，阳行二十五周的余数与阴行二十五周的余数相同，所以人的睡眠和起床时间有早晚的区别，这些都是余数造成的。

黄帝问：卫气运行于人身，或在上或在下往来的时间不固定，怎样候气而针刺呢？

岐伯答道：昼夜阴阳的多少，白天有长短，春夏秋冬四季，各有不同的节气，因而昼夜长短都有一定规律。以平旦日出之时为候气的准则，此时为夜尽昼始的标志。由此划分日夜，计时水漏下百刻，所以二十五刻恰是半天的度数。卫气是依着时间的推移而循环的，到了日落阳尽阴始，不论昼夜长短，应根据日出日落来划分昼夜界限，由此卫气的在阴在阳作为针刺候气的标准，这叫"逢时"。病在阳分的必须等到卫气行至阳分时刺，病在阴分的必须等到卫气行至阴分时刺，能这样掌握卫气到来的时刻而行补泻，就能很有效地治病，如果失时反候，则百病不除。

水下一刻时，卫气运行于手足太阳经。水下二刻时，卫气运行于手足少阳经。水下三刻时，卫气行于手足阳明经。水下四刻时，卫气行于足少阴肾经。水下五刻时，卫气行于手足太阳经。水下六刻时，卫气行于手足少阳经。水下七刻时，卫气行于手足阳明经。水下八刻时，卫气行于足少阴肾经。水下九刻时，卫气行于手足太阳经。水下十刻时，卫气行于手足少阳经。水下十一刻时，卫气行于手足阳明经。水下十二刻时，卫气行于足少阴肾经。水下十三刻时，卫气行于手足太阳经。水下十四刻时，卫气行于手足少阳经。水下十五刻时，卫气行于手足阳明经。水下十六刻时，卫气行于足少阴肾经。水下十七刻时，卫气行于手足太阳经。水下十八刻时，卫气行于手足少阳经。水下十九刻时，卫气行于手足阳明经。水下二十刻时，卫气行于足少阴肾经。水下二十一刻时，卫气行于手足太阳经。水下二十二刻时，卫气行于手足少阳经。水下二十三刻时，卫气行于手足阳明经。水下二十四刻时，卫气行于足少阴肾经。水下二十五刻时，卫气行于手足太阳经。这是半日中卫气运行的度数。

从房宿到毕宿日行共一十四舍，水漏下五十刻，是日行半个周天的度数。从昂至心亦是十四舍，水漏下亦是五十刻，运转半个周天，合起来水漏下一百刻，日行二十八舍，是一昼夜的度数。太阳每运行一舍水漏下三又七分之四刻。《大要》通常以日行每到上一宿刚过，下一宿开始的时候，卫气正好运行到手足太阳经，而每当轮完一舍的时间，卫气已行三阳经与足少阴肾经，再至日行到下一舍，卫气又行于手足太阳经，这样循环终而复始。一日一夜，漏水下百刻，正好在体内周行五十周完毕。所以刺邪气实的病，刺其来，是用迎而夺之的泻法；刺正气虚的病证，刺其去，是用随而济之的补法。所谓来去，是说当在人的经气来或人的经气去时，根据病的虚实，采用或补或泻的手法。

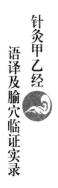
营气第十

【原文】

营气之道，内谷为宝。谷入于胃，气传之肺，流溢于中，布散于外。精专者行于经隧，常营无已，终而复始，是谓天地之纪。

故气从太阴出，循臂内上廉；注手阳明上行至面；注足阳明下行至跗上，注大指间；与太阴合，上行抵脾，从脾注心中；循手少阴出腋下臂，注小指之端；合手太阳，上行乘腋，出𩑺内，注目内眦；上巅下项，合足太阳，循脊下尻，下行注小指之端；循足心，注足少阴，上行注肾，从肾注心，外散于胸中；循心主脉出腋下臂，入两筋之间，入掌中，出手中指之端，还注小指次指之端；合手少阳上行注膻中，散于三焦，从三焦注胆出胁；注足少阳下行至跗上。复从跗注大指间；合足厥阴上行至肝，从肝上注肺，上循喉咙，入颃颡之窍，究于畜门；其支别者，上额循巅下项中，循脊入骶。是督脉也；络阴器，上过毛中，入脐中，上循腹里，入缺盆，下注肺中，复出太阴。此营气之行，逆顺之常也。

【译文】

营气由受纳水谷精气而成，运行于肺中，人能纳谷则营气盛，不能纳谷则营气衰，所以纳谷为宝。水谷进入胃中，生化的精微之气先上传于肺中，运行于经隧之中，化生血液，内养五脏六腑，外濡皮毛筋骨。不停的在全身运行，终而复始地循环，这与自然界不停运行一样。

营气的运行，首先从手太阳经发出，沿着臂内侧上行，到手大指尖端，其别行部分又从肺经列缺穴到食指注入手阳明大肠经，然后上行至面部流注于足阳明胃经，再循经下行至足背部，流注于足大趾内侧端与足太阴脾经相合，沿脾经由足上行，行至小腿内侧中间及膝、股内侧前缘，入腹到达脾脏，从脾脏注入心脏，沿手少阴心经出腋下，循行于上肢内侧后缘流注于手小指之端与手太阳小肠经相合；循手太阳经经上肢外侧越过腋部，向上出于眼眶下，注于目内眦；上行于巅顶，向下行项后，与足太阳经相合，接着沿脊柱两旁下行经尻部，沿下肢后面流注于足小趾尖端。循足心注入足少阴肾经，沿足少阴肾经上行注入肾脏，从肾脏再流注胸中注入心包经。沿心包经出于腋下，行于上肢内侧中间，出于两筋之间进入掌中，到达中指尖端，又注入无名指尖端；与手少阳经相合，沿手少阳经上行注入两乳间的膻中，散于上、中、下三焦，再由三焦注入胆，出于胁下注于足少阳经，向下行到足背部，流注于足大趾之端与足厥阴经相合。上行至肝经注入肝脏，由肝脏注入肺脏，向上循喉咙注入鼻内窍，止于鼻的外孔道。其支脉上额到达巅顶，再下行项后中间，沿脊柱到尾骶部，是督脉循行的路线。其支脉又络于阴器，经过毛际入脐中，向上沿着腹里，进入缺盆，向下注入肺中，再由肺经出发，这是营气循行的路径，相互顺逆而行是正常的情况。

营卫三焦第十一

【原文】

黄帝问曰：人焉受气？阴阳焉会？何气为营？何气为卫？营安从生？卫安从会？老壮不同气，阴阳异位，愿闻其会。

岐伯对曰：人受气于谷。谷入于胃，气传于肺，五脏六腑，皆以受气。其清者为营，浊者为卫；营行脉中，卫行脉外。营周不休，五十而复大会，阴阳相贯，如环无端。卫气行于阴二十五度，行于阳亦二十五度，分为昼夜。故至阳而起，至阴而止。故日中而阳陇为重阳，夜半而阴陇为重阴。故太阴主内，太阳主外，各行二十五度，分为昼夜。夜半为阴陇，夜半后而阴衰，平旦阴尽而阳受气；日中为阳陇，日西而阳衰，日入阳尽而阴受气；夜半而大会，万民皆卧，名曰合阴，平旦阴尽而阳受气。如是无已，与天地同纪。

曰：老人不夜瞑，少壮不夜寤者，何气使然？

曰：壮者之气血盛，其肌肉滑，气道利，营卫之行，不失其常，故昼精而夜瞑。老者之气血减，其肌肉枯，气道涩，五脏之气相薄，营气衰少而卫气内伐，故昼不精而夜不得瞑。

曰：愿闻营卫之所行，何道从始？

曰：营出于中焦，卫出于上焦。上焦出于胃上口，并咽以上，贯膈而布胸中，走腋，循手太阴之分而行，还注手阳明，上至舌，下注足阳明。常与营俱行于阴阳各二十五度为一周，故日夜五十周而复始，大会于手太阴。

曰：人有热饮食下胃，其气未定，汗则出，或出于面，或出于背，或出于身半，其不循卫气之道而出何也？

曰：此外伤于风，内开腠理，毛蒸理泄，卫气走之，固不得循其道。此气慓悍滑疾，见开而出，故不得从其道，名曰漏泄。

中焦亦并于胃口，出上焦之后。此所以受气，泌糟粕，蒸津液，化其精微，上

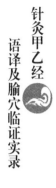

注于肺脉，乃化而为血，以奉生身，莫贵于此，故独得行于经隧，命曰营气。

曰：血之与气，异名同类，何也？

曰：营卫者，精气也；血者，神气也。故血之与气，异名同类也。故夺血者无汗，夺汗者无血。故人有两死，而无两生也。

下焦者，别于回肠，注于膀胱而渗入焉。故水谷者，常并居于胃中，成糟粕而俱下于大肠，而为下焦，渗而俱下，渗泄别汁，循下焦而渗入膀胱也。

曰：人饮酒，酒亦入胃，谷未熟而小便独先下者何也？

曰：酒者，熟谷之液也，其气悍以滑，故后谷而入，先谷而液出也。

故曰上焦如雾，中焦如沤，下焦如渎，此之谓也。

【译文】

黄帝问：人体的气从哪里禀受而来的呢？阴阳二气是怎样交会的？什么气叫营？什么气叫卫？营气是怎样生成的？卫气与营气是怎样交会的？老年与壮年的气盛衰不一样，营卫之气循行的位置互异，我想知道它们是怎样会合的？

岐伯答道：人的精气是水谷化生的，水谷入胃，其中精微从中焦上注于肺，肺传百脉，使五脏六腑都能得到濡养。水谷精微中清者叫营，浊者叫卫，营气行于脉中，卫气行于脉外，二气周流全身不休止的运行，五十周而后会合一次，这样按十二经脉的阴阳表里，终而复始，如环无始无终。卫气夜行于阴二十五周次，昼行于阳二十五周次，昼夜各半，行于阳则人起，行于阴则人卧。所以卫气白天行于阳经，中午阳气最盛，称之为重阳；卫气夜行阴，夜半阴气最盛，称之为重阴。营卫的循行，营在内，卫在外。营气的运行，始于手太阴而复会于手太阴经，故太阴主内。卫气的运行，始于足太阳经而复会于足太阳经，故太阳主外。营气行于十二经中，昼夜各行二十五周次，卫气昼行于阳，夜行于阴，亦各行二十五周次。营卫各行五十周次，则分昼夜各半。夜半阴气最盛，夜半以后阴气渐衰，到平旦阴气已尽而阳气渐盛；中午阳气最盛，日落则阳气渐衰而阴气渐盛。到了半夜，营气在阴，卫气也在阴，是营卫会合的时候，人都已入睡，营卫在半夜会合，叫作合阴。平旦之时，阴气尽而阳气渐盛。人体营卫的循行，这样循行不息，如同天地运转一样有规律。

黄帝问：老年人夜间睡眠少，少壮之人夜间熟睡难醒，这是什么气的原因？

岐伯答：少壮之人气血旺盛，肌肉滑利，气道通畅，营气、卫气的运行正常，所以白天精神饱满，到夜间熟睡难醒。老年人的气血衰少，肌肉干枯，气道滞涩，五脏之气相迫而不能协调。营气衰少，卫气内抗，不能正常循行，所以白天精神不足，夜间不能熟睡。

黄帝问：我愿听你谈谈营卫之气的运行是从什么部位开始的？

岐伯答道：营气是从中焦发出的，卫气是从上焦发出的。上焦出于胃的上口，沿食道而上穿通膈膜，布散于胸中，走于腋下，沿手太阴经下行至手，又从手注入手阳明经，由此上行至舌，向下注入足阳明经。卫气与营气在昼夜各行二十五周次，共循行五十周次，周而复始，总会于手太阴肺经。

黄帝问：人在有热饮食入胃时，饮食尚未化成精气，人就已出汗，有的出在面部，有的出在背部，有的出在半身，不按卫气运行的道路排出体外，是什么道理？

岐伯答：这是外伤于风，腠理开放，汗液向外蒸腾，卫气行至肌表疏松的地方，就不能按照它通常的道路通行。卫为水谷之悍气，其性质强悍，行动滑疾。腠理不密不能固护于外，汗就从毛窍而出，这种现象叫"漏泄"。

中焦之气与上焦之气一样也出于胃。出于上焦的下面，所受纳的水谷之气，经过泌别糟粕，蒸化津液，把水谷精微输送到肺脉，化为血液，以养周身，这是身体中最宝贵的，所以它能在十二经脉中独行，这就是"营气"。

黄帝问：血与气属同一类而名称不同，这是什么道理？

岐伯答道：营卫是水谷的精气所化，血由水谷的精微经心的作用化赤而成。所以血与气名称虽不同，但来源同属一类。因此，血液耗伤过度的人，不可再发汗，汗出过多的人，不可再伤其血。如血汗耗伤过度，就会亡阴亡阳而死，因为孤阴孤阳都不可能生存。

下焦是泌别由胃传下的水谷，使食物渣滓别行大肠由后阴排出，水液注于膀胱由前阴排出。所以水谷同时纳入胃中经腐熟以后，又经过小肠泌别清浊，其糟粕部分俱下行于大肠，水液由此注入膀胱。

黄帝问：人饮了酒，酒也入于胃。为什么先入胃的食物尚未腐熟消化，而酒却单独先从小便排泄出去呢？

岐伯答：酒是经谷类发酵酿制成的液体，酒气慓悍滑疾，它虽在食物之后入胃，却在食物腐熟以前排出。

所以说上焦的作用是升化蒸腾，像雾露一样弥漫、灌溉全身。中焦的作用是消化饮食，吸收精微，通过脾的转输，以养全身，像沤渍食物一样使之变化。下焦的作用是排泄，它像沟渎一样把水液糟粕输送出体外，三焦的情况就是这样。

阴阳清浊精气津液血脉第十二

【原文】

黄帝问曰：愿闻人气之清浊者，何也？

岐伯对曰：受谷者浊，受气者清。清者注阴，浊者注阳。浊而清者，上出于咽；清而浊者，下行于胃。清者上行，浊者下行。清浊相干，名曰乱气。

曰：夫阴清而阳浊，浊中有清，清中有浊，别之奈何？

曰：气之大别，清者上注于肺，浊者下流于胃。胃之清气上出于口，肺之浊气下注于经，内积于海。

曰：诸阳皆浊，何阳独甚？

曰：手太阳独受阳之浊；手太阴独受阴之清。其清者上走空窍；其浊者，下行诸经。故诸阴皆清，足太阴独受其浊。

曰：治之奈何？

曰：清者其气滑，浊者其气涩，此气之常也。故刺阴者，深而留之；刺阳者，浅而疾取之；清浊相干者，以数调之也。

曰：人有精、气、津、液、血、脉，何谓也？

曰：两神相搏，合而成形，常先身生是谓精；上焦开发，宣五谷味，熏肤充身泽毛，若雾露之溉，是谓气；腠理发泄，汗出腠理，是谓津；谷入气满，淖泽注于骨，骨属屈伸出泄，补益脑髓，皮肤润泽，是谓液；中焦受汁变化而赤，是谓血；壅遏营气，令无所避，是谓脉也。

曰：六气者，有余不足，气之多少，脑髓之虚实，血脉之清浊，何以知之？

曰：精脱者耳聋；气脱者目不明；津脱者腠理开，汗大泄；液脱者骨属屈伸不利，色夭，脑髓消，胻酸，耳数鸣；血脱者，色白，夭然不泽；脉脱者，其脉空虚。此其候也。

曰：六气贵贱何如？

曰：六气者，各有部主也，其贵贱善恶，可为常主，然五谷与胃，为大海也。

【译文】

黄帝问曰：我想听你讲讲人的清气与浊气的情况？

岐伯答道：人体受纳的水谷有形之物为浊气，吸收的自然界的气为清气。清气注入属阴的五脏，水谷浊气注入属阳的六腑，水谷浊气所化生的清气，上升出咽喉，自然界之气中的浊气则下降而行于胃中。清气上行，浊气下行，如果清气和浊气相互干扰不能正常升降，就叫"乱气"。

黄帝问：清气注入五脏，浊气注入六腑，浊中有清，清中有浊，这些情况怎样区别呢？

岐伯答道：清浊之气的区别是：自然之清气上注于肺脏，水谷浊气下注于胃，而胃中水谷浊气中的清气向上从口出，肺中的浊气则向下注入经脉中，并内积于气海。

黄帝问：诸阳经都受浊气的渗注，哪一经受浊气最甚呢？

岐伯答道：手太阳经受阳气之浊气最多，手太阴经受阴之清气独多。其中清气都上走孔窍，浊气流注于经脉中。所以在阴经惟有足太阴脾经是只受纳浊气的。

黄帝问：阴阳清浊之气的调治，是怎样的？

岐伯答：清气滑利流畅，浊气涩滞粘腻，故对于清浊之分布不均的阴阳经脉，在行针刺时应采取不同的手法。清气浅而疾刺，便可疏通，故对清气较多的阴经在针刺时必须浅而疾之；浊气涩滞，深刺而久留才可疏通，故对浊气相对较多的阳经在行针时必须深而留之。清浊之气分布逆乱时的针刺，则又应根据其清浊之气的多少，采取相应的针刺方法。

黄帝问道：人的精、气、津、液、血、脉都为一气所生，现在把它分为六种名称，怎么这样呢？

岐伯回答：男女交媾，其两性之精才能结合而形成胚胎，并逐渐发育而形成形体。在形体尚未形成之前的原始物质叫作精。上焦将水谷精微宣发布散到全身各部，发挥温煦皮肤、养身、润泽毛发的作用，就像雾露滋润自然界生物一样，这种物质，就叫"气"。腠理开泄，汗液从腠理泄出，这种汗液就叫作"津"。水谷入胃，化生的精微物质浓稠滑腻，注于骨骼之间以充养骨髓，滋养骨骼，使骨骼关节屈伸运动自如，注入脑以补充脑髓，向外能润泽皮肤，这种物质叫作"液"。中焦脾胃纳运水谷，化生精微，提取其中的汁液，经过体内生理变化产生有丰富营养的红色液体，这种物质就叫"血"。具有控制、约束血气，使血气循着一定的轨道运行而不致外溢，并且无所回避地到达身体各个部位的管道，就叫"脉"。

黄帝问：精、气、津、液、血、脉，这六气在人体中既有余也有不足，关于精气的多少，津液的虚实，血脉的清浊，怎样才能知道呢？

岐伯回答道：精气脱的人会发生听力减退，甚至耳聋；元气耗脱的人会出现视物不清不明；津脱的人，则汗孔开而大汗淋漓；液脱的人，则骨骼关节活动不利，肤色枯槁无华，脑髓消减，小腿酸软，经常耳鸣；血脱的人，面色苍白、发暗无光

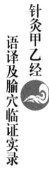
泽；脉脱的人，脉象空虚。这就是精、气、津、液、血、脉六气不足所表现的证候。

黄帝问：精、气、津、液、血、脉六气的重要性各有什么不同呢？

岐伯答道：六气在人体内各有分布的部位，并且各由不同的脏腑所主。因此，六气的主次好坏，可以根据所主之脏腑的作用来分，六气适时而正常的，为贵为善，反之为贱为恶。六气虽有常主，但都生于五谷，五谷的精微化生于胃，所以说胃为水谷之海，六气化生的源泉。

津液五别第十三

【原文】

黄帝问曰：水谷入于口，输于肠胃，其液别为五。天寒衣薄，则为溺与气；天暑衣厚，则为汗；悲哀气并，则为泣；中热胃缓，则为唾；邪气内热，则气为之闭塞而不行，不行则为水胀。不知其何由生？

岐伯对曰：水谷皆入于口，其味有五，分注其海，津液各走其道。故上焦出气，以温肌肉充皮肤者，为津；其留而不行者，为液。天暑衣厚则腠理开，故汗出。寒留于分肉之间，聚沫则为痛。天寒则腠理闭，气涩不行，水下留于膀胱，则为溺与气。

五脏六腑，心为之主，耳为之听，目为之候，肺为之相，肝为之将，脾为之卫，肾为之主外。

故五脏六腑之津液，尽上渗于目，心悲气并则心系急，急则肺叶举，举则液上溢。夫心系急，肺不能常举，乍上乍下，故咳而泣出矣。

中热则胃中消谷，消谷则虫上下作矣，肠胃充郭故胃缓，缓则气逆，故唾出矣。

五谷之津液和合而为膏者，内渗入于骨空，补益脑髓，而下流于阴。阴阳不和，则使液溢而下流于阴。髓液皆减而下，下过度则虚，虚则腰脊痛而胻酸。

阴阳气道不通，四海闭塞，三焦不泻，津液不化，水谷并于肠胃之中，别于回肠，留于下焦，不得渗于膀胱，则下焦胀，水溢则为水胀。此津液五别之顺逆也。

【译文】

黄帝问：水谷入口而传输至胃肠，所化生的津液分为五种。如天气寒冷，衣服单薄时，多化为尿与气；天热衣服厚时，多化为汗；情绪悲哀，气并于上，就化为泪；因中焦有热而胃弛缓，则化为唾液。邪气内阻，阳气闭塞，水气不能宣散，就成为水胀。我不知道化生的道理，请你讲一下。

岐伯答：饮食由口而入，其味有酸、苦、甘、辛、咸五味，五味所化生的精微分别注入四海，以濡养全身。水谷所化生的津液，各走其所属的窍道。经由上焦布散的精气，可以温润肌肉，充养皮肤，叫作津。流注于五脏六腑、五官九窍，补益脑髓而不布散的，叫作液。天热衣厚时，腠理开泄而汗出，如果寒邪留滞分肉之间，津液凝聚于沫，阻碍阳气流通，就会疼痛。天气寒冷，腠理就闭塞而不能出汗，阳气闭塞，水湿不得蒸腾，水液下注于膀胱，就化为尿与气。

在五脏六腑之中，心为君主。耳是听觉器官，目为视觉器官。肺朝百脉，主调节一身之气，故为之相辅；肝主谋虑决断，犹如将军；脾主肌肉而保护整个机体，故为外卫；肾主骨而支撑全身的活动，所以为主外。

五脏六腑的津液都是渗于眼目，人在悲哀时，气向上并于心，心因而拘紧，肺随之上举，津液就向上流溢。而心系和肺叶不能经常拘紧而上举，时上时下，故发生咳嗽和流泪的现象。

中焦有热，则食物消化较快，胃部容易空虚，胃部空虚则蛔虫为了求食，上下活动于胃肠之间，胃满则肠空，肠满则胃空。所以当肠部充满时，胃必弛缓，胃弛缓则气上逆，津液随气上逆，因而涎唾从口外流。

五谷所化生的津液，合成为膏脂者，渗于体内的骨空，并可补充脑髓，向下流注阴窍以为精。假如阴阳不协调，则气不摄精，精液必下溢出于阴窍，使髓液减少，下流过度，则真阴必定亏损，出现腰背脊骨疼痛和足胫部酸楚无力的现象。

阴阳的气道阻滞不通，四海发生闭塞，三焦不能输泄，津液不得布化，水谷共同在胃肠中传导，谷虽能经别于回肠而下入大肠，留于下焦，不能渗泄到膀胱，水无出路，必泛滥四溢成为水胀。以上是津液分别运行的逆顺情况。

奇邪血络第十四

【原文】

黄帝问曰：愿闻奇邪而不在经者，何也？

岐伯对曰：血络是也。

曰：刺血络而仆者，何也？血出而射者，何也？血出黑而浊者，血出清而半为汁者，何也？发针而肿者，何也？血出若多若少而面色苍苍然者，何也？发针而面

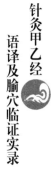

色不变，而烦闷者，何也？血出多而不动摇者，何也？愿闻其故。

曰：脉气盛而血虚者，刺之则脱气，脱气则仆；血气俱盛而阳气多者，其血滑，刺之则射；阳气积蓄久留不泻者，其血黑以浊，故不能射；新饮而液渗于络，而未和合于血，故血出而汁别焉；其不新饮者，身中有水，久则为肿；阴气积于阳，其气因于络，故刺之血未出而气先行，故肿；阴阳之气，其新相得而未和合，因而泻之，则阴阳俱脱，表里相离，故脱色而苍苍然也；刺之血出多，色不变而烦闷者，刺络而虚经，虚经之属于阴者，阴气脱，故烦闷；阴阳相得而合为痹者，此为内溢于经，而外注于络，如是者阴阳皆有余，虽多出血弗能虚也。

曰：相之奈何？

曰：血脉盛坚横以赤，上下无常处，小者如针，大者如箸。刺而泻之万全，故无失数，失数而返，各如其度。

曰：针入肉著，何也？

曰：热气因于针则热，热则肉著于针，故坚焉。

【译文】

黄帝说：我想听你讲一下奇邪不在经脉的道理。

岐伯答：奇邪是在血络之中。

黄帝问道：刺血络会使病人昏倒，为什么呢？有的针刺后，血液喷射而出，是为什么呢？有的针刺放出的血液很少而浓浊发黑，有的清稀淡薄，一半像水液一样，是为什么呢？有的出针后针孔部位肿胀是怎么回事？有的出血多些，有的出血少些，出血量不同而面色发青是什么原因？有的出针后面色不变，但心中烦闷，是什么原因？有的出血虽多但对身体没影响，为什么呢？我想听听发生这些情况的原因。

答：经脉中气盛而血虚的，刺络放血，血失而气亦易随之脱失，气脱就会昏倒；血气俱盛而经脉中阴气较多者，血行滑利，在刺络时血就会喷射而出；如果阳气蓄积在络脉中，长期不得宣泄，就会出现血黑而浊的情况，所以血不能射出；刚喝过水，水渗到血络时，尚未与血混合时所以刺出的血液有较多的水汁；如果不是刚喝过水，针刺出的血液中也混有水汁的，是因为体内素有水气，日久即成为水肿；阴气积聚于肌表间的阳络，其气循络脉而出，所以刺络脉时还没出血而气已先血而出，阴气闭而发肿；阴阳二气刚刚相遇而尚未调和的时候，妄用泻法会使阴阳相脱而气血耗散，出现面色苍白；刺络出血过多，面色不变而心胸烦闷是因为泻络时经脉也随之而虚，如果这虚弱的经脉是阴经，经虚脏虚而阴脱，阴脱故烦闷；阴阳邪气相合闭于体内而成痹证，邪气内溢于经，外注于络，经络中邪气有余，刺之虽然出血多，而所泻多为邪气，所以不会引起虚弱的现象。

黄帝问：怎样观察血络呢？

岐伯答：络脉血盛的，血络坚硬充盈色赤，或上或下没有定处，小的像针一样细，大的像筷子一样粗。刺之以泻其血可万无一失。施治时，不要违反用针的原则，若违反了这些原则，就会出现或仆或脱等不良后果。

黄帝问：针刺入后，肌肉紧紧地裹住针身，这是什么道理？

岐伯答：这是由于进针后，因遇到热气，而针身发热，肌肉与针粘在一起，所以十分紧密。

五色第十五

【原文】

雷公问曰：闻风者，百病之始也，厥逆者，寒湿之所起也，别之奈何？

黄帝答曰：当候眉间。薄泽为风，冲浊为痹，在地为厥，此其常也，各以其色言其病也。

曰：人有不病卒死，何以知之？

曰：大气入于脏腑者，不病而卒死矣。

曰：凡病少愈而卒死者，何以知之？

曰：赤色出于两颧，大如拇指者，病虽少愈，必卒死。黑色出于颜，大如拇指，不病，亦必卒死矣。

曰：其死有期乎？

曰：察其色以言其时。颜者，首面也。眉间以上者，咽喉也。眉间以中者，肺也。下极者，心也。直下者，肝也。肝左者，胆也。下者，脾也。方上者，胃也。中央者，大肠也。侠傍者，肾也。当肾者，脐也。面王以上者，小肠也。面王以下者，膀胱子处也。颧者，肩也。颧后者，臂也。臂以下者，手也。目内眦上者，膺乳也。侠绳而上者，背也。循牙车以上者，股也。中央者，膝也。膝以下者，胫也。当胫以下者，足也。巨分者，股里也。巨屈者，膝膑也。此五脏六腑支节之部也。五脏五色之见者，皆出其部也。其部骨陷者，必不免于病也。其部色乘袭者，虽病甚不死也。

曰：五官具五色，何也？

39

曰：青黑为痛，黄赤为热，白为寒，是为五官。

曰：以色言病之间甚，奈何？

曰：其色粗以明者，为间，沉夭者，为甚。其色上行者，病亦甚；其色下行如云彻散者，病方已。五色各有脏部，有外部，有内部。其色从外部走内部者，其病从外走内；其色从内部走外部者，其病从内走外。病生于内者，先治其阴，后治其阳，反者益甚；病生于外者，先治其阳，后治其阴，反者益甚。用阳和阴，用阴和阳。审明部分，万举万当。能别左右，是谓大通。男女异位，故曰阴阳。审察泽夭，谓之良工。

沉浊为内，浮清为外，黄赤为风，青黑为痛，白为寒，黄而膏泽者为脓，赤甚者为血，痛甚者为挛，寒甚者为皮不仁。

五色各见其部，察其浮沉以知浅深，审其泽夭以观成败，察其散抟浮以知近远，视色上下以知病处，积神于心以知往今。故相气不微，不知是非。属意勿去，乃知新故。色明不粗，沉夭为甚。不明不泽，其病不甚。其色散，驹驹然未有聚，其病散而气痛，聚未成也。肾乘心，心先病，肾为应，色皆如是。

男子色在面王，为少腹痛，下为卵痛，其圜直为茎痛，高为本，下为首，狐疝癞阴病之属也。女子色在面王，为膀胱子处之病。散为痛，抟为聚，方圜左右各如其色形，其随而下至胝为淫，有润如膏状，为暴食不洁。

左为右，右为左，其色有邪，聚散而不端，面色所指者也。

色者，青黑赤白黄，皆端满有别乡。别乡赤者，其色亦赤，大如榆荚，在面王，为不月。其色上锐首空上向，下锐下向，在左右如法。

以五色命脏，青为肝，赤为心，白为肺，黄为脾，黑为肾。肝合筋，青当筋；心合脉，赤当脉；脾合肉，黄当肉；肺合皮，白当皮；肾合骨，黑当骨。

夫精明五色者，气之华也，赤欲如帛裹朱，不欲如赭色也；白欲如白璧之泽，不欲如垩也；青欲如苍璧之泽，不欲如蓝也；黄欲如罗裹雄黄，不欲如黄土也；黑欲如重漆色，不欲如炭也。五色精微象见，其寿不久也。

青如草兹，黑如炱煤，黄如枳实，赤如衃血，白如枯骨，此五色见而死也。青如翠羽，黑如乌羽，赤如鸡冠，黄如蟹腹，白如豕膏，此五色见而生也。生于心，如以缟裹朱；生于肺，如以缟裹红；生于肝，如以缟裹绀；生于脾，如以缟裹栝蒌实；生于肾，如以缟裹紫；此五脏所生之外荣也。

凡相五色，面黄目青，面黄目赤，面黄目白，面黄目黑者，皆不死也；面青目赤，面赤目白，面青目黑，面黑目白，面赤目青者，皆死也。

40

【译文】

雷公问：听说百病的发生多从受风开始，厥痹病变多由寒湿之邪引起，从面部的色泽应怎样辨别呢？

黄帝答：观察两眉间的气色变化可判断出来。色现浮薄而光泽的是风病的表现，眉间色深沉浊者为痹病，色现于面下部即地阁部位的为厥逆病。这是一般的察色诊病的方法，各以不同的色泽来判断疾病的一般规律。

雷公问：有的人平时没病，却突然死亡，如何知道呢？

黄帝答：这种人平时就元气大虚，又加上大邪之气侵入脏腑，元气衰败而突然死亡。

雷公问：病势稍有好转而突然死亡的，如何知道呢？

黄帝答：两颧发现赤色，大如拇指的，病虽暂时好转，仍会突然死亡。额部出现黑色，大如拇指的，为肾绝，虽然没有显著的病象，也会突然死亡。

雷公问：病后死期可以预先知道吗？

黄帝答：观察面部脏腑所相应部位的色泽变化，可以预知死亡的日期。颜应头面，眉心以上应咽喉。眉心应肺。山根应心脏。鼻根部应肝，鼻柱左边应胆，鼻准头应脾，鼻准两旁应胃，面的中央部位应大肠，夹面中央两旁部位应肾；肾与脐相对，准头以上两侧应小肠。准头以下人中部位应膀胱和子宫。两颧骨部位应肩，颧的外侧应臂。臂部下方向手。内眼角以上部位应胸与乳房。颊的外部上方应背，颊车以上部位应股，两牙床的中央部位应膝，膝以下的部位应胫，胫部以下部位应足。口角大纹处应股内侧，颊下曲骨部位应膝盖。以上就是五脏六腑肢体分布在面的部位。五色主病也各有一定部位的。五脏五色显现于面部的，都会出现在相应的部位上。如果它所属部位出现了病色，且有隐隐深陷入骨的征象时，必然要生病。如果出现了病色，但是相生相助的色，虽然病重却不会死亡。

雷公问：五色所主的病症是什么呢？

黄帝答：青色、黑色主痛，黄色、赤色主热，白色主寒，这是五色主病的一般情况。

雷公问：怎样从五色辨别病的轻重呢？

黄帝答：色的表现微显明润的病较轻，晦滞的病较重。色上行的代表病气较盛，色下行的是病气渐衰，如乌云消散，病将愈。五色见于面部分别显现于五脏六腑所属的部位，鼻两侧的为外部，属于六腑，鼻中央为内部，属于五脏。病色从外伸向内部的，为病邪由表入里；病色从内部延向外部者，为病邪由里出表。脏为

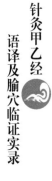

阴，腑为阳，病生于五脏者，当先治脏，后治腑，先后颠倒反会使病情加重。病生于六腑的，先治其外，后治其里，反之会使病情加重。阳盛的阴必衰，当补阴以和阳，阴盛的阳必衰，当补阳以和阴，只要能够审察明确各部所主的病色，再根据阴阳盛衰情况进行治疗，不论多么复杂的疾病，治疗就会百无一失。左右者，是阴阳之道，阴气右行，阳气左行，能别左右，就能掌握阴阳运动的规律。男女病色的转移，其位置是不同的。男子属阳，其色左为逆，右为从；女子属阴，其色右为逆，左为从，这就是男女阴阳的区别。总之，能掌握阴阳演变规律，再根据所属部位去审察面色的润泽与晦暗，从而诊治，就是医术高明的良医。

面色沉浊晦暗的为在里在脏有病，浮露而鲜明的，为在表在腑有病。色黄赤主风，色青黑主痛，色白主寒症，色黄而局部软如膏的为痈脓已成。深赤色为有留血，痛甚主痉挛，寒重主皮肤麻木不仁。

五色分别出现于脏腑支节所属部位。可以从色泽的浮沉中察知病势浅深。审察颜色的润泽与晦暗，可以判断疾病的吉凶。观察病色的结聚与消散，可以知道病程的长短。观察病色所在部位的上下，可以知道发病的部位在何处。医生聚精会神地望色辨证，就能正确分析和判断出既往病史和新发病。所以对于气色的变化，如果不细心诊察，就不能判断疾病的情况，必须专心致志地分析研究，才能知道新病旧病的关系及发展变化的规律。颜色不光泽反而晦暗沉滞为病重。面色虽不明亮亦不润泽，只要没有晦暗的现象，其病不致趋于严重。色散乱而不结聚的，则其病势亦将消散，即便有疼痛症状，也仅是气滞不通引起，不是积聚病。肾邪侵犯心脏，是因为心原来有病，水邪乘而克之，然肾色才反映出来。不仅心肾如此，各脏都是这样，一般病色的出现，若不是某一部位上应见的本色，都可依此类推。

男子病色出现在鼻尖上的，为小腹痛，向下牵引到睾丸也痛。若病色出现在人中沟，出现阴茎痛，病色显现于人中沟上半部的则茎根痛，出现在下半部的则龟头痛。这些都是属于狐疝、阴癫一类的疾病。女子病色出现在鼻尖以上的，主膀胱和胞宫的病，其色散而不聚的为无形之气，其色抟而不散的，为积聚病。其积聚或方或圆或左或右，都和它病色的形态相似。若病色一直下行到唇部，为白淫带浊病。其色润泽如膏状，多因暴饮暴食，饮食不洁。

色的显现和病变的部位是一致的，色现于左的病在左，色现于右的病也在右。其色斜，或聚或散而不端正的，即为有病的征象，亦可知其病变所在。

上面所言色者，即青、黑、赤、白、黄五种色，都应该端正盈满地表现在所应出现的部位上。如赤色不出现在心的部位，而出现在鼻尖部位且大如榆荚，则为女子经闭的征象。若病色显现于鼻尖向上方的，则是头面部的正气空虚，病邪有向上发展之趋势，病色显现于鼻尖向下的，病邪有向下发展的趋势，在左在右都和这个辨认法相同。

以五色与五脏相应的关系来说，青为肝色，赤为心色，白为肺色，黄为脾色，黑为肾色。而肝合筋，青色对应于筋；心合脉，赤色对应于脉；脾合肉，黄色对应于肉；肺合皮，白色对应于皮；肾合骨，黑色对应于骨。

依据这种内外对应的关系，就可以诊察疾病所在的内脏和组织。面部可以见到五色外形，都是由于内脏精气表现出来的一种光华。如赤色应该像绸帛裹着朱砂，红润而不显露，不应该像赭石那样，没有光泽；白色要像鹅毛那样白而润泽，而不要像盐那样发白而带有枯暗色；青色要像璧玉一样苍翠，不应像蓝色那样青而带暗沉色；黄色要像罗裹雄黄那样黄而明润，而不应像黄土那样枯暗无华；黑色要像重漆般黑而明润，不要如地苍那样枯暗。假如五色精微显露于外，那这个人的寿命也就不会长久了。

凡是面色青如枯草，黑如煤烟，黄如枳实，赤如败血，白如枯骨，这五种病色出现都是死症的征象。倘如青如翡翠的羽毛，黑如乌鸦羽毛，赤如鸡冠，黄如螃蟹的腹色，白如猪的油脂，这五种明润光彩而有神的面色出现，都是主生。心脏有生气的色泽是像白绢包朱砂一样；肺脏有生气的色泽是像白绢包红色的东西一样；肝脏有生气的色泽是像白绢包绀色的东西一样；脾脏有生气的色泽是像白绢包栝蒌实一样；肾脏有生气的色泽是像白绢包紫色的东西一样。这些色泽都是五脏的生气显露于外的荣华。

诊视五色，可决人死生。如面黄目青，面黄目赤，面黄目白，面黄目黑，都不是死证。面青目赤，面赤目白，面青目黑，面黑目白，面赤目青者，这些都是死的征象。

阴阳二十五人形性血气不同第十六

【原文】

黄帝问曰：人有阴阳，何谓阴人？何谓阳人？

少师对曰：天地之间，不离于五，人亦应之，非徒一阴一阳而已。盖有太阴之人、少阴之人、太阳之人、少阳之人、阴阳和平之人。凡此五人者，其态不同，其筋骨血气亦不同也。

太阴之人，贪而不仁，下济湛湛，好内而恶出，心抑而不发，不务于时，动而

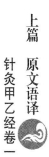

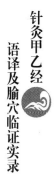
后人，此太阴之人也。

少阴之人，少贪而贼心，见人有亡，常若有得，好伤好害，见人有荣，乃反愠怒，心嫉而无恩，此少阴之人也。

太阳之人，居处于于，好言大事，无能而虚说，志发于四野，举措不顾是非，为事如常，自用，事虽败而无改，此太阳之人也。

少阳之人，諟谛好自贵，有小小官则高自宣，好为外交，而不内附，此少阳之人也。

阴阳和平之人，居处安静，无为惧惧，无为欣欣，婉然从物，或与不争，与时变化，尊而谦让，卑而不谄，是谓至治。

古之善用针灸者，视人五态乃治之，盛者泻之，虚者补之。

太阴之人，多阴而无阳，其阴血浊，其卫气涩，阴阳不和，缓筋而厚皮，不之疾泻，不能移之。

少阴之人，多阴而少阳，小胃而大肠，六腑不调，其阳明脉小而太阳脉大。必审而调之，其血易脱，其气易败。

太阳之人，多阳而无阴。必谨调之，无脱其阴而泻其阳；阳重脱者，易狂；阴阳皆脱者，暴死不知人。

少阳之人，多阳而少阴，经小而络大，血在中而气在外，实阴而虚阳，独泻其络脉则强，气脱而疾，中气重不足，病不起矣。

阴阳和平之人，其阴阳之气和，血脉调。宜谨审其阴阳，视其邪正，安其容仪，审其有余，察其不足，盛者泻之，虚者补之，不盛不虚，以经取之。

此所以调阴阳，别五态之人也。

太阴之人，其状黮黮然黑色，念然下意，临临然长大，腘然未偻。

少阴之人，其状清然窃然，固以阴贼，立而躁险，行而似伏。

太阳之人，其状轩轩储储，反身折腘。

少阳之人，其状立则好仰，行则好摇其两臂，两臂肘皆出于背。

阴阳和平之人，其状逶逶然，随随然，颙颙然，衮衮然，豆豆然，众人皆曰君子。

黄帝问曰：余闻阴阳之人于少师，少师曰：天地之间，不离于五，故五五二十五人之形，血气之所生，别而以候，从外知内何如？

岐伯对曰：先立五形，金木水火土，别其五色，异其五声，而二十五人具也。

木形之人，比于上角苍色，小头长面，大肩平背直身，小手足好，有材，好劳心，少力多忧，劳于事，奈春夏，不奈秋冬，感而成病，主足厥阴，佗佗然。

大角之人，比于左足少阳，少阳之上，遗遗然。

右角之人，比于右足少阳，少阳之下，随随然。

钛角之人，比于右足少阳，少阳之上鸠鸠然。

判角之人，比于左足少阳，少阳之下括括然。

火形之人，比于上徵，赤色广䏖，锐面小头，好肩背髀腹，小手足，行安地，疾心，行摇，肩背肉满，有气，轻财少信，多虑，见事明了，好颜，急心，不寿暴死，奈春夏，不奈秋冬，感而生病，主手少阴，窍窍然。

太徵之人，比于左手太阳，太阳之上，肌肌然。

少徵之人，比于右手太阳，太阳之下，慆慆然。

右徵之人，比于右手太阳，太阳之上，鲛鲛然。

判徵之人，比于左手太阳，太阳之下，支支然，熙熙然。

土形之人，比于上宫，黄色，大头圆面，美肩背，大腹，好股胫，小手足，多肉，上下相称，行安地，举足浮，安心，好利人，不喜权势，善附人，奈秋冬，不奈春夏，春夏感而生病，主足太阴，敦敦然。

太宫之人，比于左足阳明，阳明之上婉婉然。

加宫之人，比于左足阳明，阳明之下，炫炫然。

少宫之人，比于右足阳明，阳明之上，枢枢然。

左宫之人，比于右足阳明，阳明之下，兀兀然。

金形之人，比于上商白色，小头方面，小肩背小腹小手足，如骨发踵外，骨轻身，清廉，急心，静悍，善为吏。奈秋冬，不奈春夏，春夏感而生病，主手太阴，敦敦然。

太商之人，比于左手阳明，阳明之上，廉廉然。

右商之人，比于左手阳明，阳明之下，脱脱然。

左商之人，比于右手阳明，阳明之上，监监然。

少商之人，比于右手阳明，阳明之下，严严然。

水形之人，比于上羽黑色，大头面不平，广颐；小肩，大腹，小手足，发行摇身，下尻长背，延延然，不敬畏，善欺绐人，殆戮死。奈秋冬，不奈春夏，春夏感而生病，主足少阴，污污然。

大羽之人，比于右足太阳，太阳之上，颊颊然。

少羽之人，比于左足太阳，太阳之下，纤纤然。

众之为人，比于右足太阳，太阳之下，洁洁然。

桎之为人，比于左足太阳，太阳之上，安安然。

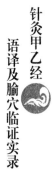

曰：得其形，不得其色，何如？

曰：形胜色，色胜形者，至其胜时年加，害则病行，失则忧矣，形色相得，富贵大乐。

曰：其形色相胜之时年加，可知乎？

曰：凡人之大忌，常加九岁，七岁、十六岁、二十五岁、三十四岁、四十三岁、五十二岁、六十一岁，皆人之忌，不可不自安也，感则病，失则忧矣。

曰：脉之上下，血气之候，以知形气奈何？

曰：足阳明之上，血气盛，则须美长；血多气少，则须短；气多血少，则须少；血气俱少，则无须，两吻多画。

足阳明之下，血气盛则下毛美长至胸；血多气少则下毛美短至脐，行则善高举足，足大指少肉，足善寒；血少气多则肉善瘃；血气皆少则无毛，有则稀而枯瘁；善痿厥足痹。

足少阳之上，血气盛则通须美长；血多气少则通须美短；血少气多则少须；血气皆少则无须，感于寒湿则善痹、骨痛、爪枯。

足少阳之下，血气盛则胫毛美长，外踝肥；血多气少则胫毛美短，外踝皮坚而厚；血少气多则胻毛少，外踝皮薄而软；血气皆少则无毛，外踝瘦而无肉。

足太阳之上，血气盛则美眉，眉有毫毛；血多气少则恶眉，面多小理；血少气盛则面多肉，血气和则美色。

足太阳之下，血气盛则跟肉满，踵坚；气少血多则瘦，跟空；血气皆少则善转筋，踵下痛。

手阳明之上，气血盛则上髭美；血少气多则髭恶；血气皆少则无髭。

手阳明之下，血气盛则腋下毛美，手鱼肉以温；气血皆少则手瘦以寒。

手少阳之上，血气盛则眉美以长，耳色美；血气皆少则耳焦恶色。

手少阳之下，血气盛则手拳多肉以温；血气皆少则瘦以寒，气少血多则瘦以多脉。

手太阳之上，血气盛则多髯，面多肉以平；血气皆少则面瘦黑色。

手太阳之下，血气盛则掌肉充满；血气皆少则掌瘦以寒。

黄赤者多热气，青白者少热气，黑色者多血少气。美眉者太阳多血，通髯极须者少阳多血，美须者阳明多血，此其应然也。夫人之常数，太阳常多血少气，少阳常多气少血，阳明常多血多气，少阴常多气少血，厥阴常多血少气，太阴常多气少血，此天之常数也。

曰：二十五人者，刺之有约乎？

曰：美眉者，足太阳之脉血气多；恶眉者，血气少；其肥而泽者，血气有余；肥而不泽者，气有余血不足；瘦而无泽者，血气俱不足。审察其形气有余不足而调之，可以知顺逆矣。

曰：刺其阴阳奈何？

曰：按其寸口人迎以调阴阳，切循其经络之凝泣结而不通者，此于身皆为痛痹，甚则不行，故凝泣。凝泣者，致气以温之，血和乃止。其结络者，脉结血不行，决之乃行。故曰：气有余于上者，导而下之；气不足于上者，推而往之；其稽留不至者，因而迎之。必明于经隧，乃能持之。寒与热争者，导而行之；其宛陈血不结者，即而取之。必先明知二十五人，别血气之所在，左右上下，则刺约毕矣。

曰：或神动而气先针行，或气与针相逢，或针已出，气独行，或数刺之乃知，或发针而气逆，或数刺病益甚，凡此六者，各不同形，愿闻其方？

曰：重阳之人，其神易动，其气易往也，矫矫蒿蒿，言语善疾，举足喜高，心肺之脏气有余，阳气滑盛而扬，故神动而气先行。重阳之人而神不先行者，此人颇有阴者也，多阳者多喜，多阴者多怒，数怒者易解，故曰颇有阴，其阴阳之离合难，故其神不能先行。阴阳和调者，血气淖泽滑利，故针入而气出，疾而相逢也。其阴多而阳少，阴气沉而阳气浮，沉者内藏，故针已出，气乃随其后，故独行也。其多阴而少阳者，其气沉而气往难，故数刺之乃知。其气逆与其数刺病益甚者，非阴阳之气、沉浮之势也，此皆粗之所败，工之所失，其形气无过也。

【译文】

黄帝问：人体有阴阳两种类型，那么什么是阴性的，什么是阳性的人？

少师答曰：天地之间，一切事物都离不开五行，人也不会例外，不仅是一阴一阳而已。一般说，人有太阴之人、少阴之人、太阳之人、少阳之人、阴阳平和之人等五种类型。这五种类型的人形态不同，筋骨的强弱、气血的盛衰，也各不一样。

太阴之人，贪而不仁，表面谦虚正经，内心却深藏阴险，好得恶失，喜怒不形于色，不识时务，只知利己，惯用后发制人的伎俩，这是太阴之人的特征。

少阴之人，喜贪小利，暗藏贼心，见到别人有损失，好像自己得到什么似的，感到满足。好搞破坏来损害人，见到人家有了荣誉反而气愤，心怀嫉妒，对人毫无恩情，这是少阴之人的特征。

太阳之人，喜欢处处表现自己，好夸夸其谈，才能不大而言过其实，好高骛远，处理事务不顾是非，作风草率，常意气用事，虽遭失败却不知悔改。这属于太阳类型之人的特征。

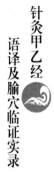
少阳之人，貌似审慎，实则妄自尊大，有了小小的政治地位就过高地自我宣传，善于对外交际，而不愿默默无闻。这属于少阳类型之人的特征。

阴阳平和之人，生活安静自处，不介意个人名利，心安而无所畏惧，寡欲而无过分之喜，顺从事物发展规律，遇事不与人争，顺应形势，地位高时却很谦让，地位低时也不谄谀，具有极好的治理才能，这属于阴阳平和之人的特征。

古代善于用针灸治病的人，都根据人的五种类型的形态，分别施治。邪气盛的用泻法，正气不足的就用补法。

太阴型的人，体质多阴而无阳，这种人阴血浓浊，卫气涩滞，阴阳不调和，所以筋缓而皮厚，刺治这种体质的人，若不急泻其阴分，就不可能使病好转。

少阴型的人，体质多阴少阳，胃小而肠大，六腑功能不协调，阳明经脉偏小而太阳脉偏大，必须详察阴阳盛衰的情况进行调治，否则容易出现血脱气败的现象。

太阳型的人，体质多阳而无阴，必须谨慎调治，不能泻其阴以防阴气虚脱，只能泻其阳，但要避免泻之太过。如果阳气过度损伤，就容易导致阳气外脱而发狂；若阴阳都脱失，就会暴死或突然不知人事。

少阳型的人，体质多阳而少阴，多阳则络脉大，少阴则经脉小，阴血居内而阳气居外，因其阳多阴少，所以当实其阴经泻其阳络。若独泻阳络太过，又会迫使阳气很快地耗散，导致中气不足，病就难治了。

阴阳平和型的人，阴阳之气调和，血脉和顺。在治病时当谨慎地诊察其阴阳盛衰，邪正虚实，并端详其面部的表现，然后针对有余不足进行调治。邪气盛就用泻法，正气虚就用补法，一般虚实不明显的病症，就取其所属经脉腧穴治疗。

以上是说调治阴阳时，要根据五种类型人的不同特征，分别进行调治。

太阴型的人，面色暗沉，假意谦虚，身体长大，可是卑躬屈膝，故做姿态，而并非有佝偻病。

少阴型的人，外貌好像清高，实则深怀阴险害人之贼心，站立时躁动不安，走路时状似伏身向前。

太阳型的人，外貌表现出高傲自满，仰腰挺腹，好像身体向后反张和曲折那样。

少阳型的人，在站立时惯于仰着头，行走时惯于摇摆其手，喜欢把两臂两肘露在外。

阴阳平和型的人，看起来从容稳重，举止大方，善于适应环境，态度严肃，品行端正，为众人所尊重和夸赞。

黄帝问：我曾听过少师讲述阴阳之人的事。少师说，天地之间。离不开五行之数，所以有五五二十五种类型的人，血气不同而产生的各种特点，究竟怎样从外部表现知道内部的情况呢？

岐伯答：先确立五形之人为金木水火土，分别其五色，区分其五声，二十五种类型的人就确定了。

木形的人，属于木音中的上角，皮肤呈苍色，像东方的苍帝一样，头小面长，肩大背平身直，手足小，有才智，好用心机，体力不强，多忧劳于事物，做事勤劳。能耐受春夏，不能耐受秋冬，秋冬容易感受病邪而发生疾病。这一类型的人，属于足厥阴肝经，其人表现为柔美而安重，是禀受木气最全的人。

木形大角一类的人，比类于左足少阳，在少阳以上，其人逶迤而美长。

木形右角一类的人，类属右足少阳经之下，随和而顺从。

木形钛角一类的人，类属右足少阳，在少阳之下，其人随和，努力进取。

木形判角一类的人，类属于左足少阳，应少阳以下，其人表现方正。

火形的人，属于火音中的上徵，肤色赤，脊背宽广，面瘦头小，肩背髀腹各部的发育均匀美好，手足小，步履稳健，性急，走路时身体摇晃，肩背部的肌肉丰满，有气魄，轻财但必守信用，多思虑，观察事物明快，透彻，面部颜色红润光泽，性情急躁，往往短寿而暴死。能耐受春夏的温热，不能耐受秋冬的寒凉，易感受邪气而生病。属于手少阴心经，对事物认识很深刻，讲求实效。

太徵一类的人，比类于右手太阳经，应在太阳之上，其人光明正大而明事理。

少徵一类的人，类属于右手太阳经，应在太阳之下，其人多疑。

右徵一类的人，类属于右手太阳经，应在太阳之上，其人表现活跃。

判徵一类的人，类属于左手太阳经，应在太阳之下，其人乐观，怡然自得而无忧无虑。

土形之人，属于土音中的上宫，肤色黄，头大面圆，肩背匀称，腹大，股胫健壮，手足小，肌肉丰满，上下匀称，步伐稳重，举足轻浮，心情安逸，乐于助人，不喜权势，善于团结人。能受秋冬的寒凉，不能耐受春夏的温热，春夏易受邪气而发病，主足太阴脾经，其人平和而柔顺。

太宫一类的人，类于左足阳明经，应在阳明之上，其人敦厚诚实。

加宫一类的人，类于左足阳明经，应在阳明之下，其人稳重大方，喜悦快活。

少宫一类的人，类于右足阳明经，应在阳明之上，其人言语圆润婉转。

左宫之类的人，类于右足阳明经，应在阳明以下，其人独立健作。

金形的人，属于金音中的上商，肤色白，头小面方，肩背小，腹小，手足小，足跟外侧肌肉坚硬如骨，行动轻快，为政清廉，性急躁，静则安，动则悍猛，适合

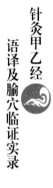

做官。能耐受秋冬，不能耐受春夏温热，春夏易感邪而生病，属于手太阳经，其人刻薄寡恩。

太商之人，属于左手阳明经，应在阳明之上，其人廉洁自守。

右商之人，属于左手阳明经，应在阳明之下，其人俊美而潇洒。

左商之人，属于右手阳明经，应在阳明之上，其人善于明察是非。

少商之人，属于右手阳明经，应在阳明之下，其人严肃庄重。

水形之人，属于水音中的上羽，肤色黑，头大，面部不平，颐部宽大，肩瘦小腹大，手足小，行走时身体摇晃，臀部偏下，背较长，身形长，对人没有敬畏之心，爱欺骗人，容易劳伤致死。能耐受秋冬的寒凉，而不能耐受春夏的温热，春夏易感邪而生病。属于足少阴肾经。其人表现秽恶不洁。

太羽一类的人，属右足太阳，应在太阳之上，其人表现为洋洋自得。

少羽一类的人，属左足太阳经，应在太阳之下，其人表现为不论善恶都能周旋。

众羽一类的人，属右足太阳，应在太阳之下，其人洁身不贪。

桎羽一类的人，属左足太阳经，应在太阳之上，其人表现为安然若无其事的样子。

黄帝问：人体已具备了五形的体形特征，但并未显现出每一类型应出现的胜色，又将怎样呢？

岐伯答道：根据五行生克的关系，体形的五行属性克制肤色的五形属性，因为有这种形色相克，每逢有年忌相加，受到邪气伤害就要生病，生病后又失治、误治，后果不堪设想。如果形体与皮肤颜色相称，则是康泰富贵的表现。

黄帝问：所谓体形与肤色相克制时，年忌的相加能说说吗？

岐伯答曰：凡人的年加大忌，是从七岁开始，每次增加九年，即成十六岁、二十五岁、三十四岁、四十三岁、五十二岁、六十一岁等，都是人之大忌。此时不可不养护，否则容易感受邪气伤害而生病，如有病后疏忽，失治、误治，就有生病之忧了。

黄帝问：手足三阳经脉循行于人体的上部和下部，根据气血的变化，反映到体表又是怎样呢？

岐伯答曰：人体上部的足阳明经脉，若血气充足，则两颊胡须美而长；血少而气多的，则胡须较短；气少血多的，则胡须稀而少；血气皆少则两颊完全无胡须，而两口角多纹理。

身体下部的足阳明经脉，若气血充足，下部的毛美而长，可上到胸部生毛；血多气少则下部之毛虽美而短，可下至脐部生毛。走路时喜抬高脚，足趾的肌肉较少，足部常觉寒冷；血少气多的易生冻疮；血气皆少则下部不生毛，若有亦很稀，且槁枯憔悴，并易患痿、厥、痹等病。

人体上部的足少阳经脉，若气血充盛，则两颊连鬓的胡须美好而长；若血多气少则两颊连鬓的胡须虽美好而短；血少气多则少胡须；血气皆少则不生胡须；感受了寒湿之邪则易患痹证及骨痛、爪甲干枯等症。

人体下部的足少阳经脉，若血气充盛，则腿胫部的毛美好而长，外踝的肌肉丰满；血多气少则腿胫部的毛美好却短小，外踝处皮坚而厚；若血少气多则腿胫部的毛少，外踝部皮薄而软；血气都少则不长毛，外踝处瘦而没有肌肉。

身体上部足太阳经脉，血气盛则眉毛美好，眉间有长毛；血多气少则眉毛干枯而不清秀，面部多有小纹理；血少气盛则面部多肉；血气调和则面色秀美。

身体下部足太阳经脉，血气盛的足跟肌肉丰满而坚实；气少血多的则足跟瘦削而不坚；血气皆少易患转筋、足跟痛等病。

身体上部的手阳明经脉，气血盛则髭美好；血少气多则髭须粗疏无华；血与气都少则不生髭。

身体下部的手阳明经脉，血气盛则腋下毛美好，手部鱼际处的肌肉丰满温暖；气血皆不足则肌肉瘦削而寒凉。

人体上部的手少阳经脉，血气盛则眉毛美好而修长，耳部红润美好；血气皆少则耳部干焦，色晦暗。

人体下部的手少阳经脉，血气盛满则手掌部肌肉丰厚温暖；血气都少则手掌瘦削而寒凉；气少血多则手部瘦削，而有许多脉络。

身体上部的手太阳经脉，血气盛则胡须较多，面部多肉而平展；如果血气都不足而面部肌肉消瘦，面部黑暗无华。

身体下部的手太阳经脉，若血气旺盛，则手掌肌肉丰满；若血气均不充足，则手掌部的肌肉瘦削感觉寒凉。

凡色显黄色、赤色的人，身多热气。显青色、白色的人，少热气。色显黑色，多血少气。眉毛秀美的人是太阳经多血。胡须很长的人少阳经多血，胡须美好的是阳明经多血，这是一般的规律。人的气血多少是有一定规律的，太阳经常多血少气，少阳经常多气少血，阳明经常多血多气，少阴经常多气少血，厥阴经常多血少气，太阴经常多气少血，这是人体自然的一般规律。

黄帝问：对于这二十五种不同类型的人，在针刺时有一定的准备吗？

岐伯答道：眉毛美好的人，是足太阳脉血气旺盛；眉毛稀疏的人，是气血虚少；其人肌肉丰满而皮肤润泽的，是血气有余；肥满而皮肤无色泽的人，是气有余而血不足；肌肉消瘦而皮肤无色泽的，是气血均不足。细心观察人体的外在表现与内在气血的有余与不足，进行调治。虚则补，实则泻为顺，反之为逆。

黄帝问：怎样针刺治疗三阴三阳经的病变呢？

岐伯答道：按其寸口和人迎脉的变化，以知阴阳的盛衰，循按经脉络道，以察有无气血凝涩不通现象，气血结聚不通则身体各部都可发生痛痹，甚至行走不便，所以为气血凝涩之病。气血凝涩应该用针刺温补，气血调则停止针刺。气血结聚络道，血脉结滞不通的，用针刺放血的方法使瘀血去除。所以说，邪气郁滞在上的，应导邪下行；正气不足表现于上的，应揉按肌肤，留针候气；其气迟滞不至者，针刺当以其势以迎之，引气早至。必须明确经脉情况，才能够掌握住针刺的方法。若出现寒热交争的现象，应予以引导之，使其调和；若气郁滞而血未结聚的，应审察其病情给予相应的治疗。总之，必须先明确人所属的二十五种不同类型，气血盛衰在体表的所在部位，诊察上下左右各部的特征，针刺的原则也就非常清楚了。

黄帝问：针刺时，有的精神易动，针才刺入而气已先至，有的人脉气与针同时而至，有的已经出针，而脉气的感应不至，有的人必须多次针刺，才有感觉，有的出针后脉气逆行，有的人经多次针刺，病情愈益加重，以上六种反应，各不相同，我想知道是什么原因？

岐伯答道：重阳之人，精神易动，脉气易至，常表现为气势勇壮的样子，说话很快，走路时喜高抬其足，其心肺脏气有余，阳气滑利旺盛，容易宣发，所以精神易动，脉气先行。有的人针刺时神不先行者，此人虽阳气旺盛，但阴气亦盛。阳气多的人心情开朗，精神愉悦。多阴的人心情抑郁，善于恼怒，易于发怒而又易于缓和，是因阳中有阴。这种人，阳为阴滞，阴阳离合难，神气不易激动，所以神气不能先行。阴阳和调的人，血气润泽滑利，所以针刺之后脉气即至，很快就有感应。其阴气多而阳气少者，由于阴气性本深沉，阳气性本轻浮，今阴多阳少，阴沉之气偏胜，脉气内藏，气迟至，所以出针之后，气尚独行而仍有感觉。阴气多而阳气少者，阴气沉滞于内，而脉气往来困难，所以需要多次针刺才能有所感觉。针刺后气逆有不良反应及屡经针刺病情反而加重的，并不是人体阴阳偏盛偏衰及脉气的浮沉所造成，这都是水平较差的医生的错误与过失，与病人的形质和脉气没有什么关系。

针灸甲乙经卷二

十二经脉络脉支别第一（上）

【原文】

雷公问曰：禁脉之言，凡刺之理，经脉为始，愿闻其道。

黄帝答曰：经脉者，所以决死生，处百病，调虚实，不可不通也。

肺手太阴之脉，起于中焦，下络大肠，还循胃口，上膈属肺；从肺系横出腋下，下循臑内，行少阴、心主之前，下肘中，循臂内廉上骨下廉，入寸口，上鱼，循鱼际，出大指之端。其支者，从腕后直出次指内廉出其端。

是动则病肺胀满，膨膨而喘咳，缺盆中痛，甚则交两手而瞀，是谓臂厥。是主肺所生病者，咳，上气，喘喝，烦心，胸满，臑臂内前廉痛，厥，掌中热。气盛有余则肩背痛，风寒，汗出中风，小便数而欠；气虚则肩背痛，寒，少气不足以息，溺色变。为此诸病。凡十二经之病，盛则泻之，虚则补之，热则疾之，寒则留之，陷下则灸之，不盛不虚，以经取之。盛者则寸口大三倍于人迎，虚者则寸口反小于人迎也。

大肠手阳明之脉，起于大指次指之端外侧，循指上廉，出合谷两骨之间，上入两筋之中，循臂上廉，入肘外廉，上循臑外前廉上肩，出髃骨之前廉，上出柱骨之会上；下入缺盆，络肺，下膈，属大肠。其支者，从缺盆直上至颈，贯颊，下入齿中，还出侠口，交人中，左之右，右之左，上侠鼻孔。

是动则病齿痛，颈肿。是主津所生病者，目黄，口干，鼽衄，喉痹。肩前臑痛，大指次指痛不用。气盛有余，则当脉所过者热肿，虚则寒栗不复。为此诸病，盛者，则人迎大三倍于寸口；虚者，则人迎反小于寸口也。

胃足阳明之脉，起于鼻交頞中，傍约太阳之脉。下循鼻外，入上齿中，还出侠口环唇，下交承浆，却循颐后下廉，出大迎，循颊车，上耳前，过客主人，循发际至额颅。其支者，从大迎前下人迎，循喉咙，入缺盆，下膈，属胃络脾。其直者，从缺盆下乳内廉，下侠脐，入气街中。其支者，起胃下口，循腹里，下至气街中而

53

合；以下髀关，抵伏兔，入膝膑中，下循胻外廉，下足跗，入中指内间。其支者，下膝三寸而别，以下入中指外间。其支者，别跗上入大指间，出其端。

是动则病凄凄然振寒，善伸数欠，颜黑；病至则恶人与火，闻木音则惕然惊，心动，欲独闭户塞牖而处；甚则欲上高而歌，弃衣而走，贲响腹胀，是为骭厥。是主血所生病者，狂疟，温淫汗出，鼽衄，口㖞，唇胗，颈肿，喉痹，大腹水肿，膝膑肿痛，循膺乳、气街、股、伏兔、胻外廉、足跗上皆痛，中指不用。气盛则身以前皆热；其有余于胃，则消谷善饥，溺色黄；气不足则身以前皆寒栗，胃中寒则胀满。为此诸病，盛者，人迎大三倍于寸口；虚者，人迎反小于寸口也。

脾足太阴之脉，起于大指之端，循指内侧白肉际，过核骨后，上内踝前廉，上腨内，循胻骨后，交出厥阴之前，上循膝股内前廉，入腹，属脾络胃；上膈侠咽，连舌本，散舌下。其支者，复从胃别上膈，注心中。

是动则病舌本强，食则呕，胃脘痛，腹胀善噫，得后与气，则快然如衰，身体皆重。是主脾所生病者，舌本痛，体不能动摇，食不下，烦心，心下急，寒疟，溏、瘕、泄、水闭、黄疸，不能食，唇青，强立，股膝内肿痛，厥，足大指不用。为此诸病，盛者，则寸口大三倍于人迎；虚者，则寸口反小于人迎也。

心手少阴之脉，起于心中，出属心系，下膈络小肠。其支者，从心系，上侠咽，系目系，其直者，复从心系却上肺，上出腋下，下循臑内后廉。行太阴、心主之后，下肘中内廉，循臂内后廉，抵掌后兑骨之端，入掌内后廉，循小指之内出其端。

是动则病嗌干心痛，渴而欲饮，是为臂厥。是主心所生病者，目黄，胁满痛，臑臂内后廉痛，厥，掌中热痛。为此诸病，盛者，则寸口大再倍于人迎；虚者，则寸口反小于人迎也。

小肠手太阳之脉，起于小指之端，循手外侧，上腕，出踝中，直上循臂骨下廉，出肘内侧两骨之间，上循臑外后廉，出肩解，绕肩胛，交肩上，入缺盆，下络心，循咽，下膈，抵胃，属小肠。其支者，从缺盆循颈上颊，至目锐眦，却入耳中。其支者，别颊上䪼抵鼻，至目内眦，斜络于颧。

是动则病嗌痛，颔肿，不可以顾，肩似拔，臑似折。是主液所生病者，耳聋，目黄，颊肿，颈、颔、肩、臑、肘、臂外后廉痛。为此诸病，盛者，则人迎大再倍于寸口；虚者，则人迎反小于寸口也。

膀胱足太阳之脉，起于目内眦，上额交巅。其支者，从巅至耳上角。其直者，从巅入络脑，还出别下项，循肩髆内，挟脊抵腰中，入循膂，络肾，属膀胱。其支者，从腰中下会于后阴，贯臀入腘中。其支者，从髆内左右别下贯胛，过髀枢，循髀外后廉，下合腘中，以下贯腨内，出外踝之后，循京骨，至小指外侧。

是动则病冲头痛，目似脱，项似拔，脊痛腰似折，髀不可以回。腘如结，腨如裂，是谓踝厥。是主筋所生病者，痔疟，狂，颠疾，头囟、项、颈间痛，目黄，泪出，鼽衄，项、背、腰、尻、腘、踹、脚皆痛，小指不用。为此诸病，盛者，则人迎大再倍于寸口；虚者，则人迎反小于寸口也。

肾足少阴之脉，起于小指之下，斜趣足心，出然谷之下，循内踝之后，别入跟中，以上腨内，出腘中内廉，上股内后廉，贯脊属肾，络膀胱。其直者，从肾上贯肝膈，入肺中，循喉咙，侠舌本。其支者，从肺出络心，注胸中。

是动则病饥不欲食，面黑如炭色，咳唾则有血，喝喝而喘。坐而欲起，目䀮䀮无所见，心如悬，若饥状，是为骨厥。是主肾所生病者，口热舌干，咽肿上气，嗌干及痛，烦心，心痛，黄疸，肠澼，脊股内后廉痛，痿厥，嗜卧，足下热而痛。灸则强食生肉，缓带，被发，大杖重履而步。为此诸病，盛者，则寸口大再倍于人迎；虚者，则寸口反小于人迎也。

心主手厥阴之脉，起于胸中，出属心包络，下膈，历络三焦。其支者，循胸出胁，下腋三寸，上抵腋下，下循臑内，行太阴、少阴之间，入肘中，下循臂，行两筋之间，入掌中，循中指出其端。其支者，别掌中，循小指次指出其端。

是动则病手热，肘挛，腋肿，甚则胸胁支满，心澹澹大动，面赤目黄，喜笑不休。是主脉所生病者，烦心，心痛，掌中热。为此诸病，盛者则寸口大一倍于人迎；虚者则寸口反小于人迎也。

三焦手少阳之脉，起于小指次指之端，上出两指之间，循手表腕，出臂外两骨之间，上贯肘，循臑外，上肩，而交出足少阳之后，入缺盆，布膻中，散络心包，下膈，遍属三焦。其支者，从膻中，上出缺盆，上项侠耳后，直上出耳上角，以屈下颊，至𩑶。其支者，从耳后，入耳中，出走耳前，过客主人前，交颊，至目兑眦。

是动则病耳聋，浑浑焞焞，嗌肿喉痹。是主气所生病者，汗出，目兑眦痛，颊肿、耳后、肩、臑、肘、臂外皆痛，小指次指不为用。为此诸病，盛者，则人迎大一倍于寸口；虚者，则人迎反小于寸口也。

胆足少阳之脉，起于目兑眦，上抵头角，下耳后，循颈行手少阳之前，至肩上，却交出手少阳之后，入缺盆。其支者，从耳后，入耳中，出走耳前，至目兑眦后。其支者，别目兑眦，下大迎，合手少阳抵于𩑶，下加颊车，下颈，合缺盆，以下胸中，贯膈络肝属胆；循胁里，出气街，绕毛际，横入髀厌中。其直者，从缺盆下腋，循胸中，过季胁，下合髀厌中，以下循髀阳，出膝外廉，下外辅骨之前，直

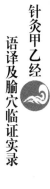

下抵绝骨之端，下出外踝之前，循足跗上，出小指次指之端。其支者，别跗上，入大指之间，循大指岐骨内出其端，还贯入爪甲，出三毛。

是动则病口苦，善太息，心胁痛，不能反侧，是则面微尘，体无膏泽，足外反热，是为阳厥。是主骨所生病者，头面颔痛，目兑眦痛，缺盆中肿痛，腋下肿，马刀挟瘿。汗出振寒，疟，胸、胁、肋、髀、膝外至胫、绝骨、外踝前及诸节皆痛，小指次指不用。为此诸病，盛者，则人迎大一倍于寸口；虚者，人迎反小于寸口也。

肝足厥阴之脉，起于大指丛毛之际，上循足跗上廉，去内踝一寸，上踝八寸，交出太阴之后，上腘内廉，循股阴，入毛中，环阴器，抵少腹，侠胃属肝络胆，上贯膈，布胁肋，循喉咙之后，上入颃颡，连目系，上出额，与督脉会于巅。其支者，从目系，下颊里，环唇内。其支者，复从肝，别贯膈，上注肺中。

是动则病腰痛，不可以俯仰，丈夫㿉疝，妇人少腹肿，甚则嗌干，面尘，脱色。是主肝所生病者，胸满呕逆，洞泄，狐疝，遗溺，癃闭。为此诸病，盛者，则寸口大一倍于人迎；虚者，则寸口反小于人迎也。

足少阴气绝，则骨枯。少阴者，冬脉也，伏行而濡骨髓者也；故骨不濡则肉不能著骨也；骨肉不相亲，则肉濡而却；肉濡而却，故齿长而垢，发无润泽；无润泽者骨先死。戊笃己死，土胜水也。

手少阴气绝，则脉不通；脉不通，则血不流；血不流，则发色不泽。故面色如漆柴者，血先死。壬笃癸死，水胜火也。

《灵枢》云：少阴终者，面黑齿长而垢，腹胀闭，上、下不通而终矣。

足太阴气绝，则脉不营其口唇。口唇者，肌肉之本也。脉弗营，则肌肉濡；肌肉濡，则人中满，人中满，则唇反。唇反者，肉先死。甲笃乙死，木胜土也。

手太阴气绝，则皮毛焦。太阴者，行气温于皮毛者也。气弗营，则皮毛焦；皮毛焦，则津液去；津液去则皮节伤；皮节伤，则皮枯毛折。毛折者，气先死。丙笃丁死，火胜金也。

《九卷》云：腹胀闭不得息，善噫，噫则呕，呕则逆，逆则面赤；不逆上下不通，上下不通则面黑皮毛焦而终矣。

足厥阴气绝，则筋缩。厥阴者，肝脉也；肝者，筋之合也；筋者，聚于阴器，而脉络于舌本。故脉弗营，则筋缩急；筋缩急，则引卵与舌，故唇青，舌卷，卵缩，则筋先死。庚笃辛死，金胜木也。

《九卷》云：中热嗌干，喜溺，烦心，甚则舌卷，卵上缩而终矣。

五阴气俱绝，则目系转；转则目运，运为志先死。故志先死，则远一日半而

56

死矣。

太阳脉绝，其终也，戴眼，反折，瘛疭，其色白，绝汗乃出，则终矣。

少阳脉绝，其终也，耳聋，百节尽纵，目睘系绝。系绝一半日死，其死也，色青白乃死。

阳明脉绝，其绝也，口目动作，善惊妄言，色黄，其上下经盛而不仁，则终矣。

六阳俱绝，则阴阳相离；阴阳相离则腠理发泄，绝汗乃出，大如贯珠，转出不流，则气先死矣。故旦占夕死，夕占旦死。

此十二经之败也。

【译文】

雷公问：禁脉篇曾说，凡用针刺治病，首先要懂得经脉，我想知道其中的道理是什么。

黄帝答道：经脉不仅仅是运行气血、阴阳虚实，而对诊断治疗疾病、决断死生也有重要作用。必须精通它。

手太阴肺经，起于中焦，向下络大肠，返回来循着胃口，向上穿过膈膜，入于肺，再由肺系（气管、咽喉）横出于腋下，下循上臂内侧，行于手少阴经，手厥阴心包经之前，下经肘中，沿前臂内侧桡骨边缘，入寸口桡动脉搏动处，上至大鱼际部，沿其边际，出大指末端。腕后支脉，从腕后列缺穴处行至食指内侧，出其末端。

本经脉异常就表现出下列病证：肺部胀满，膨膨气喘，咳嗽，锁骨上窝咽喉部疼痛，严重的则两手交捧，胸部烦闷，视觉模糊。还可发生前臂部气血阻逆如厥冷、麻木、疼痛等症。本经腧穴主治肺所生病变，如咳嗽、气急、喘息、心烦、胸闷、上臂、前臂的内侧前边酸痛或厥冷，或掌心发热。本经气盛有余则肩背部酸痛，感受风寒而汗出，伤风，小便频数，哈欠。气虚不足则肩背部酸痛而怕冷，气短，呼吸急促，小便颜色异常。凡十二经的病证，实证当用泻法，属虚证的当用补法；属热证当用疾刺法，寒证当用深刺久留针的方法治疗；脉象沉下的病证当用灸法；对不实不虚的病证选取所属本经的穴位治疗。邪气亢盛的，则寸口脉比人迎脉大三倍；正气不足的则寸口脉反小于人迎脉。

手阳明大肠经，起于大指食指末端，沿指桡侧缘，出第一、二掌骨间，进入两筋（拇长伸肌腱和拇短伸肌腱）之间，经前臂桡侧，进入肘外侧，沿上臂外侧前边，上至肩，出肩峰部前边，向上交会颈部后面的大椎穴，下入缺盆，络入肺，通

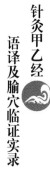

过横膈，属于大肠。颈部支脉从缺盆部上行至颈旁，经面颊部，进入下齿龈，出夹口旁，交叉人中沟部，左脉向右，右脉向左，到达对侧鼻翼旁。

本经脉有了异常变化则牙痛，面颊肿痛。本经经穴主治"津液"方面的病证，如眼睛昏黄，口干，鼻塞，流清涕或出血，喉咙痛。肩前及上臂痛，大指食指痛不好运用。凡属气盛有余的症状，则经脉所过部位发热和肿胀；属于气虚不足的症状，则寒冷，战栗而不容易回暖。邪气亢盛的，人迎脉比寸口脉大三倍，正气不足的人迎脉反小于寸口脉。

足阳明胃经，从鼻旁开始，交会于鼻根中。与旁边的足太阳经交会，向下沿鼻的外侧，进入上齿龈，回至夹口旁，环绕口唇，又退回来沿下颌出面动脉部，再沿下颌角，上耳前，经颧弓上，至额颅中部。颈部支脉，从大迎前向下，经颈动脉，沿喉咙进入缺盆，过横膈，属于胃腑，络脾脏。胸腹部直行脉：从缺盆部向下，经乳中，下至夹脐两旁，进入气街。腹内胃口支脉，从胃口向下，沿腹里，至腹股沟动脉部与前外行者交会。由此下行经髋关节前，到股四头肌隆起处，下行至膝髌中，沿胫部外侧，下行至足背，进入中指内侧趾缝，从第二趾末端出。小腿支脉，从膝下三寸处始，入中趾外侧趾缝，至中趾末端。足部支脉，从足背部出，进入大趾趾缝间，出足大趾端。

本经经脉异常变化则溲溲战栗寒冷，喜欢伸腿，不停哈欠，颜面暗沉。病发时，就厌恶别人和火光，听到木器的声音就发惊心慌，独自关门闭户、关上窗户独处，严重的则可能登高而歌，不穿衣服到处走，胸膈响，腹部胀满。还可发生小腿部的气血阻逆，如厥冷、麻木、疼痛等证。本经经穴主治有关"血"的病证，如狂躁，疟疾，温热病，自汗出，鼻塞流涕或出血，口㖞，口唇疮疡，颈肿，喉咙痛，大腹水肿，膝关节肿痛。沿着胸部、乳部、气街，腹股沟部，大腿前，小腿外侧，足背部痛，足中趾不能运用。凡属于气盛有余则身体前面发热，胃热盛则消烁水谷，易饥饿，尿色异变等。本经气虚则身前胸腹部感觉发冷，胃中有寒胀满。这些病，邪气亢盛的，人迎脉大三倍于寸口脉；气虚不足的，人迎脉反小于寸口脉。

足太阴脾经，起于足大趾末端，沿大趾赤白肉际，经大趾本节后的圆骨，上至内踝前，沿小腿内侧，经胫骨，交出足厥阴肝经之前，上膝骨内侧前面，进入腹部，属脾脏络胃，过横膈，夹食道旁，连系舌本，分散舌下。腹部支脉，从胃部分出，穿过横膈，流注于心中。

本经经脉异常则舌根强痛，吃了就吐，胃脘痛，腹胀，好嗳气，大便或放屁后腹部感到松快，全身感觉沉重无力。本经经穴主治脾脏发生的病证。出现舌根疼痛，身体不得转动，吃不下食物，心中烦乱，心下掣引作痛，大便稀薄或下痢，小便不通，身体面目俱黄，嗜卧而不能消化肉食，口唇青紫，哈欠气出不畅，膝股内侧肿痛，足大趾不能活动。这些病证，邪气亢盛的，寸口脉比人迎脉大三倍；正气虚时，寸口脉反小于人迎脉。

手少阴心经，起于心中，出属心系过横膈，联络小肠。上行支脉，从心系上行夹食两旁，联于眼与脑相联系的系带。外行主干，从心系上行至肺，向下出于腋下，沿上臂内侧后缘，经手太阴，手厥阴经，向下入肘内，沿前臂内侧后缘，到达掌后豌豆骨部进入掌内后边，沿小指的桡侧出于末端。

本经经脉异常则咽喉干燥，心痛，口渴欲饮，前臂部气血阻逆而出现厥冷、麻木、酸痛等症。本经经穴主治"心"方面的病症，如眼睛发黄，胸胁疼痛，上臂前臂内侧后面痛或厥冷，手掌心热。这些病，邪气亢盛的，则出现寸口脉比人迎脉大两倍；气虚不足的，寸口脉反小于人迎脉。

手太阳小肠经，起于手小指，沿手外侧至腕，经腕后小指侧的高骨，上沿尺骨下边，出于肘内侧肱骨内上髁和尺骨鹰嘴之间，上沿臂外后廉，出肩关节部，绕肩胛，交会肩上，进入缺盆，络于心脏，经食管，过膈肌到胃部，向下属于小肠。颈部支脉，从缺盆上行经颈部，上至面颊，到达外眼角，进入耳中。面颊支脉，从面颊部分出，上至颧骨，靠鼻旁到内眼角。

本经经脉异常则咽喉疼痛，颊部发肿，头项难以转侧回头，肩痛如拔，臂痛如折。本经经穴主治"液"方面病症，如耳聋、眼睛发黄，颊肿，颈、肩、臑、肘、臂等部位后侧疼痛。这些病，邪气亢盛的，人迎脉比寸口脉大两倍；正气不足的人迎脉反小于寸口脉。

足太阳膀胱经，起于目内眦，上额交会于巅顶。巅顶部支脉，从巅顶部到耳上角。巅顶部直行脉是从巅顶入里联络大脑，出而下行于项后，循肩髆内侧，夹行于脊柱两旁到达腰部，沿着脊旁肌肉行走，联络肾脏，属于膀胱。一支从腰中分出，夹脊旁，经臀部，进入腘窝中。背部另一支脉，从肩胛内侧分别下行，通过肩胛，经髋关节部，沿大腿外侧后下行，会合于腘窝中，通过腓肠肌部，出外踝后方，沿第五跖骨粗隆，到足小趾侧。

本经经脉异常则头重痛，眼睛要脱出，后项像被牵引，脊背痛，腰好像被折断，股关节不能弯曲，腘窝好像凝结，腓肠肌欲裂开，还可能出现外踝部的气血阻逆，如厥冷、麻木、酸痛等症。本经经穴主治"筋"方面所发生的病症，如痔、疟疾、躁狂、癫痫，头囟后项痛，眼睛昏黄，流泪，鼻塞，项、背腰部、骶尾部、膝弯、腓肠肌、脚都可发生疼痛，小脚趾不好运用。这些病症，邪气亢盛的，人迎脉比寸口脉大两倍；正气虚的人迎脉反小于寸口脉。

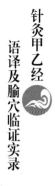
足少阴肾经，起于足小趾下，斜行向足心，出于内踝前大骨下陷中，沿着内踝骨的后面入于足跟，由此上经腿肚内后侧，经腘膝窝内侧，上行股内侧缘，贯脊而入属于肾脏，下行联络膀胱。其直行的脉，从肾上行，通过肝和膈膜，入于肺中，再沿喉咙上行夹舌根。其支脉，从肺出来联络心脏，注入胸中。

本经经脉异常则饥饿却不想进食，面色黯黑如炭，咳嗽痰唾带血，喘息有声，坐下就想起来，感到两眼昏花，视物模糊不清，心脏像被悬空，有似饥饿状，还可发生"骨"方面的深部的气血阻逆，如厥冷、酸痛等症。本经经穴主治"肾"方面的病症，如口热舌干，咽部肿，气上逆，咽部干而痛，心内烦扰且痛，黄疸，腹泻，脊柱、大腿内侧后边痛，痿软，厥冷，喜欢躺着，脚心热而痛。这些病症，邪气亢盛的，寸口脉比人迎脉大两倍；正气虚的寸口脉反小于人迎脉。

手厥阴心包经，起于胸中，出属于心包络，经横膈，从胸至腹依次属于上、中、下三焦。它的支脉，从胸出腋下三寸处的胁部，向上到腋下，沿上臂内侧，行于手太阴、手少阴之间，进入肘窝，下至前臂。走两筋之间，进入掌中，沿中指桡侧出末端。掌中支脉，从掌中分出，沿无名指出其末端。

本经经脉异常则手心发热，臂肘部拘挛，腋下肿，甚至胸中闷满，心跳不宁，面赤，眼黄，喜笑不止。本经经穴主治"脉"方面的病症，如心中烦闷，心痛，掌心发热。这些病症，邪气亢盛则寸口脉比人迎脉大一倍；正气虚则寸口脉反小于人迎脉。

手少阳三焦经，始于无名指尖端，经无名指与小指之间，沿着手背，经前臂伸侧尺骨与桡骨之间，向上通过肘尖，沿上臂外侧，经肩部，交出于足少阳经后面，进入缺盆，分布于膻中，散络于心包，通过横膈，从胸至腹依次属于上、中、下三焦。胸中支脉，从膻中上行，又出锁骨上窝，上经颈旁，联系耳后，直上出耳上角，弯向下面颊，至目眶下。耳后支脉，从耳后入耳中，复出耳前，过足少阳经上关穴的前方，与前一支支脉交会于颊部，向上行至眼外角。

本经经脉异常则出现耳聋、耳内轰轰作响，喉咙肿痛，喉痹等症。本经经穴主治"气"方面的病症，如自汗出，眼睛外眦痛，面颊肿，耳后、肩部、上臂、肘弯、前臂外侧均可能发生病痛，小指侧的次指不好使用。这些病症，邪气亢盛的，人迎脉比寸口脉大一倍；虚的人迎脉反小于寸口脉。

足少阳胆经，起于外眼角，上行至额角，再下耳后，沿颈旁，行手少阳三焦经之前，至肩上退后，交出于手少阳经之后，进入锁骨上窝。耳部支脉，从耳后进入耳中，出耳前，至外眼角后。目部支脉，从外眼角分出，下走大迎，会合于手少阳三焦经于目眶下；向下走颊车，下经颈部，会合于缺盆。由此下行胸中，通过横膈，络肝，属于胆，沿着胁里，出于腹股沟动脉处，绕过阴器毛际，横向进入髋关节部。躯体的直行脉，从缺盆下向腋下，沿胸侧，过季胁向下会合于髋关节部。由此向下沿大腿外侧，经膝外侧，下向腓骨头前，下至腓骨下段，出外踝之前，沿足背进入第四趾外侧。足背部支脉，从足背分出，进入大趾趾缝间，经第一、二跖骨间，出趾端，回来通过趾背毫毛部。

本经经脉异常则口苦，爱叹气，胸胁痛不能转侧，甚至面部像蒙了灰尘，身体没有脂滑润泽，小腿外侧热，还可能发生足少阳部的气血阻逆，如厥冷、麻木、酸痛等症。本经的经穴主治"骨"方面的病症，如头痛、颔痛、眼睛外侧痛，缺盆中肿痛，腋下肿，腋下或颈部生瘰疬，自汗出而发冷，疟疾，胸、胁、肋、髀、膝等部位的外侧，直至胫骨、绝骨，外踝前及各骨节酸痛，小趾侧的次趾不好运动。这些病症，邪气亢盛的，人迎脉比寸口脉大一倍；正气虚的，人迎脉反小于寸口脉，

足厥阴肝经，起于足大趾二节间丛毛边，沿足背上缘行至内踝前一寸，再入踝上八寸，交会出于足太阴的后面，上走腘内侧，入阴毛中，环绕阴器，至小腹，夹胃旁，属于肝脏，联络胆。向上通过横膈，布于胁肋部，沿气管后，向上进入鼻咽部，连系目系，上行出于额部，与督脉交会于头顶。目部支脉是从"目系"下向颊里，环绕唇内。肝部支脉，从肝部出，通过横膈，流注于肺中，

本经经脉异常则腰痛得不能前俯后仰，男人可出现小肠疝气，女人可出现小腹部肿胀，甚则咽干，面垢如尘，神色晦暗，脱了血色。本经经穴主治"肝"所发生的病症，如胸部胀满，恶心呕吐，大便溏泄，疝气，遗尿或尿闭不通。这些病症，邪气亢盛的，寸口脉比人迎脉大一倍；正气虚的，寸口脉反小于人迎脉。

足少阴脉气衰竭，就出现骨枯槁。足少阴脉又被称为冬脉，其脉在深部循行而濡养骨髓，若骨得不到肾气濡养，肌肉软弱就不能附着于骨。骨肉不相亲而分离，肌肉就软弱萎缩。肌肉软缩，则齿长而多垢，毛发失去光泽，头发枯槁不润泽，这是骨气将要衰竭的征象。此种病症戊己日危重和死亡，是土能胜水的缘故。

手少阴脉气衰竭，则脉道不通，脉道不通则血流不畅，血流不畅则面色失去润泽，所以面色晦暗无光泽，这是血脉要枯竭的征象。此病壬日危重，癸日死亡，这是水能胜火的缘故。

《灵枢》经中说：少阴脉气衰竭而死亡的多面色晦暗，齿龈萎缩，齿长多垢，腹部胀满，气机闭塞，上下不通而死亡。

足太阴脉气衰竭，则不能输布精微，口唇失其濡养，口唇乃肌肉之本。肌肉因失去营养而松软，则出现萎缩，人中部肿满，口唇外翻，口唇外翻是肌肉要衰萎的征象。此种征象在甲日危重，乙日死亡，这是木能胜土的缘故。

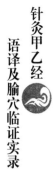

手太阴脉气衰竭，则皮毛焦枯，皮毛焦枯是津液耗损的表现。津液的耗损不仅是皮毛焦枯，肌表也会受到伤害，肌表受伤则皮肤肌肉损伤，毫毛损折。这是肺气将要衰竭征象。这种征象在丙日危重丁日死亡，是火胜金的缘故。

《九卷》云：腹胀闭塞，呼吸不畅，时常嗳气，嗳气则呕吐，呕吐则气上逆，气上逆则面赤，气不上逆为上下不通，不通则面色发黑，皮毛枯焦而死。

足厥阴脉气衰竭，出现筋脉缩急拘挛，牵引到睾丸抽缩，舌卷曲。足厥阴属肝脏的经脉，肝经外合于筋，经筋聚于阴器，经脉联络于舌根，如果肝脉不能濡养筋脉，则筋脉拘急，拘急牵引睾丸和舌根，口唇发青、舌体卷曲，阴囊抽缩。这是经筋将要败绝的征象。此种病症，在庚日危重，辛日死亡，这是金能胜木的缘故。

《九卷》说，厥阴经脉气绝，则胸中发热，咽干，小便频繁，心烦，严重的则舌卷，睾丸上缩而死。

五脏的精气衰竭则目系转动，目系转动则两目眩晕，这是五脏所藏神志已经衰竭的征象。不超过一天半就会死亡。

太阳经脉气衰竭，就会出现两目上视，眼睛不转，角弓反张，手足抽掣，面色发白，汗暴出等征象，就要死亡。

少阳经脉气衰竭，就会出现耳聋，遍体骨节松驰，两目直视如惊，此为目系绝。目系绝一日半就会死亡，死时面色由青而白。

阳明经脉气衰竭，病人就会出现口眼歪斜，时时发惊，胡言乱语，面色发黄，手足阳明经脉出现脉动躁盛及皮肉麻木不仁时，就会死亡。

六腑阳气败绝，则阴气与阳气分离，相离则腠理不闭，精气外泄，可见汗出不止，大如串珠，凝涩而不流，气息奄奄的死症。如果早晨出现这种病象，预示晚上就可能死亡；夜间出现危象，预示早晨就可能死亡。

以上这些气绝症的出现，都是十二经脉衰败的象征。

十二经脉络脉支别第一（下）

【原文】

黄帝问曰：经脉十二，而手太阴之脉独动不休，何也？

岐伯对曰：足阳明胃脉也。胃者，五脏六腑之海，其清气上注于肺，肺气从太阴而行之。其行也，以息往来，故人一呼脉再动，一吸脉亦再动，呼吸不已，故动而不止。

曰：气口何以独为五脏主？

曰：胃者，水谷之海，六腑之大源也。五味入于口，藏于胃，以养五脏气。气口亦太阴也，是以五脏六腑之气味皆出于胃，变见于气口。故五气入于鼻，藏于心肺，心肺有病而鼻为之不利也。

曰：气之过于寸口也，上出焉息？下入焉伏？何道从还？不知其极也。

曰：气之离于脏也，卒然如弓弩之发，如水之下岸，上于鱼以反衰，其余气，衰散以逆上，故其行微也。

曰：足阳明因何而动？

曰：胃气上注于肺，其悍气上冲头者，循咽上走空窍，循眼系入络脑，出颟，下客主人，循牙车，合阳明，并下人迎，此胃气别走于阳明者也，故阴阳上下，其动也若一。故阳病而阳脉小者为逆，阴病而阴脉大者为逆。阴阳俱静，与其俱动，若引绳，相倾者病。

曰：足少阴因何而动？

曰：冲脉者，十二经脉之海也，与少阴之络起于肾下，出于气街，循阴股内廉，斜入腘中，循胻骨内廉，并少阴之经，下入内踝之后，入足下。其别者，斜入踝内，出属跗上，入大指之间，以注诸络，以温足跗。此脉之常动者也。

曰：卫气之行也，上下相贯，如环无端。今有卒遇邪气及逢大寒，手足不随，其脉阴阳之道，相输之会，行相失也，气何由还？

曰：夫四末，阴阳之会，此气之大络也，四冲者，气之径也。故络绝则径通，四末解则气从合，相输如环。

黄帝曰：善！此所谓如环无端，莫知其纪，终而复始，此之谓也。

十二经脉伏行于分肉之间，深而不见。其常见者，足太阴脉，过于外踝之上，无所隐。故诸脉之浮而常见者，皆络脉也。六经络，手阳明少阳之大络起五指间，上合肘中。饮酒者，卫气先行皮肤，先充络脉，络脉先盛，则卫气以平，营气乃满，而经脉大盛也。脉之卒然动者，皆邪气居之。留于本末，不动则热，不坚则陷且空，不与众同，是以知其何脉之动也。

雷公问曰：何以知经脉之与络脉异也？

黄帝答曰：经脉者，常不可见也。其虚实也，以气口知之。脉之见者，皆络脉也。诸络脉，皆不能经大节之间，必行绝道而出入，复合于皮中，其会皆见于外。故诸刺络脉者，必刺其结上，甚血者，虽无血结，急取之以泻其邪而出其血，留之发为痹也。

凡诊络脉，脉色青则寒且痛；赤则有热；胃中有寒，则手鱼际之络多青；胃中

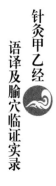
有热，则鱼际之络赤；其鱼黑者，久留痹也；其有赤有青有黑者，寒热也；其青而小短者，少气也。凡刺寒热者，皆多血络，必间日而一取之，血尽乃止，调其虚实。其小而短者，少气，甚者泻之则闷，闷甚则仆不能言，闷则急坐之也。

手太阴之别，名曰列缺，起于腕上分间，并太阴之经直入掌中，散入于鱼际。其病实则手兑骨掌热，虚则欠㰦，小便遗数。取之去腕一寸半，别走阳明。

手少阴之别，名曰通里，去腕一寸，别而上行，循经入于心中，系舌本，属目系。实则支膈，虚则不能言。取之腕后一寸，别走太阳。

手心主之别，名曰内关，去腕二寸，出于两筋之间，循经以上，系于心包，络心系。实则心痛，虚则为烦心。取之两筋间。

手太阳之别，名曰支正，上腕五寸，内注少阴；其别者，上走肘，络肩髃。实则节弛肘废，虚则生肬，小者如指痂疥。取之所别。

手阳明之别，名曰偏历，去腕三寸，别走太阴；其别者上循臂，乘肩髃，上曲颊偏齿；其别者入耳，会于宗脉。实则龋齿耳聋，虚则齿寒痹膈。取之所别。

手少阳之别，名曰外关，去腕二寸，外绕臂，注胸中，合心主。实则肘挛，虚则不收。取之所别。

足太阳之别，名曰飞扬，去踝七寸，别走少阴。实则窒鼻，头背痛，虚则鼽衄。取之所别。

足少阳之别，名曰光明，去踝上五寸，别走厥阴，并经下络足跗。实则厥，虚则痿躄，坐不能起。取之所别。

足阳明之别，名曰丰隆，去踝八寸，别走太阴；其别者，循胫骨外廉上络头项，合诸经之气，下络喉嗌。其病气逆，则喉痹卒喑，实则颠狂，虚则足不收，胫枯。取之所别。

足太阴之别，名曰公孙，去本节后一寸，别走阳明；其别者，入络肠胃。厥气上逆则霍乱，实则肠中切痛，虚则鼓胀。取之所别。

足少阴之别，名曰大钟，当踝后绕跟，别走太阳；其别者，并经上走于心包，下外贯腰脊，其病气逆则烦闷，实则癃闭，虚则腰痛。取之所别。

足厥阴之别，名曰蠡沟，去内踝上五寸，别走少阳。其别者，循经上睾，结于茎。其病气逆，则睾肿卒疝，实则挺长热，虚则暴痒。取之所别。

任脉之别，名曰尾翳，下鸠尾，散于腹。实则腹皮痛，虚则搔痒。取之所别。

督脉之别，名曰长强，侠脊上项散头上；下当肩胛左右，别走太阳，入贯膂。实则脊强，虚则头重高摇之，挟脊之有过者。取之所别。

脾之大络，名曰大包，出渊腋下三寸，布胸胁。实则一身尽痛，虚则百节皆纵。此脉若罗络之血者，皆取之。

凡此十五络者，实则必见，虚则必下，视之不见，求之上下，人经不同，络脉异所别也。

黄帝问曰：皮有分部，脉有经纪，愿闻其道。

岐伯对曰：欲知皮部以经脉为纪者，诸经皆然。阳明之阳，名曰害蜚。十二经上下同法，视其部中有浮络者，皆阳明之络也。其色多青则痛，多黑则痹，黄赤则热，多白则寒。五色皆见，则寒热也。络盛则入客于经。阳主外，阴主内。

少阳之阳，名曰枢杼。视其部中有浮络者，皆少阳之络也。络盛则入客于经。故在阳者主内，在阴者主出，以渗于内也。诸经皆然。

太阳之阳，名曰关枢。视其部中有浮络者，皆太阳之络也。络盛则入客于经。

少阴之阴，名曰枢儒。视其部中有浮络者，皆少阴之络也。络盛则入客于经，其入于经也，从阳部注于经，其出者，从阴部内注于骨。

心主之阴，名曰害肩。视其部中有浮络者，皆心主之络也。络盛则入客于经。

太阴之阴，名曰关蛰。视其部中有浮络者，皆太阴之络也。络盛则入客于经。

凡此十二经络脉者，皮之部也。是故百病之始生也，必先客于皮毛，邪中之，则腠理开，开则入客于络脉，留而不去，传入于经，留而不去，传入于腑，廪于肠胃。邪之始入于皮也，泝然起毫毛，开腠理；其入于络也，则络脉盛，色变；其入客于经也则盛，虚乃陷下。其留于筋骨之间，寒多则筋挛骨痛；热多则筋弛骨消，肉烁䐃破，毛直而败也。

曰：十二部，其生病何如？

曰：皮者，脉之部也。邪客于皮，则腠理开，开则邪入客于络脉，络脉满则注于经脉，经脉满则入舍于腑脏。故皮有分部，不愈而生大病也。

曰：夫络脉之见，其五色各异，其故何也？

曰：经有常色，而络无常变。

曰：经之常色何如？

曰：心赤，肺白，肝青，脾黄，肾黑，皆亦以其经脉之色也。

曰：其络之阴阳，亦应其经乎？

曰：阴络之色应其经，阳络之色变无常，随四时而行。寒多则凝泣，凝泣则青黑；热多则淖泽，淖泽则黄赤；此其常色者，谓之无病。五色俱见，谓之寒热。

曰：余闻人之合于天道也，内有五脏，以应五音、五色、五味、五时、五位；外有六腑，以合六律，主持阴阳诸经，而合之十二月、十二辰、十二节、十二时、十二经水、十二经脉。此五脏六腑所以应天道也。夫十二经脉者，人之所以生，病之所以成，人之所以治，病之所以起，学之所以始，工之所止，粗之所易，上之所难也，其离合出入奈何？

曰：此粗之所过，上之所悉也，请悉言之：

足太阳之正，别入于腘中，其一道下尻五寸，别入于肛，属于膀胱，散之肾，循膂，当心入散；直者，从膂上出于项，复属于太阳。此为一经也。

足少阴之正，至腘中，别走太阳而合，上至肾，当十四椎，出属带脉；直者，系舌本，复出于项，合于太阳。此为一合。

足少阳之正，绕髀入于毛际，合于厥阴，别者入季胁之间，循胸里，属胆，散之肝上贯心，以上侠咽，出颐颔中，散于面，系目系，合少阳于外眦。

足厥阴之正，别跗上，上至毛际，合于少阳，与别俱行。此为二合。

足阳明之正，上至髀，入于腹里，属于胃，散之脾，上通于心，上循咽，出于口，上頞頏，还系目系，合于阳明。

足太阴之正，则别上至髀，合于阳明，与别俱行，上终于咽，贯舌本。此为三合。

手太阳之正，指地，别入于肩解，入腋走心，系小肠。

手少阴之正，别入于渊腋两筋之间，属于心，上走喉咙，出于面，合目内眦。此为四合。

手少阳之正，指天，别于巅，入于缺盆，下走三焦，散于胸中。

手心主之正，别下渊腋三寸。入胸中，别属三焦，出循喉咙，出耳后，合少阳完骨之下。此为五合。

手阳明之正，从手循膺乳，别于肩髃，入柱骨，下走大肠，属于肺，上循喉咙，出缺盆，合于阳明。

手太阴之正，别入渊腋少阴之前，入走肺，散之大肠，上出缺盆，循喉咙，复合阳明。此为六合。

【译文】

黄帝问：十二经脉中，惟独手太阴经脉跳动不止，这是为什么呢？

岐伯答：足阳明胃经也。胃是营养五脏六腑的源泉，胃中水谷精微所化生的清气，上行注入肺，肺气从手太阴经脉开始循行于十二经脉，经脉的运行是按着人的呼吸进行的，所以人一呼脉跳动两次，一吸脉亦跳动两次，呼吸不停，脉搏跳动也不停止。

黄帝问：为什么诊察寸口脉就能知道五脏的变化呢？

岐伯答道：胃为水谷之海，是六腑营养的来源。凡是饮食五味进入口，都先停留于胃，经过胃的腐熟后水谷精微化生精气，通过脾的传输运化，上传于肺，布散全身，以养五脏气。外行于手太阴肺经的气口亦属于手太阴，所以五脏六腑的气味，都来源于胃，外显于气口。所以诊察气口脉就能知道五脏六腑的情况。自然界的风、寒、暑、湿、燥五气入鼻，贮藏于心肺，鼻为肺窍，所以心肺有病，鼻往往不通利。

黄帝问：脉气过寸口时，上下出入是怎样运行的呢？又从何路回的呢？都是什么道理呢？

岐伯答道：脉气离开五脏而外行于经脉的时候，像箭离弦一样的迅急，如水冲决堤岸一样的迅猛。所以，脉气开始时是强盛的，当脉气上达鱼际时，就会出现由盛而衰的现象，但还要借此衰散之力而上行，所以它运行就很微弱了。

黄帝问：足阳明胃经为什么搏动不止呢？

岐伯答道：这是因为胃气上注于肺，其上冲于头的剽悍之气，因循咽上走于空窍，循目系联络于脑，出额部下行至客主人，沿颊车合于足阳明胃经，并下至人迎，这就是胃气别走而又合于阳明并使阳明独动不休的原因。由于手太阴寸口脉和足阳明人迎脉阴阳上下之气贯通，所以它的跳动也是一致的。阳病而阳明脉反小的是逆象，阴病而太阴脉大是逆象。在正常情况下，脉气的阴阳动静，匀平协调，静则俱静，动则俱动，象引绳那样，是有胃气的平脉。若动静不等，有偏倾的，就是病脉。

黄帝问：足少阴肾经的动脉为什么独动不休呢？

岐伯答道：足少阴脉动，是因为与冲脉并行的缘故。冲脉为十二经之海，它和足少阴络，同起于肾下，出于足阳明胃经的气街，沿大腿内侧，下斜行入腘中，再沿胫骨内侧，与足少阴经并行，入于足内踝之后到达足下。其中又分出一条支脉，斜入内踝，出而入胫骨、跗骨相连之处的属部以及足背，进入足大趾之间，注入各个络脉，以温养足跗，这就是足少阴脉所以能常动的道理。

黄帝问：卫气的运行是上下相贯通的，如环无端。若突然受邪气入侵，或触严寒之气，使手足懈惰无力，营卫在经脉内外运行，阴阳有度，若邪气居之则运行之道路及运输会合之处，都因外邪的影响而阻滞不通，运行失常，在这样情况下，它的运行是怎样往返循环呢？

岐伯答道：四肢末端，是三阴三阳交会的地方，也是卫气运行顺接和联络的大络。四冲，是周身上下之气通行之路，头、胸、腹、径四部的气冲，是经气运行的必经之路。故邪气阻塞小的络脉后，则四冲的径路就开通，气血仍可往返于四末，邪气解除后，卫气又复会合于四肢大络，输注往返，如环无端，运行不息。

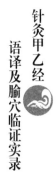

黄帝说：好！有了这种络绝经通的协调配合，才能保持营卫之气环周运输，往来不息，就是这个道理啊。

十二经脉都是隐伏于分肉之间，位置较深，从体表不容易看到。易看到的是足太阴经经过内踝之上的部位，这是由于该处皮薄，无所隐蔽。其他各脉浮露表浅，能够看到的都是络脉。手六经络脉以阳明、少阴二经为最大，二脉络分别起于五指间，向上汇合于肘窝中。饮酒以后，酒随卫气到达皮肤，先充于络脉，络脉先盛满，卫气以平，因而营气盛满，经脉大盛。十二经脉中，任何一条经脉发生异常搏动，都是因为邪气留在经脉。如果邪气在经脉中聚而不动，可郁久化热，脉形坚硬。若脉形不坚硬，是寒邪偏盛，寒邪盛多因脉陷下而空虚，出现与其他脉不同的情况。这样就可以知道某一经脉中留有邪气。

雷公问道：如何才能知道经脉与络脉不同呢？

黄帝答曰：经脉行于深部是看不见的，要了解它的虚实情况，可以从寸口部位诊察清楚。凡是暴露在外的脉都是络脉。所有的络脉都不能经过大关节处，出入与经脉联络，大络和小络都行于皮中，散于肌肤，它们的会合都显露在外。因此，凡刺各络脉时，必须刺络脉有血聚结之处，若其邪血较甚，虽无聚结也应急刺络脉，放恶血以泻其邪，否则邪血留结不去，就会发生痹证。

在诊察络脉时，凡络脉色青的是寒而且痛；色赤的是有热；胃中有寒，则手鱼际部位的络脉多现青色；胃中有热，鱼际部位的络脉多见赤色。若鱼际络脉见黑色，是有邪留日久的痹病，若络脉颜色时赤、时黑、时青的，是有寒热错杂的病变。色青而短小的，青是阴寒太胜，短小表示阳气不足，少气。在治疗时，凡是邪气侵犯皮毛未入于经而发寒热的，病在血络，应多刺表浅血络，必须隔日一刺，至邪血泻尽为止，然后根据体质虚实进行调治。若手鱼际部位络脉短小的，是正气不足，如用泻法，会引起昏闷烦乱，甚至突然跌倒不省人事，语言不利。在昏闷烦乱发生时，应立即扶起病人，进行急救，使气恢复，即可苏醒过来。

手太阴络脉，名曰列缺，它起于腕后上侧分肉之间，与手太阴经脉并行，直入掌内侧，散布于鱼际处。如果络脉发病则腕后高骨及手掌发热。正气虚的张口伸腰，小便不禁或频繁。治疗时，取腕后一寸半的列缺穴，本络由此别出，联络手阳明经脉。

手少阴络脉，名曰通里，它起于腕后内侧一寸处，络脉由此别出，循本经上行，入于心中，再上行联系舌根，属于目系。如果络脉发病，邪气实则心膈间支撑不舒；心气虚的则不能言。治疗时，取腕后一寸处的通里穴，本络脉由此别出联络手太阳经脉。

手厥阴心包的络脉，名曰内关，从掌后腕上二寸处别出，出于两筋间。本络脉由此别走手少阳经脉，并循经上行，系于心包，络于心系。如果本络脉有病，邪气实则心痛；正气虚则心中烦乱。治疗时，取腕上二寸的内关穴治疗。

手太阳络脉，名曰支正，起于腕上外侧五寸，向内注入手少阴心经；其别出向上过肘，络于肩髃穴。如果络脉发病，邪实则骨节弛缓，肘关节萎废不用；正虚的则气血不行，皮上生赘肉，所生赘肉之多如指间疥疮一样。治疗时，取本经别出的络穴支正。

手阳明络脉，名曰偏历，起于腕后三寸处，别行入手太阴经。其别而上沿臂上肩髃，再上行经颈至曲颊，偏络于齿根；另一别出的脉，上入耳中，合于所属的经脉。如果络脉发病，邪实则龋齿耳聋；正虚则齿冷，膈间闭塞不通。治疗时，取本经的络穴偏历穴。

手少阳经络脉，名曰外关，起于腕上外侧二寸处，上行绕臂外侧，注入胸中，会合于手厥阴心包经。如果络脉发病，邪气实的肘关节拘挛；正气虚则肘部弛缓不收。治疗时。取本经络穴外关。

足太阳络脉，名叫飞扬。起于外踝上七寸处。别行入足少阴经。如果络脉有病，邪实则鼻塞不通，头背部疼痛；正气虚则鼻寒流涕或出血。治疗时，取本经络穴飞扬。

足少阳络脉，名叫光明。起于外踝之上五寸处。别出走足厥阴肝经。与其本经并行的脉向下联络足跗。如果络脉有病时，邪气实则四肢厥冷；正气虚的下肢痿软无力不能行走，坐而不能站起。治疗时，取本经的络穴光明。

足阳明络脉，名曰丰隆，起于外踝上八寸处，别出走足太阴经。其别出而上行的脉，沿胫骨外缘向上络于头项，会合诸经经气，向下络于喉咽。若邪气上逆，则喉痹和突然失音，邪气实则神志失常而发癫狂；正气虚的则足弛缓无力，胫部枯槁不润泽。治疗时，取本经络穴丰隆。

足太阴络脉，名曰公孙，起于足趾本节后一寸处，别行走入足阳明经。其别出而上行的脉，入腹络于胃肠，若厥气上逆则为霍乱，邪气实则肠中切痛；正气虚的则鼓胀。治疗时，取之本经的络穴公孙。

足少阴络脉，名叫大钟，起于足内踝后面环绕足跟，交于足太阳经。其别出而上行的脉，与本经并走入心包，向下贯入腰脊。邪气上逆则心烦闷乱，邪实则小便闭塞不通；正气虚的则腰痛。治疗时，应取本经的络穴大钟。

足厥阴络脉，名叫蠡沟，起于内踝上五寸处，别行入足少阳经。其别出而上行之脉，沿本经所循路径到达睪丸，聚于阴茎。其病气上逆则发为疝病，睪丸肿痛，

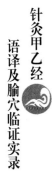

邪气实则阴茎挺长而热；正气虚则阴部奇痒。治疗时，取本经的络穴蠡沟。

任脉的络脉，名曰尾翳，沿鸠尾下，向下散布于腹部。如果络脉有病，邪实则腹部皮肤痛；正气虚则腹皮瘙痒。治疗时，取之络穴鸠尾。

督脉的络脉，名叫长强，夹脊背两旁的肌肉，沿着膂上行至项部，散于头部，又下行于肩胛两旁入足太阳经，入贯膂肉。如果络脉有病，邪气实则脊柱强直，不能俯仰；正气虚则头部有沉重感。治疗时，取督脉的络脉长强。

脾经的大络，名叫大包，从渊腋下三寸处别出而布散于胸胁。邪实则大络瘀滞不通而全身尽痛；正气虚则周身骨节弛纵无力。如果这支络脉较大，能包络各络脉之血，治疗时遇到瘀血凝滞的症状，都可刺脾之大络大包穴的部位。

以上十五络脉。邪气实则血满脉中而明显可见，正气虚的脉络陷下而不易见到，但可在络脉上下寻求。因人的体质不同所以络脉的分布也有差别。

黄帝问：我听说人的皮肤上有十二经脉分属的部位，脉络的分布有纵有横，这是什么道理？

岐伯答曰：皮肤上的分属部位，是以经脉循行的部位为头绪的，各经都是这样。阳明经的阳络，叫害蜚。十二经脉诊察络脉的方法，与手足阳明经相同，观察它上下分部中的所有浮络，都是阳明的络脉。这些浮络多青色则病痛；多黑色则病痹；多黄赤色则病热；多白色则病寒。如果五种颜色同时出现，是寒热错杂之病。在络脉的邪气盛，就会内传于本经，络属阳主外，经属阴主内。

少阳经的阳络，叫作枢杼。手足少阳经一样，观察它上下分部中所有浮络，都属于太阳经的络脉。如果络脉邪气盛而不泻，就会内传入其本经。

太阳经的阳络，名叫关枢。手足太阳经都是一样，观察它上下分部所有的浮络，属于太阳经的络脉。在络的邪气盛而不泻，就会内传入其本经。

少阴经的阴络，名叫枢儒。手足少阴都是一样，观察它上下分部所有的浮络，都属少阴经的络脉。如果络脉中邪气盛，就会内传其本经，邪气入经，先从属阳的络脉入于经脉，然后由属阴的经脉出而向内注于骨。

心包经的阴络，名叫害肩。手厥阴与足厥阴经都是一样，观察它上下分部所有的浮络，都属厥阴经的络脉。络脉中的邪气盛，就会内传其本经。

太阴经的阴络，名叫关蛰。手太阴和足太阴经都是一样。观察它上下分部所有的浮络，都属太阴经的络脉，如果络脉中的邪气盛，就会内传其本经。

所有十二经的络脉，都分属皮肤各部。百病发生，必先从皮毛开始，病邪侵袭皮毛，则腠理开，腠理开则邪入客于络脉，留而不去就内传于经脉，再留而不去就传入腑，聚积于肠胃。病邪开始侵入皮毛时使人恶寒，毫毛直竖，腠理开泄；病邪侵入络脉时使络脉盛满，颜色异变；病邪侵入经脉时，由于经气先虚而致病邪陷入，若病邪留于筋骨之间，又寒气盛，就形成筋挛骨痛；热气盛，就形成筋骨痿弱，皮肉败坏，毛发枯槁。

黄帝问：十二皮部发生病变是怎样的呢？

岐伯答曰：皮部是十二经的络脉部署的部位。邪气侵袭皮肤则腠理开，腠理开则邪气侵入络脉，络脉盛满则内传于经脉，经脉盛满则传入腑脏。所以皮上十二经分属部位发生病变，如果不能及时治愈，邪气就将内传于脏腑使人生大病。

黄帝问：络脉显露于外。五色各不相同，这是什么缘故？

岐伯答曰：经脉的颜色经常不变。而络脉则没有常色，多随四时之气的变化。

黄帝问：经脉的常色怎样？

岐伯答道：心主赤色、肺主白色、肝主青色、脾主黄色、肾主黑色，都与其所属经脉的主色相应。

黄帝问：阳络与阴络，都与经脉的主色相应吗？

岐伯答道：阴络的色与其经脉相对应，阳络的色却不与经脉相应，而是跟随四时气候的变化而变化无常。如寒气多则血气滞涩，色显青黑；热气多则血气润泽滑利，色显赤黄。这都是没有疾病的正常颜色。若五色都出现，那是过寒过热的刺激引起，或者是疾病的表现。

黄帝问：我听说人与自然界事物是相对应的，人体内有五脏以对应五音、五色、五味、五时、五位；外有六腑以应六律，六律有六阴六阳以应人体阴阳十二经，以应时令的十二月、十二辰、十二节、十二时，以及地之十二经水，人之十二经脉。这是五脏六腑与自然界事物对应的情况。十二经脉是气血运行的通路，和人体的生存，疾病的生成，以及保持人体的健康和疾病的痊愈都有密切关系。所以学医的人从一开始，就应该学好有关经络的理论和内容。即使造诣很深的人，也必须深入研究，才能很好地掌握治疗疾病的技术。经络理论深奥，粗率的医生认为很容易学懂。知识渊博的医生，知其深奥之义，感觉难以学精。请你谈谈经脉在人体是怎样离入出合的？

岐伯答道：经脉的离合出入，是粗率医生容易忽略的，只有高明的医生才会认真钻研，请让我详细谈谈。

足太阳经别，别出而行的正经，一道入于腘窝中，与足少阴经脉合而上行；另一道上走至尻下五寸处，别行入于肛门，内行腹中属于膀胱，散行于肾脏，沿脊柱两旁的肌肉，到心脏部散布开，直行的一支，循膂上行进入项部，仍归属于足太阳经。

足少阴经别，在腘窝分出，与足太阳经别相合并行，上行至肾脏，在十四椎

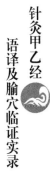

（第二腰椎）处分出，归属于带脉；直者继续上行，联系于舌根，再出来别项部，仍会合于足太阳经别。这是阴阳表里的第一合。

足少阳经别，从足少阳胆经分出，绕过大腿前部，进入外阴部，同足厥阴肝经会合；分支进入浮肋之间，沿着胸腔，属于胆，散布上向肝脏，贯心中，夹着食道，浅出下颌中间，散布于面部，联系眼后的目系，当外眦部与足少阳经脉会合。

足厥阴经别，从足背足厥阴经分出，向上达外阴部，和足少阳经别会合并行，这是阴阳表里的第二合。

足阳明经别，在大腿前面从足阳明经分出，进入腹腔内，属于胃，散布于脾脏；向上通于心，上行沿咽部出于口，再上至鼻梁及眼眶下方，联系目系，与足阳明经相合。

足太阴经别，从足太阴经分出，到达髀部，与足阳明经别行的正经相合向上循行，络于咽部，贯通至舌根部。这是阴阳表里的第三合。

手太阳经别，在肩关节部从手太阳经分出，进入腋窝部，走向心脏，联系小肠。

手少阴经别，分出后进入腋下两筋间，归属于心脏；向上至喉咙。从面部出，与手太阳经在目内眦会合，这是阴阳表里的第四合。

手少阳经别，在头部从手少阳分出，向下入缺盆。经过上、中、下三焦，散布于胸中。

手厥阴经别，在腋下三寸处分出，进入胸腹部，分别归属上、中、下三焦；上沿喉咙，出耳后，与手少阳经会合于完骨的下方。这是阴阳表里的第五合。

手阳明经别，从手阳明经分出，从手上行，循胸前膺乳部，其内行者别于肩髃穴处，入天柱骨，经缺盆向下入大肠本腑，属于肺；向上沿喉咙，出于缺盆，合于手阳明经脉。

手太阴经别。从手太阴经分出，进入腋下，行于手少阴经前，入于肺；散行于大肠，再上行出于缺盆，循喉咙合于手阳明经。这是阴阳表里第六合。

奇经八脉第二

【原文】

黄帝问曰：脉行之逆顺奈何？

岐伯对曰：手之三阴，从脏走手；手之三阳，从手走头；足之三阳，从头走足；足之三阴，从足走腹。

曰：少阴之脉独下行何也？

曰：冲脉者，五脏六腑之海也，五脏六腑皆禀焉。其上者出于颃颡，渗诸阳，灌诸阴。其下者注少阴之大络，出于气冲，循阴股内廉，斜入腘中，伏行骭骨内，下至内踝之后属而别；其下者，至于少阴之经，渗三阴；其前者，伏行出跗属，下循跗入大指间，渗诸络而温肌肉。故别络结则跗上不动，不动则厥，厥则寒矣。

曰：何以明之？

曰：以言道之，切而验之，其非必动，然后可以明逆顺之行也。

冲脉、任脉者，皆起于胞中，上循脊里，为经络之海。其浮而外者，循腹上行，会于咽喉，别而络唇口。血气盛则充肤热肉，血独盛则渗灌皮肤，生毫毛。妇人有余于气，不足于血，以其月水下，数脱血，任冲并伤故也。任冲之脉，不营其唇，故髭须不生焉。

任脉者，起于中极之下，以上毛际，循腹里，上关元，至咽喉，上颐，循面入目。

冲脉者，起于气冲，并少阴之经，侠脐上行，至胸中而散。

任脉为病，男子内结七疝，女子带下瘕聚。

冲脉为病，逆气里急。

督脉为病，脊强反折。

曰：人有伤于阴。阴气绝而不起。阴不为用，髭须不去，宦者独去，何也？

曰：宦者，去其宗筋，伤其冲脉，血泻不复，皮肤内结，唇口不营，故无髭须。天宦者，其任冲之脉不盛，宗筋不成，有气无血，口唇不营，故髭须不生。

《素问》曰：督脉者，起于少腹以下骨中央，女子入系廷孔，其孔，溺孔之端也。其络循阴器，合篡间，绕篡后，别绕臀，至少阴，与巨阳中络者，合少阴上股内后廉，贯脊属肾；与太阳起于目内眦，上额交巅上，入络脑，还出别下项，循肩髆内，侠脊抵腰中，入循膂，络肾。其男子循茎下至篡，与女子等。其小腹直上者，贯脐中中央，上贯心，入喉，上颐环唇，上系两目之中央。此生病，从小腹上冲心而痛，不得前后，为冲疝，其女子不孕，癃痔遗溺嗌干。督脉生病，治督脉。

《难经》曰：督脉者，起于下极之俞，并于脊里，上至风府，入属于脑，上巅循额，至鼻柱，阳脉之海也。

曰：跷脉安起安止。何气营也？

曰：跷脉者，少阴之别，起于然骨之后，上内踝之上，直上循阴股，入阴，上循胸里入缺盆，上循人迎之前，上入頄，属目内眦，合于太阳、阳跷而上行。气相

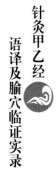
并相还，则为濡目，气不营则目不合也。

曰：气独行五脏，不行六腑，何也？

曰：气之不得无行也，如水之流，如日月之行不休，故阴脉营其脏，阳脉营其腑，如环之无端，莫知其纪，终而复始。其流溢之气，内溉脏腑，外濡腠理。

曰：跷脉有阴阳，何者当其数？

曰：男子数其阳，女子数其阴。当数者为经，不当数者为络也。

《难经》曰：阳跷脉者起于跟中，循外踝上行，入风池。阴跷脉者，亦起于跟中，循内踝上行，入喉咙，交贯冲脉。此所以互相发明也。

又曰：阳维、阴维者，维络于身。溢畜不能环流溉灌也。故阳维起于诸阳会，阴维起于诸阴交也。

又曰：带脉起于季胁。回身一周。

又曰：阴跷为病，阳缓而阴急；阳跷为病，阴缓而阳急。阳维维于阳，阴维维于阴。阴阳不能相维，则怅然失志，溶溶不能自收持。带之为病，腹满腰溶溶如坐水中状。

此八脉之诊也。

【译文】

黄帝问：经脉循行顺逆是怎样区别呢？

岐伯答道：在正常情况下，手三阴经，都是从胸至手的。手三阳经都是从手至头的。足三阳经都是从头至足，足三阴经都是从足至腹的。

黄帝问：在十二经脉中惟独足少阴经向下循行是怎么回事？

岐伯答道：向下行的不是足少阴而是冲脉，冲脉是五脏六腑十二经脉之海，五脏六腑都禀受它的气血濡养。其中上行的一支，出于咽喉上部和鼻咽部，向诸阳经灌注精气；向下的一支，注入足少阴肾经的大络，从气街部位出，沿着大腿内侧下行，进入腘窝中，伏行于胫骨的内侧，下至内踝后面分行。下行的与足少阴经相并行，同时将精气灌注于足三阴经。向前行的分支，从内踝深部跟骨上缘处向外浅出，沿着足背进入足趾间，将精气灌注于全身大大小小的络脉中以濡养肌肉。因此，冲脉的别络郁结不通，则足背部的脉皆不跳动，气血厥逆就会出现足冷。

黄帝问：怎样才可以弄明白经脉气血逆顺的情况呢？

岐伯答道：先用语言进行开导，消除病人的顾虑，然后用手按其趺阳之脉，如果其脉不跳动，是坤脉受邪；如果其脉仍然跳动，说明冲脉未受邪。可以根据趺阳脉动不动得知厥逆足寒是否为冲脉受邪所致。

冲脉、任脉都是起始于胞中，上行沿着脊柱内，是经络之海。浅出外行的，沿腹左右各上行，会合于咽喉部，分开来散络唇口。血气充盛则肌肉丰满，皮肤润泽，温煦肌肉，若血独盛，则灌注皮肤中而生毫毛。妇女的生理特征是气有余、血不足，其原因是每月均有月经排出，冲任之脉的血气不能濡养口唇，所以妇女不生胡须。

　　任脉起于中极穴下，上行至毛际曲骨穴处入腹，循腹里上行，经过关元穴，向上到咽喉，再向上到下颔，口旁，沿面部进入目下。

　　冲脉起始于气冲部，随足少阴肾经并行，夹脐上行，到胸中分散。

　　任脉发生病变，男子则腹内结为七疝，女子则有赤白带下和癥瘕积聚。

　　冲脉发生病变，则气逆上冲，腹中拘急疼痛。

　　督脉发生病变，则脊背强直，甚至角弓反张。

　　黄帝问：有的人损伤了阴器不能勃起，丧失了性的功能，但仍然长胡须，而宦者却不生胡须，是什么原因呢？

　　岐伯答道：宦官的阴茎连同睾丸均被割掉了，使冲脉受损，血泻出后不能复行于正常的路径，皮肤被伤后伤口干结，唇口得不到冲任脉气血的营养，所以胡须就不生长。天阉，其人任、冲二脉气血不充盛，阴茎和睾丸发育也不健全，气血不足，不能上行营养口唇，所以不能生胡须。

　　《素问》说：督脉起于小腹部，下至骨盆的中央，在女子，入内联系阴部的"廷孔"，廷孔在外尿道口上端。从此分出一支络脉，循着阴器向后会合在会阴处，又分行于会阴部后，绕行臀部，到少阴经处与足太阳经的中络相合于少阴之脉。足少阴经从股内后上行，贯通脊柱，连属肾脏。督脉又与足太阳经起于目内眦，上行至额，交会于巅顶，入络于脑。又出下向项，循行肩胛内，夹脊柱，抵达腰中，入循脊里，络于肾脏。在男子，督脉沿阴茎下至肛门，与女子相似。督脉别一支从小腹直上，穿过肚脐中央，向上通过心脏，入喉咙，上至下颔部绕唇口，向上联络两目之下的中央。督脉病变则气从少腹上冲心而痛，不能大小便，这叫冲疝。在女子则不孕，或小便不利，痔疾，遗溺，咽干等症。督脉有病，应治督脉。

　　《难经》中说：督脉起于下极的会阴穴，入于脊柱内，上行至风府，深入联属于脑，上行到头顶，循额中至鼻尖，为阳脉之海。

　　黄帝问：跷脉从哪里起到哪里止，是哪一经的经气使它营运呢？

　　岐伯答道：跷脉是足少阴经的别络。起于然骨之后的照海穴，上行至内踝上，沿着大腿内侧入于前阴，向上循胸里入缺盆，向上出人迎穴的前面上入颧部，连属于内眼角，与足太阳经、阳跷脉会合后上行。阴跷与阳跷的脉气并行回行而濡润眼

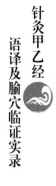
目，使之开合。如果阴跷和阳跷二气偏盛，不能相并运行，则目失去濡润不能正常开合。

黄帝问：阴跷脉之气，独行于五脏，而不行六腑，是什么道理？

岐伯答道：阴阳二气的运行是没有停息的，像水流、日、月的运转一样永不休止，所以阴脉营运五脏精气，阳脉营运六腑精气，如环无端，终而复始，不知道它的起点，也无法计算它的流转的次数。跷脉之气，流于内则灌溉脏腑，溢于外则濡润腠理。

黄帝问：跷脉有阴跷、阳跷，计算经脉总长度时以哪个脉数呢？

岐伯答道：男子计算阳跷脉的长度，女子计算阴跷脉的长度。在数的为经，不在数者为络。

《难经》说：阳跷脉起于跟，循外踝上行，进入项部的风池穴。阴跷脉也起于足跟，循着内踝上行，入咽喉，交会贯通于冲脉。

《难经》又说：阳维和阴维二脉，能联络全身阴阳，起溢出蓄入气血的作用，不直接参与循环流注的运行。阳维脉始于各阳经的交会处，阴维脉起始于各阴经的交会处。

《难经》又说：带脉起于季胁处，围绕腰腹部一周。

《难经》又说：阴跷发生病变，则阳侧弛缓而阴侧拘急；阳跷脉发生病变，则阴侧弛缓而阳侧拘急。阳维脉维系一身之阳，阴维脉维系一身之阴。如果阴阳不能维系，则发生怅然失意的感觉，精神涣散，体力松懈而不能自持。带脉生病，则不能约束诸脉，以致腹胀满，腰部宽纵无力而畏寒，好像坐在水中一样。

这就是奇经八脉的病候诊治。

脉度第三

【原文】

黄帝问曰：愿闻脉度。

岐伯对曰：手之六阳，从手至头，长五尺，五六合三丈；手之六阴，从手至胸中，长三尺五寸，三六一丈八尺，五六合三尺，凡二丈一尺；足之六阳，从头至足，长八尺，六八合四丈八尺；足之六阴，从足之胸中，长六尺五寸，六六合三丈六尺，五六三尺，凡三丈九尺；跷脉从足至目，长七尺五寸，二七一丈四尺，二五合一尺，凡一丈五尺；督脉、任脉各长四尺五寸，二四合八尺，二五合一尺，凡九尺。凡都合一十六丈二尺，此气之大经隧也。

经脉为里，支而横者为络，络之别者为孙络。孙络之盛而有血者，疾诛之。盛者泻之，虚者饮药以补之。

【译文】

黄帝说道：想听你说说脉的长度。

岐伯答曰：手阳明、手少阳和手太阳左右各二共六条阳经，从手走头，每条经脉长五尺，五六合长三丈。手太阴、手厥阴和手少阴经脉左右各二共六条，从手到胸中，每条脉长三尺五寸，六三一丈八尺，五六三尺，总长二丈一尺；足阳明、足少阳和足太阳经脉，左右各二共六条，从头到足，每条脉长八尺，六八四丈八尺。足太阴、足厥阴和足少阴经脉，左右各二共六条，从足到胸中，每条脉长六尺五寸，六六三丈六尺，五六合三尺，总长三丈九尺；跷脉从足至目，左右各两条，每条脉长七尺五寸，二七合一丈四尺，二五合一尺，总共一丈五尺。督脉和任脉，每条脉长四尺五寸，二四合八尺，二五合一尺，总长九尺。以上经脉总长一十六丈二尺，这是营气运行全身的大隧道。

经脉隐伏循行于人体深处，从经脉分出支脉横行的是络脉，络脉分出的支脉为孙络，孙络盛满而有瘀血的，应当速刺出血。若是邪气盛的，就当用泻法，正气虚则用药物补之。

十二经标本第四

【原文】

黄帝问曰：五脏者，所以藏精神魂魄也。六腑者，所以受水谷而化物者也。其气内循于五脏，而外络支节。其浮气之不循于经者为卫气，其精气之行于经者为营气。阴阳相随，外内相贯，如环无端，亭亭淳淳乎，孰能穷之。然其分别阴阳，皆有标本虚实所离之处。能别阴阳十二经者，知病之所生；候虚实之所在者，能得病之高下；知六经之气街者，能知解结纽于门户；能知虚实之坚濡者，知补泻之所在；能知六经标本者，可以无惑于天下也。

岐伯对曰：博哉圣帝之论。臣请悉言之。

足太阳之本，在跟上五寸中，标在两络命门。命门者，目也。

足少阴之本，在内踝下上三寸中，标在背腧与舌下两脉。

足少阳之本，在窍阴之间，标在窗笼之前。窗笼者，耳也。

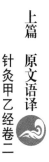

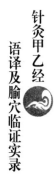
足阳明之本在厉兑，标在人迎颊上侠颃颡。

足厥阴之本，在行间上五寸所，标在背腧。

足太阴之本，在中封前上四寸之中，标在背腧与舌本。

手太阳之本，在外踝之后，标在命门之上一寸。

手少阳之本，在小指、次指之间上二寸，标在耳后上角下外眦。

手阳明之本，在肘骨中，上至别阳，标在颜下合钳上。

手太阴之本，在寸口之中，标在腋下，内动脉是也。

手少阴之本，在兑骨之端，标在背腧。

手心主之本，在掌后两筋之间，标在腋下三寸。

凡候此者，主下虚则厥，下盛则热；上虚则眩，上盛则热痛。故实者，绝而止之；虚者，引而起之。

请言气街：胃气有街，腹气有街，头气有街，胻气有街。故气在头者，止之于脑；在胸中者，止之膺与背腧；气在腹者，止之于背腧，与冲脉于脐左右之动脉者；气在胻者，止之气街，与承山踝上以下。取此者，用毫针，必先按而久存之，应于手乃刺而予之。所刺者，头痛、眩仆、腹痛、中满、暴胀，及有新积痛可移者，易已也；积不痛者，难已也。

【译文】

黄帝问：人体五脏，是贮藏精神魂魄的，六腑是受纳和传化水谷的。由水谷所化生的精微之气，内入于五脏，外联络全身肢节。浮行在外不循行于经脉之中的气是卫气，行于经脉之中的精气是营气。卫气行于脉外属阳，营气行于脉中属阴，阴阳互相依存，内外互相贯通，如环无端，像水源远流长，运行不息，谁能穷尽其中的道理。然而，经脉虽分阴阳，却都有标本虚实和离合之处。所以能分别三阴三阳十二经脉的起止经路，就能知道疾病生于何经；能诊断疾病虚实所在，就能知道发病部位在上还是在下；知六经之气通行经路，就能知道邪气结聚的地方和解除邪气的方法了；了解病位濡软为虚，坚硬属实的诊断方法，便知补虚泻实之所在；明确六经的本末，对疾病的认识也就没有疑惑了。

岐伯答道：您谈的这些问题真是高深博大啊。臣就知道的一些理论谈谈。

足太阳膀胱经的本部，在足跟上方五寸的跗阳穴，其标部在两目内眦睛明穴的部位。

足少阴肾经本部，在内踝上方三寸处的复溜、交信穴处，其标部在背部第二腰椎下两旁的肾俞穴和廉泉穴的部位。

足少阳胆经的本部，在足第四趾之端的窍阴穴，其标部在耳前听会穴处的部位。

足阳明胃经的本部，在足第二趾之端的厉兑穴，标部在颊下结喉两旁的人迎穴部位。

足厥阴肝经本部，在足部行间穴上五寸的中封穴处，标部在背部的肝俞穴。

足太阴脾经本部，在中封穴前上四寸中的三阴交穴处，其标在背部第十一椎下两旁的脾俞穴与舌根部。

手太阳小肠经本部，在手腕后尺骨小头隆起处之后的养老穴，标部在睛明穴上一寸的攒竹穴处。

手少阳三焦经的本部，在手小指、次指之间上二寸的液门穴，约当无名指尖端之上三寸。标部在耳后上角的角孙穴，与目外眦的丝竹空穴处。

手阳明大肠经的本部，在肘部的曲池穴处上方至臂臑穴处。标部在颊车下，人迎后，扶突上颈钳处。

手太阴肺经本部，在寸口处的太渊穴部位，标部在腋下动脉处的天府穴处。

手少阴心经本部，在掌后锐骨之端的神门穴，标部在背部第五胸椎棘突下两旁的心俞穴处。

手厥阴心包经本部，在掌后两筋之间腕横纹上二寸处，标部在腋下三寸的天池穴处。

以上十二经标本上下各有所主疾病，一般在下的为本部，下虚则元阳衰于下的为厥逆，下盛的为热痛；在上的为标，上虚则清阳不升而眩晕，上盛则阳盛于上而热痛。在针刺治疗时，属实证的用泻法，以绝其病根而使病邪停止发展。属虚证的用补法，以补其气振其衰。

让我再谈谈气街。气街是气的通行道路，胸部的街为胸之气街，腹部的街为腹之气街，头部的街为头之气街，胫部的街为胫之气街。所以气在头部的，则聚集于脑；气在胸之前部的，则聚集于胸之两旁肌肉隆起的部位；气在胸之后部的，则聚集于背腧穴；气在腹部的，则聚集于背腧穴，并聚于腹前冲脉及脐之左右动脉处的穴位；气在胫部的，则聚集于足阳明胃经气冲穴处及承山和足踝部上下等处。刺各部之气往来行聚的部位，要用毫针。刺前先用手长时间的按压所在部位，等按处疼痛，或有动脉应手，然后刺而治之。刺气街各部穴位能治疗头痛、眩晕、中风眩仆、腹痛、中满、暴胀及积聚等症。新得的积聚疼痛，按之移动的容易治疗，积聚有形不觉疼痛的，则难治。

经脉根结第五

【原文】

黄帝曰：天地相感，寒热相移，阴阳之数，孰少孰多？阴道偶而阳道奇。发于春夏，阴气少而阳气多，阴阳不调，何补何泻？发于秋冬，阳气少而阴气多，阴气盛阳气衰，故茎叶枯槁，湿雨下归，阴阳相离，何补何泻？奇邪离经，不可胜数，不知根结，五脏六腑，折关败枢，开阖而走，阴阳大失，不可复取。九针之要，在于终始，能知终始，一言而毕，不知终始，针道绝矣。

太阳根于至阴，结于命门，命门者，目也。

阳明根于厉兑，结于颃颡，颃颡者钳大，钳大者，耳也。

少阳根于窍阴，结于窗笼。窗笼者，耳也。

太阳为开，阳明为阖，少阳为枢。故开折则肉节渎缓，而暴病起矣；故候暴病者，取之太阳，视有余不足，渎缓者，皮肉缓腜而弱也。阖折则气无所止息，而痿病起矣；故痿病者，皆取之阳明，视有余不足。无所止息者，真气稽留，邪气居之也。枢折则骨摇而不能安于地；故骨摇者，取之少阳，视有余不足。骨摇者节缓而不收也，当猬其本。

太阴根于隐白，结于太仓。

厥阴根于大敦，结于玉英，络于膻中。

少阴根于涌泉，结于廉泉。

太阴为开，厥阴为阖，少阴为枢。故开折则仓廪无所输，膈洞；膈洞者，取之太阴，视有余不足。故开折者，则气不足而生病。阖折则气弛而善悲；善悲者，取之厥阴，视有余不足。枢折则脉有所结而不通；不通者，取之少阴，视有余不足，有结者，皆取之。

足太阳根于至阴，流于京骨，注于昆仑，入于天柱、飞扬。

足少阳根于窍阳，流于丘墟，注于阳辅，入于天冲、光明。

足阳明根于厉兑，流于冲阳，注于下陵，入于人迎、丰隆。

手太阳根于少泽，流于阳谷，注于小海，入于天窗、支正。

手少阳根于关冲，流于阳池，注于支沟，入于天牖、外关。

手阳明根于商阳，流于合谷，注于阳溪，入于扶突、偏历。

此所谓十二经络也。络盛者，当取之。

【译文】

黄帝问道：自然界气候变化，天气地气的相互感应，是寒去热至、热去寒至交相推移，阴阳寒热消长的时数，谁多谁少，都是有一定的规律。阴道为偶数，阳道为奇数。春夏季节发生的疾病，是因为阴气少而阳气多，对于这种阴阳不协调引起的病变，在治疗时怎样施行补泻呢？发生在秋冬季节的疾病，是因阳气少而阴气多，秋冬季节阳气衰少而阴气充盛，草木叶茎枯槁，雨水下渗于根部。针对这种阴阳相离引起的病变，在治疗时怎样施行补泻呢？不正之邪侵入机体，流传不定，造成病证之多，难以胜数，这是因为不知道病的根结，不懂得脏腑、经脉的作用。奇邪侵扰脏腑致使开阖功能失常，枢机败坏，其气走泄，阴阳大伤，病就难治。九针的妙用，在于彻底明了经脉根结的情况，知道经脉根结的内容和意义，针刺的道理就明白了。若不知道经脉根结的内容和意义，针刺的道理也就无从谈起。

足太阳膀胱经经脉起于足小趾外侧的至阴穴，归结于面部的命门，所谓"命门"，就是内眼角睛明穴。

足阳明胃经经脉起于足大趾次指端的厉兑穴，结于头部的钳大，就是钳束于耳的上方、额角部位的头维穴。

足少阳胆经经脉起于足第四趾端的足窍阴穴，结于耳部的窗笼，所谓窗笼就是听会穴。

太阳经主表为开，阳明经主里为阖，少阳经介于表里之间，传输内外，如门之枢纽，故为枢。所以太阳之关失常，则肉节渎，加上外邪易于入侵，多出现暴急之病。治疗暴急病，可取足太阳膀胱经，泻其有余，补其不足，所谓"渎"，就是皮肉消瘦干枯松缓。阳明经主润宗筋，束骨而利机关，如果阳明之"阖"失去作用，阳气就会无所止息而肢体失养，容易发生痿病。所以痿病当取治于阳明经，根据有余不足施行补泻。所谓"无所止息"是指真气阻滞不行，邪气居留不去。少阳主表里之间，如果少阳功能失常，就易产生骨摇病，站立不稳。所谓"骨摇"，指骨节弛缓不收。所以骨摇病取治于少阳，根据病情，虚则补，实则泻。以上说的应当根据三阳经的开、阖、枢作用，诊察具体病证，找出疾病根源来给予相应治疗。

足太阴脾经起于足大趾内侧隐白穴，上行结于上腹部的中脘穴。

足厥阴肝经起于大敦，归结于玉堂穴，结络于膻中穴。

足少阴肾经起于足心的涌泉穴，归结于喉部的廉泉穴。

太阴经属脾脏，居阴分之表，主开；厥阴经属肝脏，居阴分之里，主阖；少阴经属肾脏，居表里之间，为枢。所以太阴的功能失常，就会出现脾失运化之职，谷

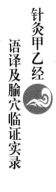

气不能传输，上逆则膈气痞塞，下则洞泄不止。治疗膈塞洞泄之病，可取足太阴脾经经穴。看病的具体情况，有余则用泻法，不足则用补法治疗。太阴之"开"失去功能，则气不足而发生疾病。厥阴经主"阖"的功能失常，则肝气弛缓，而时常悲哀，取足厥阴肝经经穴来治疗，根据病情虚实而给予补泻。少阴经主"枢"的功能失常，则肾的经脉结滞而下焦不通，在治疗上取足少阴经经穴来治疗，根据病情的有余不足，有余则用泻法，不足用补法来治疗。如果脉络结聚瘀滞，都应该针刺出血。

足太阳经脉起于井穴至阴，流于原穴京骨，注于经穴昆仑，入于颈部的扶突穴和下肢的飞扬穴。

足少阳经起于井穴足窍阴，流于原穴丘墟，注于经穴阳辅，上入于颈部的天容穴、下入于络穴光明穴。

足阳明经起于井穴历兑，流于原穴冲阳，注于经穴足三里，上入于颈部人迎穴、下入于络穴丰隆穴。

手太阳经起于井穴少泽，流于原穴阳谷，注于经穴少海，上入于天窗穴、下入于络穴支正。

手少阳经起于井穴关冲，流于原穴阳池，注于经穴支沟，上入于天牖穴、下入于络穴外关。

手阳明经起于井穴商阳穴，流于原穴合谷，注于经穴阳溪，上入于扶突穴、下入于偏历穴。

以上这左右手三阳、足三阳共十二经脉根、流、注、入的部位，有络脉盛满而瘀结的，都可用针刺出血及泻法治疗。

经筋第六

【原文】

足太阳之筋起于足小指。上结于踝，斜上结于膝。其下者，从足外侧结于踵，上循跟结于腘。其别者，结于腨外，上腘中内廉，与腘中并，上结于臀，上侠脊上项。其支者，别入结于舌本。其直者，结于枕骨，上头下额，结于鼻。其支者，为目上纲，下结于頄。其支者，从腋后外廉，结于肩髃。其支者，入腋下，出缺盆，上结于完骨。其支者，出缺盆，斜上入于頄。其病小指支踵跟痛，腘挛急，脊反折，项筋急，肩不举，腋支缺盆中纽痛，不可左右摇。治在燔针劫刺，以知为数，以痛为输。名曰仲春痹。

足少阳之筋，起于小指次指之上，结于外踝，上循胫外廉，结于膝外廉。其支者，别起于外辅骨，上走髀，前者结于伏兔，后者结于尻。其直者，上乘䏚、季胁，上走腋前廉系于膺乳，结于缺盆。直者，上出腋贯缺盆，出太阳之前，循耳后，上额角，交巅上，下走颔，上结于頄。其支者，结于目外眦，为外维。其病小指次指支转筋，引膝外转筋，膝不可屈伸，腘筋急，前引髀，后引尻，上乘䏚季胁痛，上引缺盆，膺、乳、颈维筋急，从左之右，右目不开，上过右角，并跷脉而行，左络于右，故伤左角，右足不用，命曰维筋相交。治在燔针劫刺，以知为数。以痛为输。名曰孟春痹。

足阳明之筋，起于中三指，结于跗上，斜外上加于辅骨，上结于膝外廉，直上结于髀枢，上循胁，属脊。其直者，上循骭，结于膝。其支者，结于外辅骨，合少阳。其直者，上循伏兔，上结于髀，聚于阴器，上腹而布，至缺盆而结，上颈，上侠口，合于頄，下结于鼻，上合于太阳。太阳为目上纲，阳明为目下纲。其支者，从颊结于耳前。其病足中指支胫转筋，脚跳坚，伏兔转筋，髀前肿，㿉疝，腹筋乃急，引缺盆及颊，卒口僻，急者目不合，热则筋弛纵缓不胜，目不开。颊筋有寒则急，引颊移口，有热则筋弛纵不胜收，故僻。治之以马膏，膏其急者，以白酒和桂涂其缓者，以桑钩钩之，即以生桑炭置之坎中，高下与坐等，以膏熨急颊，且饮美酒，啖炙肉，不饮酒者，自强也，为之三拊而已。治在燔针劫，以知为数，以痛为输。名曰季春痹。

足太阴之筋，起于大指之端内侧，上结于内踝。其直者，上络于膝内辅骨，上循阴股，结于髀，聚于阴器，上腹结于脐，循腹里，结于胁，散于胸中。其内者，著于脊。其病足大指支内踝痛，转筋，膝内辅骨痛，阴股引髀而痛，阴器纽痛，上引脐两胁痛，膺中脊内痛。治在燔针劫刺，以知为数，以痛为输。名曰仲秋痹。

足少阴之筋，起于小指之下，入足心，并足太阴之筋，而斜走内踝之下，结于踵，则与太阳之筋合而上，结于内辅之下；并太阴之筋而上循阴股，结于阴器。循脊内侠脊上至项，结于枕骨，与足太阴之筋合。其病足下转筋，及所过而结者皆痛及转筋。病在此者，主痫瘛及痉，病在外者，不能俯；在内者，不能仰。故阳病者腰反折，不能俯；阴病者，不能仰。治在燔针劫刺，以知为数，以痛为输。在内者，熨引饮药，此筋折纽，发数甚者，死不治。名曰孟秋痹。

足厥阴之筋，起于大指之上，结于内踝之前，上循胫，上结内辅之下，上循阴股，结于阴器，络诸筋。其病足大指支内踝之前痛，内辅痛，阴股痛，转筋，阴器不用，伤于内则不起，伤于寒则阴缩入，伤于热则纵挺不收。治在行水清阴气。其病转筋者，治在燔针劫刺，以知为数，以痛为输。名曰季秋痹。

手太阳之筋，起于小指之上，结于腕，上循臂内廉，结于肘内兑骨之后，弹之应小指之上，入结于腋下。其支者，从腋走后廉，上绕臑外廉，上肩胛，循颈出足太阳之筋前，结于耳后完骨。其支者，入耳中。直者，出耳上，下结于颔，上属目外眦。其病小指支肘内兑骨后廉痛，循臂阴，入腋下，腋下痛，腋后廉痛，绕肩胛，引颈而痛，应耳中鸣，痛引颔，目瞑良久乃能视，颈筋急则为筋瘘，颈肿，寒热在颈者。治在燔针劫刺，以知为数，以痛为输。其为肿者，复而兑之。名曰仲夏痹。

手少阳之筋，起于小指次指之端，结于腕，上循臂，结于肘，上绕臑外廉，上肩走颈，合手太阳。其支者，上当曲颊入系于舌本。其支者，上曲牙，循耳前，属目外眦，上乘颔，结于角。其病当所过者即支转筋，舌卷。治在燔针劫刺，以知为数，以痛为输。名曰季夏痹。

手阳明之筋，起于大指次指之端，结于腕，上循臂，上结于肘外，上绕臑，结于髃。其支者，绕肩胛，侠脊。其直者，从肩髃上颈。其支者，上颊，结于頄。其直者，上出手太阳之前，上左角，络头，下右颔。其病当所过者，支痛及转筋，肩不举，颈不可左右视。治在燔针劫刺，以知为数，以痛为输，名曰孟夏痹。

手太阴之筋，起于大指之上，循指上行，结于鱼后，行寸口外侧，上循臂，结肘中，上臑内廉，入腋下，上出缺盆，结肩髃前，上结缺盆，下结于胸里，散贯贲，合胁下，抵季肋。其病当所过者，支转筋痛，其成息贲者，胁急吐血。治在燔针劫刺，以知为数，以痛为输。名曰仲冬痹。

手心主之筋，起于中指，与太阴之筋并行，结于肘内廉。上臂阴，结腋下，下散前后侠胁。其支者，入腋散胸中，结于贲。其病当所过者，支转筋痛，及胸痛息贲。治在燔针劫刺，以知为数，以痛为输。名曰孟冬痹。

手少阴之筋，起于小指之内侧，结于兑骨上，结肘内廉，上入腋，交太阴，挟乳里，结于胸中，循贲下系于脐。其病内急，心承伏梁，下为肘纲。其病当所过者，支转筋痛。治在燔针劫刺，以知为数，以痛为输。其成伏梁吐脓血者，死不治。名曰季冬痹。

凡经筋之病，寒则反折筋急，热则筋纵缓不收，阴痿不用，阳急则反折，阴急则俯不伸。焠刺者，刺寒急也，热则筋纵不收，无用燔针劫刺。

足之阳明，手之太阳，筋急则口目为之僻，目眦急，不能卒视，治此皆如上方也。

【译文】

足太阳经筋起于足小趾爪甲外侧，上行结于踝，斜上结于膝部；下行沿足外侧结于足踝部，上沿跟腱结于腘部。其分支结于小腿肚，向上至腘内侧，与腘部一支并行上结于臀部，向上夹脊旁，上后项。分支入结于舌根，直行者结于枕骨，向上至头项，由头的前方下行至颜面，结于鼻部。分支为目之上纲，下结于鼻旁。背部支脉，从腋后外侧结于肩髃部位。一支进入腋下，向上由缺盆出，上方结于耳后乳突部，再有分支从缺盆出，斜上结于鼻旁部。足太阳经筋有病，则足小趾和足跟部掣引疼痛，腘窝部挛急，脊背反张，项筋拘急，肩不能抬举，腋部牵扯缺盆像扭折一样疼痛，不能左右摇摆。治疗此病当用火针劫刺，治疗次数以病愈为度，以痛处为针刺穴位。这种病证叫仲春痹。

足少阳经筋，起于足第四趾上，上行结聚于外踝，沿胫骨外缘，向上结聚于膝关节外缘。其支筋，别起于外辅骨，上行至髀，分两支，前面的结聚于伏兔，后面的结聚于尻部。直行者经侧腹季胁，上走腋前方，联系到胸部乳部，结于缺盆。直行的上出腋部，经缺盆，走向太阳经的前方，沿耳后绕至额角，交会于头顶，向下至额，上方结于鼻旁，分支结于目外眦成外维。足少阳经筋发病，则足第四趾掣引转筋，牵引膝的外侧也转筋，膝关节不能屈伸，腘窝筋拘急，向前牵引髀部，向后牵引尻部，上引䏚和季胁都拘急作痛，更向上牵引缺盆、膺、乳、颈所维系的筋拘急。如果从左侧向右侧维络的筋拘急，则右眼不能睁开，因为此筋上过右额角与跷脉并行，阴阳跷脉在此互相交叉，左右筋也是交叉的，左侧的维络右侧，所以左侧的额角受伤会引起右足不能活动，这就叫"维筋相交"。在治疗时，应当用火针疾刺，治疗次数以病愈为度，以病痛处为针刺的腧穴。这种病证叫孟春痹。

足阳明经筋，起于足的中三趾，结聚于足背上，其斜向外行至辅骨向上结聚于膝的外侧，再向上直行结于股骨大转子部。上循胁部联系脊柱。直行的上沿胫骨，结于膝部。分支结于腓骨部，与足少阳经筋相合。其直行的，沿伏兔上行，结于髀部会于阴器，再向上布散于腹部，上行至缺盆部结聚，再上颈夹口合于颛部，继而下结于鼻，从鼻旁上行与太阳经筋相合。太阳经筋散布于上眼睑，阳明经筋散布于下眼睑。另一支从颛部出的经筋，通过颊部结聚耳前。足阳明经筋发病则足中趾、胫部转筋，足部有跳动和强硬不舒感。伏兔部转筋，髀前肿，㿉疝，腹筋拘急，上牵扯到缺盆部及颊部，突然口角歪斜，筋拘急之侧的眼睛不能闭合，如有热则筋弛纵眼不能开。颊筋有寒则拘急，牵引颊部致口角歪斜。有热时则筋弛缓收缩无力故口歪。治疗口角歪斜的方法，是用马油膏涂在拘急一侧的面颊，以润养其筋，用白

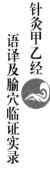

酒调和肉桂末涂在弛缓一侧的面颊，再用桑钩钩其口角，以调整其歪斜。男子用桑木炭火放在地坑中，坑的高低与患者坐位相等，以烤到颊部为宜，并以马油膏温熨拘急的面颊，同时让患者喝些酒，多吃些熏肉之类的，不能喝酒的也要勉强喝一些，以活血舒筋，并再三地用手抚摩患处。足阳明经筋病，用火针劫刺，针刺数以病愈为度，以痛处为针刺的部位。这种病证叫作季春痹。

足太阴经筋，起于足大趾末端内侧，上行聚于内踝。直行者向上结于膝内辅骨，向上沿大腿内侧，结于股前，会聚于阴器，向上别腹部结于脐，再沿腹里结于肋部，散布至胸中，在内的经筋则附着于脊柱。足太阴经筋发病则足大趾掣引内踝痛或转筋，膝内辅骨痛，股内侧牵引髀部作痛，阴器扭转疼痛，并上牵引脐、两胁、胸膺和脊内部等处作痛。在治疗时，当用火针劫刺，针刺数以病愈为度，以痛处为针刺的部位。这种病证叫作仲秋痹。

足少阴经筋，起于足小趾之下，入于足心，走内侧与足太阴的经筋会合，斜行上至内踝之下，结聚于足跟部，与太阳经筋会合而上，结聚于内辅骨下，同足太阴经筋一起向上行，沿大腿内侧，结聚于阴器，沿着膂里夹脊，上至后项结聚于枕骨，与足太阳经筋会合。足少阴经筋发病则足下转筋，所经过和结聚的部位，都有疼痛和转筋的证候。病在足少阴经筋，主要发生痫证，抽搐和项背反张等证。病在背的不能前俯，在胸腹的不能后仰。背为阳，腹为阴，阳筋病，项背部筋急，腰向后反折，身体不能前俯。阴筋病，腹部筋急，而身不能后仰。治疗时，用火针劫刺，针刺数以病愈为度，以痛处为治疗的穴位。此种筋病，如果发作次数逐渐增多，症状逐渐加重，便是阴精损衰至极，不能养筋，为不治之死症。这种病证叫作孟秋痹

足厥阴经筋，起于足端之上，上行结于内踝之前，再循胫骨向上结聚于内辅骨之下，又循股内侧上行结聚于阴器，联络足三阴与足阳明的经筋。足厥阴经筋发病则足大趾掣引内踝前部疼痛，内辅骨部痛，股内侧痛，转筋，阴器不能运用，若房事过度，耗伤阴精则阳痿不举，伤于寒邪则阴器缩入，伤于热邪则阴器挺长不收。治疗时，应当使肾水通行以调整厥阴之气。若仅是转筋疼痛的，用火针劫刺，次数以治愈为度，以痛处为针刺腧穴。这种病证叫季秋痹。

手太阳经筋，起于手小指的上边，结于腕背，上沿前臂内侧，结聚于肱骨内踝后，以手弹该骨处，有触感可及于手小指上，入后结于腋下。其分支走肘后侧，向上绕肩胛部，沿着颈旁出于足太阳经筋的前方，结聚于耳后乳突部；分支进入耳中，直行者出于耳上向下结于下颔处，上方的连属于目外眦。手太阳经筋发病则手小指僵滞不舒，肘内锐骨后缘疼痛，沿臂内侧上至腋下及腋下后处疼痛，绕肩胛牵

引颈部作痛，并感到耳中鸣响，疼痛牵引到颔部，目闭一段时间方能看清物景，颈筋拘急则筋痿，颈肿发寒热。治疗时，应用火针劫刺，针刺数以病愈为度，以痛处为针刺部位。刺之其肿不能消散，当用锐针再刺之。这种病证叫仲夏痹。

手少阳经筋，起于无名指之端，上行结于腕，又沿臂上行而结聚于肘，上绕臑部外侧上行经肩至颈部，与手太阳经筋会合。其支者，从颈部分出，上当曲颊部入系于舌根。其支者，从颊下分出，上至曲牙，沿耳前，属目外眦，上至额厌穴处而结聚于额角。手少阳经筋发病则本经筋循行和结聚的部位出现牵引转筋和舌卷等症状。治疗当用火针劫刺，针刺数以病愈为度，以痛处为针刺的腧穴。这种病证叫作季夏痹。

手阳明经筋，起于食指桡侧端，结于腕背部，向上沿前臂，结聚于肘外侧；向上经上臂外侧，结于肩峰部。其分支绕肩胛部，夹脊柱两旁。直行者从肩峰部上颈部。分支上向面颊，结于鼻旁颧部。直行者走手太阳经筋，上额角，散络头部，下向对侧颔部。手阳明经筋发病则所过之处出现强滞、酸痛及痉挛，肩关节不能抬举，颈部不能向两侧转动。治疗用火针劫刺，针刺数以病愈为度，以痛处为针刺穴位。这种病证名曰孟夏痹。

手太阴经筋，起于大指之上，循指上行结聚于鱼际，从寸口外侧上行沿前臂，结聚于肘中，向上经上臂内侧进入腋下，又出缺盆，结于肩峰前方，其上方结于缺盆，向下内行结于胸里，分散通过膈部，会合于膈下，到达季胁。手太阴经筋发病则循行处出现强滞、痉挛和酸痛，其成为"息贲"病的则胁肋拘急，上逆吐血。治疗应用火针劫刺，针刺数以病愈为度。这种病证叫作仲冬痹。

手心主经筋，起于中指端，循指上行通过掌后与手太阴经筋并行，结于肘内侧。上行沿臂内侧结于腋下，从腋下前后布散夹于两胁。从胁下分出的经筋，入于腋内，散布于胸中，结聚于贲部。手厥阴经筋发病则经筋循行部位僵滞不适，转筋，以及胸痛或成为"息贲"。治疗应用火针劫刺，针刺数以病愈为度，以痛处为针刺的腧穴。这种病证叫作孟冬痹。

手少阴经筋，起于手小指端内侧，结于腕后豆骨处，向上结于肘内侧，向上进入腋内，交手太阴经筋，伏行于乳里，结于胸中，沿膈向下联系到脐部。手少阴经筋发病则胸内拘急，心下积块如承受横木，名曰伏梁，下方为肘部之纲。有病时则循行部位支撑不适，掣引转筋和酸痛。治疗当用火针劫刺，针刺数以病愈为度，以痛处作为针刺的穴位。如果已成伏梁而吐脓血的，为脏器已伤，为不治之死证。这种病证叫作季冬痹。

以上所述经筋的病，属寒的，则筋拘急，腰背反张；属热的，则筋弛纵不收，或阴痿不举；背部筋拘急的脊背向后反张，腹部筋拘急的身弯俯向前而不能伸。所

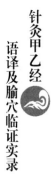

谓焠刺法，用于治疗因寒而筋急的病，若因热而筋弛不收的病，就不可用燔针劫刺。名叫季冬痹。

足阳明和手太阳经筋拘急，则口眼歪斜，其目眦亦拘急，不能立即看清东西。治疗可以采用上述燔针劫刺法，针刺数以病愈为度，以痛处作为针刺的腧穴。

骨度肠度肠胃所受第七

【原文】

黄帝问曰：脉度言经脉之长短，何以立之？

伯高对曰：先度其骨节之大小，广狭、长短，而脉度定矣。

曰：人长七尺五寸者，其骨节之大小长短，知各几何？

曰：头之大骨围二尺六寸。胸围四尺五寸。腰围四尺二寸。

发所覆者，颅至项一尺二寸。发以下至颐长一尺，君子参折。

结喉以下至缺盆中长四寸。缺盆以下至骷长九寸，过则肺大，不满则肺小。骷以下至天枢，长八寸，过则胃大，不及则胃小。天枢以下至横骨长六寸半，过则回肠广长，不满则狭短。

横骨长六寸半。横骨上廉以下至内辅之上廉，长一尺八寸。内辅之上廉以下至下廉，长三寸半。内辅下廉至内踝，长一尺三寸。内踝以下至地长三寸。膝腘以下至跗属，长一尺六寸。跗属以下至地长三寸。故骨围大则太过，小则不及。

角以下至柱骨，长一尺。行腋中不见者，长四寸。腋以下至季胁长一尺二寸。季胁以下至髀枢长六寸。髀枢以下至膝中，长一尺九寸。膝以下至外踝，长一尺六寸。外踝以下至京骨，长三寸。京骨以下至地，长一寸。

耳后当完骨者，广九寸。耳前当耳门者，广一尺二寸。两颧之间，广九寸半。两乳之间，广九寸半。两髀之间，广六寸半，足长一尺二寸，广四寸半。

肩至肘，长一尺七寸。肘至腕，长一尺二寸半。腕至中指本节，长四寸。本节至其末，长四寸半。

项发以下至脊骨长三寸半。脊骨以下至尾骶二十一节，长三尺。上节长一寸四分分之一，奇分在下，故上七节下至膂骨，九寸八分分之七。

此众人骨之度也，所以立经脉之长短也。是故视其经脉之在于身也。其见浮而坚，其见明而大者多血，细而沉者多气，乃经之长短也。

曰：愿闻六腑传谷者，肠胃之大小长短，受谷之多少奈何？

曰：谷之所从出入浅深远近长短之度：唇至齿长九分，口广二寸半。齿以后至会厌，深三寸半，大容五合。舌重十两，长七寸，广二寸半。咽门重十两，广二寸半，至胃长一尺六寸。胃纡曲屈，伸之长二尺六寸，大一尺五寸，径五寸，大容三斗五升。小肠后附脊，左环回周叶积，其注于回肠者，外附于脐上，回运环反十六曲，大二寸半，径八分分之少半，长三丈二尺。回肠当脐左环回周叶积而下，回运环反十六曲，大四寸，径一寸寸之少半，长二丈一尺。广肠附脊以受回肠，左环叶积上下，辟大八寸，径二寸寸之大半，长二尺八寸。肠胃所入至所出，长六丈四寸四分，回曲环反三十二曲。

曰：人不食七日而死者，何也？

曰：胃大一尺五寸，径五寸，长二尺六寸，横屈受水谷三斗五升，其中之谷，常留者二斗，水一斗五升而满。上焦泄气，出其精微，慓悍滑疾，下焦下溉，泄诸小肠。小肠大二寸半，径八分分之少半，长三丈二尺，受谷二斗四升，水六升三合合之大半。回肠大四寸，径一寸寸之少半，长二丈一尺，受谷一斗，水七升半。广肠大八寸，径二寸寸之大半，长二尺八寸，受谷九升三合八分合之一。肠胃之长凡五丈八尺四寸，受水谷九斗二升一合合之大半，此肠胃所受水谷之数也。

平人则不然，胃满则肠虚，肠满则胃虚，更满更虚，故气得上下，五脏安定，血脉和利，精神乃居。故神者，水谷之精气也。故肠胃之中，常留谷二斗四升，水一斗五升。故人一日再至后，后二升半，一日中五升。五七三斗五升，而留水谷尽矣。故平人不饮不食，七日而死者，水谷精气津液皆尽，故七日死矣。

【译文】

黄帝问：脉度篇所说的人体经脉的长短，是依照什么标准确定的呢？

伯高答道：先度量出各骨节的大小、宽窄和长短，然后用这个标准确定脉的长度。

黄帝问：身长七尺五寸的人，他的各个骨节的大小、长短是多少？

伯高答道：头之大骨周围长二尺六寸。胸部周围长四尺五寸。腰部周围长四尺二寸。

头发所覆盖部位叫颅，从头颅的前发际到项部的后发际长一尺二寸。从前发际到颐端长一尺。五官端正，体格匀称的人，面部上、中、下三部分的长度相等。

从喉头隆起部位至胸骨上窝长四寸。从天突穴处下行到蔽心骨（剑突）长九寸，若超过九寸的则相应的肺脏也大，不满九寸的肺脏也小。从胸骨下端到天枢穴之间（脐中）长八寸。超过八寸的则相应的胃大，不满八寸的则胃小。从脐到横骨长六寸半。超过六寸半的则相应的大肠粗且长，不满六寸半的大肠细且短。

横骨长六寸半。横骨的上缘向下至股骨内侧上缘长一尺八寸。膝骨内侧上缘至下缘长三寸半。膝骨内侧下缘向下到内踝骨长一尺三寸。内踝骨向下到地长三寸。膝腘之间向下沿小腿外侧到跗属长一尺六寸。跗属向下至地长三寸。所以骨围大的骨也大，骨围小的骨也小。

度量人体的侧面，头角下至颈根长一尺。颈根至腋窝正中处长四寸。腋窝下到季胁长一尺二寸。季胁下至环跳长六寸。环跳下沿股外侧至膝关节中心长一尺九寸。膝中到外踝长一尺六寸。外踝到京骨长三寸。京骨下到地长一寸。

耳后两完骨间宽九寸。耳前两耳门间宽一尺二寸。左右两颧间宽九寸半。两乳间宽九寸半。两髀缝之间宽六寸半。足长一尺二寸，宽四寸半。

肩端至肘尖长一尺七寸。肘尖至腕关节长一尺二寸半。腕关节至中指本节长四寸。本节至中指尖长四寸半。

项后发际以下至脊骨的大椎穴长三寸半。第一椎上缘下至尾骶骨共二十一椎长三尺。第一椎长一寸四分一厘，其余数计算在以下各椎中，所以上部的七个椎节，共长九寸八分七厘。

以上说的是一般人身长的骨度，根据这个标准确定人体经脉的长短度数。同时可以观察人体的经脉，体表浮浅而坚实或明显粗大的是多血之经，细而深伏的是多气之经。

黄帝问：我想听听关于六腑的传化水谷，肠胃的大小长短，受纳水谷的多少是怎样的？

伯高答道：水谷食物从入口一直到废物排出，经过的所有消化道的深浅、远近、长短等情况：唇至牙齿长九分，口宽二寸半。牙齿后至会厌深三寸半，整个口腔可容五合的食物。舌的重量为十两，长七寸，宽二寸半。咽门重十两，一寸半宽。咽门至胃为一尺六寸。胃体是弯曲的，伸直了长二尺六寸，周长一尺五寸，直径为五寸，容纳二斗五升。小肠后部附于脊部，从左向右环绕重迭，下接回肠，外附于脐的上方，共有十六个弯曲处，周长两寸半，直径不到八分半，长三丈二尺。回肠在脐部开始向右环绕重迭，也有十六个弯曲，周长四寸，直径不到一寸半，长两丈一尺。广肠附着于脊部，受纳回肠的内容物，向左环绕盘迭于脊部上下，周长八寸，直径二寸半有余，长二尺八寸。肠胃从水谷物所入之处，到所出之处共长六丈零四寸四分，肠回运环转三十二曲。

黄帝问：人七天不进饮食就会死亡。是什么原因呢？

伯高答道：胃周长一尺五寸，直径五寸，长二尺五寸，它横屈于腹里，可容纳三斗五升水谷，平常情况下常存留二斗水谷食物，而水液一斗五升就满了。这些食物经过消化生成的精微，经上焦之气升发宣泄而布散于全身，其中一部分形成慓悍滑疾的阳气，其中糟粕部分经下焦的传输注入诸肠。小肠周长二寸半，直径略小于八分半，长三丈二尺，能容纳水谷二斗四升，水液六升三合又一合之大半。回肠周长四寸，直径为一寸又一寸之少半，长二丈一尺，能容纳水谷一斗，水液七升半。广肠周长八寸，直径二寸半多一点，长二尺八寸，能容纳水谷物九升三合又八分合之一。肠胃总长五丈八尺四寸，能容纳水谷物九斗二升一合又一合之大半。这就是胃肠受纳水谷的总数。

平常人的胃肠受纳水谷，却与实际的肠胃容量不相符合。这是因为当胃中充满食物时，肠是空虚的，水谷下行至肠腔时，胃中就空虚了。这样，胃肠之间由满而虚，虚满交替变化，人体的气才能上下流行，五脏得以安定，血脉才能通畅调顺。人体的肠胃中，通常留有食物二斗，水液一斗五升。平常人每天两次大便，每次排出二升半，一天就排出五升，七天共排出三斗五升。这样肠胃中原存留的水谷都排尽了。所以常人七天不食就要死亡。这就是水谷精气津液耗竭的根本原因。

针灸甲乙经卷三

头直鼻中发际傍行至头维凡七穴第一

【原文】

黄帝问曰：气穴三百六十五，以应一岁，愿闻孙络溪谷，亦各有应乎？

岐伯对曰：孙络溪谷，三百六十五穴会，以应一岁，以溢奇邪，以通荣卫，肉之大会为谷，肉之小会为溪，肉分之间，溪谷之会，以行荣卫，以舍大气也。

神庭，在发际，直鼻，督脉，足太阳、阳明之会。禁不可刺，令人癫疾，目失精。灸三壮。

曲差，一名鼻冲，侠神庭两旁各一寸五分，在发际，足太阳脉气所发，正头取之，刺入三分，灸五壮。

本神，在曲差两傍各一寸五分，在发际，足少阳、阳维之会，刺入三分，灸三壮。

头维，在额角发际侠本神两旁，各一寸五分，足少阳、阳明之会。刺入五分，禁不可灸。

【译文】

黄帝问：我听说人身上有三百六十五个孔穴，与一年三百六十五天相应。我想知道孙络与溪谷，是否各自也与一岁相应呢？

岐伯回答：孙络溪谷，各有三百六十五穴，与一年相应。孙络能驱散邪气，能通畅荣卫。肌肉的大会合处叫谷，肌肉的小会合处叫溪。分肉之间，溪谷会合之处，能够通行荣卫，以舍经气。

神庭，在头部正中线向前发际五分，即下与鼻垂直，是督脉、足太阳经、足阳明经的交会穴。禁用刺法。若妄用针刺，令人精神抑郁，表情淡漠，沉默痴呆，语无伦次的癫证及眼睛失去精气的濡养。艾炷灸三壮。

曲差，又叫鼻冲，在神庭旁一寸五分处，在前发际，是足太阳经气所输注的部位。在头的正面来取穴。毫针沿皮刺入三分，艾炷灸三壮。

本神，在曲差穴两侧旁各一寸五分，入发际四分，是足少阳经与阳维脉的交会穴。毫针沿皮刺入三分，艾炷灸三壮。

头维，在额角当鬓发际直上入发际五分，本神穴旁一寸五分处，是足少阳经与足阳明经的交会穴。毫针沿皮刺入五分，禁用灸法。

头直鼻中入发际一寸循督脉却行至风府凡八穴第二

【原文】

上星一穴，在颅上，直鼻中央，入发际一寸陷者中，可容豆，督脉气所发。刺入三分，留六呼，灸三壮。

囟会，在上星后一寸，骨间陷者中，督脉气所发。刺入四分，灸五壮。

前顶，在囟会后一寸五分，骨间陷者中，督脉气所发。刺入四分，灸五壮。

百会，一名三阳五会，在前顶后一寸五分，顶中央旋毛中，陷可容指，督脉足太阳之会。刺入三分，灸三壮。

后顶，一名交冲，在百会后一寸五分，枕骨上，督脉气所发，刺入四分，灸五壮。

强间，一名大羽，在后顶后一寸五分，督脉气所发，刺入三分，灸五壮。

脑户，一名匝风，一名会额，在枕骨上，强间后一寸五分，督脉、足太阳之会，此别脑之会。刺入四分。不可灸，令人瘖。

风府，一名舌本，在项上入发际一寸，大筋内宛宛中，疾言其肉立起，言休其肉立下，督脉、阳维之会。禁不可灸，灸之令人瘖。刺入四分，留三呼。

【译文】

上星穴，在头盖骨处，下与鼻中央垂直，在头正中线入前发际一寸凹陷处，即可容纳豆大之物处，督脉经气输注的部位。毫针沿皮刺入四分，留针呼吸六次的时间。艾炷灸三壮。

囟会，在上星穴后一寸，即额骨与顶骨接合处的凹陷处，督脉经气输注的部位。毫针沿皮刺入四分，灸五壮。

前顶，在囟会穴后一寸五分左右顶骨接合部的凹陷中，督脉经气输注的部位。毫针向后沿皮刺入四分，艾炷灸五壮。

百会，又叫三阳五会，在前顶穴后一寸五分，头顶中央旋毛之中凹陷处，此处

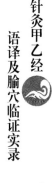

可容下手指尖的部位，督脉与足太阳经的交会穴。毫针刺入三分。艾炷灸三壮。

后顶，又名交冲。在百会穴后一寸五分，玉枕骨上方，督脉经气所输注的部位。毫针向后沿皮刺入四分，艾炷灸五壮。

强间，又名大羽，在后顶穴后一寸五分，督脉经气输注的部位。毫针向后沿皮刺入三分，艾炷灸五壮。

脑户，又名匝风，也叫会额。在枕骨粗隆上缘，强间穴后一寸五分，督脉与足太阳经的交会穴，该穴也是络脑的交会穴。毫针沿皮刺入四分。不能用灸法。灸之令人不能言。

风府，也叫舌本，在头项正中线，枕骨粗隆直下入后发际一寸，两侧斜方肌之间的凹陷处。谈话过急时其肉立起，不说话时其肉立下。督脉与阳维脉的交会穴。禁用灸法，灸则使人失音。毫针向下颌方向缓慢刺入四分，留针三次呼吸的时间。

头直侠督脉各一寸五分却行至玉枕凡十穴第三

【原文】

五处，在督脉傍去上星一寸五分，足太阳脉气所发。刺入三分，留七呼。灸三壮。

承光，在五处后二寸，足太阳脉气所发。刺入三分，禁不可灸。

通天，一名天臼，在承光后一寸五分，足太阳脉气所发。刺入三分，留七呼，灸三壮。

络却，一名强阳，一名脑盖，在通天后一寸五分，足太阳脉气所发。刺入三分，留五呼，灸三壮。

玉枕，在络却后七分，侠脑户傍一寸三分，起肉枕骨，入发际三寸，足太阳脉气所发。刺入三分，留三呼，灸三壮。

【译文】

五处，在督脉两侧旁上星穴一寸五分处取之。是足太阳经经气输注的部位。毫针沿皮刺入三分，留针呼吸七次的时间，艾炷灸三壮。

承光，在五处穴后二寸，是足太阳经经气输注的部位。毫针沿皮刺入三分，禁灸。

通天，也叫天臼，在承光穴后一寸五分，足太阳经脉经气输注的部位。毫针沿皮刺入三分，留针呼吸七次的时间，灸三壮。

络却，又叫强阳，也叫脑盖。在通天穴后一寸三分，是足太阳经脉经气输注的部位。毫针沿皮刺入三分，留针呼吸五次的时间，艾炷灸三壮。

玉枕，在络却穴后七分，旁开脑户穴一寸三分，在玉枕骨枕外粗隆上缘之外侧，入后发际三寸处取之，是足太阳经脉经气输注的部位。毫针向下沿皮刺入三分，留针呼吸三次的时间，艾炷灸三壮。

头直目上入发际五分却行至脑空凡十穴第四

【原文】

临泣，当目上眦直入发际五分陷者中、足太阳、少阳、阳维之会。刺入三分，留七呼，灸五壮。

目窗，一名至营，在临泣后一寸，足少阳、阳维之会。刺入三分，灸五壮。

正营，在目窗后一寸，足少阳、阳维之会。刺入三分，灸五壮。

承灵，在正营后一寸五分，足少阳、阳维之会。刺入三分，灸五壮。

脑空，一名颞颥，在承灵后一寸五分，侠玉枕骨下陷者中，足少阳、阳维之会。刺入四分，灸五壮。

【译文】

临泣，在头前部，令患者目直视，瞳孔直上，入前发际五分，在头维与神庭之间凹陷中，是足太阳经与足少阳经及阳维脉的交会穴。毫针向上刺入三分，留针呼吸七次的时间，艾炷灸五壮。

目窗，也叫至营，在临泣穴后一寸，是足少阳与阳维脉的交会穴。毫针向后沿皮刺入三分，艾炷灸五壮。

正营，在目窗穴后一寸，在临泣与风池穴连线上取穴，是足少阳与阳维脉的交会穴。毫针向后沿皮刺入三分，艾炷灸五壮。

承灵，在正营穴后一寸五分，在头临泣与风池穴连线上取穴，是足少阳经与阳维脉的交会穴。毫针向后沿皮刺入三分，艾炷灸五壮。

脑空，又叫颞颥，在承灵穴后一寸五分，在枕骨粗隆处外侧稍上凹陷中取穴，是足少阳经与阳维脉的交会穴。毫针向下沿皮刺入四分，艾炷灸五壮。

头缘耳上却行至完骨凡十二穴第五

【原文】

天冲，在耳上如前三分。刺入三分，灸三壮。

率谷，在耳上入发际一寸五分，足太阳、少阳之会。嚼而取之。刺入四分，灸三壮。

曲鬓，在耳上入发际，曲隅陷者中，鼓颔有空，足太阳、少阳之会。刺入三分、灸三壮。

浮白，在耳后，入发际一寸，足太阳、少阳之会。刺入三分，灸二壮。

窍阴，在完骨上，枕骨下，摇动应手，足太阳、少阳之会。刺入四分，灸五壮。

完骨，在耳后，入发际四分，足太阳、少阳之会。刺入二分，留七呼，灸七壮。

【译文】

天冲，在耳廓尖上方稍向前约三分处。毫针沿皮刺入三分，艾炷灸三壮。

率谷，在耳廓尖上方，角孙穴之上，入发际一寸五分处，是足太阳经与足少阳经的交会穴。嚼牙时鼓起处取穴，毫针沿皮刺入四分，艾炷灸三壮。

曲鬓，在耳前上方入鬓发内，颧骨弓之后上方凹陷中，上下牙齿叩击时可摸到凹陷。是足太阳经与足少阳经的交会穴。毫针向后沿皮刺入三分，艾炷灸三壮。

浮白，在耳后乳突后上方，入发际一寸，在天冲与窍阴穴弧形连线的中点取穴。是足太阳经与足少阳经的交会穴。毫针向后刺入三分，艾炷灸三壮。

窍阴，在耳后乳突后上方，枕骨外下方，让患者摇头时有活动的感觉，在浮白与完骨连线的中点取穴。是足太阳经与足少阳经的交会穴。毫针沿皮刺入四分，艾炷灸五壮。

完骨，在耳后乳突后下方凹陷中，入后发际四分，是足太阳经与足少阳经的交会穴。毫针刺入二分，留针呼吸七次的时间，艾炷灸七壮。

头自发际中央傍行凡五穴第六

【原文】

瘖门，一名舌横，一名舌厌。在项后，发际宛宛中，入系舌本，督脉、阳维之会。仰头取之。刺入四分，不可灸，灸之令人瘖。

天柱，在侠项后发际，大筋外廉陷者中，足太阳脉气所发。刺入二分，留六呼，灸三壮。

风池，在颞颥后发际陷者中，足少阳、阳维之会。刺入三分，留三呼，灸三壮。

【译文】

瘖门，又叫舌横，也叫舌厌。在项后正中，入后发际的凹陷处，风府穴直下五分，督脉自哑门内系于舌根，是督脉与阳维脉的交会穴。低头时则穴处肌肉隆起，仰头时则穴处项部肌肉凹陷，所以仰头取穴。毫针直刺四分，不能用灸法，误灸则使人哑。

天柱，在项后发际内斜方肌之外侧凹陷中取穴。是足太阳经脉经气输注的部位。毫针直刺入二分，留针呼吸六次的时间，艾炷灸三壮。

风池，在项后脑空穴后的发际凹陷中，与风府穴相平，在胸锁乳突肌与斜方肌上端之间凹陷中。是足少阳经与阳维脉的交会穴。毫针向对侧鼻尖方向直刺三分，留针呼吸三次的时间，艾炷灸三壮。

背自第一椎循督脉行至脊骶凡十一穴第七

【原文】

大椎，在第一椎上陷者中，三阳督脉之会。刺入五分，灸九壮。

陶道，在大椎节下间，督脉、足太阳之会。俯而取之。刺入五分，留五呼，灸五壮。

身柱，在第三椎节下间，督脉气所发。俯而取之。刺入五分，留五呼，灸五壮。

神道，在第五椎节下间，督脉气所发。俯而取之。刺入五分，留五呼，灸五壮。

至阳，在第七椎节下间，督脉气所发。俯而取之。刺入五分，灸三壮。

筋缩，在第九椎节下间，督脉气所发。俯而取之。刺入五分，灸三壮。

脊中，在第十一椎节下间，督脉气所发。俯而取之。刺入五分，禁不可灸，灸则令人痿。

悬枢，在第十三椎节下间，督脉气所发。伏而取之。刺入三分，灸三壮。

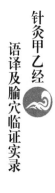

命门，一名属累，在十四椎节下间，督脉气所发。伏而取之。刺入五分，灸三壮。

腰俞，一名背解，一名髓空，一名腰户。在第二十一椎节下间，督脉气所发。刺入三分，留七呼，灸五壮。

长强，一名气之阴郄，督脉别络，在脊骶端，少阴所结。刺入三分，留七呼，灸三壮。

【译文】

大椎，在第一胸椎棘突上与第七颈椎棘突之间的凹陷中，手足三阳经与督脉的交会穴。毫针微向上斜刺入五分，艾炷灸九壮。

陶道，在第一胸椎的棘突下，督脉与足太阳经的交会穴。俯卧取穴，毫针向上斜刺入五分，留针呼吸五次的时间，艾炷灸五壮。

身柱，在第三胸椎棘突下，是督脉经气输注的部位。俯卧取穴，毫针向上斜刺入五分，留针呼吸五次的时间，艾炷灸五壮。

神道，在第五胸椎棘突下，是督脉经气输注的部位。俯卧取之，毫针向上斜刺入五分，留针呼吸五次的时间，艾炷灸五壮。

至阳，在第七胸椎棘突下，是督脉经气输注的部位。俯卧取之，毫针斜向上刺入五分，艾炷灸三壮。

筋缩，在第九胸椎棘突下，为督脉经气输注的部位。俯卧取之，毫针斜向上刺入五分，艾炷灸三壮。

脊中，在第十一胸椎棘突下，为督脉经气输注的部位。俯卧取之，毫针斜向上刺入五分，禁用灸法，误灸则使人腰背伛偻。

悬枢，在第十三椎棘突，第一腰椎棘突下，督脉经气输注的部位。俯伏卧位取穴，毫针垂直刺入三分，艾炷灸三壮。

命门，又叫属累。在第十四椎棘突，第二腰椎刺突下，俯伏卧位取穴，毫针垂直刺入五分，艾炷灸三壮。

腰俞，又叫背解、髓空、腰柱、腰户等。在第二十一椎棘突，第四骶椎棘突下，正当骶管裂孔中取穴。督脉经气输注的部位。毫针刺入三分，留针呼吸七次时间，艾炷灸三壮。

长强，又叫气之阴郄。督脉的络穴，在脊椎尾骶骨端，在尾骶骨尖端与肛门连线的中点，与足少阴经结合。毫针刺入二寸，留针呼吸七次的时间，艾炷灸三壮。

背自第一椎两傍侠脊各一寸五分下至节凡四十二穴第八

【原文】

凡五脏之腧，出于背者，按其处，应在中而痛解，乃其腧也。灸之则可，刺之则可。气盛则泻之；虚则补之。以火补之者，无吹其火，须自灭也；以火泻之者，疾吹其火，拊其艾，须其火灭也。

大杼，在项第一椎下，两傍各一寸五分陷者中，足太阳、手太阳之会。刺入三分，留七呼，灸七壮。

风门，一名热府，在第二椎下，两旁各一寸五分。督脉、足太阳之会。刺入五分，留五呼，灸三壮。

肺俞，在第三椎下，两旁各一寸五分。刺入三分，留七呼，灸三壮。

心俞，在第五椎下，两旁各一寸五分。针入三分，留七呼，禁灸。

膈俞，在第七椎下，两旁各一寸五分。针入三分，留七呼，灸三壮。

肝俞，在第九椎下，两旁各一寸五分。针入三分，留六呼，灸三壮。

胆俞，在第十椎下，两旁各一寸五分。足太阳脉气所发。正坐取之，刺入五分，灸三壮。

脾俞，在第十一椎下，两旁各一寸五分，刺入三分，留七呼，灸三壮。

胃俞，在第十二椎下，两旁各一寸五分，刺入三分，留七呼，灸三壮。

三焦俞，在第十三椎下，两旁各一寸五分。足太阳脉气所发。刺入五分，灸三壮。

肾俞，在第十四椎下，两旁各一寸五分。刺入三分，留七呼，灸三壮。

大肠俞，在第十六椎下，两旁各一寸五分。刺入三分，留六呼，灸三壮。

小肠俞，在第十八椎下，两旁各一寸五分。刺入三分，留六呼，灸三壮。

膀胱俞，在第十九椎下，两旁各一寸五分。刺入三分，留六呼，灸三壮。

中膂俞，在第二十椎下，两旁各一寸五分。侠脊起肉刺入三分，留六呼，灸三壮。

白环俞，在第二十一椎下，两旁各一寸五分，足太阳脉气所发。伏而取之，刺入八分，得气则泻，泻讫多补之，不宜灸。

上窌，在第一空腰髁下一寸，侠脊陷者中，足太阳、少阳之络。刺入三分，留七呼，灸三壮。

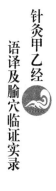
次髎，在第二空侠脊陷者中。刺入三分，留七呼，灸三壮。

中髎，在第三空侠脊陷者中。刺入二寸。留十呼，灸三壮。

下髎，在第四空侠脊陷者中。刺入二寸，留十呼，灸三壮。

会阳，一名利机，在阴尾骨两旁，督脉气所发。刺入八分，灸五壮。

【译文】

凡五脏的腧穴，都是出于背部足太阳膀胱经第一侧线上，用手按其腧穴的部位，如果其中有酸痛放散的感应时，就是腧穴。这些背俞穴，可以用灸法，也可以用刺法，但不宜刺之过深，应慎重。邪气实的用泻法，正气虚的用补法。用艾火补时，不要吹其火，可使艾火慢慢燃烧，待其自灭。用艾火泻时，可迅速吹其火，使其急燃，但也要待其自灭。

大杼，在项后第一胸椎棘突下两旁各一寸五分凹陷处，是足太阳、手少阳的交会穴。毫针斜向脊柱方向刺入三分，留针呼吸七次的时间，艾炷灸七壮。

风门，又叫热府，在第二胸椎棘突下两旁各一寸五分处。是督脉、足太阳的交会穴。毫针斜向脊柱侧刺入五分，留针呼吸五次的时间，艾炷灸三壮。

肺俞，在第三胸椎棘突下两旁各一寸五分处。毫针向脊柱侧斜刺三分，留针呼吸七次的时间，艾炷灸三壮。

心俞，在第五胸椎棘突下两旁各一寸五分处。毫针向脊柱侧斜刺三分，留针呼吸七次的时间。禁用灸法。

膈俞，在第七胸椎棘突下两旁各一寸五分处。毫针斜向脊柱方向刺入三分，留针呼吸七次的时间，艾炷灸三壮。

肝俞，在第九胸椎脊突下两旁各一寸五分处。毫针斜向脊柱侧刺入三分，留针呼吸六次的时间，艾炷灸三壮。

胆俞，在第十胸椎棘突下两旁各一寸五分处，足太阳经脉经气输注的部位。正坐体位取穴，斜刺入五分，艾炷灸三壮。

脾俞，在第十一胸椎棘突下两旁各一寸五分处。毫针斜向脊柱方向刺入三分，留针时间约呼吸七次的时间，艾炷灸三壮。

胃俞，在第十二胸椎棘突下两旁各一寸五分处。毫针斜向脊柱方向刺入三分，留针呼吸七次的时间，艾炷灸三壮。

三焦俞，在第十三椎（第一腰椎）棘突下两旁各一寸五分处。是足太阳经经气输注的部位。毫针斜向脊柱方向刺入五分，艾炷灸三壮。

肾俞，在第十四椎（第二腰椎）棘突下两旁各一寸五分处。毫针直刺三分，留针呼吸七次的时间，艾炷灸三壮。

大肠俞，在第十六椎（第四腰椎）棘突下两旁各一寸五分处。毫针直刺入三分，留针呼吸六次的时间，艾炷灸三壮。

小肠俞，在第十八椎（第一骶椎）棘突下平第一骶后孔，当骶后上棘内缘与骶骨间凹陷处。毫针直刺入三分，留针呼吸六次的时间，艾炷灸三壮。

膀胱俞，在第十九椎（第二骶椎）棘突下督脉旁开一寸五分，当骶后上棘下与骶骨之间凹陷处。毫针直刺三分，留针呼吸六次的时间，艾炷灸三壮。

中膂俞，在第二十椎（第三骶椎）棘突下方督脉旁开一寸五分，夹脊两旁隆起的肌肉处。毫针直刺入三分，留针呼吸六次的时间，艾炷灸三壮。

白环俞，在第二十一椎（第四骶椎）棘突下，督脉两旁各一寸五分处。足太阳经经气输注的部位。俯卧取穴，毫针直刺入八分，得气后即先用泻法，泻后多用补，不宜用灸法。

上髎，在第一骶后孔中，髁下一寸与督脉之间中点凹陷中，是足太阳经与足少阳经脉循行之处。毫针直刺三分，留针呼吸七次的时间，艾炷灸三壮。

次髎，在第二骶后孔中，骶后上棘下与督脉的中点凹陷中。毫针直刺三分，留针呼吸七次的时间，艾炷灸三壮。

中髎，在第三骶后孔中，督脉与中膂俞的中间，毫针直刺二寸，留针约呼吸十次的时间，艾炷灸三壮。

下髎，在第四骶后孔中，督脉与白环俞的中间。毫针刺入二寸，留针约呼吸十次的时间，艾炷灸三壮。

会阳，又叫利机，在尾骨下端的两旁，督脉旁开五分，是督脉经气输注的部位。毫针直刺八分，艾炷灸五壮。

背自第二椎两旁侠脊各三寸下行至
二十一椎下两旁侠脊凡二十六穴第九

【原文】

附分，在第二椎下，附项内廉，两旁各三寸，手、足太阳之会。刺入八分，灸五壮。

魄户，在第三椎下两旁，各三寸，足太阳脉气所发。刺入三分，灸五壮。

神堂，在第五椎下，两旁各三寸陷者中，足太阳脉气所发。刺入三分，灸

上篇　原文语译

针灸甲乙经卷三

五壮。

譩譆，在肩髆内廉，侠第六椎下，两旁各三寸，以手痛按之，病者言譩譆，是穴，足太阳脉气所发。刺入六分，灸五壮。

膈关，在第七椎下，两旁各三寸陷者中，足太阳脉气所发。正坐开肩取之。刺入五分，灸三壮。

魂门，在第九椎下，两旁各三寸陷者中，足太阳脉气所发。正坐取之。刺入五分，灸五壮。

阳纲，在第十椎下，两旁各三寸陷者中，足太阳脉气所发。正坐取之。刺入五分，灸三壮。

意舍，在第十一椎下，两旁各三寸陷者中，足太阳脉气所发。刺入五分，灸三壮。

胃仓，在第十二椎下，两旁各三寸陷者中，足太阳脉气所发，刺入五分，灸三壮。

肓门，在第十三椎下，两旁各三寸，入肘间，足太阳脉气所发。刺入五分，灸三壮。

志室，在第十四椎下，两旁各三寸陷者中，足太阳脉气所发。正坐取之。刺入五分，灸三壮。

胞肓，在第十九椎下，两旁各三寸陷者中，足太阳脉气所发。伏而取之。刺入五分，灸三壮。

秩边，在第二十一椎下，两旁各三寸陷者中，足太阳脉气所发。伏而取之。刺入五分，灸三壮。

【译文】

附分，在第二胸椎棘突下督脉两旁三寸处，肩胛骨内缘取之，是手、足太阳经的交会穴。毫针斜向脊柱方向刺入八分，艾炷灸五壮。

魄户，在第三胸椎棘突下督脉两旁三寸处，肩胛骨内侧缘，足太阳经脉气输注的部位。毫针斜刺三分，艾炷灸五壮。

神堂，在第五胸椎棘突下督脉两旁三寸处，肩胛内缘取之，足太阳经经气输注的部位。毫针斜刺三分，艾炷灸五壮。

譩譆，在肩胛骨内缘，第六胸椎棘突下督脉旁三寸，以手按其处，因痛病人呼叫"譩譆"，就是腧穴，足太阳经经气输注的部位。毫针斜刺六分，艾炷灸五壮。

膈关，在第七胸椎棘突下督脉旁三寸凹陷处，肩胛骨内缘。让病人正坐将肩胛骨外展取穴，足太阳经经气输注的部位。毫针斜刺五分，艾炷灸三壮。

魂门，在第九胸椎棘突下督脉两旁各三寸的凹陷处，足太阳经经气输注的部位。正坐取穴毫针斜刺五分，艾炷灸五壮。

阳纲，在第十胸椎棘突下督脉两旁各三寸的凹陷处，足太阳经经气输注的部位。正坐取穴。毫针斜刺五分，艾炷灸三壮。

意舍，在第十一胸椎棘突下督脉两旁各三寸凹陷处，足太阳经经气输注的部位。毫针斜刺五分，艾炷灸三壮。

胃仓，在第十二胸椎棘突下督脉旁开三寸凹陷处，足太阳经经气输注的部位。毫针斜刺五分，艾炷灸三壮。

肓门，在第十三椎（第一腰椎）棘突下凹陷处，足太阳经经气输注的部位。毫针直刺入五分，艾炷灸三壮。

志室，在第十四椎（第二腰椎）棘突下督脉两旁各三寸凹陷处，足太阳经经气输注的部位。正坐取穴。毫针直刺五分，艾炷灸三壮。

胞肓，在第十九椎（第二骶椎）棘突下凹陷处，督脉两旁各三寸，第二骶后孔。俯伏卧位取穴。毫针直刺五分，艾炷灸三壮。

秩边，在第二十椎棘突下督脉两旁各三寸凹陷处，足太阳经经气输注的部位。俯伏卧位取穴。毫针直刺五分，艾炷灸三壮。

面凡三十九穴第十

【原文】

悬颅，在曲周颞颥中，足少阳脉气所发。刺入三分，留七呼，灸三壮。

颔厌，在曲周颞颥上廉，手少阳、足阳明之会。刺入七分，留七呼，灸三壮。

悬厘，在曲周颞颥下廉，手足少阳、阳明之会。刺入三分，留七呼，灸三壮。

阳白，在眉上一寸直瞳子，足少阳、阳维之会。刺入三分，灸三壮。

攒竹，一名员柱，一名始光，一名夜光，又名明光。在眉头陷者中，足太阳脉气所发。刺入三分，留六呼，灸三壮。

丝竹空，一名目窌，在眉后陷者中，足少阳脉气所发。刺入三分，留三呼，不宜灸，灸之不幸，令人目小及盲。

晴明，一名泪孔，在目内眦外，手足太阳、足阳明之会。刺入六分，留六呼，灸三壮。

瞳子髎，在目外去眦五分，手太阳、手、足少阳之会。刺入三分，灸三壮。

承泣，一名鼷穴，一名面髎，在目下七分，直目瞳子，阳蹻、任脉、足阳明之会。刺入三分，不可灸。

四白，在目下一寸，向頄骨颧空，足阳明脉气所发。刺入三分，灸七壮。

颧髎，一名兑骨，在面頄骨下廉陷者中，手少阳、太阳之会。刺入三分。

素髎，一名面王，在鼻柱上端，督脉气所发。刺入三分，禁灸。

迎香，一名冲阳，在禾髎上，鼻孔旁，手、足阳明之会。刺入三分。

巨髎，在侠鼻孔旁八分，直瞳子，蹻脉、足阳明之会。刺入三分。

禾髎，在直鼻孔下，侠水沟旁五分，手阳明脉气所发。刺入三分。

水沟，在鼻柱下人中，督脉、手、足阳明之会。直唇取之。刺入三分，留七呼，灸三壮。

兑端，在唇上端，手阳明脉气所发。刺入三分，留六呼，灸三壮。

龈交，在唇内齿上龈缝中。刺入三分，灸三壮。

地仓，一名会维，侠口旁四分，如近下是，蹻脉、手足阳明之会。刺入三分。

承浆，一名天池，在颐前下唇之下，足阳明、任脉之会。开口取之。刺入三分，留六呼，灸三壮。

颊车，在耳下曲颊端陷者中，开口有孔，足阳明脉气所发。刺入三分，灸三壮。

大迎，一名髓孔。在曲颌前一寸三分骨陷者中，动脉，足阳明阳脉气所发。刺入三分，留七呼，灸三壮。

【译文】

悬颅，在鬓发中，头维与曲鬓连线中点，足少阳经经气输注的部位。毫针向后沿皮刺入三分，留针约呼吸七次的时间，艾炷灸三壮。

颔厌，在鬓发中，头维穴与曲鬓连线的上四分之一与四分之三的交点处，当头维与悬颅的中间，入发际处取穴。毫针向后沿皮刺入七分，留针约呼吸七次的时间，艾炷灸三壮。

悬厘，在鬓角上发际，悬颅与曲鬓之中点，是手足少阳、阳明经的交会穴。毫针向后沿皮刺入三分，留针约呼吸七次的时间，艾炷灸三壮。

阳白，在前额眉毛中点上一寸，约当前发际与眉毛之间中三分之一与下三分之二连接点处，正视时，直对瞳孔处取穴。足少阳经与阳维脉的交会穴。毫针向后沿皮刺入三分，艾炷灸三壮。

攒竹，又叫员柱、始光、夜光，也叫明光。在眉毛的内侧，眶上切迹处取穴，足太阳经气输注的部位。毫针向外或向下沿皮刺入三分，留针约呼吸六次的时间，艾炷灸三壮。

丝竹空，一名目窌，在眉毛外端的凹陷处，是手少阳经气输注的部位。毫针向眉头或向后沿皮刺入三分，留针约呼吸三次的时间。不宜用灸法，妄灸会造成瞳孔缩小或视力障碍。

睛明，又叫泪孔，在目内眦旁一分，是手足太阳经、阳明经的交会穴。毫针直刺六分，留针约呼吸六次的时间，艾炷灸三壮。

瞳子窌，在目外眦旁五分，眶骨外缘凹陷处，是手太阳经与手足少阳经的交会穴。毫针向后沿皮刺入三分，艾炷灸三壮。

承泣，又叫鼷穴，又叫面窌，在瞳孔直下眶下缘处，正视时直对瞳孔取穴。是阳跷脉、任脉与足阳明经的交会穴。毫针沿眶下缘直刺三分，不提插，不捻转。不能用灸法。

四白，在瞳孔直一寸，正当眶下孔凹陷处，是足阳明经气输注的部位。毫针直刺三分，不可太深，恐伤血络。艾炷灸七壮。

颧窌，又叫兑骨，在目外眦直下，正当颧骨下缘凹陷处，手少阳经与足太阳经的交会穴。毫针刺入三分。

素窌，又叫面王，在鼻尖上取穴，督脉经气输注的部位，毫针向上斜刺或直刺三分。禁用灸法。

迎香，也叫冲阳，在禾窌穴上方，鼻翼外缘的中点，平齐鼻唇沟取穴，是手阳明经与足阳明经的交会穴。毫针斜刺三分。

巨窌，在四白穴的直下方，与鼻翼下缘齐，相当鼻唇沟的外侧取之，是跷脉与足阳明经的交会穴。毫针直刺三分。

禾窌，在鼻孔直下平水沟处，水沟穴旁五分，是足阳明胃经经气输注的部位。毫针直刺三分。

水沟，在鼻尖直下入中沟的上三分之一与中三分之一交界处取穴，是手阳明与足阳明经的交会穴。直对上唇尖端取穴。毫针直刺三分，留针约呼吸七次的时间，艾炷灸三壮。

兑端，在上唇尖端，人中沟与口唇连接处，是手阳明经气输注的部位。毫针斜刺三分，留针约呼吸六次的时间，艾炷灸三壮。

龈交，在上唇内与上齿龈之间，上唇系带中取穴。毫针向上斜刺三分，灸三壮。

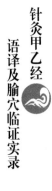

地仓，又叫会维，在口角旁六分微下动脉应手取穴，是跷脉与手阳明、足阳明经交会穴。毫针斜向颊车方向刺入三分。

承浆，又叫天池，在颏唇沟正中的凹陷处，是足阳明经与任脉的交会穴。张口取穴。毫针斜刺三分，留针呼吸六次的时间，艾炷灸三壮。

颊车，在耳廓下方下颌角的前上方，横指咬肌附着处凹陷中，若上下齿咬紧时咬肌隆起的地方，张口呈凹陷，是足阳明经经气输注的部位。毫针直刺或斜刺三分，艾炷灸三壮。

大迎穴，又叫髓孔，在下颌角前凹陷处，咬肌附着的前缘，闭合鼓气时出现凹陷的下端取穴。可摸见动脉跳动，是足阳明经经气输注的部位，毫针直刺三分，留针呼吸七次的时间，艾炷灸三壮。

耳前后凡二十六穴第十一

【原文】

上关，一名客主人，在耳前上廉起骨端，开口有孔，手、足少阳、足阳明三脉之会。刺入三分，留七呼，灸三壮，刺太深，令人耳无闻。

下关，在客主人下，耳前动脉下空下廉，合口有孔，张口即闭，足阳明、少阳之会。刺入三分，留七呼，灸三壮，耳中有干挺抵，不可灸。

耳门，在耳前起肉当耳缺者。刺入三分，留三呼，灸三壮。

和窌，在耳前兑发下横动脉，手、足少阳、手太阳之会。刺入三分，灸三壮。

听会，在耳前陷者中，张口得之，动脉应手，少阳脉气所发。刺入四分，灸三壮。

听宫，在耳中珠子，大明如赤小豆，手、足少阳、手太阳之会。刺入三分，灸三壮。

角孙，在耳廓中间上，开口有孔，手、足少阳、手阳明之会。刺入三分，灸三壮。

瘈脉，一名资脉，在耳本后鸡足青络脉。刺出血，如豆汁，刺入一分，灸三壮。

颅息，在耳后间青络脉，足少阳脉气所发。刺入一分，出血多则杀人，灸三壮。

翳风，在耳后陷者中，按之引耳中，手、足少阳之会，刺入四分，灸三壮。

【译文】

上关，又叫客主人。在耳前颧骨弓的上缘，下关穴直上方凹陷中，张口取穴。是手少阳、足少阳、足阳明经三脉的交会穴。毫针直刺三分，留针约呼吸七次的时间，艾炷灸三壮。直刺过深使人耳不能听。

下关，在上关穴直下，耳廓前颧骨弓下缘凹陷中，下颌骨髁状突的前方，闭口有孔张口即合。为足阳明、足少阳经之交会穴。毫针刺入三分，留针呼吸七次的时间，艾炷灸三壮，耳内有干耵聍则不能用灸法。

耳门，在耳屏上切迹的前方，下颌骨髁状突的后缘上方凹陷中，毫针直刺三分，留针呼吸三次的时间，艾炷灸三壮。

和窌，在耳门前上方，平耳廓根前，鬓发后缘，当颞浅动脉后方取穴。是手少阳、足少阳、手太阳经的交会穴。毫针直刺入三分，艾炷灸三壮。

听会，在耳屏间切迹前方，听宫直下，下颌骨髁状突后缘，张口取穴，可摸到颞浅动脉跳动，足少阳经经气输注的部位。毫针直刺四分，艾炷灸三壮。

听宫，在耳屏中点与下颌骨髁状突之间，张口呈凹陷处取穴。是足少阳、手少阳、手太阳的交会穴。毫针直刺三分，艾炷灸三壮。

角孙，平耳尖正中，颞颥部发际处，取穴张口微有孔。是手少阳、足少阳、手阳明经的交会穴。毫针向后斜刺三分，艾炷灸三壮。

瘈脉，又叫资脉，在耳后乳突的中央，翳风与角孙穴沿耳翼连线的中三分之一与下三分之一交界处，点刺出血如豆许大，或直刺一分，灸三壮。

颅息，在耳后翳风与角孙沿耳翼连线的上三分之一折点处取穴。手少阳经经气输注的部位。毫针直刺一分，若出血过多则伤人。艾炷灸三壮。

翳风，在耳后下颌骨与乳突之间凹陷处。用手按之牵引耳中痛，手少阳经与足少阳经的交会穴。毫针直刺四分，艾炷灸三壮。

颈凡十七穴第十二

【原文】

廉泉，一名本池，在颔下，结喉上，舌本下，阴维、任脉之会。刺入二分，留三呼，灸三壮。

人迎，一名天五会，在颈大脉动应手，侠结喉，以候五脏气，足阳明脉气所发。禁不可灸，刺入四分，过深不幸杀人。

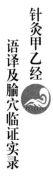

天窗，一名窗笼，在曲颊下，扶突后，动脉应手陷者中，手太阳脉气所发。刺入六分，灸三壮。

天牖，在颈筋间、缺盆上，天容后，天柱前，完骨下，发际上，手少阳脉气所发。刺入一分，灸三壮。

天容，在耳下曲颊后，手少阳脉气所发。刺入一寸，灸三壮。

水突，一名水门。在颈大筋前，直人迎下，气舍上，足阳明脉气所发。刺入一寸，灸三壮。

气舍，在颈直人迎下，侠天突陷者中，足阳明脉气所发。刺入三分，灸五壮。

扶突，在人迎后一寸五分，手阳明脉气所发。刺入三分，灸三壮。

天鼎，在缺盆上，直扶突，气舍后一寸五分，手阳明脉气所发。刺入四分，灸三壮。

【译文】

廉泉，又叫本池。在颌下结喉上方，舌骨下缘的凹陷中。阴维脉与任脉的交会穴。毫针直刺二分，留针约呼吸三次的时间，艾炷灸三壮。

人迎，又叫天五会。在平结喉旁颈动脉处，当胸锁乳突肌前缘取穴，当颈总动脉搏动处，以应五脏，是足阳明脉气输注的部位。禁用灸法，毫针避开动脉直刺四分，针刺过深则伤人。

天窗，又叫窗笼。在胸锁乳突肌的后缘，扶突穴后动脉跳动的凹陷处，是手太阳经气输注的部位。毫针直刺六分，艾炷灸三壮。

天牖，在乳突后下部与胸锁乳突肌的凹陷处，缺盆上方，前与天容穴后与天柱穴相平，入发际中，是手少阳经气输注的部位。毫针直刺一分，艾炷灸三壮。

天容，在下颌角后方，胸锁乳突肌前缘的凹陷中，手太阳经气输注的部位。毫针直刺一寸，艾炷灸三壮。

水突，又叫水门。在胸锁乳突肌前缘，正当人迎穴与气合穴中间。是足阳明经经气输注的部位。毫针直刺一寸，艾炷灸三壮。

气舍，在人迎穴直下方，锁骨内侧上缘，在胸锁乳突肌的胸骨头与锁骨头之间的凹陷中，是足阳明经经气输注的部位。毫针直刺三分，艾炷灸五壮。

扶突，在颈部侧面，结喉旁开三寸，约当胸锁乳突肌的胸骨头与锁骨头之间取穴，人迎穴后一寸五分，手阳明经气输注的部位。毫针刺入三分，艾炷灸三壮。

天鼎，在扶突穴直下一寸，胸锁乳突肌后缘，手阳明经气输注的部位。毫针直刺四分，艾炷灸三壮。

肩凡二十八穴第十三

【原文】

肩井，在肩上陷者中，缺盆上大骨前，手足少阳、阳维之会。刺入五分，灸五壮。

肩贞，在肩曲胛下，两骨解间，肩髃后陷者中，手太阳脉气所发。刺入八分，灸三壮。

巨骨，在肩端上行两叉骨间陷者中，手阳明、跷脉之会。刺入一寸五分，灸五壮。

天窌，在肩缺盆中上，毖骨之间陷者中，手少阳、阳维之会。刺入八分，灸三壮。

肩髃，在肩端两骨间，手阳明、跷脉之会。刺入六分，留六呼，灸三壮。

肩窌，在肩端臑上，斜举臂取之。刺入七分，灸三壮。

臑腧，在肩臑后大骨下胛上廉陷者中，手足太阳、阳维、跷脉之会。举臂取之，刺入八分，灸三壮。

秉风，侠天窌在外，肩上小髃骨后，举臂有空，手阳明、太阳，手、足少阳之会。举臂取之，刺入五分，灸五壮。

天宗，在秉风后大骨下陷者中，手太阳脉气所发。刺入五分，留六呼，灸三壮。

肩外俞，在肩胛上廉，去脊三寸陷者中。刺入六分，灸三壮。

肩中俞，在肩胛内廉，去脊二寸陷者中。刺入三分，留七呼，灸三壮。

曲垣，在肩中央曲胛陷者中，按之动脉应手。刺入九分，灸十壮。

缺盆，一名天盖，在肩上横骨陷者中。刺入三分，留七呼，灸三壮，刺太深，令人逆息。

臑会，一名臑窌，在臂前廉，去肩头三寸，手阳明之络。刺入五分，灸五壮。

【译文】

肩井，在肩上凹陷中，位于缺盆上方肩胛棘前，即大椎穴与肩峰连线的中点。是手少阳、足少阳和阳维脉的交会穴。毫针直刺五分，艾炷灸五壮。

肩贞，在肩胛骨外缘弯曲处下方即肩关节的后下方凹陷中，上臂内收时，在腋后纹头上一寸处取穴。是手太阳经经气输注的部位。毫针刺入八分，艾炷灸三壮。

巨骨，在肩髃上，肩胛上肩峰起始部上缘与锁骨外端上缘之间凹陷中取穴。是

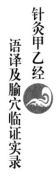

手阳明经与跷脉的交会穴。毫针刺入一寸五分，艾炷灸五壮。

天窌，在肩井与曲垣穴连线的中点取穴。是手少阳、足少阳及阳维脉的交会穴。毫针直刺八分，艾炷灸三壮。

肩髃，在肩峰前下方，肩峰与肱骨大结节之间取穴。是手阳明、少阳、阳跷的交会穴。毫针直刺六分，留针呼吸六次的时间，艾炷灸三壮。

肩窌，在肩峰的后下际，上臂外展，肩髃后寸许的凹陷中，手足太阳经、阳维脉、跷脉的交会穴，举臂取穴。毫针直刺七分，艾炷灸三壮。

臑腧，在肩部腋后纹头直上，肩胛冈下缘凹陷中，手太阳、足太阳、阳维脉、跷脉的交会穴，举臂取穴。毫针直刺八分，艾炷灸三壮。

秉风，在肩胛冈上窝，当天宗直上，举臂有凹陷处。是手阳明、手太阳、手少阳、足少阳经的交会穴，举臂取穴。毫针直刺五分，艾炷灸五壮。

天宗，在肩胛冈下窝的凹陷处，与第四胸椎平。是手太阳经气输注的部位。毫针直刺五分，留针约呼吸六次的时间，艾炷灸三壮。

肩外俞，在第一胸椎棘突下陶道穴旁三寸，肩胛骨内侧上方取穴。毫针斜刺六分，艾炷灸三壮。

肩中俞，在第七颈椎棘突下大椎穴旁开二寸取穴。毫针斜刺三分，留针呼吸七次的时间，艾炷灸三壮。

曲垣，在肩胛冈上窝之内，用手按压可感到动脉跳动。毫针刺入九分，艾炷灸十壮。

缺盆，又叫天盖，在肩上乳中直线直上锁骨上窝中央。毫针直刺三分，留针呼吸七次的时间，艾炷灸三壮。直刺太深必刺伤肺脏造成气胸，使人发生咳喘的病证。

臑会，又叫臑窌，位于臂外侧，当肘尖与肩髎的连线上，肩髎穴下三寸，三角肌后缘取穴。是手少阳、手阳明、阳维脉的交会穴。毫针直刺五分，艾炷灸五壮。

胸自天突循任脉下行至中庭凡七穴第十四

【原文】

天突，一名玉户，在颈结喉下二寸，中央宛宛中，阴维、任脉之会。低头取之。刺入一寸，留七呼，灸三壮。

璇玑，在天突下一寸中央陷者中，任脉气所发。仰头取之。刺入三分，灸五壮。

华盖，在璇玑下一寸陷者中，任脉气所发。仰头取之。刺入三分，灸五壮。

紫宫，在华盖下一寸六分陷者中，任脉气所发。仰头取之。刺入三分，灸五壮。

玉堂，一名玉英，在紫宫下一寸六分陷者中，任脉气所发。仰头取之，刺入三分，灸五壮。

膻中，一名元儿，在玉堂下一寸六分陷者中，任脉气所发。仰而取之，刺入三分，灸五壮。

中庭，在膻中下一寸六分陷者中，任脉气所发。仰而取之。刺入三分，灸五壮。

【译文】

天突，又名玉户，在颈部喉结下二寸，胸骨上窝正中凹陷中，是阴维脉与任脉的交会穴。正坐仰头取穴。毫针先直刺二至三分，然后沿胸骨柄后缘，气管前缘缓慢刺入一寸，留针呼吸七次的时间，艾炷灸三壮。

璇玑，在天突穴与华盖穴间，胸骨正中线上平第一肋上缘的凹陷中，正坐仰头取穴。是任脉经气输注的部位。毫针向下沿皮刺入三分，艾炷灸五壮。

华盖，在璇玑穴下一寸的凹陷处，胸骨正中线上平第一肋间隙，正坐仰头取穴。毫针向下沿皮刺入三分，艾炷灸五壮。

紫宫，在华盖穴直下一寸六分的凹陷处，胸骨正中线上平第二肋间隙，正坐仰头取穴。任脉经气所输注的部位。毫针向下沿皮刺入三分，艾炷灸五壮。

玉堂，又叫玉英，在紫宫穴直下一寸六分凹陷处，任脉经气输注的部位。仰头取穴。毫针向下沿皮刺入三分，艾炷灸五壮。

膻中，又叫元儿，在玉堂穴下一寸六分凹陷中，胸骨正中线上平第四肋间隙，两乳之间取穴，为任脉经气输注的部位，仰卧或仰靠坐位取穴。毫针向下沿皮刺入三分，艾炷灸五壮。

中庭，在膻中穴下一寸六分的凹陷处，平第五肋间隙，任脉经气输注的部位，仰卧或仰靠坐位取穴。毫针向下沿皮刺入三分，艾炷灸五壮。

胸自输府侠任脉两旁各二寸
下行至步廊凡十二穴第十五

【原文】

输府，在巨骨下，去璇玑旁各二寸陷者中，足少阴脉气所发。仰而取之。刺入四分，灸五壮。

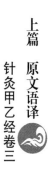

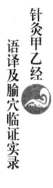

　　彧中，在输府下一寸六分陷者中，足少阴脉气所发。仰而取之。刺入四分，灸五壮。

　　神藏，在彧中下一寸六分陷者中，足少阴脉气所发。仰而取之。刺入四分，灸五壮。

　　灵墟，在神藏下一寸六分陷者中，足少阴脉气所发。仰而取之。刺入四分，灸五壮。

　　神封，在灵墟下一寸六分陷者中，足少阴脉气所发。仰而取之。刺入四分，灸五壮

　　步廊，在神封下一寸六分陷者中，足少阴脉气所发。仰而取之。刺入四分，灸五壮。

【译文】

　　输府，在胸部锁骨下缘，璇玑穴两旁各二寸的凹陷中。为足少阴经经气输注的部位。仰卧取穴。毫针斜刺或平刺四分，艾炷灸五壮。

　　彧中，在输府穴下一寸六分的凹陷中，即第一肋间隙，任脉旁二寸，是足少阴经经气输注的部位。仰卧取穴。毫针斜刺或平刺四分，艾炷灸五壮。

　　神藏，在彧中穴下一寸六分的凹陷中，即平第二肋间隙，任脉两旁各二寸。为足少阴经经气输注的部位。仰卧取穴。毫针斜刺或平刺四分，艾炷灸五壮。

　　灵墟，在神藏穴下一寸六分的凹陷处，在第三肋间隙中，任脉旁开二寸，是足少阴经经气输注的部位。仰卧取穴。毫针斜刺或平刺四分，艾炷灸五壮。

　　神封，在灵墟穴下一寸六分凹陷处，在第四肋间隙中，膻中旁开二寸。仰卧取穴。是足少阴经经气输注的部位。毫针斜刺或平刺四分，艾炷灸五壮。

　　步廊，在神封穴下一寸六分凹陷处，即第五肋间隙中，任脉旁开二寸。仰卧取穴。是足少阴经经气输注的部位。毫针斜刺或平刺四分，艾炷灸五壮。

胸自气户侠输府两旁各二寸下行至乳根凡十二穴第十六

【原文】

　　气户，在巨骨下输府两旁各二寸陷者中，足阳明脉气所发。仰而取之，刺入四分，灸五壮。

　　库房，在气户下一寸六分陷者中，足阳明脉气所发。仰而取之。刺入四分，灸五壮。

屋翳，在库房下一寸六分。刺入四分，灸五壮。

膺窗，在屋翳下一寸六分。刺入四分，灸五壮。

乳中，禁不可刺灸，灸刺之，不幸生蚀疮，疮中有脓血清汁者可治，疮中有息肉若蚀疮者死。

乳根，在乳下一寸六分陷者中，足阳明脉气所发。仰而取之。刺入四分，灸五壮。

【译文】

气户，在乳中线上锁骨中点的下方即输府穴两旁各二寸的凹陷中，第一肋上缘。是足阳明经经气输注的部位。仰卧或仰靠坐位取穴。毫针斜刺四分，艾炷灸五壮。

库房，在气户穴下一寸六分的凹陷中，第一肋间隙取穴，足阳明经经气输注的部位，仰卧取穴。毫针斜刺四分，艾炷灸五壮。

屋翳，在库房穴下一寸六分的凹陷中，乳中线上第二肋间隙处。毫针向内斜刺四分，艾炷灸五壮。

膺窗，在屋翳穴下一寸六分的凹陷里，乳中线上平第三肋间隙中。毫针直刺或向内斜刺四分，艾炷灸五壮。

乳中，在乳头正中央。此穴不可针亦不可灸，只作为胸腹部取穴的标志。若妄用针刺艾灸，就会生"蚀疮"，疮中有脓血，汁清的就可治愈。若疮内有息肉像蚀疮腐烂的是不治的死证。

乳根，在乳中穴下一寸六分凹陷中，即乳根部，第五肋间隙，距前正中线四寸。是足阳明经经气输注的部位。仰卧取穴。毫针斜刺四分，艾炷灸五壮。

胸自云门侠气户两旁各二寸下行至食窦凡十二穴第十七

【原文】

云门，在巨骨下，气户两旁各二寸陷者中，动脉应手，手太阴脉气所发。举臂取之。刺入七分，灸五壮，刺太深令人逆息。

中府，肺之募也。一名膺中俞，在云门下一寸，乳上三肋间陷者中，动脉应手，仰而取之，手、足太阴之会。刺入三分，留五呼，灸五壮。

周荣，在中府下一寸六分陷者中，足太阴脉气所发。仰而取之。刺入四分，灸五壮。

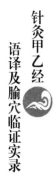

胸乡，在周荣下一寸六分陷者中，足太阴脉气所发。仰而取之。刺入四分，灸五壮。

天溪，在胸乡下一寸六分陷者中，足太阴脉气所发。仰而取之。刺入四分，灸五壮。

食窦，在天溪下一寸六分陷者中，足太阴脉气所发。仰而取之。刺入四分，灸五壮。

【译文】

云门，在锁骨外端下方，肩胛骨喙突内方的凹陷中，距任脉旁开六寸。用手按压可感觉到动脉跳动，是手太阴经经气输注的部位，举臂取穴。毫针向外斜刺七分，艾炷灸五壮，毫针直刺太深会伤肺脏引起气胸出现咳喘。

中府，肺脏的募穴，又叫膺中俞。在云门穴下一寸，胸前臂外上方，第一肋间隙凹陷处，用手可摸到动脉跳动。距任脉六寸，仰卧取穴。是手太阴与足太阴的交会穴。毫针向外斜刺入三分，留针呼吸五次的时间，艾炷灸五壮。

周荣，在中府穴下一寸六分的凹陷中，即当第二肋间隙取穴，距任脉六寸。是足太阴经经气输注的部位。仰卧取穴。毫针刺入四分，艾炷灸五壮。

胸乡，在周荣穴下一寸六分的凹陷处，即当第三肋间隙中，距任脉六寸。是足太阴经经气输注的部位。仰卧取穴，毫针斜刺四分，艾炷灸五壮。

天溪，在胸乡穴下一寸六分凹陷里，即乳头外旁开二寸，第四肋间隙中，距任脉六寸取穴。仰卧取穴。毫针斜刺或平刺四分，艾炷灸五壮。

食窦，在天溪穴下一寸六分凹陷中，第五肋间隙中，距任脉六寸。是足太阴经经气输注的部位。仰卧取穴。毫针斜刺四分，艾炷灸五壮。

腋胁下凡八穴第十八

【原文】

渊腋，在腋下三寸宛宛中，举臂取之。刺入三分，不可灸，灸之不幸，生肿蚀马刀伤，内溃者死，寒热生马疡可治。

大包，在渊腋下三寸，脾之大络，布胸胁中，出九肋间及季胁端，别络诸阴者。刺入三分，灸三壮。

辄筋，在腋下三寸，复前行一寸，著胁，足少阳脉气所发。刺入六分，灸三壮。

天池，一名天会，在乳后一寸，腋下三寸，著胁，直掖撅肋间，手厥阴、足少阳之会。刺入七分，灸三壮。

【译文】

渊腋，在腋下三寸的凹陷中，即腋中线上第四肋间隙中。举臂取穴。毫针斜刺三分，不可灸。灸则生肿蚀马刀疡疮，若肿蚀马刀疮内溃的是不可治的死证。而发生马疡而现寒热的还可以治愈。

大包，在渊腋穴下三寸，即腋中线上第六肋间隙中。侧卧举臂取穴，是脾经的大络，分散在胸胁，出第九肋间及季胁端，统阴阳诸络，由脾灌溉五脏。毫针斜刺三分，艾炷灸三壮。

辄筋，在渊腋前一寸，第四肋间隙中，附着胁肋，侧卧取穴。是足少阳经经气输注的部位。毫针斜刺六分，艾炷灸三壮。

天池，又叫天会，在第四肋间隙中，乳头外侧一寸，侧卧取穴，即腋窝正中直下三寸的胁肋处齐第四肋间隙的部位。是手厥阴经与足少阳经的交会穴。毫针斜刺七分，艾炷灸三壮。

腹自鸠尾循任脉下行至会阴凡十五穴第十九

【原文】

鸠尾，一名尾翳，一名䯏，在臆前敝骨下五分，任脉之别。不可灸刺。

巨阙，心募也，在鸠尾下一寸，任脉气所发。刺入六分，留七呼，灸五壮。

上脘，在巨阙下一寸五分，去蔽骨三寸，任脉、足阳明、手太阳之会。刺入八分，灸五壮。

中脘，一名太仓，胃募也，在上脘下一寸，居心蔽骨与脐之中，手太阳、少阳、足阳明所生，任脉之会。刺入一寸二分，灸七壮。

建里，在中脘下一寸。刺入五分，留十呼，灸五壮。

下脘，在建里下一寸，足太阴、任脉之会。刺入一寸，灸五壮。

脐中，神阙穴也，一名气舍，灸三壮，禁不可刺，刺之令人恶疡遗矢出者，死不治。

水分，在下脘下一寸，脐上一寸，任脉气所发。刺入一寸，灸五壮。

阴交，一名少关，一名横户，在脐下一寸，任脉气冲之会。刺入八分，灸五壮。

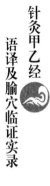
气海，一名脖胦，一名下肓，在脐下一寸五分，任脉气所发。刺入一寸三分，灸五壮。

石门，三焦募也，一名利机，一名精露，一名丹田，一名命门，在脐下二寸，任脉气所发。刺入五分，留十呼，灸三壮，女子禁不可刺，灸中央，不幸使人绝子。

关元，小肠募也，一名次门，在脐下三寸，足三阴、任脉之会。刺入二寸，留七呼，灸七壮。

中极，膀胱募也，一名气原，一名玉泉，在脐下四寸，足三阴、任脉之会。刺入二寸，留七呼，灸三壮。

曲骨，在横骨上中极下一寸，毛际陷者中，动脉应手，任脉、足厥阴之会。刺入一寸五分，留七呼，灸三壮。

会阴，一名屏翳，在大便前小便后两阴之间，任脉别络侠督脉、冲脉之会。刺入二寸，留三呼，灸三壮。

【译文】

鸠尾，又叫尾翳，也叫䯏。在剑突下，脐上七寸，仰卧取穴。为任脉的络穴，不可妄用针刺艾灸。

巨阙，心的募穴，在鸠尾穴下一寸，前正中线上，脐中上六寸，仰卧取穴，是任脉经气输注的部位。毫针直刺六分，留针呼吸七次的时间，艾炷灸五壮。

上脘，在巨阙穴下一寸五分，胸剑结合部下三寸，前正中线上，当脐中上五寸。是任脉、足阳明经、手太阴经的交会穴。毫针直刺八分，艾炷灸五壮。

中脘，又叫太仓，胃的募穴，在上脘穴下一寸，胸剑结合部与肚脐正中连线的中间。是手太阳与手少阳、足阳明经的交会穴。任脉经气输注的部位。毫针直刺一寸二分，艾炷灸七壮。

建里，中脘穴下一寸，腹正中线上，仰卧取穴。毫针直刺五分，留针呼吸十次，艾炷灸五壮。

下脘，在建里穴下一寸，腹正中线上，为足太阴经与任脉的交会穴。毫针直刺一寸，艾炷灸五壮。

脐中，就是神阙穴，又名气舍，在腹中部，肚脐正中，艾炷灸三壮。禁用针刺。针刺可使人脐部发生疮疡溃烂及肠内物遗出的病症，是不可治疗的死证。

水分，下脘穴下一寸，腹正中线上，肚脐正中上一寸，是任脉经气输注的部位。毫针直刺一寸，艾炷灸五壮。

阴交，又名少关，也叫横户。在腹正中线上，肚脐正中下一寸，是任脉与冲脉、足少阴经的交会穴。毫针直刺八分，艾炷灸五壮。

气海，又名脖胦，也叫下肓。在脐下一寸五分，腹正中线上，任脉经气输注的部位。毫针直刺入一寸三分，艾炷灸五壮。

石门，又名利机、精露、丹田、命门。是三焦的募穴。在腹正中线上，肚脐正中下方二寸处。毫针直刺五分，留针呼吸十次的时间，艾炷灸三壮。女子禁用针刺，宜用艾法。妄用针刺使女子绝育。

关元，又名次门，是小肠的募穴。在腹正中线上，肚脐正中下三寸。足三阴经与任脉的交会穴。毫针直刺二寸，留针呼吸七次的时间，艾炷灸七壮。

中极，又叫气原，也叫玉泉。是膀胱的募穴。在下腹部前正中线上，脐中下四寸处。足三阴经与任脉的交会穴。毫针直刺二寸，留针呼吸七次的时间，艾炷灸三壮。

曲骨，在耻骨联合上方，中极穴下一寸，耻骨上阴毛部凹陷处，用手可摸到腹壁下动脉搏动，足厥阴经与任脉的交会穴。毫针直刺一寸五分，留针呼吸七次的时间，艾炷灸三壮。

会阴，又叫屏翳，在肛门与男子阴囊根部（女子阴唇后联合）之间。仰卧屈膝取穴。任脉别络与督脉、冲脉的交会穴。毫针刺入二寸，留针约呼吸三次的时间，艾炷灸三壮。

腹自幽门侠巨阙两旁各半寸循冲脉下行至横骨凡二十二穴第二十

【原文】

幽门，一名上门，在巨阙两旁各五分陷者中，冲脉、足少阴之会。刺入五分，灸五壮。

通谷，在幽门下一寸陷者中，冲脉、足少阴之会。刺入五分，灸五壮。

阴都，一名食宫，在通谷下一寸，冲脉、足少阴之会。刺入一寸，灸五壮。

石关，在阴都下一寸，冲脉、足少阴之会。刺入一寸，灸五壮。

商曲，在石关下一寸，冲脉、足少阴之会。刺入一寸，灸五壮。

肓俞，在商曲下一寸，直脐旁五分，冲脉、足少阴之会。刺入一寸，灸五壮。

中注，在肓俞下五分，冲脉、足少阴之会。刺入一寸，灸五壮。

四满，一名髓府，在中注下一寸，冲脉、足少阴之会。刺入一寸，灸五壮。

气穴，一名胞门，一名子户，在四满下一寸，冲脉、足少阴之会。刺入一寸，灸五壮。

大赫，一名阴维，一名阴关，在气穴下一寸，冲脉、足少阴之会。刺入一寸，灸五壮。

横骨，一名下极，在大赫下一寸，冲脉、足少阴之会。刺入一寸，灸五壮。

【译文】

幽门，又名上门。在巨阙穴两旁各五分的凹陷中，在肓俞（与肚脐正中相平）上六寸，仰卧取穴。冲脉与足少阴经的交会穴。毫针直刺五分，艾炷灸五壮。

通谷，在幽门穴下一寸的凹陷中，上腹部脐中上五寸，前正中线旁开半寸，仰卧取穴。冲脉与足少阴经的交会穴。毫针直刺五分，艾炷灸五壮。

阴都，又名食宫，在通谷穴下一寸，前正中线旁五分，肓俞穴上四寸的凹陷中，冲脉与足少阴经的交会穴。毫针刺入一寸，艾炷灸五壮。

石关，在阴都穴下一寸的凹陷中，肓俞穴上三寸，前正中线旁五分，仰卧取穴。冲脉与足少阴经的交会穴。毫针直刺一寸，艾炷灸五壮。

商曲，在石关穴下一寸，肓俞穴上二寸，前正中线旁五分。冲脉与足少阴经的交会穴。毫针直刺一寸，艾炷灸五壮。

肓俞，在商曲穴下一寸，肚脐正中旁五分。冲脉与足少阴经的交会穴。毫针直刺一寸，艾炷灸五壮。

中注，在肓俞穴下五分，即中腹部，当脐中下一寸，前正中线旁五分，仰卧取穴。冲脉与足少阴经的交会穴。毫针直刺一寸，艾炷灸五壮。

四满，又名髓府。在中注穴下一寸，即脐中下二寸，前正中线旁五分。冲脉与足少阴经的交会穴。毫针直刺一寸，艾炷灸五壮。

气穴，又名胞门，也叫子户。在四满穴下一寸，即脐中下三寸，前正中线（关元）旁开五分。仰卧取穴。为冲脉与足少阴经的交会穴。毫针直刺一寸，艾炷灸五壮。

大赫，又名阴维，也叫阴关，在气穴下一寸，即脐中下四寸，前正中线（中极）旁五分。冲脉与足少阴经的交会穴。毫针直刺一寸，艾炷灸五壮。

横骨，又名下极，在大赫穴下一寸，即脐中下五寸，前正中线（曲骨）旁五分。为冲脉与足少阴经的交会穴。毫针直刺一寸，艾炷灸五壮。

腹自不容侠幽门两旁各一寸五分至气冲凡二十四穴第二十一

【原文】

不容，在幽门旁各一寸五分，去任脉二寸，直四肋端，相去四寸。足阳明脉气所发。刺入五分，灸五壮。

承满，在不容下一寸，足阳明脉气所发。刺入八分，灸五壮。

梁门，在承满下一寸，足阳明脉气所发。刺入八分，灸五壮。

关门，在梁门下，太乙上，足阳明脉中间穴外延，足阳明脉气所发。刺入八分，灸五壮。

太乙，在关门下一寸，足阳明脉气所发。刺入八分，灸五壮。

滑肉门，在太乙下一寸，足阳明脉气所发。刺入八分，灸五壮。

天枢，大肠募也，一名长溪，一名谷门，去肓俞一寸五分，侠脐两旁各二寸陷者中，足阳明脉气所发。刺入五分，留七呼，灸五壮。

外陵，在天枢下，大巨上，足阳明脉气所发。刺入八分，灸五壮。

大巨，一名掖门，在长溪下二寸，足阳明脉气所发。刺入八分，灸五壮。

水道，在大巨下三寸，足阳明脉气所发。刺入二寸五分，灸五壮。

归来，一名溪穴，在水道下二寸。刺入八分，灸五壮。

气冲，在归来下，鼠鼷上一寸，动脉应手，足阳明脉气所发。刺入三分，留七呼，灸三壮，灸之不幸使人不得息。

【译文】

不容，在幽门穴旁开一寸五分，即脐上六寸，距巨阙穴（任脉）二寸。约第四肋间乳中穴直下四寸相平的部位。为足阳明经经气输注的部位。毫针直刺五分，艾炷灸五壮。

承满，在不容穴下一寸，即脐上五寸处。仰卧取穴。足阳明经经气输注的部位。毫针直刺八分，艾炷灸五壮。

梁门，在承满穴下一寸，即脐上四寸处。仰卧取穴。足阳明经经气输注的部位。毫针直刺八分，艾炷灸五壮。

关门，在梁门穴与太乙穴间，即脐上三寸，任脉（建里穴）旁开二寸。是足阳

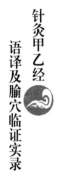
明经经气输注的部位。毫针直刺八分，艾炷灸五壮。

太乙，在关门穴下一寸，即脐上二寸，距任脉（下脘穴）二寸。是足阳明经经气输注的部位。仰卧取穴。毫针直刺八分，艾炷灸五壮。

滑肉门，在太乙穴下一寸，即脐上一寸，任脉（水分穴）旁二寸。足阳明经经气输注的部位。仰卧取穴。毫针直刺八分，艾炷灸五壮。

天枢，是大肠的募穴，又名长溪，也叫谷门，距肓俞一寸五分，夹脐中两旁各二寸。为足阳明经经气输注的部位。毫针直刺五分，留针约呼吸七次的时间，艾炷灸五壮。

外陵，在天枢穴与大巨穴之间，即脐中下一寸，任脉（阴交穴）开二寸。足阳明经经气输注的部位。毫针直入八分，艾炷灸五壮。

大巨，又名液门。在长溪穴下二寸，即脐下二寸，任脉（石门穴）旁二寸。仰卧取穴。为足阳明经经气输注的部位。毫针直刺八分，艾炷灸五壮。

水道，在大巨穴下一寸，即脐下三寸，任脉（关元穴）旁二寸。仰卧取穴。足阳明经经气输注的部位。毫针直刺二寸五分，艾炷灸五壮。

归来，又名溪穴，在水道穴下一寸，即脐中下四寸，任脉（中极穴）旁二寸。仰卧取穴。足阳明经经气输注的部位。毫针直刺八分，艾炷灸五壮。

气冲，在归来穴下方，腹股沟之前，前正中线脐中下五寸旁开二寸。用手可摸到动脉跳动，足阳明经经气输注的部位。毫针直刺三分，留针约呼吸七次的时间，艾炷灸三壮。若灸之太过则使人不得安息。

腹自期门上直两乳侠不容两旁各一寸五分下行至冲门凡十四穴第二十二

【原文】

期门，肝募也，在第二肋端，不容旁各一寸五分，上直两乳，足太阴厥阴、阴维之会。举臂取之。刺入四分，灸五壮。

日月，胆募也。在期门下五分，足太阴、少阳之会。刺入七分，灸五壮。

腹哀，在日月下一寸五分，足太阴、阴维之会。刺入七分，灸五壮。

大横，在腹哀下三寸，直脐旁，足太阴、阴维之会。刺入七分，灸五壮。

腹屈，一名腹结，在大横下一寸三分。刺入七分，灸五壮。

府舍，在腹结下三寸，足太阴、阴维、厥阴之会。此脉上下入腹络胸，结心肺，从胁上至肩，此太阴郄，三阴阳明支别。刺入七分，灸五壮。

冲门，一名慈宫，上去大横五寸，在府舍下横骨两端，约文中动脉，足太阴、厥阴之会。刺入七分，灸五壮。

【译文】

期门，肝的募穴。在乳下二肋间，不容穴旁一寸五分，向上直对两乳。即锁骨中线上，乳头直下第六肋间隙。足太阴经与足厥阴经、阴维脉的交会穴，举臂取穴。毫针斜刺四分，艾炷灸五壮。

日月，胆的募穴。在期门穴下五分，即乳头下方，第七肋间隙。仰卧取穴。足太阴经与足少阳经的交会穴。毫针斜刺七分，艾炷灸五壮。

腹哀，在日月穴下一寸五分，即脐上三寸，任脉（建里穴）旁四寸。仰卧取穴。是足太阴经与阴维脉的交会穴。毫针直刺七分，艾炷灸五壮。

大横，在腹哀穴下三寸，肚脐旁开四寸，足太阴经与阴维脉的交会穴。毫针直刺七分，灸五壮。

腹屈，又叫腹结，在大横下一寸三分，即府舍穴与大横穴连线上，府舍穴上三寸。仰卧取穴。毫针直刺七分，艾炷灸五壮。

府舍，在腹结穴下三寸，即脐中下四寸，冲门穴上七分，距前正中线四寸。仰卧取穴。足太阴经与阴维脉及足厥阴脉的交会穴。以上三条脉上下入腹络肝脾达胸结心肺，从胁至肩部，是足太阴经经气深集的孔隙，此三阴经与手足阳明经相互联络。毫针直刺七分，艾炷灸五壮。

冲门，又叫慈宫，上距大横穴五寸，在府舍穴下方耻骨两端，腹股沟股动脉外侧，耻骨联合上缘，曲骨（任脉）旁开三寸五分。仰卧取穴。毫针直刺七分，艾炷灸五壮。

腹自章门下行至居髎凡十二穴第二十三

【原文】

章门，脾募也，一名长平，一名胁髎，在大横外，直脐季胁端，足厥阴、少阳之会。侧卧屈上足，伸下足，举臂取之。刺入八分，留六呼，灸三壮。

带脉，在季胁下一寸八分。刺入六分，灸五壮。

五枢，在带脉下三寸。一曰：在水道旁一寸五分。刺入一寸，灸五壮。

京门，肾募也，一名气府，一名气俞，在监骨下腰中挟脊，季胁下一寸八分。

121

上篇　原文语译

针灸甲乙经卷三

刺入三分，留七呼，灸三壮。

维道，一名外枢，在章门下五寸三分，足少阳、带脉之会。刺入八分，灸三壮。

居窌，在章门下八寸三分，监骨上陷者中，阳跷、足少阳之会。刺入八分，灸三壮。

【译文】

章门，脾的募穴，又名长平，也叫胁窌。在第十一肋端下方，侧卧伸下腿屈上腿举臂取穴。毫针斜刺八分，留针约呼吸六次的时间，艾炷灸三壮。

带脉，在侧腹部，在第十一肋（章门）稍后处向下一寸八分。毫针直刺六分，艾炷灸五壮。

五枢，在带脉穴下三寸。有的说在水道穴旁开一寸五分。毫针直刺一寸，艾炷灸五壮。

京门，肾的募穴。又名气府，也叫气俞。在髂骨与腰中季胁夹脊的部位，即章门穴下一寸八分，第十二肋骨游离端的下方。毫针刺入三分，留针约呼吸七次的时间，艾炷灸三壮。

维道，又名外枢，在章门穴下五寸三分，即侧腹部髂前上棘的前下方，五枢穴前下五分。足少阳经与带脉的交会穴。毫针向前下方斜刺八分，艾炷灸三壮。

居窌，在章门穴下八寸三分，髂骨上方的凹陷中，即髋部，当髂前上棘与股骨大转子最高点连线的中点处。阳跷脉与足少阳经交会穴。毫针直刺或斜刺八分，艾炷灸三壮。

手太阴及臂凡一十八穴第二十四

【原文】

黄帝问曰：愿闻五脏六腑所出之处。

岐伯对曰：五脏五俞，五五二十五俞；六腑六俞，六六三十六俞。经脉十二，络脉十五，凡二十七气，上下行。所出为井，所溜为荣，所注为俞，所过为原，所行为经，所入为合。别而言之，则所注为俞；总而言之，则手太阴井也、荣也、原也、经也、合也，皆为之俞。非此六者谓之间。

凡穴：手太阴之脉，出于大指之端内侧，循白肉际，至本节后太渊，溜以澹，外屈，上于本节之下，内屈与诸阴络，会于鱼际，数脉并注此其气滑利，伏行壅骨之下，外屈出于寸口而行，上至于肘内廉，入于大筋之下，内屈上行臑阴，入腋下，内屈走肺，此顺行逆数之屈折也。

肺出少商，少商者，木也。在手大指端内侧，去爪甲如韭叶，手太阴脉之所出也，为井。刺入一分，留一呼，灸一壮。

鱼际者，火也。在手大指本节后内侧散脉中，手太阴脉之所溜也，为荥。刺入二分，留三呼，灸三壮。

太渊者，土也。在掌后陷者中，手太阴脉之所注也，为俞。刺入二分，留二呼，灸三壮。

经渠者，金也。在寸口陷者中，手太阴之所行也，为经。刺入三分，留三呼，不可灸，灸之伤人神明。

列缺，手太阴之络，去腕上一寸五分，别走阳明者。刺入三分，留三呼，灸五壮。

孔最，手太阴之郄，去腕七寸，专金二七水之父母。刺入三分，留三呼，灸五壮。

尺泽者，水也，在肘中约纹上动脉，手太阴脉之所入也，为合。刺入三分，灸三壮。

侠白，在天府下，去肘五寸动脉中，手太阴之别。刺入四分，留三呼，灸五壮。

天府，在腋下三寸，臂臑内廉动脉中，手太阴脉气所发。禁不可灸，灸之令人逆气，刺入四分，留三呼。

【译文】

黄帝说：我想了解下五脏六腑脉气所出之处的情况。

岐伯答曰：五脏所属五阴经各自有井、荥、输、经、合五个腧穴，五五二十五个腧穴。六腑所属六阳经各自有井、荥、输、原、经、合六个腧穴，共六六三十六个腧穴。人体有十二经脉及十五络脉，共计二十七脉。这些经脉之气上下循行出入于全身，都是从井穴开始，如山谷间泉水初出，故"所出为井"；"所溜为荥"者，如山泉之水涓涓而行，而未成大流；"所注为俞"者，像水已汇而能转输而行，其气渐盛；"所行为经"者，像水行成渠，脉气正盛。"所入为合"者，像水已汇聚，经气入合于内。若五输穴分别说明，则单指脉气所注之处为俞。总起来说，手太阴肺经的井、荥、输、经、合都可叫作腧穴；分布在四肢肘膝关节以下部位的井、荥、输、原、经、合之间的穴位皆称为"间穴"。

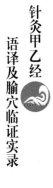

手太阴肺经的腧穴，出于手大指的末端内侧，向内屈折，沿内侧赤白肉际，到大拇指的最后一个骨节之后的寸口部，然后再屈向外行，上行至大拇指最后一个骨节的下方，又向内曲行，会合诸阴络于鱼际部，其气流动滑利，伏行于大指本节后隆起的"壅骨"之下，再屈折向外，浮出于寸口部又循经上行，到达肘内侧，进入大筋之下，再向内屈折上行，通过膈部内侧入腋下，向内屈行走入肺中。这就是手太阴肺经脉气由手向胸逆行屈折出入的路线。

肺的脉气出于少商，少商穴，性属木。在手大拇指内侧距指甲角韭叶宽。是手太阴肺经脉气所开始的部位，为井穴。浅刺一分或点刺出血，留针约呼吸一次的时间，艾炷灸一壮，

鱼际穴，性属火。在手拇指本节后凹陷中，约当桡侧第一掌骨中点，赤白肉际处，为手太阴肺脉入内散行的部位。手太阴脉气微如初出泉之水涓涓而行也，为荥穴。毫针直刺二分，留针约呼吸三次的时间，艾炷灸三壮。

太渊穴，性属土。在腕后掌侧横纹桡侧端，桡动脉桡侧凹陷中。是手太阴脉气渐盛，由此注彼之部位。为输穴。毫针刺入二分，留针约呼吸二次的时间，艾炷灸三壮。

经渠穴，性属金。在寸口凹陷中，即臂掌面桡侧，桡骨茎突与桡动脉之间凹陷中，腕横纹上一寸。是手太阴肺脉经过之处，为经穴。毫针直刺三分，留针约呼吸三次的时间，不可用灸法，妄灸则伤神明。

列缺穴，手太阴经络穴，在腕横纹上一寸五分，当桡骨茎突上凹陷中。络脉由此分出后走向手阳明大肠经。毫针向上斜刺三分，留针约呼吸三次的时间，艾炷灸五壮。

孔最穴，手太阴经的郄穴。距腕横纹上七寸，太渊与尺泽穴的连线上，因金生水，故为水之父母。毫针直刺三分，留针约呼吸三次的时间，艾炷灸五壮。

尺泽穴，性属水。在肘横纹中，肱二头肌腱的桡侧，手太阴肺经脉气由此深入，入合于脏的部位。为肺经的合穴。毫针直刺三分，艾炷灸三壮。

侠白穴，在天府穴下方，肱二头肌桡侧缘，手太阴肺经经别由此分出，进入腋窝。毫针直刺四分，留针约呼吸三次的时间，艾炷灸五壮。

天府穴，在上臂内侧，腋前纹头下三寸，当肱二头肌桡侧，尺泽穴上六寸。手太阴经脉气输注的部位。禁用灸法，妄灸伤肺气，迫使肺气上逆而发为咳喘。毫针直刺四分，留针约呼吸三次的时间。

手厥阴心主及臂凡一十六穴第二十五

【原文】

手心主之脉，出于中指之端，内屈循中指内廉，以上留于掌中，伏两骨之间，外屈出两筋之间，骨肉之际，其气滑利，上二寸外屈行两筋之间，上至肘内廉，入于小筋之下，两骨之会，上入于胸中，内络心胞。

心主出中冲，中冲者，木也。在手中指之端，去爪甲如韭叶陷者中，手心主脉之所出也，为井。刺入一分，留三呼，灸一壮。

劳宫者，火也。一名五里，在掌中央动脉中，手心主脉之所溜也，为荥。刺入三分，留六呼，灸三壮。

大陵者，土也。在掌后两筋间陷者中，手心主脉之所注也，为俞。刺入六分，留七呼，灸三壮。

内关，手心主络，在掌后去腕二寸，别走少阳。刺入二分，灸五壮。

间使者，金也。在掌后三寸，两筋间陷者中，手心主脉之所行也，为经。刺入六分，留七呼，灸三壮。

郄门，手心主郄，去腕五寸。刺入三分，灸三壮。

曲泽者，水也。在肘内廉下陷者中，屈肘得之，手心主脉之所入也，为合。刺入三分，留七呼，灸三壮。

天泉，一名天温，在曲腋下，去臂二寸，举臂取之。刺入六分，灸三壮。

【译文】

手厥阴心包经的脉气，始于中指端。由此向内屈折，沿着中指上行，流注于掌中，伏行于第一、二掌骨之间，又向外屈行出于两筋（掌长肌腱和桡侧腕屈肌腱）中间，再向外屈行于两筋的中间，骨肉交界的部位。其脉气流动滑利，在腕后行三寸后，由外屈折出行于两筋的中间，上至肘内侧，进入肱二头肌腱的下方，流注于两骨会合处，再沿臂上行进入胸中，内络于心包。

手厥阴心包经脉气出于中冲，中冲穴，性属木。在中指本节尖端中央，距爪甲约韭叶宽处凹陷中。是手厥阴心包经脉气始出之处，为井穴。毫针浅刺一分，留针约呼吸三次的时间，艾炷灸一壮。

劳宫穴，性属火。又名五里。在手掌心当第二、三掌骨之间偏第三掌骨处的动脉搏动处。手厥阴心包经经气尚微，如刚出泉之水涓涓流动，为荥穴。毫针直刺三

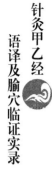

分，留针约呼吸六次的时间，艾炷灸三壮。

大陵穴，性属土。在腕横纹正中凹陷中，掌长肌腱与桡侧腕屈肌腱之间。手厥阴心包经脉气渐盛，由此注彼的部位，为输穴、毫针直刺六分，留针呼吸七次的时间，艾炷灸三壮。

内关穴，手厥阴心包经的络穴。在掌后腕横纹上二寸处，其络脉由此分出后走向手少阳经。毫针刺入二分，艾炷灸五壮。

间使穴，性属金。在掌后腕横纹上三寸，在掌长肌腱与桡侧腕屈肌腱之间凹陷中。为手厥阴心包经脉气正盛运行经过的部位。毫针直刺六分，留针约呼吸七次的时间，艾炷灸三壮。

郄门穴，手厥阴心包经的郄穴，距腕横纹上五寸处，掌长肌腱与桡侧的腕屈肌腱之间。毫针直刺三分，艾炷灸三壮。

曲泽穴，性属水。在肘横纹中，肱头肌腱的尺侧缘，微屈肘以取穴。手厥阴心包经脉气由此深入，会合于脏的部位，为合穴。毫针直刺三分，留针约呼吸七次的时间，艾炷灸三壮。

天泉穴，又叫天温。在腋前横纹头下二寸，肱二头肌两头间取穴。举臂取穴。毫针直刺六分，艾炷灸三壮。

手少阴及臂凡一十六穴第二十六

【原文】

黄帝问曰：手少阴之脉独无俞，何也？

岐伯对曰：少阴者，心脉也。心者，五脏六腑之大主也，为帝王，精神之舍也。其脏坚固，邪弗能客也。客之则心伤，心伤则神去，神去则死矣。故诸邪之在于心者，皆在心之包络。包络者，心主之脉也，故独无俞焉。

曰：少阴脉独无俞者，心不病乎？

曰：其外经脉病而脏不病，故独取其经于掌后兑骨之端，其余脉出入曲折，其行之疾徐，皆如手少阴。心主之脉行也。故本俞者，皆因其气之虚实疾徐以取之，是谓因冲而泄，因衰而补。如是者，邪气得去，真气坚固，是谓因天之叙。

心出少冲。少冲者，木也。一名经始，在手小指内廉之端，去爪甲角如韭叶，手少阴脉之所出也，为井。刺入一分，留一呼，灸一壮。少阴八穴，其七有治，一无治者，邪弗能客也，故曰无俞焉。

126

少府者，火也。在小指本节后陷者中，直劳宫，手少阴脉之所溜也，为荥。刺入三分，灸三壮。

神门者，土也。一名兑冲，一名中都，在掌后兑骨之端陷者中，手少阴脉之所注也，为俞。刺入三分，留七呼，灸三壮。

手少阴郄，在掌后脉中，去腕五分。刺入三分，灸三壮。

通里，手少阴络，在腕后一寸，别走太阳。刺入三分，灸三壮。

灵道者，金也。在掌后一寸五分。或曰：一寸。手少阴脉之所行也，为经。刺入三分，灸三壮。

少海者，水也。一名曲节。在肘内廉节后陷者中，动脉应手，手少阴脉之所入也，为合。刺入五分，灸三壮。

极泉，在腋下筋间动脉入胸中，手少阴脉气所发。刺入三分，灸五壮。

【译文】

黄帝问：为什么惟独手少阴经脉没有俞穴呢？

岐伯答曰：手少阴经是心脉。心是五脏六腑的主宰，脏器坚固，不容邪气侵犯。邪气一旦侵入，就会损伤心脏，心脏受伤必致神气消散而人亡。心包络是心脏的外围，为心的外城，代心行令。因此，各种病邪侵犯心脏时，都在心包络上，因为包络是心主之脉，能够代心受邪，取其心包经的俞穴，可以刺治心病，所以手少阴心经独没俞穴。

黄帝问：手少阴心经惟独没有俞穴，难道它不受病吗？

岐伯答道：少阴心经其脏深居内部，外有心包相护，脏极坚固，邪不能伤，而经脉循行于外，则易感于邪。故云："其外经脉病而脏不病"。因此可取其经原穴神门穴以治。至于其经脉的出入屈折，行之疾徐，皆与手少阴心主之脉逆顺同。所以病在心经的，可取手少阴经本经的腧穴。而邪入心包的，当取心包本经的腧穴。治疗时，都要根据其本经的虚实缓急，分别进行调治。邪气盛者用泻法，正气虚者用补法。这样，使邪气就能消除，而真气得以坚固。这种治法，才符合自然界四时阴阳消长的规律及人体经脉的自然循行规律。

手少阴经脉气出于少冲。少冲穴，性属木。也叫经始。在手小指末节桡侧距指甲角一分韭叶宽。是手少阴经脉气所始出的部位，为井穴。浅刺入一分，留针约呼吸一次的时间，艾炷灸一壮。手少阴经共有八穴，其中七穴可治疗少阴心经病，只有一个穴位不能治，使邪不能侵犯，故说没有腧穴也。

少府穴，性属火。在手小指指掌关节后凹陷中，即第四、五掌骨间，横直与劳

127

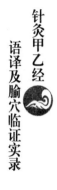

宫穴齐。手少阴心经脉气尚微，如刚出泉之水涓涓而流，故为荥穴。毫针直刺三分，艾炷灸三壮。

神门穴，性属土。又名兑冲，也叫中都。在掌后豌豆骨与尺骨相接的凹陷中。正当腕横纹的尺侧端，尺侧腕屈肌腱的桡侧凹陷处。手少阴脉气渐盛，由此注彼的部位，故为输穴。毫针直刺三分，留针约呼吸七次的时间，艾炷灸三壮。

阴郄穴，是手少阴经的郄穴，在掌后腕横纹上五分，在尺侧腕屈肌腱的桡侧。毫针直刺三分，艾炷灸三壮。

通里穴，是手少阴经的络穴，在掌后腕横纹上一寸，尺侧腕屈肌腱之桡侧。络脉由此分出后走向手太阳经。毫针直刺三分，艾炷灸三壮。

灵道穴，性属金。在掌后腕横纹上一寸五分，也有在腕横纹上一寸的说法。是手少阴经脉气正盛运行经过的部位，故为经穴。毫针直刺三分，艾炷灸三壮。

少海穴，性属水。又名曲节。在肘横纹内侧端与肱骨内上髁连线的中点。用手可感觉到动脉搏动。是手少阴经脉气由此深入，会合于脏的部位，故为合穴。毫针直刺五分，艾炷灸三壮。

极泉穴，在腋窝正中，腋动脉搏动处。上臂外展取穴。是手少阴经脉气输注的部位。毫针需避开动脉直刺三分，艾炷灸五壮。

手阳明及臂凡二十八穴第二十七

【原文】

大肠上合手阳明，出于商阳。商阳者，金也。一名绝阳，在手大指次指内侧，去爪甲角如韭叶，手阳明脉之所出也，为井。刺入一分，留一呼，灸三壮。

二间者，水也。一名间谷，在手大指次指本节前内侧陷者中，手阳明脉之所溜也，为荥。刺入三分，留六呼，灸三壮。

三间者，木也。一名少谷，在手大指次指本节后内侧陷者中，手阳明脉之所注也，为俞。刺入三分，留三呼，灸三壮。

合谷，一名虎口，在手大指次指歧骨间，手阳明脉之所过也，为原。刺入三分，留六呼，灸三壮。

阳溪者，火也。一名中魁，在腕中上侧两筋间陷者中，手阳明脉之所行也，为经。刺入三分，留七呼，灸三壮。

偏历，手阳明络，在腕后三寸，别走太阴者。刺入三分，留七呼，灸三壮。

温溜，一名逆注，一名蛇头，手阳明郄，在腕后少士五寸，大士六寸，刺入三分，灸三壮。

下廉，在辅骨下去上廉一寸，恐辅齐兑肉其分外邪。刺入五分，留五呼，灸三壮。

上廉，在三里下一寸，其分抵阳明之会外邪。刺入五分，灸五壮。

手三里，在曲池下二寸，按之肉起兑肉之端。刺入三分，灸三壮。

曲池者，土也。在肘外辅骨肘骨之中，手阳明脉之所入也，为合。以手按胸取之。刺入五寸，留七呼，灸三壮。

肘窌，在肘大骨外廉陷者中。刺入四分，灸三壮。

五里，在肘上三寸，行向里大脉中央。禁不可刺，灸三壮。

臂臑，在肘上七寸，腘肉端，手阳明络之会。刺入三分，灸三壮。

【译文】

手阳明大肠经脉气出于商阳。商阳穴，性属金。又名绝阳。在手次指桡侧爪甲角旁一分韭叶宽。是手阳明经气所出之处，故为井穴。毫针浅刺一分，留针约呼吸一次的时间，艾炷灸三壮。

二间穴，性属水。又名间谷。在食指本节（第二掌指关节）前，桡侧凹陷中，是手阳明经脉气尚微，如刚出泉之水涓涓流动，故为荥穴。毫针直刺三分，留针约呼吸六次的时间，艾炷灸三壮。

三间穴，性属木。又名少谷。在手食指桡侧指掌关节后的凹陷中。手阳明经脉气渐盛，由此注彼的部位，故为输穴。毫针直刺三分，留针约呼吸三次的时间，艾炷灸三壮。

合谷穴，又名虎口。在第一、二掌骨之间，约平第二掌骨中点。是手阳明经脉气所过的部位，故为原穴。毫针直刺三分，留针约呼吸六次的时间，艾炷灸三壮。

阳溪穴，性属火。又名中魁。在腕背横纹桡侧，拇短伸肌腱与拇长伸肌腱之间的凹陷中。是手阳明经脉气正盛运行经过的部位，故为经穴。毫针直刺三分，留针约呼吸七次的时间，艾炷灸三壮。

偏历穴，手阳明经的络穴。在前臂背面桡侧，阳溪与曲池穴的连线上，腕横纹上三寸。络脉由此分出走向手太阴经。毫针直刺三分，留针约呼吸七次的时间，艾炷灸三壮。

温溜穴，又名逆注，也叫蛇头。是手阳明经的郄穴。在阳溪穴与曲池穴的连线上，腕横纹上五寸。毫针直刺三分，艾炷灸三壮。

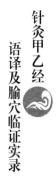

下廉穴，在桡骨下距上廉穴一寸，臂上隆起肌肉外斜缝中。阳溪穴与曲池穴连线上，肘横纹下四寸。毫针直刺五分，留针约呼吸五次的时间，艾炷灸三壮。

上廉穴，在手三里穴下一寸，阳溪穴与曲池穴的连线上，曲池穴下三寸。毫针直刺五分，艾炷灸五壮。

手三里穴，在曲池穴下二寸，在桡侧腕伸长肌的上端，按之肌肉隆起的部位。阳溪穴与曲池穴的连线上，曲池穴下二寸。毫针直刺三分，艾炷灸三壮。

曲池穴，性属土。在肘外桡骨上端关节处，屈肘时穴在肱骨与桡骨间，即肘横纹的桡侧凹陷中，约当尺泽穴与肱骨外上髁连线的中点。手阳明经脉气由此深入，会合于腑的部位，故为合穴。屈肘立掌，掌心向前胸取穴。毫针直刺五分，留针约呼吸七次的时间，艾炷灸三壮。

肘窌穴，在肱骨外上髁的上方，肱三头肌的外缘，肱桡肌的起始部，曲池外上方一寸。毫针直刺四分，艾炷灸三壮。

手五里穴，在肱骨外上髁上方，屈肘当曲池直上三寸。曲池与肩髃穴连线上，曲池穴上三寸。禁用针刺，艾炷灸三壮。

臂臑穴，在肘上七寸，肱骨外侧三角肌下端，曲池穴与肩髃的连线上取穴。是手阳明经络的会穴，毫针直刺三分，艾炷灸三壮。

手少阳及臂凡二十四穴第二十八

【原文】

三焦上合手少阳，出于关冲。关冲者，金也。在手小指次指之端，去爪甲角如韭叶，手少阳脉之所出也，为井。刺入一分，留三呼，灸三壮。

掖门者，水也。在小指次指间陷者中，手少阳脉之所溜也，为荥。刺入三分，灸三壮。

中渚者，木也。在手小指次指本节后间陷者中，手少阳脉之所注也，为俞。刺入二分，留三呼，灸三壮。

阳池，一名别阳，在手表腕上陷者中，手少阳脉之所过也，为原。刺入二分，留三呼，灸五壮。

外关，手少阳络，在腕后二寸陷者中，别走心主。刺入三分，留七呼，灸三壮。

支沟者，火也。在腕后三寸两骨之间陷者中，手少阳脉之所行也，为经。刺入二分，留七呼，灸三壮。

会宗，手少阳郄，在腕后三寸空中。刺入三分，灸三壮。

三阳络，在臂上大交脉，支沟上一寸，不可刺，灸五壮。

四渎，在肘前五寸外廉陷者中。刺入六分，留七呼，灸三壮。

天井者，土也。在肘外大骨之后，两筋间陷者中，屈肘得之，手少阳脉之所入也，为合。刺入一分，留七呼，灸三壮。

清冷渊，在肘上一寸，伸肘举臂取之。刺入三分，灸三壮。

消泺，在肩下臂外开腋斜肘分下胎。刺入六分，灸三壮。

【译文】

三焦在上合于手少阳经，其脉气出于关冲穴。关冲穴，性属金。在无名指之端，距爪甲旁韭叶宽处即无名指尺侧指甲角一分。是手少阳经脉气初始的部位，故为井穴。毫针浅刺一分，留针约呼吸三次的时间，艾炷灸三壮。

液门穴，性属水。在手背第四、五指间，指蹼缘后方赤白肉际凹陷中。是手少阳经脉气尚微，如刚出泉之水涓涓而行流动，故为荥穴。毫针直刺三分，艾炷灸三壮。

中渚穴，性属木。在第四、五掌骨间，掌指关节后一寸。是手少阳经脉气渐盛，由此注彼的部位，故为俞穴。毫针直刺二分，留针约呼吸三次的时间，艾炷灸三壮。

阳池穴，又名别阳。在手背部腕背横纹中，指总伸肌腱的尺侧缘凹陷中。为手少阳经脉气经过的部位，故为原穴。毫针直刺二分，留针约呼吸三次的时间，艾炷灸五壮。

外关穴是手少阳三焦的络穴，在腕背横纹上二寸，桡骨与尺骨之间凹陷中。络脉由此分出走向手厥阴经。毫针直刺三分，留针约呼吸七次的时间，艾炷灸三壮。

支沟穴，性属火。在腕背横纹上三寸，桡骨与尺骨间凹陷中。为手少阳经脉气正盛运行经过的部位，故为经穴。毫针直刺二分，留针约呼吸七次的时间，艾炷灸三壮。

会宗穴，手少阳经的郄穴，在前臂背侧，腕骨横纹上三寸，支沟的尺侧，尺骨的桡侧缘。毫针直刺三分，艾炷灸三壮。

三阳络穴，在前臂背侧，腕横纹上四寸尺骨与桡骨间，支沟穴上一寸。不可针刺。艾炷灸五壮。

四渎穴，在前臂背侧，阳池穴与肘尖的连线上，肘尖下五寸，桡骨与尺骨间凹

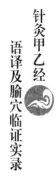

陷中。毫针直刺六分，留针约呼吸七次的时间，艾炷灸三壮。

天井穴，性属土。在肘骨鹰嘴后上一寸，屈肘时呈凹陷处，屈肘取穴。手少阳经脉气由此深入，会合于三焦的部位，故为"合穴"。毫针直刺一分，留针约呼吸七次的时间，艾炷灸三壮。

清冷渊穴，在天井穴上一寸，即臂外侧，屈肘，肘尖上二寸的部位。举臂屈肘取穴。毫针直刺三分，艾炷灸三壮。

消泺穴，在臂外侧，清冷渊与臑会连线的中点，肱三头肌外侧头隆起的下缘。毫针直刺六分，艾炷灸三壮。

手太阳凡一十六穴第二十九

【原文】

小肠上合手太阳，出于少泽。少泽者，金也。一名小吉，在手小指之端，去爪甲下一分陷者中，手太阳脉之所出也，为井。刺入一分，留二呼，灸一壮。

前谷者，水也。在手小指外侧，本节前陷者中，手太阳脉之所溜也，为荥。刺入一分，留三呼，灸三壮。

后溪者，木也。在手小指外侧，本节后陷者中，手太阳脉之所注也，为俞。刺入二分，留二呼，灸一壮。

腕骨，在手外侧腕前，起骨下陷者中，手太阳脉之所过也，为原。刺入二分，留三呼，灸三壮。

阳谷者，火也。在手外侧腕中，兑骨下陷者中，手太阳脉之所行也，为经。刺入二分，留二呼，灸三壮。

养老，手太阳郄，在手踝骨上一空，腕后一寸陷者中。刺入三分，灸三壮。

支正，手太阳络，在肘后五寸，别走少阴者。刺入三分，留七呼，灸三壮。

小海者，土也。在肘内大骨外，去肘端五分陷者中，屈肘乃得之，手太阳脉之所入也，为合。刺入二分，留七呼，灸七壮。

【译文】

小肠向上相合于手太阳经，脉气从少泽开始，少泽穴，性属金。又名小吉。在手小指尺侧指甲角旁一分韭叶宽处。是手太阳经脉气所初始的部位，故为井穴。毫针浅刺一分，留针约呼吸二次的时间，艾炷灸一壮。

前谷穴，性属水。在手小指外侧指掌关节前凹陷中，手太阳经的脉气尚微，如初出泉之水涓涓而行，故为荥穴。毫针直刺一分，留针约呼吸三次的时间，艾炷灸三壮。

后溪穴，性属木。在手的尺侧缘，第五掌指关节后，掌横纹头处，尺侧赤白肉际凹陷中，握拳取穴。为手太阳经脉气渐盛，由此注彼的部位，故为输穴。毫针直刺二分，留针约呼吸二次的时间，艾炷灸一壮。

腕骨穴，在手背外侧，第五掌骨基底与钩骨、豌豆骨间的凹陷中，赤白肉际处。为手太阳经脉气经过的部位，故为原穴。毫针刺入二分，留针约呼吸三次的时间，艾炷灸三壮。

阳谷穴，性属火，在腕关节尺侧，尺骨茎突前外下方的凹陷中。是手太阳经脉气正盛运行经过处，故为经穴。毫针直刺二分，留针约呼吸二次的时间，艾炷灸三壮。

养老穴，手太阳经的郄穴，在腕后尺骨小头近端桡侧凹陷中，腕背横纹上一寸。毫针斜刺三分，艾炷灸三壮。

支正穴，手太阳经的络穴。在腕后五寸，阳谷穴与小海穴连线上。络脉由此分出走向手少阴心经。毫针直刺三分，留针约呼吸七次的时间，艾炷灸三壮。

小海穴，性属土。在肘关节的内侧尺骨鹰嘴与肱骨内上髁之间凹陷中。屈肘取穴。是手太阳经脉气由此深入，会合于小肠腑的部位，为合穴。毫针直刺二分，留针呼吸七次的时间，艾炷灸七壮。

足太阴及股凡二十二穴第三十

【原文】

脾出隐白。隐白者，木也。在足大指端内侧，去爪甲角如韭叶，足太阴脉之所出也，为井。刺入一分，留三呼，灸三壮。

大都者，火也。在足大指本节后陷者中，足太阴脉之所溜也，为荥。刺入三分，留七呼，灸一壮。

太白者，土也。在足内侧核骨下陷者中，足太阴脉之所注也，为俞。刺入三分，留七呼，灸三壮。

公孙，在足大指本节后一寸，别走阳明，太阴络也。刺入四分，留二十呼，灸三壮。

商丘者，金也。在足内踝下微前陷者中，足太阴脉之所行也，为经。刺入三

133

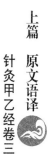

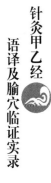

分，留七呼，灸三壮。

三阴交，在内踝上三寸骨下陷者中，足太阴、厥阴、少阴之会。刺入三分，留七呼，灸三壮。

漏谷，在内踝上六寸骨下陷者中，足太阴络。刺入三分，留七呼，灸三壮。

地机，一名脾舍，足太阴郄，别走上一寸，空在膝下五寸。刺入三分，灸三壮。

阴陵泉者，水也。在膝下内侧辅骨下陷者中，伸足乃得之，足太阴脉之所入也，为合。刺入五分，留七呼，灸三壮。

血海，在膝膑上内廉白肉际二寸中，足太阴脉气所发。刺入五分，灸五壮。

箕门，在鱼腹上越两筋间，动脉应手，太阴内市，足太阴脉气所发。刺入三分，留六呼，灸三壮。

【译文】

足太阴脾经脉气从隐白穴开始。隐白穴，性属木。在足大趾内侧爪甲角一分韭叶宽处。是足太阴经脉气初始之处，故为井穴。毫针刺入一分，留针约呼吸三次的时间，艾炷灸三壮。

大都穴，性属火。在足大趾内侧趾跖关节后凹陷中，足太阴经脉气尚微，如刚出泉之水涓涓而行，故为荥穴。毫针直刺三分，留针约呼吸七次的时间，艾炷灸一壮。

太白穴，性属土。在足内侧缘，当足大趾本节后下方凹陷中。足太阴经脉气渐盛，由此注彼的部位，故为输穴。毫针直刺三分，留针约呼吸七次的时间，艾炷灸三壮。

公孙穴，在足大趾第一趾跖关节后一寸凹陷中。为足太阴经络穴。络脉由此分出走向足阳明经。毫针直刺四分，留针约呼吸二十次的时间，艾炷灸三壮。

商丘穴，性属金。在内踝前下方凹陷中，舟骨结节与内踝高尖连线的中点。是足太阴经脉气正盛运行经过的部位，故为经穴。毫针直刺三分，留针约呼吸七次的时间，艾炷灸三壮。

三阴交穴，在内踝高点上三寸，胫骨后缘凹陷中。为足太阴经与足厥阴、足少阴经的交会穴。毫针直刺三分，留针约呼吸七次的时间，艾炷灸三壮。

漏谷穴，在内踝高点上六寸，于胫骨后缘取穴。是足太阴经的经穴。毫针刺入三分，留针约呼吸七次的时间，艾炷灸三壮。

地机穴，又名脾舍。为足太阴经的郄穴。在足太阴经与足厥阴经相交处上一寸，即内踝高点与阴陵泉连线上阴陵泉下三寸。毫针直刺三分，艾炷灸三壮。

阴陵泉穴，性属水。在胫骨内侧髁下缘当胫骨内侧之后的凹陷中，伸足取穴。足太阴脉气由此深入，会合于脏的部位，故为合穴。毫针直刺五分，留针约呼吸七次的时间，艾炷灸三壮。

血海穴，在膝关节上方膑骨内侧缘上二寸。为足太阴经脉气输注部位。毫针直刺五分，艾炷灸五壮。

箕门穴，在膝上股内上肌肉隆起处上方，血海穴与冲门穴连线上，缝匠肌外侧缘与股内侧肌之间，血海穴上六寸，用手可摸到股动脉搏动，是足太阴脾经经气输注的部位。毫针直刺三分，留针约呼吸六次的时间，艾炷灸三壮。

足厥阴及股凡二十二穴第三十一

【原文】

肝出大敦，大敦者，木也。在足大指端，去爪甲如韭叶及三毛中，足厥阴脉之所出也，为井。刺入三分，留十呼，灸三壮，

行间者，火也。在足大指间动脉应手陷者中，足厥阴之所溜也，为荥。刺入六分，留十呼，灸三壮。

太冲者，土也。在足大指本节后二寸，或曰一寸五分，陷者中，足厥阴脉之所注也，为俞。刺入三分，留十呼，灸三壮。

中封者，金也。在足内踝前一寸，仰足取之，陷者中，伸足乃得之，足厥阴脉之所行也，为经。刺入四分，留七呼，灸三壮。

蠡沟，足厥阴之络，在足内踝上五寸，别走少阳。刺入二分，留三呼，灸三壮。

中都，足厥阴郄，在内踝上七寸胻骨中，与少阴相直。刺入三分，留六呼，灸五壮。

膝关，在犊鼻下二寸陷者中，足厥阴脉气所发。刺入四分，灸五壮。

曲泉者，水也。在膝内辅骨下，大筋上，小筋下，陷者中，屈膝得之，足厥阴脉之所入也，为合。刺入六分，留十呼，灸三壮。

阴包，在膝上四寸股内廉两筋间，足厥阴别走太阴。刺入六分，灸三壮。

五里，在阴廉下，去气冲三寸，阴股中动脉。刺入六分，灸五壮。

阴廉，在羊矢下，去气冲二寸动脉中。刺入八分，灸三壮。

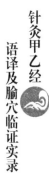

【译文】

足厥阴肝经的脉气从大敦穴开始。大敦穴，性属木。在足大趾末端的外侧，爪甲指根后如韭叶宽处的丛毛中，为足厥阴脉的脉气所出的部位，为井穴。毫针直刺三分，留针呼吸十次的时间，艾炷灸三壮。

行间穴，性属火。在足大趾与次趾之间，趾蹼缘的后方赤白肉际处，足厥阴经的脉气尚微，如刚出泉之水涓涓流动，故为荥穴。毫针刺入六分，留针呼吸十次的时间，艾炷灸三壮。

太冲穴，性属土。在足大趾本节后上二寸，即第一跖骨间隙后方的凹陷中。足厥阴经脉气渐盛，由此注彼的部位，为输穴。刺入三分，留针约呼吸十次的时间，艾炷灸三壮。

中封穴，性属金。在足背部内踝之前，商丘穴与解溪穴间，内踝前一寸。足上屈时，内侧大筋外有凹陷处即是。伸足时，于两筋间可取此穴。足厥阴脉气正盛运行经过，故为经穴。毫针直刺四分，留针约呼吸七次的时间，艾炷灸三壮。

蠡沟穴，是足厥阴经的络脉，在小腿内侧，内踝尖上五寸，胫骨内侧面的中央。络脉从此分出后走向足少阳经。毫针刺入二分，留针约呼吸三次的时间，艾炷灸三壮。

中都穴，足厥阴经的郄穴，在小腿内侧，内踝尖上七寸，胫骨内侧的中央。与足少阴经平行。毫针刺入三分，留针约呼吸六次的时间，艾炷灸五壮。

膝关穴，在小腿内侧，胫骨内上髁后下方，阴陵泉穴后一寸的凹陷中，为足厥阴经脉气输注的部位。毫针直刺四分，艾炷灸五壮。

曲泉穴，性属水。在膝内侧，屈膝时膝关节内侧面横纹内侧端，股骨内侧髁的后缘，半腱肌半膜肌止端的前缘凹陷中。足厥阴经脉气由此深入，会合于脏之部位，故为合穴。毫针直刺六分，留针约呼吸十次的时间，艾炷灸三壮。

阴包穴，在膝关节上，股骨内上髁上四寸，股内肌与缝匠肌间，足厥阴经支脉由此分出后走向足太阴经，毫针直刺六分，艾炷灸三壮。

五里穴，在大腿内侧，气冲穴直下三寸，大腿根部，耻骨结节下方，长收肌外缘。毫针刺入六分，艾炷灸五壮。

阴廉穴，在大腿内侧，当气冲穴直下二寸，大腿根部，耻骨结节下方，长收肌外缘。毫针刺入八分，艾炷灸三壮。

足少阴及股并阴跷阴维凡二十穴第三十二

【原文】

肾出涌泉。涌泉者，木也。一名地冲，在足心陷者中，屈足卷指宛宛中，足少阴脉之所出也，为井。刺入三分，留三呼，灸三壮。

然骨者，火也。一名龙渊，在足内踝前，起大骨下陷者中，足少阴脉之所溜也，为荥。刺入三分，留三呼，灸三壮。刺之多见血，使人立饥欲食。

太溪者，土也。在足内踝后跟骨上动脉陷者中，足少阴脉之所注也，为俞。刺入三分，留七呼，灸三壮。

大钟，在足跟后冲中，别走太阳，足少阴络。刺入二分，留七呼，灸三壮。

照海，阴跷脉所生，在足内踝下一寸。刺入四分，留六呼，灸三壮。

水泉，足少阴郄，去太溪下一寸，在足内踝下。刺入四分，灸五壮。

复溜者，金也。一名伏白，一名昌阳，在足内踝上二寸陷者中，足少阴脉之所行也，为经。刺入三分，留三呼，灸五壮。

交信，在足内踝上二寸，少阴前，太阴后，筋骨间，阴跷之郄，刺入四分，留三呼，灸三壮。

筑宾，阴维之郄，在足内踝上腨分中。刺入三分，灸五壮。

阴谷者，水也。在膝下内辅骨后，大筋之下，小筋之上，按之应手，屈膝得之，足少阴脉之所入也，为合。刺入四分，灸三壮。

【译文】

足少阴肾经的脉气从涌泉穴开始。涌泉穴，性属木。又名地冲。在足底部，足趾向下略屈时足心有凹陷处。足少阴经脉气始出的部位，故为井穴。毫针直刺三分，留针约呼吸三次的时间，艾炷灸三壮。

然骨穴，性属火。又名龙渊穴。在足内侧，舟骨粗隆下方凹陷中。足少阴经的脉气尚微，如初出泉的水涓涓而行，故为荥穴。毫针直刺三分，留针约呼吸三次的时间，艾炷灸三壮。刺之出血过多，则使人感觉饥饿欲食。

太溪穴，性属土。在足内侧，内踝后方，内踝尖与跟腱之间的凹陷中，足少阴经脉气渐盛，由此注彼的部位，故为输穴。毫针直刺三分，留针约呼吸七次的时间，艾炷灸三壮。

大钟穴，在足内侧，内踝的后下方，跟腱附着部的内侧前方凹陷中。足少阴经

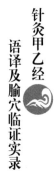
的络穴，络脉由此分出后走向足太阳经。毫针直刺二分，留针约呼吸七次的时间，艾炷灸三壮。

照海穴，阴跷脉脉气从此开始，在足内侧，足踝尖下方凹陷中。毫针直刺四分，留针约呼吸六次的时间，艾炷灸三壮。

水泉穴，足少阴经的郄穴。距太溪穴下一寸，跟骨结节的内侧凹陷中。毫针直刺四分，艾炷灸五壮。

复溜穴，性属金。又名伏白，也叫昌阳。在小腿内侧，太溪穴直上二寸凹陷中。足少阴经脉气正盛运行经过的部位，故为经穴。毫针直刺三分，留针约呼吸三次的时间，艾炷灸五壮。

交信穴，在小腿内侧，太溪穴直上二寸，复溜穴前五分，胫骨内侧缘的后方。为阴跷脉的郄穴。毫针直刺四分，艾炷灸五壮。

筑宾穴，阴维脉的郄穴。在小腿内侧，太溪穴与阴谷穴的连线上，太溪穴上五寸，腓肠肌肌腹的下方。毫针直刺三分，艾炷灸五壮。

阴谷穴，性属水。正坐微屈膝，在腘窝内侧，屈膝时，半腱肌腱与半膜肌间，用手按压有凹陷，屈膝取穴。足少阴经脉气由此深入，会合于脏的部位，故为合穴。毫针刺入四分，艾炷灸三壮。

足阳明及股凡三十穴第三十三

【原文】

胃出厉兑。厉兑者，金也。在足大指次指之端，去爪甲角如韭叶，足阳明脉之所出也，为井。刺入一分，留一呼，灸三壮。

内庭者，水也。在足大指次指外间陷者中，足阳明脉之所溜也，为荥。刺入三分，留二十呼，灸三壮。

陷谷者，木也。在足大指次指外间，本节后陷者中，去内庭二寸，足阳明脉之所注也，为俞。入五分，留七呼，灸三壮。

冲阳，一名会原，在足跗上五寸，骨间动脉上，去陷谷三寸，足阳明脉之所过也，为原。刺入三分，留十呼，灸三壮。

解溪者，火也。在冲阳后一寸五分，腕上陷者中，足阳明脉之所行也，为经。刺入五分，留五呼，灸三壮。

丰隆，足阳明络也。在外踝上八寸，下廉胻外廉陷者中，别走太阴者。刺三分，灸三壮。

巨虚下廉，足阳明与小肠合，在上廉下三寸，足阳明脉气所发。刺入三分，灸三壮。

条口，在下廉上一寸，足阳明脉气所发。刺入八分，灸三壮。

巨虚上廉，足阳明与大肠合，在三里下三寸，足阳明脉气所发。刺入八分，灸三壮。

三里，土也。在膝下三寸，胻外廉，足阳明脉气所入也，为合。刺入一寸五分，留七呼，灸三壮。

犊鼻，在膝膑下胻上侠解大筋中，足阳明脉气所发。刺入六分，灸三壮。

梁丘，足阳明郄，在膝上二寸两筋间。刺入三分，灸三壮。

阴市，一名阴鼎，在膝上三寸，伏兔下，若拜而取之，足阳明脉气所发。刺入三分，留七呼，禁不可灸。

伏兔，在膝上六寸，起肉间，足阳明脉气所发。刺入五分，禁不可灸。

髀关，在膝上伏兔后，交分中。刺入六分，灸三壮。

【译文】

足阳明胃经脉气从厉兑穴开始。厉兑穴，性属金。在足第二趾的外侧，距爪甲角韭叶宽处。是足阳明脉气初始的部位，故为井穴。毫针浅刺一分，留针呼吸一次的时间，艾炷灸三壮。

内庭穴，性属水。在足背部第二、三趾间，趾蹼缘后方赤白肉际处。足阳明经脉气尚微如初出泉之水涓涓流动，故为荥穴。毫针向上斜刺三分，留针约呼吸二十次的时间，艾炷灸三壮。

陷谷穴，性属木。在足背第二、三跖骨结合部前方凹陷中，距内庭穴二寸。足阳明经脉气渐盛，由此注彼的部位，故为输穴。毫针直刺五分，留针约呼吸七次的时间，灸三壮。

冲阳穴，又名会原。在足跗最高处，拇长伸肌腱与趾长伸肌腱间，足背动脉搏动处，距陷谷穴三寸。足阳明经气经过的部位，故为原穴。毫针直刺三分，留针约呼吸十次的时间，艾炷灸三壮。

解溪穴，性属火。在冲阳穴后一寸五分，足背与小腿交界处横纹中央的凹陷中。足阳明经脉气正盛运行经过的部位，故为经穴。毫针直刺五分，留针约呼吸五次的时间，艾炷灸三壮。

丰隆穴，足阳明经的络穴，在外踝上八寸，去胫骨前缘二横指的凹陷中。络脉

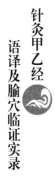

由此分出后走向足太阴经。毫针刺入三分，艾炷灸三壮。

下巨虚穴，足阳明经上手太阳小肠经下合穴，在上巨虚穴下三寸。是足阳明经脉气输注的部位。毫针直刺三分，艾炷灸三壮。

条口穴，在下巨虚穴上一寸，为足阳明经气输注的部位。毫针直刺八分，艾炷灸三壮。

上巨虚穴，足阳明经上的手阳明大肠经的下合穴。在足三里穴下三寸，为足阳明经气输注的部位。毫针直刺八分，艾炷灸三壮。

足三里穴，性属土。在小腿的前外侧，犊鼻穴下三寸，去胫骨前缘一横指。足阳明经气由此深入，会合于腑的部位，故为合穴。毫针直刺一寸五分，留针呼吸七次的时间，艾炷灸三壮。

犊鼻穴，在髌骨与髌韧带外侧凹陷中，屈膝取穴。为足阳明经气输注的部位。毫针向髌韧带内方斜刺六分，艾炷灸三壮。

梁丘穴，足阳明经的郄穴。屈膝取穴，在大腿面，髂前上棘与髌骨外侧缘连线上，髌骨外上二寸。毫针直刺三分，艾炷灸三壮。

阴市穴，又名阴鼎。在大腿前，髂前上棘与髌骨外缘连线上，髌骨外上缘上三寸。屈膝前跪取穴。为足阳明脉气输注的部位，毫针直刺三分，留针约七次呼吸的时间。禁用灸法。

伏兔穴，在大腿前，髂前上棘与髌骨外缘连线上，髌骨外上缘上六寸股直肌的肌腹中。为足阳明经气输注的部位。毫针直刺五分，禁用灸法。

髀关穴，在大腿前，髂前上棘与髌底外侧端连线上，平臀横纹，与承扶穴相对处，缝匠肌外侧与阔筋膜张肌间。毫针直刺入六分，艾炷灸三壮。

足少阳及股并阳维四穴凡二十八穴第三十四

【原文】

胆出于窍阴。窍阴者，金也。在足小指次指之端，去爪甲角如韭叶，足少阳脉之所出也，为井。刺入一分，留三呼，灸三壮。

侠溪者，水也。在足小指次指岐骨间，本节前陷者中，足少阳脉之所溜也，为荥。刺入三分，留三呼，灸三壮。

地五会，在足小指次指本节后间陷者中，刺入三分，不可灸，灸之令人瘦，不出三年死。

临泣者，木也。在足小指次指本节后间陷者中，去侠溪一寸五分，足少阳脉之所注也，为俞。刺入二分，留五呼，灸三壮。

丘墟，在足外踝下如前陷者中，去临泣三寸，足少阳脉之所过也，为原。刺入五分，留七呼，灸三壮。

悬钟，在足外踝上三寸动者脉中足三阳络，按之阳明脉绝乃取之。刺入六分，留七呼，灸五壮。

阳辅者，火也。在足外踝上四寸，辅骨前绝骨端，如前三分，去丘墟七寸，足少阳脉之所行也，为经。刺入五分，留七呼，灸三壮。

光明，足少阳络，在足外踝上五寸，别走厥阴者。刺入六分，留七呼，灸五壮。

外丘，足少阳郄，少阳所生，在外踝上七寸，刺入三分，灸三壮。

阳交，一名别阳，一名足窌，阳维之郄。在外踝上七寸，斜属三阳分肉间，刺入六分，留七呼，灸三壮。

阳陵泉者，土也。在膝下一寸，骺外廉陷者中，足少阳脉之所入也，为合。刺入六分，留十呼，灸三壮。

阳关，在阳陵泉上三寸，犊鼻外陷者中。刺入五分，禁不可灸。

中渎，在髀骨外，膝上五寸，分肉间陷者中，足少阳脉气所发也。刺入五分，留七呼，灸五壮。

环跳，在髀枢中，侧卧伸下足屈上足取之，足少阳脉气所发。刺入一寸，留二十呼，灸五十壮。

【译文】

足少阳胆经脉气从足窍阴穴开始。足窍阴穴，性属金。在足第四趾外侧趾甲角如韭叶宽处。是足少阳经脉气初始的部位，为井穴。毫针浅刺一分，留针约呼吸三次的时间，艾炷灸三壮。

侠溪穴，性属水。在足第四、五趾之间，趾蹼缘后方赤白肉际处。足少阳经脉气尚微，像刚出泉的水涓涓而行，故为荥穴。毫针直刺三分，留针约呼吸三次的时间，艾炷灸三壮。

地五会穴，在足背部外侧，足第四趾本节后的凹陷中，第四、五跖间。毫针直刺三分，不能用灸法。妄灸则使人消瘦，不出三年就会死亡。

足临泣穴，性属木。在足背外侧，第四趾本节后方，小趾伸肌腱的外侧凹陷中，侠溪穴上一寸五分。足少阳经脉气渐盛，由此注彼的部位，故为输穴。毫针直刺二分，留针约呼吸五次的时间，艾炷灸三壮。

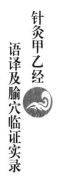

丘墟穴，在外踝前下方凹陷中，趾长伸肌腱的外侧，去足临泣穴三寸。足少阳经脉气所经过和留止的部位，故为原穴。毫针直刺五分，留针约呼吸七次的时间，艾炷灸三壮。

悬钟穴，在外踝尖上三寸，腓骨前缘。足三阳经的络穴，用手重按则足背动脉不跳。侧卧小腿外侧取穴。毫针直刺六分，留针约呼吸七次的时间，艾炷灸五壮。

阳辅穴，性属火。在小腿外侧，外踝尖上四寸，腓骨前缘稍前方三分许，去丘墟穴七寸。足少阳经脉气正盛运行经过的部位，故为经穴。毫针刺入五分，留针约呼吸七次的时间，艾炷灸三壮。

光明穴，足少阳胆经的络穴，在小腿外侧，外踝尖直上五寸，络脉由此分出走向足厥阴经。毫针直刺六分，留针约呼吸七次的时间，艾炷灸五壮。

外丘穴，足少阳经的郄穴，足少阳脉气聚集的部位，在小腿外侧，外踝尖上七寸。毫针直刺三分，艾炷灸三壮。

阳交穴，又名别阳，也叫足窌，阳维脉的郄穴。在外踝尖上七寸，斜向行于三阳经分肉间。毫针直刺六分，留针约呼吸七次的时间，艾炷灸三壮。

阳陵泉穴，性属土。在小腿外侧，膝关节下方，腓骨小头前下方的凹陷中，胫骨外侧。足少阳经脉气由此深入，会合于腑的部位，故为合穴。毫针直刺六分，留针约呼吸十次的时间，艾炷灸三壮。

阳关穴，在阳陵泉穴上三寸，股骨外上髁上方的凹陷中，犊鼻穴外侧。毫针直刺五分。禁用灸法。

中渎穴，在大腿外侧，风市穴下二寸，腘横纹水平线上五寸，股外侧肌与股二头肌间，为足少阳经脉气输注的部位。毫针直刺五分，留针呼吸七次的时间，艾炷灸五壮。

环跳穴，在股外侧部，侧卧屈股即伸小腿屈大腿取穴。当股骨大转子最高点与骶管裂孔连线的外三分之一与中三分之一交界处。是足少阳脉气输注的部位。毫针直刺一寸，留针约呼吸二十次的时间，艾炷灸五壮。

足太阳及股并阳跷六穴凡三十四穴第三十五

【原文】

膀胱出于至阴。至阴者，金也。在足小指外侧，去爪甲角如韭叶，足太阳之所出也，为井。刺入三分，留五呼，灸五壮。

通谷者，水也。在足小指外侧，本节前陷者中，足太阳脉之所溜也，为荥。刺入二分，留五呼，灸五壮。

束骨者，木也。在足小指外侧，本节后陷者中，足太阳脉之所注也，为俞。刺入三分，留三呼，灸三壮，

京骨，在足外侧大骨下，赤白肉际陷者中，按而得之，足太阳脉之所过也，为原。刺入三分，留七呼，灸三壮。

申脉，阳跷所生也，在足外踝下陷者中，容爪甲许。刺入三分，留六呼，灸三壮。

金门，在足太阳郄，一空在足外踝下，一名关梁，阳维所别属也。刺入三分，灸三壮。

仆参，一名安邪，在跟骨下陷者中，拱足得之，足太阳脉之所行也，为经。刺入五分，留十呼，灸三壮。

昆仑，火也。在足外踝后跟骨上陷中，细脉动应手，足太阳脉之所行也，为经。刺入五分，留十呼，灸三壮。

付阳，阳跷之郄，在足外踝上三寸，太阳前，少阳后，筋骨间。刺入六分，留七呼，灸三壮。

飞扬，一名厥阳，在足外踝上七寸，足太阳络，别走少阴者。刺入三分，灸三壮。

承山，一名鱼腹，一名肉柱，在兑腨肠下分肉间陷者中。刺入七分，灸三壮。

承筋，一名腨肠，一名直肠，在腨肠中央陷者中，足太阳脉气所发。禁不可刺，灸三壮。

合阳，在膝约文中央下二寸。刺入六分，灸五壮。

委中者，土也。在腘中央约文中动脉，足太阳脉之所入也，为合。刺入五分，留七呼，灸三壮。

委阳，三焦下辅俞也，在足太阳之前，少阳之后，出于腘中外廉两筋间，承扶下六寸，此足太阳之别络也。刺入七分，留五呼，灸三壮。屈身而取之。

浮郄，在委阳上一寸，屈膝得之。刺入五分，灸三壮。

殷门，在肉郄下六寸。刺入五分，留七呼，灸三壮。

承扶，一名肉郄，一名阴关，一名皮部，在尻臀下股阴肿上约文中。刺入二寸，留七呼，灸三壮。

欲令灸发者，灸履鳊熨之，三日即发。

143

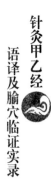

【译文】

足太阳膀胱经脉气从至阴开始。至阴穴，性属金。在足小趾外侧趾甲角旁一分。足太阳经脉气初出的部位，故为井穴。毫针直刺三分，留针约呼吸五次的时间，艾炷灸五壮。

足通谷穴，性属水。在足小趾本节的前方，赤白肉际处。足太阳膀胱经脉气尚微，如初出泉之水涓涓流动，故为荥穴。毫针直刺二分，留针约呼吸五次的时间，艾炷灸五壮。

束骨穴，性属木。在足小趾外侧本节后的凹陷中。是足太阳脉气渐盛，由此注彼的部位，为输穴。毫针刺入三分，留针约呼吸三次的时间，艾炷灸三壮。

京骨穴，在足外侧，第五跖骨粗隆下方赤白肉际处。按之骨下凹陷处就是俞穴。是足太阳经气留止和经过的部位，故为原穴。毫针直刺三分，留针约呼吸七次的时间，艾炷灸三壮。

申脉穴，阳跷脉脉气由此出发。在足外踝下缘凹陷中，能容纳爪甲的缝隙中。毫针直刺三分，留针约呼吸六次的时间，艾炷灸三壮。

金门穴，足太阳经的郄穴，在足外侧，外踝前缘直下，骰骨外侧凹陷中。又叫关梁，由此分出一支脉走阳维，故又别属阳维。毫针直刺三分，艾炷灸三壮。

仆参穴，又名安邪。在足外侧部，外踝后下方，昆仑穴直下，跟骨外侧赤白肉际处。足太阳经脉气正盛运行经过的部位，故为经穴。毫针直刺五分，留针约呼吸十次的时间，艾炷灸三壮。

昆仑穴，性属火。在足外踝后方，外踝尖与跟腱之间的凹陷中。用手可摸到外踝后动脉跳动。乃足太阳经脉气正盛运行经过的部位，故为经穴。毫针直刺五分，留针约呼吸十次的时间，艾炷灸三壮。

付阳穴，阳跷脉的郄穴，在外踝后昆仑穴上三寸，在足太阳经前方，少阳脉后方，腓骨与跟腱间。毫针直刺六分，留针约呼吸七次的时间，艾炷灸三壮。

飞扬穴，又名厥阳，在外踝后，昆仑穴直上七寸，承山外下方一寸。足太阳经的络穴，络脉由此分出走向足少阴经。毫针直刺三分，艾炷灸三壮。

承山穴，又名鱼腹，也叫肉柱。在小腿后面，腓肠肌两肌腹之间交角处。毫针直刺七分，艾炷灸三壮。

承筋穴，又名腨肠，也叫直肠。在腓肠肌腹中央。足太阳经脉气输注的部位。禁用针刺。艾炷灸三壮。

合阳穴，在腘窝横纹中央委中穴下二寸处。毫针直刺六分，艾炷灸五壮。

委中穴，性属土。在腘横纹中央，股二头肌腱与半腱肌腱的中间。足太阳经脉气由此深入，会合于膀胱腑的部位，故为合穴。毫针直刺五分，留针约呼吸七次的时间，艾炷灸三壮。

委阳穴，为手少阳三焦经的下合穴。在足太阳经与足少阳经间，腘窝外侧，股二头肌腱内缘，承扶穴直下六寸，是足太阳经与手少阳三焦穴的络穴。毫针直刺七分，留针约呼吸五次的时间，艾炷灸三壮。俯卧取穴。

浮郄穴，在腘横纹外侧端，委阳穴上一寸，股二头肌腱的内侧。毫针直刺五分，艾炷灸三壮。

殷门穴，在大腿后，承扶与委中连线上，承扶穴下六寸。毫针直刺入五分，留针呼吸七次的时间，艾炷灸三壮。

承扶穴，又名肉郄、阴关、皮部。在大腿后，臀横纹的中点。毫针直刺二寸，留针约呼吸七次的时间，艾炷灸三壮。

灸疮已愈而病不愈的，当使灸疮再发，用旧鞋底灸之使热，在灸疮上熨之，约三天左右灸疮即发，发则病愈。

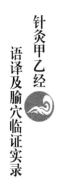
针灸甲乙经卷四

经脉第一（上）

【原文】

雷公问曰：《外揣》言浑束为一，未知其所谓，敢问约之奈何？

黄帝答曰：寸口主中，人迎主外，两者相应，俱往俱来，若引绳，大小齐等。春夏人迎微大，秋冬寸口微大者，故名曰平也。

人迎大一倍于寸口，病在少阳；再倍，病在太阳；三倍，病在阳明。盛则为热，虚则为寒，紧则为痛痹，代则乍甚乍间。盛则泻之，虚则补之，紧则取之分肉，代则取之血络，且饮以药，陷下者则灸之，不盛不虚者以经取之，名曰经刺。人迎四倍，名曰外格。外格者，且大且数，则死不治。必审按其本末，察其寒热，以验其脏腑之病。

寸口大一倍于人迎，病在厥阴；再倍，病在少阴；三倍，病在太阴。盛则胀满，寒中食不消化，虚则热中、出糜、少气、溺色变，紧则为痛痹，代则乍寒乍止。盛则泻之，虚则补之，紧则先刺之而后灸之，代则取血络而后调之，陷下者则徒灸之。陷下者，其脉血结于中，中有着血，血寒，故宜灸。不盛不虚，以经取之。寸口四倍者，名曰内关。内关者，且大且数，则死不治。必审按其本末，察其寒热，以验其脏腑之病。

通其荥俞，乃可传于大数。大曰盛则徒泻，小曰虚则徒补。紧则灸刺之，且饮药。陷下则徒灸之。不盛不虚，以经取之。所谓经治者，饮药，亦用灸刺。脉急则引，脉代则欲安静，无劳用力。

黄帝问曰：病之益甚，与其方衰何如？

岐伯对曰：外内皆在焉。切其脉口，滑小紧以沉者，病益甚，在中；人迎气大紧以浮者，病益甚，在外；其脉口浮而滑者，病日损；人迎沉而滑者，病日损。其脉口滑而沉者，病日进，在内；其人迎脉滑盛以浮者，病日进，在外。脉之浮沉及人迎与气口气大小齐等者，其病难已。病在脏，沉而大者，其病易已，以小为逆；

146

病在腑，浮而大者，其病易已。人迎甚紧者伤于寒；脉口盛紧者伤于食。其脉滑大以代而长者，病从外来，目有所见，志有所存，此阳之并也，可变而已。

曰：平人何如？

曰：人一呼脉再动，一吸脉亦再动，呼吸定息，脉五动，闰以太息；名曰平人。平人者，不病也。常以不病之人，以调病人。医不病，故为病人平息以调之。人一呼脉一动，一吸脉一动者，曰少气。人一呼脉三动而躁，尺热，曰病温，尺不热，脉滑曰病风。人一呼脉四动以上曰死，脉绝不至曰死，乍疏乍数曰死。人常禀气于胃，脉以胃气为本，无胃气曰逆，逆者死。

持其脉口，数其至也，五十动而不一代者，五脏皆受气矣；四十动而一代者，一脏无气；三十动而一代者，二脏无气；二十动而一代者，三脏无气；十动而一代者，四脏无气；不满十动而一代者，五脏无气，与之短期，要在《终始》。所谓五十动而不一代者，以为常也，以知五脏之期也。与之短期者，乍数乍疏也。

肝脉弦，心脉钩，脾脉代，肺脉毛，肾脉石。

心脉来，累累然如连珠，如循琅玕，曰平。喘喘连属，其中微曲，曰病。前钩后居，如操带钩，曰死。

肺脉来，厌厌聂聂，如落榆荚，曰平。不上不下，如循鸡羽曰病。如物之浮，如风吹毛，曰死。

肝脉来，软弱招招，如揭长竿末梢，曰平。盈实而滑，如循长竿，曰病。急而益劲，如新张弓弦，曰死。

脾脉来，和柔相离，如鸡足践地，曰平。实而盈数，如鸡举足，曰病。坚兑如鸟之喙，如鸟之距，如屋之漏，如水之流，曰死。

肾脉来，喘喘累累如钩，按之坚，曰平。来如引葛，按之益坚，曰病。发如夺索，辟辟如弹石，曰死。

脾脉虚浮似肺，肾脉小浮似脾，肝脉急沉散似肾。

曰：见真脏曰死，何也？

曰：五脏者皆禀气于胃，胃者五脏之本。脏气者，皆不能自致于手太阴，必因于胃气，乃能至于手太阴。故五脏各以其时，自为而至于手太阴。故邪气胜者，精气衰也。故病甚者，胃气不能与之俱至于手太阴，故真脏之气独见。独见者病胜脏也，故曰死。

春脉，肝也，东方木也，万物之所始生也，故其气来软弱轻虚而滑，端直以长，故曰弦，反此者病。其气来实而强，此谓太过，病在外；其气来不实而微，此谓不及，病在中。太过则令人善怒，忽忽眩冒而巅疾；不及则令人胸痛引背，下则

147

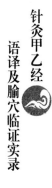

两胁胠满。

夏脉，心也，南方火也，万物之所盛长也，故其气来盛去衰，故曰钩。反此者病。其气来盛去亦盛，此谓太过，病在外；其气来不盛，去反盛，此谓不及，病在内。太过则令人身热而肤痛，为浸淫；不及则令人烦心，上见咳唾，下为气泄。

秋脉，肺也，西方金也，万物之所收成也，故其气来轻虚以浮，来急去散，故曰浮。反此者病。其来毛而中央坚，两旁虚，此谓太过，病在外；其气来毛而微，此谓不及，病在中。太过则令人逆气而背痛，愠愠然；不及则令人喘呼，少气而咳，上气见血，下闻病音。

冬脉，肾也，北方水也，万物之所合藏也，故其气来沉以濡，故曰石。反此者病。其气来如弹石者，此谓太过，病在外；其去如数者，此谓不及，病在中。太过则令人解㑊，脊脉痛而少气，不欲言；不及则令人心悬如病饥，眇中清，脊中痛，小腹满，小便变赤黄，

脾脉，土也，孤脏，以灌四旁者也，其善者不可见，恶者可见；其来如水之流者，此谓太过，病在外；如鸟之喙者，此谓不及，病在中，太过则令人四肢不举；不及则令人九窍不通，名曰重强。

【译文】

雷公问：《外揣》篇中说的"浑束为一"，我不知道它指的是什么？请您说说它的大概意思吧！

黄帝答曰：寸口脉属阴主内，人迎脉属阳主外，二者都来自胃气，表里相应，随着呼吸同来同往，就像两人牵着一条绳索，大小相似。春夏阳气盛时人迎脉稍大一些，秋冬阴气盛时寸口脉稍大一些，这是平和脉象。

人迎脉如果比寸口脉大一倍，则病在少阳；大两倍，病在太阳；大三倍，病在阳明。人迎脉盛大的属阳盛，主热证；脉虚属阳虚为寒证；脉紧属寒湿客于分肉，主痛痹证；脉代为邪在血络，主病时轻时重。脉盛的用泻法，脉虚用补法。脉紧应取分肉之间的腧穴；脉代应刺血络去邪血，并服用汤药；脉气陷下的当用灸法；脉来不盛不虚并且经络中有邪气的，就取本经的腧穴，名叫"经刺"。人迎脉比寸口脉大四倍的叫"外格"，是阳气独盛，格阴于外；脉来大且数，独阳无阴，为不治之死证。故必须详细审查其致病之根源，察其症状表现的寒热虚实，以确定脏腑的病变，进行相应的治疗。

寸口脉比人迎脉大一倍则病在厥阴；大两倍，病在少阴；大三倍，病在太阴。寸口脉盛则会有腹胀满，食不运化的中寒症状；寸口脉虚则出现排泄糜烂样粪便、

少气、小便颜色变黄等内热症状；脉紧属寒，出现痛痹；脉代为血脉不调，会时痛时止。治疗时脉盛的用泻法，脉虚用补法。脉紧的先针刺后灸法；脉代应先刺血络，再用汤药调其虚实；脉陷下的只用灸法。脉之陷下，是因为脉中之血结滞，脉中有瘀血，以致血流不畅而生内寒，故当用灸法，以温通脉气。脉不盛不虚的，应从本经取穴治疗。寸口脉大于人迎四倍的叫作"内关"。是阴气独盛，格阳于外，脉来大且数，为独阴无阳的死症。故必须详细审视致病的根源，根据症状表现的寒热虚实，以诊断脏腑的病变，确定治疗方法。

通晓荥腧主治与功效以后，方可传授针治疾病的大法。脉大为盛则只用泻法；脉小为虚则只用补法。脉紧属寒，用灸法和汤药及针刺并治；陷下的属中寒只用灸法。不盛不虚的属于正经之病，取本经的腧穴刺治。所谓"经治"，就是在本经治疗的方法。脉急为邪实，可兼用导引去其病；脉代为气血虚衰，应使患者安静体养，不要过度劳累。

黄帝问道：疾病的进退从脉象上怎样诊察呢？

岐伯答曰：主外的人迎脉和主内的寸口脉都可以反映病情的发展。切按寸口脉，脉滑小紧而且沉的是阴分的邪气盛，是病势逐渐加重，病在里；人迎脉大紧而浮的，是阳分的邪气盛，病势加重，病在外的表现；寸口脉浮而滑的，为阴邪衰退，病势渐减；人迎脉沉而滑的，为阳邪衰退，病势渐减；寸口脉滑而沉的，为病在内逐渐加重；人迎脉滑盛而浮的，为病在外逐渐加重。寸口与人迎二脉，浮沉大小相等的，乃其不与四时阴阳变化相应，病不偏阴，即偏阳，属难治之证。病在脏，脉沉而大的，是正气充足，其病易痊愈；若脉小则为逆症，病在腑；脉浮而大的，乃正气充足，其病易痊愈。人迎脉盛大而紧的乃伤于风寒；寸口脉盛大而紧的，乃伤于饮食。脉见滑大而代兼而长的，乃病邪由外向内而来，使人目有妄见，意念存在于心中，为阳邪并于阴分所致。治疗时可根据其虚实缓急对证调治，使其改变。

黄帝问道：健康人的脉象是怎样的呢？

岐伯答曰：人一呼脉跳动两次，一吸再跳动两次，一呼一吸为一息，脉总共跳动五次。用长呼吸来弥补其不足，这就是健康人。而健康人即指无病之人，诊脉时应根据健康人的呼吸，来诊察病人脉息。医者没有病，所以可以用自己的呼吸来诊察病人的脉息。如果一呼一吸，脉各跳动一次的，是正气衰少；一呼一吸脉各跳动三次，而脉躁动疾急，尺肤又发热的，是阳气亢盛的热性病；如尺肤不热而脉象滑的为风病；脉见涩象的是痹症。一呼脉动四次以上的，为精气亏败的死脉；脉气断绝不止的为真气已绝，也是死脉；脉忽快忽慢的，为阴阳已乱，也是死脉。健康人

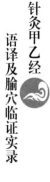

的脉息来源于胃气，所以说以胃气为本。无胃气就是逆脉，逆脉主死证。

切按寸口脉时，要计算寸口脉的至数，脉动五十次不见代脉的，为五脏皆能禀受胃气；脉动四十出现代脉的，是一脏无精气；三十次而代一次的乃两脏无精气；二十次而代一次的，是三脏无精气；十次而代一次的乃四脏无精气；不满十至而出现代脉乃五脏皆无精气。这种脉象可以预料人的死期将近，核心内容在《灵枢》终始篇提到过。所谓脉动五十不见代脉的为正常脉象，可以察知五脏受气的情况。所以能预料死期将近，是因为脉搏忽快忽慢，阴阳已经紊乱。

肝的正常脉为弦脉，端直以长，如按琴弦；心的正常脉象为钩脉，来盛去衰，如钩之曲；脾旺于四季之中，分主四时，其脉可随四时更代；肺的正常脉象为毛脉，轻浮如毛；肾的正常脉象为石脉，沉下如石。

心脉出现时，如一颗颗珠子不断地划过，像琅玕美玉般的滑润，是正常无病的平脉。若脉来流动连贯，喘喘促促，连串急促中，有微曲之象，是钩多胃气少，这是心的病脉。若是脉前曲后直像摸到带钩般，全无和缓之象乃是死脉。

肺脉来时，轻浮和缓，像榆荚飘落一样轻软，这是正常肺脉。若是脉象往来涩滞，像抚摸鸡毛一样，中间坚硬，两旁虚软，为毛多胃气少，乃肺的病脉。如果脉来像物浮水上一样空虚无根，又像是风吹羽毛一样散乱无绪，是纯毛无胃气，属肺的死脉。

肝脉来时，软弱而长，这是正常肝脉，脉如举起长竿末梢摆动。若脉来盛满滑实，像抚摸长竿一样弦硬不柔软，为弦多胃少，是肝的病脉。要是脉来急而有力，如新张开的弓弦一样，为纯弦而无胃气，为肝的死脉。

脾脉来时，和柔均匀，如鸡足踏地一样从容轻缓，这是脾的平脉。若脉来强急不和，如鸡举足一样急疾不缓，乃脾的病脉。若脉象来如鸟嘴、鸟足那样坚锐，如屋漏水，点滴无伦，如水之流去而不返，乃脾病的死脉。

肾脉来时，喘喘累累流动圆滑，似心之钩脉，但按之沉坚柔和，是肾的平脉。如果脉来坚搏像牵引葛藤一样，按之愈坚，为石多胃气少，这是肾的病脉。若脉来像扯紧的绳索一样，来去不定，硬如弹石，为无胃气，这是肾的死脉。

脾有病，脉象虚浮像肺脉；肾有病，脉象小浮像脾脉；肝有病，脉象急而沉散像肾脉。

黄帝问：见到真脏脉的就会死亡，这是什么道理呢？

岐伯答道：五脏的营养都依赖胃腑水谷之精微，胃为五脏六腑的根本。脏气不能自行至于手太阴寸口，必须借着胃气的输布。有了胃气，五脏才能在其所分主的季节里，出现四时所主的脉象。因此邪气胜的，必然造成精气衰。疾病严重时，胃气就不能与真脏脉同至寸口，所以真脏脉才会单独出现。真脏脉独见，是邪气胜过脏气，所以会死。

春脉属肝，属东方木，为万物开始生长的季节，故肝的脉气来时软弱轻虚而滑，端直而长，叫弦脉。与这种脉象相反就是病脉。若是脉气坚实有力，这叫太过，主病在外；脉气虚而微弱，这叫不及，主病在内。太过使人发怒，精神恍惚，眩晕昏闷巅顶疼痛；不及使人胸痛牵引到背部，向下累及两胁肋部胀满。

夏脉属心，属南方火，为万物生长茂盛的季节，故心之脉气来时充盛去时衰减，如钩之形。与这种脉象相反的就是病脉。脉气来盛去亦盛叫太过，主病在外；若是脉气来时不盛，去时反盛，叫不及，主病在里。脉太过会使人身体发热，皮肤疼痛，热邪浸淫发生疮；不及则使人心烦，上部出现咳唾涎沫，下部出现矢气下泄。

秋脉属肺，属西方金，为万物收成的季节，故肺之脉气来时轻虚以浮，来急去散，叫浮脉。与此脉相反的就是病脉。脉来如毛而中央坚硬，两旁虚软的是太过，主病在外；若脉来如毛，轻浮无力，为不及，主病在里。太过使人气逆，背痛而胸中郁闷不舒；不及则使人气喘，咳嗽，气短，气上逆而咯血，喉间有喘息声。

冬脉属肾，属北方水，为万物蛰藏的季节，故肾之脉气来时沉而濡软，如石下沉，所以叫石脉。与这种脉象相反的就是病脉。肾脉来时坚硬如弹石的叫太过，主病在外；若是脉去虚数，叫不足，主病在内。太过使人形体懈惰无力，脊背筋脉疼痛，气短，不愿说话；不及则使人心如悬空，状似饥饿，腰部当肾处清冷，脊中作痛，少腹胀满，小便赤黄。

脾土位居中央，不专旺于一季，故为孤脏。能纳水谷，化生津液以灌溉四旁。无病的脾脉不能见到，脾有病才能见其病脉。其脉来如水之流而洪盛的为太过，主病在外；脉来坚锐如鸟之喙的为不及，主病在内。太过使人四肢不能举动，不及则人九窍不通，身体重强。

经脉第一(中)

【原文】

春得秋脉，夏得冬脉，长夏得春脉，秋得夏脉，冬得长夏脉，不治，是谓五邪，皆同，死不治。

春胃微弦曰平，弦多胃少曰肝病，但弦无胃曰死，胃而有毛曰秋病，毛甚曰今

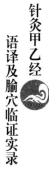
病。脏真散于肝，肝脏筋膜之气也。

夏胃微钩曰平，钩多胃少曰心病，但钩无胃曰死。胃而有石曰冬病，石甚曰今病。脏真通于心，心藏血脉之气也。

长夏胃微软弱曰平，胃少软弱多曰脾病，但代无胃曰死。软弱有石曰冬病，石甚曰今病。脏真濡于脾，脾藏肌肉之气也。

秋胃微毛曰平，毛多胃少曰肺病，但毛无胃曰死。毛而有弦曰春病，弦甚曰今病。脏真高于肺，肺行营卫阴阳也。

冬胃微石曰平，胃少石多曰肾病，但石无胃曰死，石而有钩曰夏病，钩甚曰今病。脏真下于肾，肾藏骨髓之气也。

胃之大络，名曰虚里，贯膈络肺，出于左乳下，其动应手，脉之宗气也。盛喘数绝者，则病在中；结而横，有积矣；绝不至曰死。

诊得胃脉实则胀，虚则泄也。

心脉揣坚而长，病舌卷不能言。其软而散者，病消渴自已。

肺脉揣坚而长，病唾血。其软而散者，病灌汗，至令不复。

肝脉揣坚而长，色不青，病坠；若搏，因血在胁下，令人喘逆。其软而散，色泽者，病溢饮。溢饮者，渴暴多饮，而溢入肌皮肠胃之外也。

胃脉揣坚而长，其色赤，病折髀。其软而散者，病食痹、痛髀。

脾脉揣坚而长，其色黄，病少气。其软而散，色不泽者，病足胻肿，若水状。

肾脉揣坚而长，其色黄而赤者，病折腰。其软而散者，病少血，至令不复。

夫脉者，血之府也。长则气和，短则气病，数则烦心，大则病进，上盛则气高，下盛则气胀，代则气衰，细则气少，涩则心痛，浑浑革革至如涌泉，病进而色，弊弊绰绰，其去如弦绝者死。

寸口脉中手短者，曰头痛；寸口脉中手长者，曰足胫痛；寸口脉沉而坚者，病在中；寸口脉浮而盛者，病在外；寸口脉中手促上击者，曰肩背痛；寸口脉紧而横坚者，曰胁下腹中有横积痛；寸口脉浮而喘者，曰寒热；寸口脉盛滑坚者，曰病在外；寸口脉小实而坚者，曰病在内；脉小弱以涩者，谓之久病；脉浮滑而实大者，谓之新病；病甚有胃气而和者，曰病无他；脉急者，曰疝瘕少腹痛。脉滑曰风，脉涩曰痹，盛而紧曰胀，缓而滑曰热中。按寸口得四时之顺，曰病无他，反四时及不间脏曰死。

太阳脉至，洪大以长；少阳脉至，乍数乍疏，乍短乍长；阳明脉至，浮大而短。

厥阴有余，病阴痹；不足，病生热痹；滑则病狐疝风；涩则病少腹积气。

少阴有余，病皮痹瘾疹；不足，病肺痹；滑则病肺风疝；涩则病积，溲血。

太阴有余，病肉痹寒中；不足，病脾痹；滑则病脾风疝；涩则病积，心腹时满。

阳明有余，病脉痹，身时热；不足，病心痹；滑则病心风疝；涩则病积，时善惊。

太阳有余，病骨痹身重；不足，病肾痹；滑则病肾风疝；涩则病积，时善巅疾。

少阳有余，病筋痹胁满；不足，病肝痹；滑则病肝风疝；涩则病积，时筋急目痛。

太阴厥逆，胻急挛，心痛引腹，治主病者。

少阴厥逆，虚满呕变，下泄清。治主病者。

厥阴厥逆，挛，腰痛，虚满，前闭，谵语。治主病者。

三阴俱逆，不得前后，使人手足寒，三日死。

太阳厥逆，僵仆呕血善衄。治主病者。

少阳厥逆，机关不利。机关不利者，腰不可以行，项不可以顾。发肠痈，不可治，惊者死。

阳明厥逆，喘咳身热，善惊，衄血，呕血，不可治，惊者死。

手太阴厥逆，虚满而咳，善呕吐沫。治主病者。

手心主、少阴厥逆，心痛引喉。身热者死，不热者可治。

手太阳厥逆，耳聋泣出，项不可以顾，腰不可以俯仰，治主病者。

手阳明、少阳厥逆，发喉痹，嗌肿痛，治主病者。

来疾去徐，上实下虚，为厥癫疾；来徐去疾，上虚下实，为恶风也。故中恶风者，阳气受也，有脉俱沉细数者，少阴厥也；沉细数散者，寒热也；浮而散者，为眴仆。诸浮而不躁者，皆在阳，则为热；其有躁者，在手。诸细而沉者，皆在阴，则为骨痛；其有静者，在足。数动一代者，病在阳之脉也。其涩者，阳气有余也；滑者，阴气有余也。阳气有余则为身热无汗；阴气有余则为多汗身寒；阴阳有余则为无汗而寒。推而外之，内而不外者，有心腹积也；推而内之，外而不内者，中有热也。推而上之，下而不上者，腰足清也；推而下之，上而不下者，头项痛也。按之至骨，脉气少者，腰脊痛而身有痹也。

【译文】

春季见到独毛无胃之秋脉，夏季见到独石无胃之冬脉，长夏见到独弦无胃之春脉，秋季见到独钩无胃之夏脉，冬季见到独代无胃之长夏脉，乃本脏之气不胜，反

153

针灸甲乙经卷四

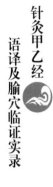
见克我之脏的脉象，为不治之脉，称为五邪，其预后相同，都是不治的死证。

春天的脉象，微弦之中带柔和的，是有胃气，叫平脉；如胃少而弦多，是邪盛而胃气衰，为肝脏有病；如纯弦而不柔和，为胃气已绝，真脏脉见，主死。若脉虽有胃气，而柔和之中兼见毛脉的，是春见秋脉，金来克木，如胃气尚强，则可延至秋天发病；若毛脉太甚，会立即生病。春天五脏之真气舒散入肝，则肝得精微之气以养筋膜，而筋无劲急的疾患。

夏天的脉象，微钩之中带柔和的是有胃气，叫平脉；如钩多而胃气少，是心脏有病，为心火盛胃气衰；如果纯钩而不柔和，为胃气已绝，真脏脉见，主死。若脉虽有胃气，而柔和之中兼见石脉，是夏见冬脉，水来克火，如胃气尚强，则可延至冬天发病；如果石脉过甚，是火被水伤，胃气已衰，当时就要发病。夏时五脏之真气通于心，心得精微之气以养血脉，而无血脉壅滞之疾患。

长夏时的脉象，微软弱中带柔和的，是有胃气，叫正常脉；若软弱多而胃气少，就是脾脏有病；若仅见代脉而无柔和之象，是无胃气，为真脏脉见，主死。若软弱脉中兼见沉石之象，为土被水侮，若胃气尚强，则可延至冬天发病；如果石脉过甚，为胃气已衰，当时就要发病。长夏五脏之真气濡润于脾，脾得精微之气，而全身肌肉皆得其养。

秋时的脉象，微毛之中带有柔和，是有胃气，叫平脉；若毛多胃气少，主肺脏有病；仅见毛脉而不柔和。是无胃气，为真脏脉见，主死。如果毛脉中兼见弦脉，为金受木侮，若胃气尚强，尚可延至春季发病；若弦脉过甚，为胃气已衰，立刻就会生病。秋时五脏之真气上藏于肺，由肺自上焦敷布，运行营卫阴阳于内外。

冬时的脉象，沉石之中带有和缓之象的是有胃气，叫平脉；如脉象石多而胃气少，主肾脏有病；如仅见沉石而不柔和，是无胃气，为真脏脉见，主死。如石脉中兼见钩脉，为水被火侮，若胃气尚强，尚可延至夏季发病；若钩脉过甚，为水亏火盛，胃气已衰，立即发病。冬时五脏之真气下达到肾，肾得精微之气，以养骨髓，则精旺神足，形体就会壮盛。

胃的大络，名叫虚里。其脉从胃上行，穿过膈膜，上络于肺，出于左乳的下方，跳动应手，为脉之宗气。若此脉跳动充盛急迫，而时有短暂停止的，是中气不守，主病在中；若脉已结象，按之横坚，主有积聚；如果脉绝不至，为宗气已绝，主死亡。

诊得虚里之脉充实，是气有余，主腹胀；若脉虚弱，则为气不足，主泄利。

心脉跳动坚强而长的，为心经邪盛，将舌卷而不能言语；脉来软散的，是胃气来复，病饮水善消，不治自愈。

肺脉跳动坚强而长，是火邪乘肺，出现唾血；其脉软而散的，为肺虚皮毛不固，因而汗出如水浇灌，身体到肺气旺的季节亦不能恢复。

肝脉跳动坚强而长，面色不青的，病不在脏，必为跌伤；若因击伤，以致瘀血停留胁下，则使人气息不利，喘而气逆。肝脉软而散，面色反见鲜泽的，当病溢饮。溢饮是病人大渴多饮，水饮溢渗于肌肉、皮肤间、肠胃之外而引起的。

胃脉跳动坚强而长，面色赤，为阳明火盛，胃之经络被伤，病髀部疼痛如折。如胃脉散，为胃气虚，当病食物不消化、食后闷痛、呕吐水汁的食痹或髀部疼痛。

脾脉跳动坚强而长，其面色黄，是脾虚。脾虚则肺无所养，当病少气。如其脉软而散，面色不润泽，乃脾虚不能制水，水气下行，病见足胫浮肿，好像水肿状。

肾脉跳动坚强而长，其面色黄而兼赤，是湿热之邪侵入肾，肾受邪，病腰痛如折。如其脉散，乃精血虚少，本源已衰，就很难在短期内恢复。

血在脉中流动，所以脉是血之腑。若见长脉，表示气血和畅；短脉是气虚之病；数脉则内热心烦；大脉是病势正在发展；上部脉盛则气逆于上而喘满；下部脉盛则气滞于下而腹胀；代脉则为气衰；细脉为气少；涩脉为心痛；脉来奔流急速如泉水之上涌者主病势加剧而危重；脉来若断若续，飘忽不定，其去如琴弦断绝的是真气已竭，将要死亡的证候。

寸口脉按之应指短的，乃阳气不足，当病头痛；寸口脉应指而长的，乃阴气不足，当病足胫痛；寸口脉沉而坚硬，乃邪在阴分，主病在内；寸口脉浮而盛，乃邪在阳，主病在外；寸口脉应指急促而击指的，乃阳邪在上，主肩背痛；寸口脉紧弦坚实的，乃阴邪内结，主胁下或腹中有积块作痛；寸口脉浮而动甚，乃邪气在表，主病寒热；寸口脉象洪滑有力的，乃阳盛，主病在外；寸口脉象小而实，有力的，乃阴盛，主病在内；脉象小弱而兼涩，乃气虚血少，主久病；脉象浮滑有力，乃新感风热，是新病；病情虽重，脉象和缓而有胃气的，则病无危险；脉象紧急，乃寒气凝滞，主有疝瘕积聚，少腹作痛。脉象滑利，乃阳邪，主病风；脉象涩滞，主阴邪，乃痹病；脉来盛而紧急，主寒凝气滞而腹胀满；脉来缓而滑利，乃热邪在脾胃，病为热中。总之，诊察寸口的脉象与四时相应的为顺，虽然患病，亦无危险；如果脉与四时相反，或病传于所胜相克的脏，多主死亡。

太阳脉来时，脉洪大而长；少阳脉来时，脉忽快忽慢，时短时长；阳明脉来时，脉浮大而短。

厥阴之气有余，病在阴分而发生阴痹；不足，为阳邪过盛而发生热痹；脉滑则患狐疝气；脉涩为少腹中有积气。

少阴之气有余，则发为皮痹和瘾疹；不足，则发病为肺痹；脉滑则患肺风疝，

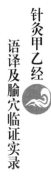

脉涩则病积聚和尿血。

太阴之气有余，则发病为肉痹和寒中；不足则病脾痹；脉滑则病脾风疝；脉涩主积聚和心腹胀满等病。

阳明之气有余，则发病为脉痹，身体不定时发热，不足则发病为心痹；脉滑主病心风疝；脉涩主积聚，时常发惊。

太阳有余，发病为骨痹身重；不足则发生肾痹；脉滑则病肾风疝；脉涩主积聚及头巅部生病。

少阳之气有余，病发筋痹，胁部胀满；不足，则病发为肝痹；脉滑病肝风疝；脉涩则病主积聚，筋急、目痛等症。

足太阴经的经气厥逆，则小腿拘急痉挛，心痛牵引腹部。应以本经所发的腧穴为主穴治疗。

足少阴经的经气厥逆，则腹部虚饱胀满，上呕吐，下泄利清冷。应取本经所发的腧穴为主治疗。

足厥阴经的经气厥逆，则出现筋拘挛，腰痛，腹满，小便不通，谵言妄语。当以本经所发的腧穴为主治疗。

足三阴经的经气都发生厥逆，则大小便不通，手足逆冷，三天就会死亡。

足太阳经的经气厥逆，会出现身体僵直仆倒，呕血，鼻衄出血。当以本经所发的腧穴为主治。

足少阳经的经气厥逆，则筋骨关节不利，腰部不能活动，项强不能左右回顾。如果发肠痈，就是不可治的危症；如再发惊，就会死亡。

足阳明经脉的经气厥逆，则出现喘息咳嗽，发热，容易发惊，鼻出血，呕血，是不可治的危症。若发惊而致神乱的就会死亡。

手太阴经的经气厥逆，则胸满，咳嗽，呕吐涎沫。当以本经所发的腧穴为主治。

手心主和手少阴心经的经气厥逆，则心痛连及咽喉，身发热的主死，身不发热的还可以治愈。

手太阳的经气厥逆，则出现耳聋，流泪，项强不能左右回顾，腰不能前后俯仰。当以本经所发的腧穴为主治。

手阳明大肠和手少阳三焦的经脉厥逆，则发生喉痹，咽喉肿痛。当以本经所发的腧穴为主治疗。

脉来时急疾而去时徐缓，为上实下虚，阳盛于上，阴虚于下，则出现厥逆和癫疾；脉来徐缓而去急疾，为上虚下实，是阳虚于上，为病风之病。因为受恶风的，都是阳虚不能卫固于外的缘故。脉象沉细而数的，为足少阴经厥逆的病；脉见沉细数散的，为寒热方面的病；脉浮而散，主眩晕仆倒的病。凡是浮脉而不躁急的，病在阳分，则为发热病在足三阳；如脉浮而躁急，则病在手三阳经。脉细而沉，病在阴分，为骨节痛；若沉细而静，为阴中之阴，病在足三阴经。脉象数动而有歇止，病在阳经。疾病太过之脉与常脉不同，例如脉涩，是阳气太过，反现阴脉；脉滑，乃阴气太过，反现阳脉。阳气有余，则身发热而无汗；阴气有余，则外开腠理，身多汗而发冷；阴阳二气有余，则身无汗而发冷。凡脉象欲求之于表，反沉迟而不浮，乃病在内，主心腹积聚；凡脉象欲求之于里，脉反浮数而不沉，乃病在外，主身发热的疾患。欲求之于上部，脉反下而不上，为阴盛于下，见腰足清冷；欲求之于下部，脉反上而不下，为阳盛于上，是头项疼痛。若按之至骨，而脉气细微欲绝的，为阳气衰微，阴寒内盛，见腰脊痛或痹症。

经脉第一 (下)

【原文】

三阳为经，二阳为维，一阳为游部。三阳者，太阳也，至手太阴而弦，浮而不沉，决以度，察以心，合之阴阳之论。二阳者，阳明也，至手太阴弦而沉急不鼓，炅至以病皆死。一阳者，少阳也，至手太阴上连人迎弦急悬不绝，此少阳之病也，专阴则死。三阴者，六经之所主也，交于太阴，伏鼓不浮，上空至心。二阴至肺，其气归于膀胱，外连脾胃。一阴独至，经绝气浮，不鼓钩而滑。此六脉者，乍阴乍阳，交属相并，缪通五脏，合于阴阳，先至为主，后至为客。

三阳为父，二阳为卫，一阳为纪，三阴为母，二阴为雌，一阴为独使。

二阳一阴，阳明主病，不胜一阴，脉软而动，九窍皆沉。三阳一阴，太阳脉胜，一阴不能止，内乱五脏，外为惊骇。二阴一阳，病在肺，少阴脉沉，胜肺伤脾，故外伤四肢。二阴二阳皆交至，病在肾，骂詈妄行，癫疾为狂。二阴一阳，病出于肾，阴气客游于心，脘下空窍，堤闭塞不通，四肢别离。一阴一阳代绝，此阴气至心，上下无常，出入不知，喉咽干燥，病在土脾。二阳三阴，至阴皆在，阴不过阳，阳气不能止阴，阴阳并绝，浮为血瘕，沉为脓胕也。三阳独至者，是三阳并至，并至如风雨，上为巅疾，下为漏病。三阳者，至阳也。积并则为惊，病起如风碎砾，九窍皆塞，阳气滂溢，嗌干喉塞；并于阴则上下无常，薄为肠澼。此谓三阳直心，坐不得起卧者，身重，三阳之病也。

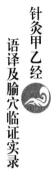

黄帝问曰：脉有四时动奈何？

岐伯对曰：六合之内，天地之变，阴阳之应，彼春之暖，为夏之暑；彼秋之忿，为冬之怒。四变之动，脉与之上下。以春应中规，夏应中矩，秋应中衡，冬应中权。是故冬至四十五日，阳气微上，阴气微下；夏至四十五日，阴气微上，阳气微下。阴阳有时，与脉为期，期而相失，知脉所分。分之有期，故知死时，微妙在脉，不可不察，察之有纪，从阴阳始。是故声合五音，色合五行，脉合阴阳。持脉有道，虚静为宝。春日浮，如鱼之游在波；夏日在肤，泛泛乎万物有余；秋日下肤，蛰虫将去；冬日在骨，蛰虫周密，君子居室。故曰知内者，按而纪之；知外者，终而始之。此六者，持脉之大法也。

赤，脉之至也喘而坚，诊曰，有积气在中，时害于食，名曰心痹。得之外疾，思虑而心虚，故邪从之。

白，脉之至也喘而浮，上虚下实，惊，有积气在胸中，喘而虚，名曰肺痹，寒热。得之醉而使内也。

黄，脉之至也大而虚，有积气在腹中，有厥气，名曰厥疝，女子同法。得之疾使四肢汗出当风。

青，脉之至也长而弦，左右弹，有积气在心下，支胠，名曰肝痹，得之寒湿，与疝同法。腰痛，足清，头痛。

黑，脉之至也上坚而大，有积气在少腹与阴，名曰肾痹。得之沐浴清水而卧。

形气有余，脉气不足，死；脉气有余，形气不足，生；形气相得，谓之可治。脉弱以滑，是有胃气，命曰易治，治之趋之，无后其时。形气相失，谓之难治；色夭不泽，谓之难已；脉实以坚，谓之益甚；脉逆四时，谓之不治。所谓逆四时者，春得肺脉，夏得肾脉，秋得心脉，冬得脾脉，其至皆悬绝沉涩者，名曰逆四时。未有脏形，于春夏而脉沉涩，秋冬而脉浮大，病热脉静，泄而脉大，脱血而脉实，病在中而脉实坚，病在外而脉不实坚者，皆为难治，名曰逆四时也。

曰：愿闻虚实之要。

曰：气实形实，气虚形虚，此其常也；反此者病。谷盛气盛，谷虚气虚，此其常也；反此者病。脉实血实，脉虚血虚，此其常也；反此者病。气盛身寒，气虚身热曰反，谷入多而气少曰反，谷不入而气多曰反，脉盛血少曰反，脉小血多曰反。气盛身寒，得之伤寒；气虚身热，得之伤暑。谷入多而气少者，得之有所脱血，湿居其下也；谷入少而气多者，邪在胃及与肺也。脉小血多者，饮中热也；脉大血少者，脉有风气，水浆不入，此谓反也。夫实者，气入也；虚者，气出也。气实者，热也；气虚者，寒也。入实者，左手开针孔也；入虚者，左手闭针孔也。

脉小色不夺者，新病也；脉不夺，色夺者，久病也。脉与五色俱夺者，久病也；脉与五色俱不夺者，新病也。肝与肾脉并至，其色苍赤，当病毁伤，不见血，已见血，湿若中水也。

尺内两旁则季胁也，尺外以候肾，尺里以候腹。中附上，左外以候肝，内以候膈；右外以候胃，内以候脾。上附上，右外以候肺，内以候胸中；左外以候心，内以候膻中。前以候前，后以候后。上竟上者，胸喉中事也；下竟下者，少腹、腰、股、膝、胫中事也。粗大者，阴不足，阳有余，为热中也。

腹胀身热脉大是一逆也；腹鸣而满，四肢清泄脉大者，是二逆也；血衄不止脉大者，是三逆也；咳且溲血脱形，脉小而劲者，是四逆也；咳脱形，身热脉小而疾者，是五逆也；如是者，不过十五日死矣。

腹大胀，四末清，脱形泄甚，是一逆也；腹胀便血，其脉大时绝，是二逆也；咳溲血，形肉脱，脉喘，是三逆也；呕血胸满引背，脉小而疾，是四逆也；咳呕腹胀，且飧泄，其脉绝，是五逆也；如是者，不及一时而死矣。工不察此者而刺之，是谓逆治。

热病脉静，汗已出，脉盛躁，是一逆也；病泄脉洪大，是二逆也；着痹不移，䐃肉破，身热，脉偏绝，是三逆也；淫而夺形，身热色夭然白，及后下血衃，笃重，是四逆也；寒热夺形，脉坚搏，是五逆也。

五实死，五虚死。脉盛、皮热、腹胀、前后不通、闷瞀，是谓五实。脉细、皮寒、气少、泄利前后、饮食不入，是谓五虚。浆粥入胃，泄注止，则虚者活。身汗得后利，则实者活。此其候也。

心脉满大，痫瘈筋挛。

肝脉小急，痫瘈筋挛。

肝脉骛暴，有所惊骇，脉不至若喑，不治自已。

肾脉小急，肝脉小急，心脉小急，不鼓，皆为瘕。

肾脉大急沉，肝脉大急沉，皆为疝。

肝肾脉并沉为石水，并浮为风水，并虚为死，并小弦欲为惊。

心脉揣滑急为心疝。

肺脉沉揣为肺疝。

三阳急为瘕。

三阴急为疝。

二阴急为痫厥。

二阳急为惊。

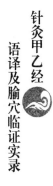

脾脉外鼓沉，为肠澼，久自已。

肝脉小缓为肠澼，易治。

肾脉小搏沉，为肠澼下血，血温身热者死。

心肝澼亦下血，二脏同病者可治；其脉小沉涩为肠澼，其身热者死；热甚七日死。

胃脉沉鼓涩，胃外鼓大，心脉小坚急，皆鬲偏枯。男子发左，女子发右。不瘖舌转者，可治，三十日起。其从者，瘖三岁起。年不满二十者三岁死。

脉至而搏，衄血身有热者死。脉来悬钩浮者为热。脉至而搏，名曰暴厥，暴厥者，不知与人言。脉至而数，使人暴惊，三四日自已。脉至浮合，浮合如数，一息十至以上，是经气予不足也，微见九十日死。脉至如火薪然，是心精予夺也，草干而死。脉至如丛棘，是肝气予虚也，木叶落而死。脉至如省客，省客者，脉塞如鼓也，是肾气予不足也，悬去枣华而死。脉至如丸泥，是胃精予不足也，榆荚落而死。脉至如横格，是胆气予不足也，禾熟而死。脉至如弦缕，是胞精予不足也，病善言，下霜而死；不言可治。脉至如交棘，交棘者，左右傍至也，微见三十日而死。脉至如涌泉，浮鼓肌中，是太阳气予不足也，少气味，韭花生而死。脉至如颓土之状，按之不足，是肌气予不足也，五色见黑，白垒发而死。脉至如悬离，悬离者，浮揣切之益大，是十二俞之气予不足也，水冻而死。脉至如偃刀，偃刀者，浮之小急，按之坚大，五脏寒热，寒热独并于肾，如此其人不得坐，立春而死。脉至如丸滑不著手，丸滑不著者，按之不可得也，是大肠气予不足也，枣叶生而死。脉至如春者，令人善恐，不欲坐卧，行立常听，是小肠气予不足也，季秋而死。

【译文】

三阳为经纶，二阳为维系，一阳为游部，前后出入于两阳之间。所谓三阳是指太阳，太阳的脉象应于寸口，本应洪大而长，脉弦浮而不沉则属邪脉，应当根据诊脉原则，细心审察，并结合阴阳的理论。所谓二阳是指阳明，其脉本应浮大而短，若弦而沉急，不能鼓指，是阴气胜过阳气的病脉，现热象则为回光反照，属阳气衰败，主死证。所谓一阳，是指少阳，其脉本应乍数乍疏，乍短乍长，若弦急悬而不绝，是少阳邪胜的病脉，如见有阴无阳的脉象，主死亡。三阴是指太阴，为六经之主，其气交于太阴寸口，本应轻浮，若现沉伏鼓动而不浮的脉象，乃肺气不足，脉行无力，则上焦空虚，以至于心神受伤。二阴是少阴，其脉上行至肺，肺气下通于膀胱，外与脾胃相连。一阴独至于寸口，是经气内绝，脉弦浮，不能鼓脉如钩而滑。这六种脉象，或阳脏而见阴脉，或阴脏而见阳脉，交相并属，错综变化，都是因为脏气的盛衰现于寸口，应以阴阳之道，加以审察，各种脉象以先至于寸口的为主，后见于寸口的为客。

三阳总领诸经如君父，二阳捍卫诸经，抵御外邪如护卫，一阳出于阴阳之间如纲纪，三阴濡养诸经如母，二阴属水主生如雌，一阴为阴尽阳生，如阴中之独使。

二阳一阴是肝邪侮胃而阳明主病，二阳不胜一阴，脉软而动，则九窍之气沉滞不利。三阳一阴则太阳经脉邪气太胜，一阴肝气不能压止，因而内乱五脏，外现惊骇。二阴一阳为心火旺，风木盛，火克金，则病在肺；木乘土，则病在脾，脾主四肢，因此外伤四肢。二阴二阳皆交至，则土邪乘火，病在肾，阳明邪实，则骂詈不止妄行，癫疾似狂。二阴一阳，则肾水克火，病出于肾，阴气游行至心，胃土气衰不能制水，所以脘下空窍皆如堤闭塞不通，胃脉不能循足，心脉亦不能络手，因而四肢好像要与身体分离一样。一阴一阳，其脉动而中止，这是厥阴与少阳，不能枢转阴阳，其病或在上，或在下，没有定处，因而咽喉干燥，其病因虽为肝胆合病，而病证却表现为脾土运化失常。二阳胃腑、三阴肺脏和至阴脾土皆病，则阴气不能入于阳，阳气不能至于阴，阴阳相互隔绝，形成脉与证相反的病变。如脉浮，病应在外内而反为血瘕；脉沉，病应在内而外反为脓肿。三阳独至，就是手足太阳之气合并而来如风雨骤至，邪气循经上犯，则为巅顶疾病；邪犯于下则为二便漏泄的疾患。三阳是至盛之阳。阳气积并则伤心肾之阴而发为惊骇，发病象疾风和霹雳一样迅速猛烈，九窍都为之闭塞；若阳气充沛流溢，则咽干喉塞；若阳气并入于阴脏，则病处在上下无常，若迫及下焦，则为肠澼下利；若是三阳热邪内侵，随脉直入心膈，则致身重，不得起卧的太阳病。

黄帝问道：为什么脉有四时的变化？

岐伯答曰：天地之间，自然气候的变化，阴阳与之相应，如春天的温暖会渐变为夏天的暑热；秋天的肃杀之气，渐变为冬天的酷寒之气。四时气候的变动，表现为生长收藏的过程。人的脉搏，也相对应于四时气候而表现有升降浮沉的脉象。所以春脉应该合于圆规之圆滑，夏脉应该合于方矩之方正；秋脉应该合于秤杆之均衡，冬脉应该合于秤锤之沉实。所以在冬至时一阳生，到四十五日后的立春，阳气微升，阴气微降；夏至时一阴生，四十五日后立秋，阴气微升，阳气微降。人体脉象的升降是与四时阴阳的变化时刻相应的，不相合则可从脉象的变异推知病属何脏，结合四时脏气的盛衰，就能测知病的死期。所以切脉是最微妙的技术，不可不细心诊察，诊脉的要领是从辨别阴阳开始。因此在诊病时，听声音要结合五音，分清浊；观气色要结合五行，辨生克；察脉象要结合阴阳的升降，断浮沉。诊脉之道贵在心静。脉象一般是春天脉浮，好像鱼在水中游一样；夏天脉在肌肤，指下如水

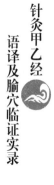
泛溢，又像万物生长一样；秋天脉在肤下，好像虫类将要蛰伏；冬天脉沉在骨，好像虫类蛰藏周密，人们居于室内。因此说知道在内的脏腑，切脉就可定拟纲纪；知道在外的经脉，按次序就可以明确终始。这四时及内外的变化，就是诊脉最重要的方法。

患者面色赤，脉来动甚而坚实有力者，诊为有积气在胸中，时常妨碍饮食，这是脏气不行，病气积结，叫作心痹。是由于感受外邪，思虑过度，致使心气内虚，所以外邪乘虚侵入。

患者面色白，脉来动甚而浮者，属于上虚下实。心神不安而发惊，这是有积气在胸中，肺气不足而虚喘，病名曰肺痹，并有寒热症状。发病原因是酒醉而行房事。

患者面色黄，脉象大而虚者，是有邪气郁结于腹中，有厥气冲痛，病名曰厥疝，女子也会得这种病。其发病原因是劳倦伤脾，四肢汗出当风。

患者面色青，脉象长而弦，左右弹指有力的，是有病气积聚于心下，支撑腋下胁肋，病名叫肝痹。这是由于厥阴受寒湿，发病机理与疝气相同，也会有腰痛、足冷、头痛等症状。

患者面色黑，脉象不沉却坚而大的，是邪气积于少腹和前阴，这种病叫作肾痹。为洗冷水澡后就睡所致。

患者的形体和神气都较充余，而脉气不足的，主死；脉象充余而形气不足的，主生；形气相称的，即使得病也可以治愈。脉软弱而兼滑象，为脉有胃气。病容易治，但要急治，不能耽误。如果形盛气衰，或者气盛形衰乃形气相失，病很难治；若是面色枯槁不润泽的，病难以痊愈；脉若坚硬而不柔和，是病情在逐步加重；若脉逆四时，就是不治的死证。所谓脉逆四时，指春天见肺脉，夏天见肾脉，秋天见心脉，冬天见脾脉，而且均有毫无胃气的悬绝无根或沉涩不起的脉象，为四时脉见贼克，叫作逆四时。有的病，虽未见病脏的病形，但在春夏见沉涩脉，秋冬见浮大脉，或热病而脉静，泄泻而脉大，脱血而脉实，病内伤诸虚而脉坚实，病外邪方盛而脉反不实坚等脉证，皆为难治的病，也都属于脉逆四时之证。

黄帝说：想听听虚实的关键。

岐伯对曰：气充实的，形体也充实，气虚者形体也衰弱，这是正常现象。与之相反的就是病态。谷气多的气盛，谷气少的气衰，这是正常情况；与此相反就是病态。脉搏大而有力的，血液也充实，脉搏虚小的，血液也不足，这是正常现象；与之相反就是病态。阳气盛而身体觉得冷的，阳气虚而身体发热的，都是反常的现象；饮食虽多气反而不足，是反常现象；饮食很少气反而盛，也是反常现象；脉搏盛而血少的，脉搏小而血多的，都是反常现象。气盛而身寒的，是被寒邪所伤；气虚而身热的，是被暑邪所伤。饮食多而气少的，是因为失血过多而下部有水湿；饮食少而气多，乃病在胃和肺脏。脉搏小而血多，是因为饮酒而中焦有热；脉搏大而血少，是因感风邪而汤水不进。这都是反常的现象。脉实是因为邪气侵入人体；虚是因为正气外泄。邪气实则身热，正气虚则身寒。针刺治疗实证，出针时左手开其针孔以泻邪气；治疗虚证，出针时左手急按针孔，避免正气外泄。

脉虽小而气色正常的，是新病；脉象正常而气血不正常的，是久病。如果脉象气色都不正常的，也是久病；脉象和气色都正常的，是新病。如果脉沉弦而色苍赤的，为肝脉与肾脉并至，主毁伤而筋骨血脉俱病，不论有没有出血，必气血凝滞而形成肿满，出现好像伤于湿邪或水气一样的肿胀。

尺肤部内侧以候于季胁部，外侧以候于肾脏，中间部以候于腹部；尺肤部的中段，左手的外侧以候于肝脏，内侧以候于膈部；右手的外侧以候于胃，内侧以候于脾；尺肤部的上段，右手的外侧以候于肺脏，内侧以候于膻中；尺肤部的前面，以候身前即胸腹部，后面以候身后即背部。从尺肤上段直达鱼际处，主治胸部与喉中的疾病；从尺肤部的下段直达肘横纹处，主治少腹、腰、股、膝、胫等处的疾病。尺肤部皮肤粗大的，是阴气不足，阳气有余，为热邪侵于内所致。

腹胀、身热、脉大，为表里邪气俱盛，这是一逆；腹鸣、胀满、四肢厥冷，兼有腹泄而脉大的，乃脉证相反，这是二逆；衄血不止若见大脉，为阴虚邪实，这是三逆；咳嗽而兼小便下血，形体消瘦，反见脉小而劲的，是正气已衰，不能胜邪，这是四逆；咳嗽而身体消瘦，全身发热，脉小而疾的，是五逆。凡出现上述五逆证状的，不出十五天就会死亡。

腹部胀大，四肢清冷，形体消瘦而泄泻严重的，这是一逆；腹胀而便血，脉搏大而有时歇止，这是二逆；咳嗽而小便下血，为气血俱病，形肉消脱，脉象动甚，为真脏脉见，这是三逆；呕血，胸部胀满连及背部，脉搏细小而数，这是四逆；咳呕又腹胀，且飧泄，脉绝不至，这是五逆。凡出现上述五逆证状的，不过一昼夜就会死亡。医生如果不诊察这些逆证而用针刺治疗，就叫逆治。

热病脉反而安静，汗出之后脉反而盛大躁动的，这是一逆；患泄泻病的脉宜虚小，反见洪大的，为第二逆；患着痹身体不能移动，以至腘肉破伤，身热，一侧无脉的，为元气将脱，是第三逆；淫欲过度，以致形体消瘦，身热，面色枯槁苍白，大便下血块严重的，为亡阴，是第四逆；患寒热病，身体消瘦失去原来外形，脉反坚硬弹指，是第五逆。

五种实症同时出现主死，五种虚症同时出现亦主死。脉盛是心邪实，皮热是肺

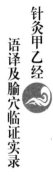

邪实，腹胀是脾邪实，二便不通是肾邪实，闷瞀是肝邪实，这叫作五实。脉细是心虚，皮寒是肺虚，气少是肝虚，泄利前后是肾虚，饮食不入是脾虚，这叫作五虚。五虚的患者如果能够吃些稀粥以养胃气，使大便泄注停止，脾肾元气得以修复，也可以治愈。五实的患者，如果能够汗出而解表邪，大便通利而除里邪，则内外通利和调，也可以治愈。这是五实、五虚能够痊愈的表现。

心脉满大，则出现癫痫抽搐和筋脉拘挛的症状。

肝脉小急，则出现癫痫抽搐和筋脉拘挛。

肝脉的跳动急疾而暴乱的，是由于受了惊吓。甚至一时按不到肝脉而不能出声者不需治疗，待其气通，即可恢复。

肾、肝、心三脉细小而急疾，指下不鼓，这是沉脉，是有积聚在腹中。

肾脉或肝脉沉急而大，都是阴邪盛的疝病。

肾脉与肝脉均见沉，为石水病；并见浮象，为风水病；并见虚象，为死证；若均为小而兼弦，则要发生惊病。

心脉搏动，流利而滑急，为寒邪乘心，是心疝。

肺脉沉而搏动，为寒邪犯肺，是肺疝。

手足太阳之脉急疾，是受寒而气积为瘕。

手足太阴之脉急疾，是受寒而气聚为疝。

手足少阴之脉急疾，是邪乘心、肾，则为痫厥。

手足阳明之脉来急疾，是木邪乘胃，则为惊骇。

脾脉虽沉但有向外鼓动之象，是痢疾，过段时间就会自愈。

肝脉小而缓的痢疾，邪气轻，容易治愈。

肾脉小而搏动且沉，是痢疾下血，若血温身热，是热邪炽盛，真阴脱败，必死。

心肝所发生的痢疾，亦见下血，如果二脏同病还可以治愈；若心脉肝脉都小沉而滞涩的痢疾，身发热的是死证；若高热不退，七日就会死亡。

胃脉沉取之鼓指而滞涩，浮取之鼓指而大的，和心脉细小坚硬急疾的，都属气血隔塞不通，当病偏枯半身不遂。男子发病在左侧，女子发病在右侧。若发音正常，舌头灵活的，尚可以治疗，经过三十天可以痊愈。如果男病在右，女病在左的，言语不能发声，需要三年才能病愈。如果患者年龄不满二十岁不出三年就要死亡。

脉象动甚，衄血而身发热，为死证。若是脉来如悬钩而浮的，是有内热。暴厥的病，脉象急促，不省人事，不能言语。因突然受惊而致脉数的，经过三四天就会自然恢复。脉象浮波相合而数，一息跳动十次以上，这是因为经脉之气灌注不足，从见这种脉象起到第九十天就要死亡。脉来如火燃薪，薪尽火灭，这是心经的精气丧失，至草木干枯的时候，就要死亡。脉来如丛棘之坚硬滞涩，这是肝气虚，胃气绝，至深秋树叶落的时候，就会死亡。脉来如来访客，或去或来，或停止不动，或搏动鼓指，这是肾脏精气不足，初夏枣花开落的时候，就是死期。脉象如泥弹，坚强短涩，这是胃的精气不足，在春末夏初榆钱枯落的时候，就会死亡。脉来长而坚硬，是胆的精气不足，到秋后禾熟金旺时，会因胆木受克而死。脉象弦急细如弦缕，这是胞宫精气不足，病多言语，在下霜的季节，便会死亡。若静而不言，还可以治好。脉象如荆棘交叉，左右颈急反转。从见到这种脉象起三十日会死亡。脉来如泉水上涌，浮而有力，鼓动在肌肉中，这是太阳膀胱经的精气不足，便清长，到长夏六月韭花开的时候，就会死亡。脉来如倾颓的腐土虚大无力，重按即无，这是脾的精气不足，若皮肤呈黑色，到春天白槁生发的时候，就会死亡。脉悬起似与肉分离，按之愈大，这是十二俞的脏气不足，在冬季结冰的时候，就会死亡。脉来浮取之小而急疾，如竖着的刀刃；按之坚硬大而急疾，如循刀背，这是五脏内有寒热，寒热交并于肾脏，患者仅能睡卧，不能起坐，至立春阳盛阴衰，就会死亡。脉来如丸弹，滑短而小，按之不应指，是大肠精气不足，在初夏枣树生叶的时候，就会死亡。脉来如春米，时而重击，令人惊恐，不想坐卧，行立多疑心而常听，这是小肠的精气不足，在秋来金水旺的时候，就会死亡。

病形脉诊第二 (上)

【原文】

黄帝问曰：邪气之中人奈何？高下有度乎？

岐伯对曰：身半已上者，邪中之；身半已下者，湿中之。中于阴则留腑；中于阳则留经。

曰：阴之与阳，异名同类，上下相会，经络之相贯也，如环之无端。夫邪之中人也，或中于阴，或中于阳，上下左右，无有恒常。其故何也？

曰：诸阳之会，皆在于面。人之方乘虚时，及新用力，若热饮食汗出，腠理开而中于邪。中于面则下阳明；中于项则下太阳；中于颊则下少阳。中于膺背两胁，亦中其经。中于阴者，常从臂胻始。夫臂与胻，其阴皮薄，其肉淖泽，故俱受于风，独伤于其阴也。

曰：此故伤其脏乎？

曰：身之中于风也，不必动脏，故邪入于阴经，其脏气实，邪气入而不能客。故还之于腑，是故阳中则留于经；阴中则留于腑。

曰：邪之中脏者奈何？

曰：恐惧忧愁则伤心，形寒饮冷则伤肺，以其两寒相感，中外皆伤，故气逆而上行。有所堕坠，恶血留内，有所大怒，气上而不能下，积于胁下则伤肝；有所击仆，若醉以入房，汗出当风则伤脾；有所用力举重，若入房过度，汗出浴水则伤肾。

曰：五脏之中风奈何？

曰：阴阳俱感，邪乃得往。十二经脉，三百六十五络，其血气皆上于面而走空窍。其精阳之气，上走于目而为睛，其别气走于耳而为听，其宗气上出于鼻而为臭，其浊气下出于胃走唇舌而为味。其气之津液皆上熏于面，而皮又厚，其肉坚，故大热甚寒不能胜之也。虚邪之中身也，洒淅动其形。正邪之中人也微，先见于色，不知于身，若有若无，若存若亡，有形无形，莫知其情。夫色脉与尺之皮肤相应，如桴鼓影响之相应，不得相失，此亦本末根叶之出候也，根死则叶枯矣。故色青者，其脉弦；色赤者，其脉钩；色黄者，其脉代；色白者，其脉毛；色黑者，其脉石。见其色而不得其脉，反得相胜之脉则死矣；得其相生之脉则病已矣。

曰：五脏之所生变化之病形何如？

曰：先定其五色五脉之应，其病乃可别也。

曰：色脉已定，别之奈何？

曰：调其脉之缓急大小滑涩，而病形定矣。

曰：调之何如？

曰：脉急者，尺之皮肤亦急；脉缓者，尺之皮肤亦缓；脉小者，尺之皮肤亦减而少气；脉大者，尺之皮肤亦大；脉沉者，尺之皮肤亦沉；脉滑者，尺之皮肤亦滑；脉涩者，尺之皮肤亦涩。凡此变者，有微有甚。故善调尺者，不待于寸；善调脉者，不待于色。能参合而行之者，可以为上工，十全其九；行二者为中工，十全其七；行一者为下工，十全其六。

尺肤滑以淖泽者，风也。尺肉弱者，解㑊也；安卧脱肉者，寒热也。尺肤涩者，风痹也。尺肤粗如枯鱼鳞者，水泆饮也。尺肤寒甚脉小者，泄少气也。尺肤热甚脉盛躁者，病温也；其脉盛而滑者，汗且出也。尺肤烧灸人手，先热后寒者，寒热也。尺肤先寒，久持之而热者，亦寒热也。尺肤炬然热，人迎大者，当夺血也。尺坚大，脉小甚，则少气，悗有加者，立死。肘所独热者，腰已上热。肘后独热者，肩背热。肘前独热者，膺前热。肘后廉已下三、四寸热者，肠中有虫。手所独热者，腰已下热。臂中独热者，腰腹热。掌中热者，腹中热也；掌中寒者，腹中寒也。鱼际白肉有青血脉者，胃中有寒也。

曰：人有尺肤缓甚，筋急而见，此为何病？

曰：此所谓疹筋。疹筋者，是人腹必急。白色黑色见，则病甚。

【译文】

黄帝问：邪气是怎样侵入人体的呢？上下有规律吗？

岐伯答道：人体自腰以上与天气相应，风寒雨暑为天之邪气，多中于人的上身；人体自腰以下与地气相应，湿为地之阴邪，多中于人的下身。凡是邪气中在阴分，就留于腑；中在阳分，就留于经。

黄帝问：阴经和阳经，虽然名称不同，但均属经脉一类，上下互相会通，如环之无端。而邪气侵入人体，有的中在阴经，有的中在阳经，上、下、左、右，为什么没有一定的部位？

答：手足三阳经脉，都交会在头面部位。人的经脉虚时，或正在劳动，或进热饮食而汗出，腠理开泄时，邪气即趁虚侵入。如邪气侵入面部，就下行入阳明经脉；侵入项部，就下行入太阳经脉；侵入颊部，就下行入少阳经脉。因为阳明经脉循行于胸腹，太阳经脉循行于脊背，少阳经脉循行于两胁，若邪气侵入胸部、背部、两胁的，也就分别入于三阳经。邪气侵入阴经的，常常是从臂和胻的内侧开始。因为臂和胻的内侧，皮肤较薄，肌肉也较柔润，邪气容易侵入，所以同时受风，邪气往往容易损伤这些部位的阴经。

黄帝问：邪气能损伤阴经所属的脏吗？

岐伯答道：人体受了风邪，不一定伤及内脏，因为邪入阴经时，若五脏之气坚实，邪气入而不能停留，则还归于腑。所以阳部受邪，则留止于所属的经脉；阴部受邪，则留止于所合的腑。

问：邪气侵入五脏会怎样？

答：心藏神，过度忧愁恐惧则伤神；肺合皮毛而畏寒，若外部感受寒邪，内部再饮冷水，两寒交迫，就能伤肺，使肺气逆而上行；肝藏血，在志为怒，其经脉行于胁下，如因坠下而跌仆，使瘀血积留于内，或因大怒，遂使气上升而不能下降，积于胁下则伤肝；脾主肌肉，若因击仆伤其肌肉，或醉后房事，汗出当风，则伤脾；肾藏精主骨，若过度用力举重，或房事过度、汗出沐浴，以致骨伤精耗，则伤肾。

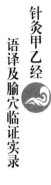

问：五脏中于风邪会怎样？

答：脏气先伤于内，再感受外邪，在内外俱伤的情况下，邪气才能侵入内脏。人的十二经脉、三百六十五络脉的气血皆上注于头面，灌注于耳、目、口、鼻等空窍。其阳气的精微上注于目，则目能视；其旁行之气从两侧上行入耳，则耳能听；其宗气上通鼻窍，则鼻能闻香臭；其谷气下出于胃，上达于唇舌，则舌能辨味。其精气所化的津液皆上熏于面，而且面部又皮厚肉坚，所以酷热、严寒都能耐受。虚邪中人较重，发病时洒淅振寒，使形体震动。正邪中人比较轻微，开始微见于面色改变，身体上并没有感觉，若存若亡，似有形似无形，很容易被人忽略。诊病时，色脉应与尺之皮肤合参。凡呈现于气色的，可望而知之；表现于脉搏的，可按而知之；形肉的盛衰，可诊尺部的皮肤知之。疾病与色、脉、尺肤的关系，如鼓之应桴而响，影之随形而生一样，是不会相失的。这种本末关系好像树木的根和叶一样，根死则叶必枯。所以现色青的，青为肝色，肝属木，其脉当弦；色赤的，赤为心色，心属火，其脉当钩；色黄的，黄为脾色，脾属土，其脉当代；色白的，白为肺色，肺属金，其脉当毛；色黑的，黑为肾色，其脉当石。若见其色而不见其相应的脉象，反得其相克之脉，如肝病而见肺的毛脉，肺病而见心的钩脉，则主死；若得其相生之脉，如肝病而见肾的石脉，心病见肝的弦脉，则主病愈。

黄帝问：五脏所生疾病的变化应怎样判断？

岐伯答道：先明确五色与五脉相应的变化，就可把疾病清楚的鉴别出来。

黄帝问：色脉已经确定，又怎样辨别呢？

岐伯答道：辨别其脉象的缓、急、大、小、滑、涩，就可以知道病情的变化。

黄帝问：怎样诊察脉象和尺肤的变化呢？

岐伯答道：脉象急的，尺部皮肤必也紧急；脉象缓的，尺部皮肤必也弛缓；脉象小的，尺部皮肤必也瘦削；脉象大的，尺部皮肤必也充盛；脉象沉的，尺部皮肤也必凹下；脉象滑的，尺部皮肤也必滑润；脉象涩的，尺部皮肤也必枯涩。这些变化，是有轻有重的，重则病深，轻则病浅。所以善于诊察尺肤的，不必等到诊断寸口之脉，就可以知道病情的变化；善于诊脉的，不必望色也可知道疾病的变化。假若能把色、脉、尺肤三者结合运用，则是最高明的医生，十个病人可以治愈九个；若能掌握其中两个诊断方法的，十个病人可治愈七个，为中等医生；若只能掌握其中一个诊法，十个病人只能治愈六个，这是技术较低的医生。

尺部皮肤滑而润泽者，多风病。尺部肌肉松弛软弱的，多肢体懈怠无力；若嗜卧肉脱，主发寒热之病。尺部皮肤枯涩的，主风痹症。尺部皮肤粗糙不润如干鱼之鳞的，是脾土虚衰水饮不化的溢饮病。尺部皮肤寒凉而脉小，是阳气衰，为水泄及少气。尺部皮肤灼热，脉盛大而躁动的，是阳邪亢盛的温病；如脉虽盛大，但不躁动而滑利的，是汗将出的征象。尺部皮肤火热灼手，先热后寒，为寒热往来一类的病变，尺部皮肤初按之寒凉，久按之而热的，也是寒热往来一类的病变。尺部皮肤火热，而且人迎脉大的，是阳盛伤阴，当主失血。尺部皮肤坚固，但脉象微小的，是形有余而正气衰少，如又有烦闷不宁，并且逐渐加重的，是阴阳俱绝，会立即死亡。肘部单独发热的，其腰部以上必然发热。肘后单独发热的，其肩背部必然发热。肘前单独发热的，其胸膺部必然发热。肘后廉以下三四寸的部位发热的，是肠中有虫。手腕部单独发热的，其腰部以下亦必然发热。臂部单独发热的，其腰部也必然发热。手掌发热的，腹中必热；手掌发凉的，腹中必寒。鱼际白肉出现青色血脉的，是胃中有寒。

黄帝问：有的人尺部皮肤松弛，反外见筋脉拘急，这是什么病？

岐伯答道：这叫作狐筋病。这种病夹脐两旁的竖筋必然拘急。尺外以候肾，尺里以候腹，肾水亏不能养肝，故见腹中筋急。白为金色，黑为水色。面见白色，是金克木；面见黑色，是母病及子，所以为病必甚。

病形脉诊第二（下）

【原文】

黄帝问曰：脉之缓急小大滑涩之病形何如？

岐伯对曰：心脉急甚为瘛疭；微急为心痛引背，食不下。缓甚为狂笑；微缓为伏梁，在心下，上下行，有时唾血。大甚为喉吩吩；微大为心痹引背，善泪。小甚为善哕；微小为消瘅。滑甚为善渴；微滑为心疝，引脐少腹鸣。涩甚为瘖，微涩为血溢，维厥，耳鸣，癫疾。

肺脉急甚为癫疾；微急为肺寒热怠惰，咳唾血，引腰背胸，若鼻息肉不通。缓甚为多汗；微缓为痿瘘偏风，头以下汗出不止。大甚为胫肿；微大为肺痹，引胸背，起恶日光。小甚为泄；微小为消瘅。滑甚为息贲上气；微滑为上下出血。涩甚为呕血；微涩为鼠瘘，在颈、支腋之间，下不胜其上，甚能善酸。

肝脉急甚为恶言；微急为肥气在胁下若覆杯。缓甚为善呕；微缓为水瘕痹。大甚为内痈，善呕衄；微大为肝痹阴缩，咳引少腹。小甚为多饮；微小为消瘅。滑甚为癫疝；微滑为遗溺。涩甚为溢饮；微涩为瘛疭挛筋。

脾脉急甚为瘛疭；微急为膈中，食饮入而还出，后沃沫。缓甚为痿厥；微缓为

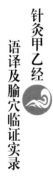

风痿，四肢不用，心慧然若无病。大甚为击仆；微大为痞气，裹大脓血在肠胃之外。小甚为寒热，微小为消瘅。滑甚为癀癃，微滑为虫毒蚘蝎腹热。涩甚为肠癀；微涩为内溃，多下脓血。

肾脉急甚为骨痿癫疾；微急为奔豚沉厥，足不收，不得前后。缓甚为折脊，微缓为洞泄。洞泄者，食不化，下嗌还出。大甚为阴痿；微大为石水，起脐下至小腹垂垂然，上至胃脘，死不治。小甚为洞泄，微小为消瘅。滑甚为癃癀；微滑为骨痿，坐不能起，起则目无所见，视黑丸。涩甚为大痈，微涩为不月沉痔。

曰：病之六变者，刺之奈何？

曰：诸急者多寒，缓者多热，大者多气少血，小者血气皆少，滑者阳气盛而微有热，涩者多血少气而微有寒。是故刺急者，深内而久留之；刺缓者，浅内而疾发针，以去其热；刺大者，微泻其气，无出其血；刺滑者，疾发针而浅内之，以泻其阳气，去其热；刺涩者，必中其脉，随其逆顺而久留之，必先按而循之，已发针，疾按其痏，无令出血，以和其脉；诸小者，阴阳形气俱不足，勿取以针，而调之以甘药。

曰：五脏六腑之气，荥俞所入为合，令何道从入，入安从道？

曰：此阳脉之别，入于内，属于腑者也。

曰：荥俞与合，各有名乎？

曰：荥俞治外经，合治内腑。

曰：治内腑奈何？

曰：取之于合。

曰：合各有名乎？

曰：胃合入于三里，大肠合入于巨虚上廉，小肠合入于巨虚下廉，三焦合入于委阳，膀胱合入于委中央，胆合入于阳陵泉。

曰：取之奈何？

曰：取之三里者，低跗取之。巨虚者，举足取之。委阳者，屈伸而取之。委中者，屈膝而取之。阳陵泉者，正立竖膝予之齐，下至委阳之阳取之。诸外经者，揄伸而取之。

曰：愿闻六腑之病？

曰：面热者，足阳明病。鱼络血者，手阳明病。两跗之上，脉坚若陷者，足阳明病。此胃脉也。

【译文】

黄帝问：缓、急、大、小、滑、涩等六脉所主疾病的症状是怎样的？

岐伯答道：心脉急甚的，为风寒伤及血脉，发生筋脉抽搐痉挛；心脉微急的，为心有微寒，发生心痛，并牵引到背部，不能饮食。心脉缓甚的，为神散而发狂笑；心脉微缓的，是心之积聚伏梁，病在心下部位，并上下移动，有时唾血。心脉大甚的，为心火上炎，喉间吶吶有声；心脉微大的，是心痹，痛引背部，时常流泪。心脉小甚，是阳气虚，阳虚则胃寒上逆，而时时呃逆；心脉微小的，为阴虚津亏，发为善食善饥的消瘅。心脉滑甚的，为阳盛血热，故善渴；心脉微滑的，善食善饥热在下，病发心疝，痛引脐部而少腹肠鸣。心脉涩甚的，是气血瘀滞于上，发生音哑不能发声；心脉微涩的，亦为气血内阻，瘀伤血络，则血溢而吐血衄血，不能营其四肢、清窍，则为四肢厥冷、耳鸣、癫疾。

肺脉急甚的，为风邪亢盛，木反侮金，发生癫疾；微急的，为风寒侵肺，正邪交争故发寒热，肺气不行故怠惰，寒邪束肺，肺气不利，发生痛引腰背胸腹，咳嗽而唾血，或若鼻生息肉而呼吸不通。肺脉缓甚的，为肺热甚，发生多汗；肺脉微缓的，为肺热叶焦，主痿躄不行，或阳结于阴而成鼠瘘，或肺热外达而成偏风，头以下汗出不止。肺脉大甚的，为心火灼肺，真阴耗损，发生胫肿；肺脉微大的，则肺成肺痹，痛引胸背，因火盛阴虚，所以恶见日光。肺脉小甚的为气虚，肺与大肠相表里，气虚不能收摄，故泄泻；肺脉微小的，为金衰水弱，水之生源不足，故为善食善饥的消瘅。肺脉滑甚的为实热，发生喘急上气；肺脉微滑的为气热，热迫血溢，故上下皆出血。肺脉涩甚的，则血滞不行，故为呕血；肺脉微涩的，为气有郁滞，故为鼠瘘病，此病多生于颈腋间，在上之肺金实，欲克在下之肝木，故喜食酸味，以救甚虚。

肝脉急甚的，为肝气盛，主多怒而言恶；肝脉微急的，为肝气积于胁下，状若覆杯，名为肥气。肝脉缓甚的为肝热，肝气上逆冲咽，故多呕吐；肝脉微缓，为肝热伤土，土不制水，积久而为水痕痹证。肝脉大甚的，为肝热气盛，热邪内结，发为内痈，肝气郁而上逆，故多呕吐，肝热上冲迫血外溢则衄血；肝脉微大的为肝痹，肝脉上注于肺，下络阴器，抵少腹，肝气逆于下则阴器收缩，逆于上则咳嗽牵引少腹作痛。肝藏血，肝脉小则主阴血虚而口渴多饮；肝脉微小为阴虚血燥，故为善食善饥的消瘅。肝脉滑甚的，是热壅肝经阴分，故为痔疝；肝脉微滑的，是阴虚不禁，故为遗溺。肝脉涩甚的，为气血衰滞，水湿流溢肢体，而为溢饮；肝脉微涩的，为气血不足，筋失濡养，而为筋脉抽搐拘挛。

脾脉急甚的，是脾寒受风，肝木乘土，故四肢抽搐；脾脉微急的，为微寒伤脾，脾不运化，主膈中病，饮食入而吐出，大便排冷沫。脾脉缓甚为脾热，脾主肌肉，因受热灼故为四肢痿软而厥冷；脾脉微缓的，是风痿病四肢瘫痪痿废不用，病

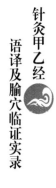

在经络肌肉，而不在内脏，所以神志清楚，和常人一样。脾脉大甚的，为阴气亢盛而阴虚脱，故跌仆就形成偏枯；脾脉微大的，为脾气结而成痞气，包裹大脓血在肠胃之外。脾脉小甚的，为中焦阳气不足，主发寒热；脾脉微小的，为气血俱少，虚热消灼肌肉，因成消瘅。脾脉滑甚的，为脾有实热，太阴脉合宗筋，故为痔疝或小便不利；脾脉微滑的，为湿热在脾，湿热熏蒸，故生蛔虫等，或为腹热。脾脉涩甚的，为气滞血寒，是小肠下坠而成癞疝；脾脉微涩的，为内溃而下脓血。

肾脉急甚的，为寒邪入骨，形瘦骨痿而发癫疾；肾脉微急的为肾寒，邪气上逆则发奔豚，肾阳不振则为沉厥，气不下行，足不能伸缩，肾窍不利，则为二便不通。督脉属肾贯脊，肾脉缓甚的，则督脉懈弛，发生腰脊疼痛似折；肾脉微缓的，为肾气不足，命门火衰，发生泄泻无度的洞泄病。洞泄病就是食不消化，饮食下咽后又吐出。肾脉大甚的，为阴虚火旺，故为阴痿；肾脉微大的，为水不化气，积为石水，从脐下至小腹坠胀，若上至胃脘为水邪侮土，脾肾俱败，是不治的死证。肾脉小甚的，为肾气甚衰，下焦无主，故为洞泄；肾脉微小的，为真气亦亏，故为消瘅。肾脉滑甚的，为肾有热邪，主小便癃闭，睾丸肿大；肾脉微滑的，为肾有热邪，骨髓干枯，发为骨痿，不能直立，坐不能起，骨之精为瞳子，热伤肾精，故起则眩晕，眼前发黑而不见物。肾脉涩甚的，为气血阻滞，主发为大痈；肾脉微涩的，为气血不行，在女子为闭经，或为痔久而不愈。

黄帝问：五脏病所出现的六种脉象，该怎么针刺呢？

岐伯答道：脉象紧急的，多主寒，缓脉多主热，脉象大的主多气少血，脉小的主血气皆不足，脉滑主阳气旺盛微有热象，脉涩主多血少气微有寒象。所以针刺治疗脉急的，应深刺而久留针；刺治脉缓的，应浅刺而疾出针，以泻其热气；针刺治脉大的病人，应微泻其气，不要使其出血；刺脉滑的疾病，应用浅刺疾出针的方法，以泻其阳热之气，去其热邪；刺治脉涩的疾病，必须刺中其脉，随着脉的逆顺而久留针，以调和经脉内外的气血，而且针刺前要先按循针处肌肉，以利其气，出针后要疾按其针孔，不要使出血，以调和其气血循行；脉细小的，是阴阳形气都有亏损，不宜用针，而应用甘药调和胃气。

黄帝问：五脏六腑的脉气起于四肢之末，经荥俞入内为合，它是从何道而入，入后又通过什么道路合入内脏呢？

岐伯答道：这里所说的合穴，并不是五腧穴中的合穴，乃是阳脉的别络，入于内而属于腑。

黄帝问：荥俞穴和你所说的合穴，各治什么呢？

岐伯答道：荥俞的脉气浅，未入于内，可治外部经脉的病；合穴的脉气深，入内属腑，可治内部六腑的疾病。

黄帝问：应当怎样治疗六腑呢？

岐伯答道：取六腑的合穴。

黄帝问：合穴各有一定的名称吗？

岐伯答道：胃循足阳明脉合于足三里，大肠合于上巨虚，小肠合于下巨虚，三焦合于委阳，膀胱合于委中，胆合于阳陵泉。

黄帝问：怎样取穴呢？

岐伯答道：取三里穴，要正坐屈膝低其足背取。上下巨虚穴都要举足取。委阳穴要半屈腿取。委中穴要屈膝取。阳陵泉穴要正位蹲坐竖立两膝相并，在委阳的外侧取。取荥俞以治外经的疾病，应先伸缩活动其四肢，使经脉气血流通，然后取之。

黄帝问：六腑的病候是怎样的呢？

岐伯答道：足阳明脉行于面部，故面部发热，是足阳明经病。手阳明之脉行于手鱼之表，故手鱼部络脉充血的，是手阳明经病。足阳明之脉下行于足背，故两足背上脉现坚实而内陷的，是足阳明胃脉病。大肠病与胃同候，这叫胃脉。

三部九候第三

【原文】

黄帝问曰：何谓三部？

岐伯对曰：上部、中部、下部。其部各有三候。三候者，有天、有地、有人。

上部天，两额之动脉；上部地，两颊之动脉；上部人，耳前之动脉。

中部天，手太阴；中部地，手阳明；中部人，手少阴。

下部天，足厥阴；下部地，足少阴；下部人，足太阴。

下部之天以候肝；地以候肾；人以候脾胃之气。

中部之天以候肺；地以候胸中之气；人以候心。

上部之天以候头角之气；地以候口齿之气；人以候耳目之气。此三部者，三而成天，三而成地，三而成人，三而三之，合为九，九分为九野，九野为九脏，故神脏五，形脏四，合为九脏。五脏已败，其色必夭，夭必死矣。

曰：以候奈何？

曰：必先度其形之肥瘦，以调其气之虚实，实则泻之，虚则补之，必先去其血

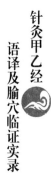

脉而后调之。无问其病，以平为期。

曰：决生死奈何？

曰：形盛脉细，少气不足以息者死。形瘦脉大，胸中多气者死。形气相得者生。参伍不调者病。三部九候皆相失者死。上下左右之脉相应如参舂者病甚。上下左右相失不可数者死。中部之候虽独调，与众脏相失者死。中部之候相减者死。目内陷者死。

曰：何以知病之所在？

曰：察九候独小者病，独大者病，独疾者病，独迟者病，独热者病，独寒者病，独陷下者病。以左手足上去踝五寸而按之，以右手当踝而弹之，其应过五寸已上，蠕蠕然者不病；其应疾，中手浑浑然者病；中手徐徐然者病；其应上不能至五寸，弹之不应者死。脱肉身不去者死。中部乍疏乍数者死。代脉而钩者，病在络脉。九候之相应也，上下若一，不得相失。一候后则病；二候后则病甚；三候后则病危；所谓后者，应不俱也。察其腑脏，以知死生之期。必先知经脉，而后知病脉。真脏脉见者，邪胜，死也。足太阳之气绝者，其足不可以屈伸，死必戴眼。

曰：冬阴夏阳奈何？

曰：九候之脉皆沉细悬绝者为阴，主冬，故以夜半死；盛躁喘数者为阳，主夏，故以日中死；寒热病者，以平旦死；热中及热病者，以日中死；病风者，以日夕死；病水者，以夜半死；其脉乍数乍疏，乍迟乍疾者，以日乘四季死；形肉已脱，九候虽调者，犹死。七诊虽见，九候皆顺者，不死。所言不死者，风气之病，及经月之病，似七诊之病而非也，故言不死；若有七诊之病，其脉候亦败者死矣，必发哕噫。必审问其所始病，与今之所方病，而后切循其脉，视其经络浮沉，以上下逆从循之，其脉疾者，不病；其脉迟者病；不往不来者死；皮肤著者死。

曰：其可治者奈何？

曰：经病者，治其经；络病者，治其络；身有痛者，治其经络。其病者在奇邪，奇邪之脉则缪刺之。留瘦不移，节而刺之。上实下虚，切而顺之，索其结络脉，刺出其血，以通其气。瞳子高者太阳不足；戴眼者，太阳已绝。此决死生之要，不可不察也。

【译文】

黄帝问：什么是三部？

岐伯答道：指上部、中部、下部。每一部都有三候。所谓三候，指天、地、人三候。

上部天，指两额的动脉；上部地，指两颊的动脉；上部人，指耳前的动脉。

中部天，指两手太阴的动脉；中部地，指两手阳明的动脉；中部人，指两手少阴的动脉。

下部天，指足厥阴的动脉；下部地，指足少阴的动脉；下部人，指足太阴的动脉。

下部的天可以候肝脏之气；下部地可以候肾脏之气；下部人以候脾胃之气。

中部的天可以候肺脏之气；地部候胸中之气；中部之人，可以候心脏之气。

上部的天可以候头角之气；地可以候口齿之气；人可以候耳目之气。此三部中，三者成为天候，三者成为地候，三者成为人候，三乘三，合为九候。脉之九候，分人体为九野，以应人之九脏。九脏分肝、心、脾、肺、肾五个神脏与头角、耳目、口齿、胸中四个形脏。如五脏的精气已败，必见神色枯槁，凡神气枯槁的必死。

黄帝问：怎样诊察病情呢？

岐伯答道：必先度量病者的身形胖瘦，以深刺或浅刺而调其虚实，邪气实则泻之，正气虚则补之。若是络脉有瘀血，又必须先祛除血脉中的瘀滞，然后再调治其虚实。不论治疗什么病，都应达到气血平和，阴平阳秘为准则。

黄帝问：怎样决断生死呢？

岐伯答道：形体丰盛而脉反细弱，又气息微弱的，是死证。形体瘦弱，脉反粗大，胸中多气的，是死证。凡是形和气相称的，主生。脉来三五不相协调的，主有病。三部九候的脉搏大小迟数相差悬殊的，是死证。上下左右之脉来如春米的，病必严重。上下左右之脉急乱，不可计其至数的，是死证。中部之脉虽然独自匀调，而与其他脏不协调的，是死证。中部之脉衰减，与其他各部不相协调的，是死证。目珠内陷的，为精气衰竭，是死证。

黄帝问：怎样知道病的所在呢？

岐伯答道：诊察九候就可以知道，若其中有一候独小、独大、独疾、独迟、独滑、独紧或独陷下，都是病象。用左手按病人足内踝上五寸处，用右手指弹病人的内踝，左手即有振动的感觉，如果超过五寸以上，仍觉蠕蠕而动的，这是无病的正常现象；如果振动快速而混乱不清的，是病象；如果振动缓弱的，也是病象；若是振动不到五寸，或弹之毫无反应，即是气绝的死候。肌肉瘦削脱形，以至不能行动的，是死征。中部的脉象，乍疏乍数的，也是死征。如果脉象代而钩的，是病在络脉。九候之间的脉象相呼应，应该大小迟数上下一致，不能有所差异，如有一候不一致的，就是病象；两候不一致的则病重；三候不一致的，则病必危险。所谓不一

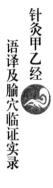

致，就是脉象失其常度，来去无次。然后诊察其病脉所应的脏腑，便知死生之时。但诊察脉象，必须先了解正常不病之脉，然后才能知道有病的变脉，如果见到真脏脉，这是病邪胜脏，必死。足太阳经脉气绝，则两足不能屈伸、死时目睛上视。

黄帝问：为什么脉象冬为阴、夏为阳？

岐伯答道：九候之脉象均为沉细悬绝的，为阴极，主于冬，所以会在夜半时死亡；均为盛躁喘数的为阳，主夏，所以在日中时分死亡；寒热交作的病，应于平旦阴阳交会时死；热中及热病，应于日中阳极时死；病风应于傍晚金旺时死；水邪过盛，应于夜半阴极时死；脉象时快时缓，时慢时急，是脾土败绝，应于辰、戌、丑、未时死；若形肉已经瘦削如脱，九候虽然正常，也是死证。如果出现七诊之脉，而九候都顺应四时的，就不一定是死证。所说不死的病，如偶感风气之病，及妇女月经病，虽见类似七诊的病脉，其实不相同，所以不是死证；但如果有七诊之病，其脉象又有败坏现象，就是死之证。死的时候，必发呃逆和嗳气。所以在诊病的时候，一定要详细询问其开始发病的情况，以及现在的症状，然后诊其脉搏，察其经络浮沉，以及上下逆顺，根据病之所在，予以治疗。凡是脉来急利的为正气盛，故不病；脉来迟缓的为正气衰，故当病；若脉不往来的，是阴阳俱脱，必死；若病久血液枯竭，皮肤附着于骨的亦会死。

黄帝问：怎样治疗那些可以治疗的病？

岐伯答道：病在经的，刺其经；病在络的，刺其络；身体疼痛的就刺其经和络。若病为邪气留居大络脉的，就用缪刺的方法治疗。若病邪久留不移，形体消瘦的，当于四肢八溪之间，骨节交会处刺之。上实下虚，是脉有阻隔，当切循其脉，找寻其脉络郁结之处，刺出血，以通经气。如目上视，是太阳经气不足；若目上视，是太阳经气已绝。这是判断死生的要领，必须详细观察。

针灸甲乙经卷五

针灸禁忌第一（上）

【原文】

黄帝问曰：四时之气，各不同形，百病之起，皆有所生，灸刺之道，何者为宝？

岐伯对曰：四时之气，各有所生，灸刺之道，气穴为宝。故春刺络脉诸荥，大经分肉之间，甚者深取之，间者浅取之。《素问》曰：春刺散俞，及与分理，血出而止。又曰：春者木始治，肝气始生，肝气急，其风疾，经脉常深，其气少不能深入，故取络脉分肉之间。《九卷》云：春刺荥者正同，于义为是。又曰：春取络脉治皮肤。又曰：春取经血脉分肉之间，二者义亦略同。又曰：春气在经脉。

夏取诸俞孙络，肌肉皮肤之上。又曰：夏刺俞，二者正同，于义为是。长夏刺经。又曰：夏取盛经孙络，取分间，绝皮肤。又曰：夏取分腠，治肌肉。义亦略同。《素问》曰：夏刺络俞，见血而止。又曰：夏者火始治，心气始长，脉瘦气弱，阳气流溢，血温于腠，内至于经，故取盛经分腠绝肤而病去者，邪居浅也。所谓盛经者，阳脉也。义亦略同。又曰：夏气在孙络，长夏气在肌肉。

秋刺诸合，余如春法。秋取经俞，邪气在腑，取之于合。《素问》曰：秋刺皮肤循理，上下同法。又曰：秋者，金始治，肺将收杀，金将胜火，阳气在合。阴气初胜，湿气及体，阴气未盛，未能深入，故取俞以泻阴邪，取合以虚阳邪，阳气始衰，故取于合，是谓始秋之治变也。又曰：秋气在肤，闭腠者是也。《九卷》又曰：秋取气口，治筋脉。于义不同。

冬取诸井诸俞之分，欲深而留之。又曰：冬取井荥。《素问》曰：冬取俞窍，及于分理。甚者直下，间者散下。俞窍与诸俞之分，义亦略同。又曰：冬者，水始治，肾方闭，阳气衰少，阴气坚盛，巨阳伏沉，阳脉乃去。故取井以下阴逆，取荥以通阳气。故曰：冬取井荥，春不鼽衄。是谓末冬之治变也。又曰：冬气在骨髓。又曰：冬刺井，病在脏取之井，二者正同，于义为是。又曰：冬取经俞，治骨髓五

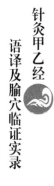
脏。五脏则同，经俞有疑。

春刺夏分，脉乱气微，入淫骨髓。病不得愈，令人不嗜食，又且少气。春刺秋分，筋挛逆气，环为咳嗽。病不愈，令人时惊，又且哭。春刺冬分，邪气着脏，令人腹胀。病不愈，又且欲言语。

夏刺春分，病不愈，令人解堕。夏刺秋分，病不愈，令人心中闷无言，惕惕如人将捕之。夏刺冬分，病不愈，令人少气，时欲怒。

秋刺春分，病不愈，令人惕然，欲有所为，起而忘之。秋刺夏分，病不愈，令人益嗜卧，又且善梦。秋刺冬分，病不愈，令人凄凄时寒。

冬刺春分，病不愈，令人欲卧不能眠，眠而有见（谓十二月中旬以前）。冬刺夏分，病不愈，令人气上，发为诸痹。冬刺秋分，病不愈，令人善渴。

足之阳者，阴中之少阳也。足之阴者，阴中之太阴也。手之阳者，阳中之太阳也。手之阴者，阳中之少阴也。

正月、二月、三月，人气在左，无刺左足之阳。四月、五月、六月，人气在右，无刺右足之阳。七月、八月、九月，人气在右，无刺右足之阴。十月、十一月、十二月，人气在左，无刺左足之阴。

刺法曰：无刺熇熇之热，无刺漉漉之汗，无刺浑浑之脉，无刺病与脉相逆者。上工刺其未生者也，其次刺其未成者也，其次刺其已衰者也；下工刺其方袭者，与其形之盛者，与其病之与脉相逆者也。故曰：方其盛也，勿敢毁伤；刺其已衰，事必大昌。故曰：上工治未病，不治已病。

天寒无刺；天温无疑。月生无泻；月满无补；月郭空无治。

新内无刺，已刺勿内。大怒无刺，已刺勿怒。大劳无刺，已刺勿劳。大醉无刺，已刺勿醉。大饱无刺，已刺勿饱。大饥无刺，已刺勿饥。已渴无刺，已刺勿渴。乘车来者，卧而休之，如食顷乃刺之。步行来者，坐而休之，如行十里顷乃刺之。大惊大怒，必定其气乃刺之。

凡禁者，脉乱气散，逆其荣卫，经气不次。因而刺之，则阳病入于阴，阴病出为阳，则邪复生。粗工不察，是谓伐形，身体淫泆，反消骨髓，津液不化，脱其五味，是谓失气也。

曰：愿闻刺浅深之分。

曰：刺骨者，无伤筋。刺筋者，无伤肉。刺肉者，无伤脉。刺脉者，无伤皮。刺皮者，无伤肉。刺肉者，无伤筋。刺筋者，无伤骨。

曰：余不知所谓，愿闻其详。

曰：刺骨无伤筋者，针至筋而去，不及骨也。刺筋无伤肉者，至肉而去，不及筋也。刺肉无伤脉者，至脉而去，不及肉也。刺脉无伤皮者，至皮而去，不及脉也。刺皮无伤肉者，病在皮中，针入皮无中肉也。刺肉无伤筋者，过肉中筋。刺筋无伤骨者，过筋中骨，此之谓反也。

刺中心，一日死，其动为噫。刺中肺，三日死，其动为咳。刺中肝，五日死，其动为欠。刺中脾，十五日死，其动为吞。刺中肾，三日死，其动为嚏。刺中胆，一日半死，其动为呕。刺中膈，为伤中，其病虽愈，不过一岁必死。刺跗上，中大脉，血出不止死。刺阴股中大脉，血出不止死。刺面中流脉，不幸为盲。刺客主人，内陷中脉，为漏为聋。刺头中脑户，入脑立死。刺膝膑出液为跛。刺舌下中脉太过，出血不止为喑。刺臂太阴脉出血多，立死。刺足下布络中脉，血不出为肿。刺足少阴脉，重虚出血，为舌难以言。刺郄中大脉，令人仆脱色。刺膺中陷中肺，为喘逆仰息。刺气街中脉，血不出为肿鼠鼷。刺肘中内陷，气归之，为不屈伸。刺脊间中髓，为伛。刺阴股下三寸内陷，令人遗溺。刺乳上中乳房，为肿根蚀。刺腋下胁间内陷，令人咳。刺缺盆中内陷，气泄，令人喘咳逆。刺少腹中膀胱，溺出，令人少腹满。刺手鱼腹内陷，为肿。刺腨肠内陷，为肿。刺匡上陷骨中脉，为漏为盲。刺关节中液出，不得屈伸。

【译文】

黄帝问：四时气候的变化是各不相同的，人体各种疾病的发生都有一定的原因，用针灸治疗疾病，什么最重要呢？

岐伯答：四时不同气候影响人体所产生的疾病，各有其一定的部位。因此，灸刺治疗的原则中，以能根据病情及四时气候不同来确定有关的穴位最为重要。所以春季针刺宜取络脉和荥穴于经脉和分肉之间隙，病情重的用深刺的方法，病轻的用浅刺的方法。《素问》说：春季刺络脉之俞穴于分肉腠理，血出即止。《素问》又指出：春季是木气开始主时，肝气开始生发，肝气疾急，变化迅速，但春季人的经脉之气仍深藏于内，邪气往往不能深入经脉，所以针刺治病时取络脉分肉之间。《灵枢》说：春季治疗疾病取荥穴，与上述道理是相同的。《灵枢》又说：春季可以取络脉治疗皮肤病。《灵枢》还说：春季应取经于血脉分肉之间。两者的意义也大致相同。《素问》又说：春季之气在经脉。

夏季阳气旺盛，针刺宜浅刺，取诸腧，孙络及肌肉皮肤之上。《灵枢》又说：夏季应取腧穴针刺，两者的意义是相同的。长夏应该刺经穴。《灵枢》又说：夏季应该取阳脉的经穴、络穴和分肉之间，浅刺至皮肤而止。《灵枢》又说：夏季应取分腠治疗肌肉的病，道理也大致相同。《素问》说：夏季应该取络脉之腧穴，出血

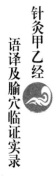
即止。《素问》说：夏季是火气所主的时节，人的心气开始旺盛，脉气尚弱，阳气流溢时，其热向外熏于分肉腠理，内达于经脉。所以取阳脉分腠，浅刺至皮肤而病去的，是邪气侵犯的部位浅表。所谓盛经，是指阳脉，即三阳经的经脉。意义与以上的说法大致相同。《素问》又说：夏季经脉之气在孙络，长夏经脉之气在肌肉。

秋季应该取刺十二经脉的合穴，其余的刺法与春季相同。秋季应该取各经的俞穴，如果邪气在腑，则应该取合穴。《素问》说：秋季应该刺皮肤，循肌肉腠理进行针刺，手经和足经的刺法相同。《素问》又说：秋季，是金气所主的时节，肺气即将收敛，金将胜火。各经的合穴阳气比较旺盛。阴气开始胜过阳气，湿邪侵犯人体，然阴气还未太盛，病邪侵犯部位还不深，所以取刺俞穴以泻阴邪，刺合穴以泻阳邪。由于阳气初衰，所以要取合穴，这叫作初秋治变的方法。《素问》又说：秋季气在皮肤，人体腠理开始闭合。《灵枢》又说：秋季应取合穴治疗筋脉病，道理与此不同。

冬季应该取井穴及各经的腧穴，要深刺久留针。《灵枢》又说：冬季应该取井穴和荥穴。《素问》说：冬季应取各经的腧穴在近筋骨之分肉纹理间。病重的要直刺深刺，病轻的用斜刺、平刺或分散浅刺。"俞窍"与"诸俞之分"，两者的意义大致相同。《素问》又说：冬季，是水所主的时节，人的肾气开始闭藏，这时阳气衰少，少阴之气强盛，卫外之阳相对沉伏在较深的部位，阳脉也随之沉伏。所以要取井穴以降阴逆，取荥穴来通阳气，从而补不足之阳气，降有余之阴气。《素问》又说：冬季取井穴和荥穴针刺，春季就不会鼻塞以及出血，称之为冬末治变的方法。《素问》又说：冬季人体经脉之气深在骨髓。《素问》还说：冬季应取井穴针刺，疾病在脏时应该取井穴，两者的意义是相同的。《素问》又说：冬季取经脉的腧穴治疗骨髓及五脏病。五脏的说法是相同的，经脉腧穴有疑问。

春季针刺时如果误刺了夏季应刺的深度，就会损伤心气而导致脉乱气微，如果邪气进一步深入到达骨髓，疾病不但不能治愈，且使人不思饮食及气短乏力。春季若是刺了秋季的部位，必然损伤肺气，使木气盛而反侮于金，因而发生筋脉挛急和咳嗽，疾病不能治愈，反而使人易惊恐且想哭。春季假如刺了冬季的部位，就会引邪深入侵及于脏，使患者产生腹胀症状，疾病不能治愈，且会出现多语的症状。

夏季刺了春季的部位，不但病不能愈，反会使患者倦怠乏力。夏季刺了秋季的部位，病没被治愈，反会使患者产生胸闷，不想说话，时时恐惧好像将被追捕的症状。夏季刺了冬季的部位，不但不能治病，反而使患者产生气短和易怒的症状。

秋季刺了春季的部位，不仅不能治病，反而会使患者产生突然警觉，好像有什么事情要做，但站起来又忘了的症状。秋季如果刺了夏季的部位，不但不能治病，患者还会产生倦怠乏力及多梦的症状。立秋之后，假若刺了冬季的部位，不但不能治病，反会使患者产生时时发凉的症状。

冬季刺了春季的部位，不但不能治愈疾病，反会损伤肝气，肝藏魂，肝气受损则神魂散乱，使患者困乏欲睡但又不易入眠，而且睡着后梦见一些怪异的现象。冬季刺了夏季的部位，不仅不能治愈病，反会损伤脉气，使气机上逆，邪气入侵导致痹证。冬季刺了秋季的部位，不仅不能治愈病，反会损伤肺气，母脏病及子脏，致肾阴亏损发为口渴。

下肢的外侧，属腰以下的少阳；下肢的内侧，属腰以下的太阴。上肢的外侧，属于腰部以上的太阳；上肢的内侧，属腰以上部位的少阴。

正月、二月、三月，人体的经脉之气在左下肢三条阳经上，所以这时不要刺左下肢阳经。四月、五月、六月，人体经脉之气在右下肢三阳经，这时不要刺右下肢阳经。七月、八月、九月，人体经脉之气在右下肢足三阴经，这时不能刺右下肢阴经。十月、十一月、十二月，人体经脉之气旺于左下肢三阴经，故不能刺左下肢阴经，以免损伤人体的正气。

刺法上说：不要在热势最盛的时候用针刺治病；不要在大汗淋漓的时候针刺；不要在虚实未辨、脉象杂乱不清的时候针刺；不要刺那些脉与证不相符的患者。高明的医生注重未病先防，其次是刺疾病尚不严重之时；再次是刺病邪已衰的时候。医术拙劣的医生治病，往往是在疾病的初期；或邪正交争，病势正盛的时候；或是在脉证不符的时候针刺。所以说：当病邪正盛的时候，人体正气也被调动起来与病邪抗争，这时针刺，可能邪气未去，正气倒被损伤；在邪气渐衰之时针刺，必然收到较好的治疗效果。因此说：技术高超的大夫注重未病先防。

天气最冷的时候，卫气沉伏于内，不能针刺；天气暖和的时候，气血运行润滑没有凝滞，可抓住时机针刺。新月初生的时候，不要用泻法；月圆之时不要行补法；下弦月时不要针刺。

刚同过房的患者不可刺，已经针刺过的不要同房。发怒时不要针刺，已刺的应调节情绪，不要发怒。过度疲劳的不要针刺，已经接受针刺治疗的不能过于劳累。醉酒之后不要针刺，针刺之后不要饮酒。吃的过饱的不要针刺，针刺之后不要吃的过饱。饥饿的患者不要针刺，已经针刺的患者不要饥饿。大渴的时候不要刺，已刺的不要大渴。坐车来的患者，应该使患者卧床休息，大约等一顿饭的时间才能针刺。步行来的患者，应使其坐下来休息，约走十里路的时间后方能针刺。大惊大怒的患者，一定要等到其情绪和气血稳定后，方可针刺。

凡是以上禁刺者，都是由于脉乱、精气涣散，营卫失调，经脉之气不按次序流注运行而造成的疾病。如果盲目针刺，就会使病邪由浅入深或在内的病变传到外表，而致表里俱病。从而使邪气更盛，疾病更加严重。技术低劣的医生不能察觉这些情况而妄行针刺，就会损伤患者的身体，使患者肢体疲困无力，阴津耗伤，津液不能化生，以致丧失了饮食五味所化生的精气，称之为"失气"。

黄帝说：我很想听听针刺部位的深浅是如何来区分的。

岐伯说：假若刺骨的时候，不要伤筋；刺筋时不要伤肉；刺肉时不要伤脉；刺脉时不要伤皮；刺皮时不要伤肉；刺肉时不要伤筋；刺筋时不要伤骨。

黄帝说：我不明白你说的意思，请详细解说。

岐伯回答说：刺骨时不要伤筋，是指治疗病变部位较深的骨病时，针刺的深度应该深达骨部，若刺达筋部而未至骨部，不仅不能治病，反而损伤了筋。刺筋无伤肉，是说病变部位在筋，应刺达筋部，如果仅刺达肉部而未至筋部，因病变部位不在肌肉，所以不仅不能治病，反而徒伤了肌肉。刺肌肉时不伤脉，是说病变部位在肌肉。如果针刺深度至脉而未达肉部，不仅不能治病，反而损伤了脉。刺脉无伤皮，是指病变部位在脉，若针刺深度仅仅达皮而未中脉，不仅不能治病，反而损伤了皮。刺皮无伤肉，是指病变部位浅在皮肤，针刺部位宜浅在皮肤而不能深达肉部。如果针刺深浅不当，该刺到肌肉部位却刺达了筋部，应该刺达筋部却深至骨部等，这些都违反了针刺深浅的治疗原则。

若针刺不当刺中了心，病变症状为嗳气，一日内死。刺中肺脏，症状特点是咳嗽，三日内死。刺中肝脏，症状特点为哈欠不止，五日内死。刺中脾脏，患者频频吞咽，十五日内死亡。刺中肾脏，其症状为喷嚏，患者三日内死亡。刺中胆，患者呕吐，一天半内死亡。刺中膈膜，称之为伤中，其病虽然能被治愈，但患者超不过一年必死。针刺冲阳穴损伤了足背部的动脉，血出不止会造成患者死亡。针刺大腿内侧的穴位，若损伤局部大动脉，出血不止会导致患者死亡。针刺颜面部腧穴，误伤了流经眼部的血脉，会造成失明。刺耳周的穴位，过深伤及局部血脉会导致耳内流脓或耳聋。针刺头上的脑户穴，过深刺中脑髓，会造成患者突然死亡。针刺膝关节部的穴位，手法不当致使关节腔积液，则患腿跛。针刺舌下腧穴，过深误伤血脉，出血不止可使患者不能说话。针刺臂部腧穴，误伤手太阴肺经经脉，出血过多，患者可突然死亡。针刺足下布散之络脉，深浅不当，过深刺中了较大的血脉而出血又不能被排出体外，则局部肿胀。患者属于虚证又刺足少阴肾经上的穴位，并使局部出血，即虚证又行泻法，谓之重虚，致舌难以言语。针刺委中穴，误伤了局部的血脉，使人仆倒且面部无华脱色。针刺胸部穴位，过深误伤了肺脏，可发生咳喘气逆仰息。针刺气冲穴，误伤了深部较大的血脉，至血积聚于局部可致鼠鼷部肿胀。针刺肘关节部的穴位，若针刺过深，使气郁于内，邪不得外泄可造成肘关节屈伸不利。针刺棘突附近的穴位，若过深伤及脊髓可造成驼背。针刺大腿内侧下三寸处的穴位，过深可使患者遗尿。针刺乳上穴，若误伤了乳房可导致局部胀痛，久之腐蚀溃烂难愈。针刺腋下肋间隙处的穴位过深，可伤及肺脏引发咳嗽。针刺缺盆穴位过深也可伤肺，造成气泄而导致喘咳气逆。针刺少腹部的穴位过深，伤及膀胱使小便溢出，则患者产生少腹胀满的感觉。针刺手上鱼际部的穴位，过深可伤及血脉，造成局部肿胀。针刺足太阳膀胱经脉，过深可使太阳经气耗泄，故为肿。针刺眼眶上部的穴位，误刺深陷骨间，伤及目系之脉，可致患者流泪不止或失明。若针刺关节腔使液体流出，可导致关节屈伸不利。

针灸禁忌第一 _(下)

【原文】

黄帝问曰：愿闻刺要。

岐伯对曰：病有浮沉，刺有浅深，各至其理，无过其道，过之则内伤，不及则生外壅，壅则邪从之；浅深不及，反为大贼，内伤五脏，后生大病。故曰，病有在毫毛腠理者，有在皮肤者，有在肌肉者，有在脉者，有在筋者，有在骨者，有在髓者。是故刺毫毛腠理无伤皮，皮伤则内动肺，肺动则秋病温疟，热厥，浙然寒粟。刺皮无伤肉，肉伤则内动脾，脾动则七十二日四季之月，病腹胀烦满，不嗜食。刺肉无伤脉，脉伤则内动心，心动则夏病心痛。刺脉无伤筋，筋伤则内动肝，肝动则春病热而筋弛。刺筋无伤骨，骨伤则内动肾，肾动则冬病胀腰痛。刺骨无伤髓，髓伤则消泺胻酸，体解㑊然不去矣。

神庭禁不可刺。上关禁不可刺深。颅息刺不可多出血。左角刺不可久留。人迎刺过深杀人。云门刺不可深。脐中禁不可刺。伏兔禁不可刺。三阳络禁不可刺。复留刺无多见血。承筋禁不可刺。然谷刺无多见血，乳中禁不可刺。鸠尾禁不可刺。上刺禁。

头维禁不可灸。承光禁不可灸。脑户禁不可灸。风府禁不可灸。瘖门禁不可灸。下关耳中有干擿，禁不可灸。耳门耳中有脓，禁不可灸。人迎禁不可灸。丝竹空禁不可灸。承泣禁不可灸。脊中禁不可灸。白环俞禁不可灸。乳中禁不可灸。石门女子禁不可灸。气街禁不可灸。渊腋禁不可灸。经渠禁不可灸。鸠尾禁不可灸。阴市禁不可灸。阳关禁不可灸。天府禁不可灸。伏兔禁不可灸。地五会禁不可灸。

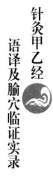
瘈脉禁不可灸。上禁灸。

凡刺之道，必中气穴，无中肉节。中气穴则针游于巷；中肉节则皮肤痛。补泻反则病益笃。中筋则筋缓，邪气不出，与真相薄，乱而不去，反还内著。用针不审，以顺为逆也。

凡刺之理，补泻无过其度，病与脉逆者无刺。形肉已夺，是一夺也，大夺血之后，是二夺也。大夺汗之后，是三夺也。大泄之后，是四夺也。新产及大下血，是五夺也。此皆不可泻也。

曰：针能杀生人，不能起死人乎？

曰：能杀生人，不能起死者也。人之所受气者谷，谷之所注者胃也。胃者，水谷气血之海也，海之所行云雨者，天下也。胃之所出气血者，经隧也。经隧者，五脏六腑之大络也，逆而夺之而已矣。迎之五里，中道而止，五至而已，五往而脏之气尽矣，故五五二十五而竭其俞矣。此所谓夺其天气。故曰窥门而刺之者，死于家，入门而刺之者，死于堂。

帝曰：请传之后世，以为刺禁。

【译文】

黄帝问：我想听你讲一下针刺治疗的要领。

岐伯回答说：病邪侵犯人体的部位分在表在里，针刺治病就有刺浅与深之分。病浅则刺浅，病深则刺深。如果刺的太深就会损伤内部脏腑，深度不够又会使气机壅滞于外，使邪可乘机侵犯人体。所以说，针刺深浅不当，不仅不能祛除病邪，治疗疾病，反会对人体产生更大的损害，以致于损伤五脏，使疾病加重。因此说：病有在毫毛腠理的，有在皮肤的，有在肌肉的，有在脉的，有在筋的，有在骨的，有在髓的。所以针刺毫毛腠理时，不要伤皮。肺外合皮毛，皮伤可以影响到肺，秋天是肺所主的季节，肺气受伤，秋天就会患温疟、热厥，并且有畏寒战栗的症状。刺皮时不要伤及肉，脾主肌肉，肉伤可以连累到脾，脾主四季之末各十八天，共七十二天，脾气受伤，就会产生腹部胀满，烦闷，不思饮食等症状。刺肉不要伤脉，心主血脉，脉伤则会殃及于心，夏天是心所主的季节，心气损伤，夏天则病生心痛。刺脉不要伤筋，肝主筋，筋伤则会累及于肝，春天是肝所主的季节，肝气损伤则春天就会出现发热及筋脉弛缓的病变。刺筋不要伤骨，肾主骨，骨伤则会影响到肾，肾气损伤，冬天就会病生腰痛、胀满。刺骨不要伤髓，髓伤就会导致阴精消散而引起困乏和胫部酸痛，四肢懈怠，不能举动。

神庭穴禁刺。上关穴禁深刺，深刺可以造成患者耳聋。颅息穴针刺时不能出血过多。左角穴针刺，不能留针太久。人迎穴深刺可以造成患者死亡。云门不可深刺，深刺使人气机上逆发为呃逆而不能进食。神阙穴禁刺。伏兔穴不可深刺。三阳络禁刺。复溜穴针刺时不可出血过多。承筋穴禁刺。然谷穴针刺时不可出血过多。乳中穴禁刺。鸠尾穴禁刺。以上都是禁刺的部位。

头维禁灸。承光禁灸。脑户穴禁灸。风府穴禁灸。瘖门穴禁灸。如果患者耳中有干耵聍，下关穴禁灸。若患者耳中流脓，耳门穴禁灸。人迎穴禁灸。丝竹空禁灸。承泣禁灸，脊中穴禁灸。白环俞、乳中禁灸。对于女子石门穴禁灸。气冲穴禁灸。渊腋穴禁灸。经渠穴不可灸。鸠尾禁灸。阴市穴禁灸。阳关穴禁灸。天府穴禁灸。伏兔穴禁灸。地五会穴禁灸。瘈脉禁灸。以上都是禁灸的穴位。

针刺治病的原则是必须刺中穴位，而不能刺到肌肉、筋脉与骨节的连接部位。如果刺准了穴位，会出现气感，并且这种感觉沿一定的经行路线传导扩散，宛如人游走在街巷；如果刺中筋肉与骨节相连的部位，就会产生疼痛的感觉。治疗疾病时当补的反泻，或该泻的反补，只会加重病情。如果针刺不当刺中筋，则筋脉弛缓，不但邪气不能被祛除，反而与人体的正气搏争，并内陷停留于中。这都是针刺治疗时没有仔细分析，推究疾病的虚实盛衰，误治或反治造成的不良后果。

针刺治病的基本原则是要控制好补泻的量而不要过度。若疾病与脉象不一致的，也不要用针灸治疗。患者形体瘦削是一夺；大失血之后是二夺；大出汗之后是三夺；大泄泻之后是四夺；刚分娩之后的妇女及大下血之后是五夺。这些情况的患者，都不能用泻法。

黄帝问：针刺能杀死活人，却不能救活死人吗？

岐伯回答说：针刺确实只能杀死活人，却不能救活死人。因为水谷精微物质是人赖以生存的物质基础，水谷进入人体，由胃受纳。胃是水谷气血之海，胃受纳腐熟水谷犹如海水蒸发形成云雨遍布天下一样。而胃将水谷转化成精微物质是通过经络布散到人体各个部位，而经络是五脏六腑之大络，如果误用泻法就会耗夺气血，使正气亡绝。如采用迎而夺之的泻法泻手阳明大肠经的五里穴，就会使脏气运行至中道而止。一脏的真气，大约是五至而已，所以连续五次用迎而夺之的泻法，就会使一脏的真气泄尽，若连续泻二十五次，则五脏的俞气就会竭尽。这就是所谓的泄夺了人的天真之气。所以说：针刺不当，刺的浅则害迟，还能回到家中才死，刺的深则害速，患者会立即死在医所里。

黄帝说：请把这些留传给后人，作为针刺的禁忌。

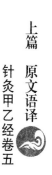

九针九变十二节五刺五邪第二

【原文】

黄帝问曰：九针安生？

岐伯对曰：九针者，天地之数也。天地之数，始于一，终于九。故一以法天，二以法地，三以法人，四以法四时，五以法五音，六以法六律，七以法七星，八以法八风，九以法九野。

曰：以针应九之数奈何？

曰：一者天，天者阳也。五脏之应天者，肺也。肺者，五脏六腑之盖也。皮者，肺之合也，人之阳也。故为之治镵针。

镵针者，取法于布针，去末半寸，卒兑之，长一寸六分，大其头而兑其末，令无得深入，而阳气出，主热在头身，故曰病在皮肤无常处者，取之镵针于病所。肤白勿取。

二者地，地者土也。人之所以应土者，肉也。故为之治员针。

员针者，取法于絮针，筒其身而员其末，其锋如卵，长一寸六分，以泻分肉之气，令不伤肌肉，则邪气得竭。故曰，病在分肉间，取以员针。

三者人也。人之所以成生者，血脉也。故为之治锃针。

锃针者，取法于黍粟，大其身而员其末，如黍粟之兑，长三寸五分，令可以按脉勿陷以致其气，使邪气独出。故曰，病在脉，少气，当补之以锃针，针于井荥分俞。

四者时也。人于四时八正之风，客于经络之中，为痼病者也。故为之治锋针。

锋针者，取法于絮针，筒其身而锋其末，其刃三隅，长一寸六分，令可以泻热出血，发泄痼病。故曰，病在五脏固居者，取以锋针，泻于井荥分俞，取以四时也。

五者音也。音者，冬夏之分，分于子午。阴与阳别，寒与热争，两气相薄，合为痈肿者，故为之治铍针。

铍针者，取法于剑，令末如剑锋，广二分半，长四寸，可以取大脓出血。故曰，病为大脓血，取以铍针。

六者律也。律者，调阴阳四时合十二经脉。虚邪客于经络而为暴痹者也，故为之治员利针。

员利针者，取法于牦针，且员且兑，身中微大，长一寸六分，以取痈肿暴痹，一曰，尖如牦，微大其末，反小其身，令可深内也，故曰痹气暴发者，取以员利针。

七者星也。星者，人之七窍。邪之所客于经，舍于络，而为痛痹者也，故为之治毫针。

毫针者，取法于毫毛，长一寸六分，令尖如蚊虻喙，静以徐往，微以久留，正气因之，真邪俱往，出针而养。主以治痛痹在络也。故曰，病痹气痛而不去者，取之毫针。

八者，风也。风者，人之股肱八节也。八正之虚风伤人，内舍于骨解腰脊节腠之间为深痹者也，故为之治长针。

长针者，取法于綦针，长七寸，其身薄而锋其末，令可以取深邪远痹。故曰，病在中者，取以长针。

九者野也，野者，人之骨解。虚风伤人，内舍于骨解皮肤之间也，淫邪流溢于身，如风水之状，不能过于机关大节者也，故为之治大针。

大针者，取法于锋针，其锋微员，长四寸，以泻机关内外大气之不能过关节者也。故曰，病水肿不能过关节者，取以大针。

凡刺之要，官针最妙。九针之宜，各有所为。长短大小，各有所施。不得其用，病不能移。疾浅针深，内伤良肉，皮肤为痛；疾深针浅，病气不泻，反为大脓。病小针大，气泻太疾，后必为害；病大针小，气不泻泄，亦为后败。夫针之宜，大者大泻，小者不移。已言其过，请言其所施。

凡刺有九，以应九变：一曰腧刺。腧刺者，刺诸经荣俞脏俞也。二曰道刺。道刺者，病在上，取之下，刺腑俞也。三曰经刺。经刺者，刺大经之结络经分也。四曰络刺。络刺者，刺小络之血脉也。五曰分刺。分刺者，刺分肉之间也。六曰大泻刺。大泻刺者，刺大脓以铍针也。七曰毛刺。毛刺者，刺浮痹于皮肤也。八曰巨刺。巨刺者，左取右，右取左也。九曰焠刺。焠刺者，燔针取痹气也。

凡刺有十二节，以应十二经：一曰偶刺。偶刺者，以手直心若背，直痛所，一刺前，一刺后，以治心痹，刺此者，傍针之也。二曰报刺。报刺者，刺痛无常处，上下行者，直内无拔针，以左手随病所按之，乃出针复刺之也。三曰恢刺。恢刺者，直刺傍之，举之前后，恢筋急以治筋痹也。四曰齐刺。齐刺者，直入一，傍入二，以治寒气小深者。或曰参刺。参刺者，治痹气小深者也。五曰扬刺。扬刺者，正内一，傍内四而浮之，以治寒热之博大者也。六曰直针刺。直针刺者，引皮乃刺之，以治寒气之浅者也。七曰腧刺。腧刺者，直入直出，稀发针而深之，以治气盛

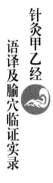
而热者也。八曰短刺。短刺者，刺骨痹，稍摇而深之，致针骨所，以上下摩骨也。九曰浮刺。浮刺者，旁入而浮之，此治肌急而寒者也。十曰阴刺。阴刺者，左右率刺之，此治寒厥中寒者，取踝后少阴也。十一曰旁刺。旁刺者，直刺旁刺各一，此治留痹久居者也。十二曰赞刺。赞刺者，直入直出，数发针而浅之出血，此治痈肿者也。

脉之所居深不见者刺之，微内针而久留之，致其脉空。脉气之浅者勿刺，按绝其脉刺之，无令精出，独出其邪气耳。所谓三刺之则谷气出者，先浅刺绝皮以出阳邪；再刺则阴邪出者，少益深，绝皮致肌肉，未入分肉之间；后刺深之，已入分肉之间，则谷气出矣。故刺法曰：始刺浅之，以逐阳邪之气；后刺深之，以致阴邪之气；最后刺极深之，以下谷气，此之谓也。

故用针者，不知年之所加，气之盛衰，虚实之所起，不可以为工矣。

凡刺有五，以应五脏：一曰半刺。半刺者，浅内而疾发针，无针伤肉，如拔发状，以取皮气，此肺之应也。二曰豹文刺。豹文刺者，左右前后针之，中脉为故，以取经络之血者。此心之应也。三曰关刺。关刺者，直刺左右尽筋上，以取筋痹，慎无出血。此肝之应也。四曰合刺，或曰渊刺，又曰岂刺。合刺者，左右鸡足，针于分肉之间，以取肌痹。此脾之应也。五曰腧刺。腧刺者，直入直出，深内之至骨，以取骨痹。此肾之应也。

曰：刺有五邪，何谓五邪？

曰：病有持痈者，有大者，有小者，有热者，有寒者，是为五邪。

凡刺痈邪无迎陇，易俗移性。不得脓，越道更行，去其乡，不安处所乃散亡。

凡刺大邪日以小，泄夺有余，摽其道，针其邪，肌肉视之，无有，反其真。

凡刺小邪日以大，补其不足乃无害。视其所在，迎之界，远近尽至，不得外侵而行之，乃自费。

凡刺热邪越而沧，出游不归，乃无病。为开道乎辟门户，使邪得出，病乃已。

凡刺寒邪日以温，徐往疾去，致其神，门户已闭气不分，虚实得调，真气存。

【译文】

黄帝问道：九针是怎么产生的呢？

岐伯回答说：九针，是取推演天地阴阳之数。由于天地之数，都是从一开始，终止于九。所以九针之中，一是取法于天，二是取法于地，三是取法于人，四是取法于四时，五取法五音，六取法于六律，七取法于七星，八取法于八风，九取法于九野。

黄帝问：怎样以针来对应天地自然之九数呢？

岐伯说：第一种针应于天，天在人之上为阳，人体五脏中对应天的是肺脏。肺是五脏六腑之华盖，外合皮毛。皮毛为人体的最外层，属人体的阳分。所以病变部位在皮毛，可以用镵针治疗。

镵针的形成是仿效布针，离针的末端约半寸处突然尖锐，长一寸六分，头大末端锐利，浅刺皮肤而不能深入，用于泻血，治头身热症。所以说，病变部位在皮肤，但又没有固定部位的实热病证，可以在病变部位用镵针治疗。若皮肤色白的为气虚阳虚，则不宜用镵针治疗。

第二种针是取法于地。地为土，人体与土相应的是肌肉。因此，治疗肌肉的病用圆针。

圆针是仿效絮针制成的，针身圆柱形，针头卵圆形，长一寸六分。用以泻分肉间气滞，使邪气得以散尽而又不损伤肌肉。所以说，病在分肉之间，应该用圆针治疗。

第三种针是取法于人，人是依赖血脉的滋养孕育形成和生长的。因此治疗血脉的病变，应用锓针。

锓针是仿效黍粟制成的，针头如黍粟圆而微尖，长三寸半，用以按压经脉，不能深入，以疏经活络，使邪气得以外泄，不致陷于血脉之中，并可扶助人体的正气。所以说，病在血脉又兼有气虚之象的，应当用锓针选井穴和荥穴补之。

第四种针取法于四时。四时八方的致病邪气，侵入人体的经络之中，就会导致经久不愈的顽固性疾患。所以，治疗这些疾患要选锋针。

锋针是仿效絮针制成的，针身圆柱形，针头锋利，呈三棱锥形，长一寸六分，用以点刺泻血治疗热证，及发泄侵入经络之中的顽疾固病。所以说，疾病侵犯五脏日久不愈的，可以选锋针泻井穴和荥穴，应该按四时之气所在的不同采用不同的方法。

第五种针是取法于音。五音的五数，在一到九数之间。一代表冬与子，九代表夏与午，五在中央。亦即位于冬夏或子午之间。人体如果阴阳不调，寒热相争，气血搏争，聚而不散发为痈肿，应该用铍针治疗。

铍针是仿效剑制成的，针尖像剑锋，宽二分半，长四寸，用这钟针可以排出大量的脓血。所以说：脓血较多的疾病，可以用铍针治疗。

第六种针是取法于六律，律是协调四时阴阳之气，分六支阳律，六支阴律. 以应合人身的十二经脉。如果虚邪贼风侵入人体经络所致的痹证急证，可选用圆利针治疗。

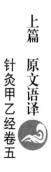

上篇　原文语译

针灸甲乙经卷五

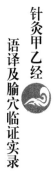

圆利针是仿效牦针制成的。针尖圆中带尖，针身中部微粗，长一寸六分，用以治疗突然发生的痹证及痈肿。有的说法是：针尖如牦牛毛，针尖微大，针身反而小，以便可以深刺肉内。所以说：突然发生的痹证，应选用圆利针治疗。

第七种针是取法于星。星星高挂天空，人体的七窍分布于面部，尤如星星高悬天空。如果外邪侵犯经脉停留于络脉而导致的疼痛痹证，可以选用毫针治疗。

毫针是仿效毫毛制成的。长一寸六分。针尖像蚊虻的嘴一样纤细尖锐，针刺时应使患者心气平和。医者轻柔缓慢地刺入，微微的捻转针体并可久留针，正气可通过针体得到激发，邪气则得以消散，针刺后，疾病得以治愈，身体得以调养。主要治疗病变部位在络脉的痹证。所以说：凡是患疼痛痹证不去的，应用毫针治疗。

第八种针是取法于八风。风来自于四面八方，就好比人身的气血运行于四肢股肱八节。若四时八节的虚风侵入人体，停留于骨缝腰脊、关节腠理之间，形成部位比较深的痹证，可以选长针进行治疗。

长针是仿效綦针制成的，长七寸，针身薄而针尖锋利。可用以治疗深邪远痹。所以说，病变部位在肌内部深层，可以用长针治疗。

第九种针是取法于九野，野在人体相应的是骨缝。如果虚风侵犯人体，停留在骨缝与皮肤之间，流溢于全身，出现像风水一样的症状，致使气血不利，经气不能通过关节的，应用大针治疗。

大针是仿效锋针制成的。针尖微圆，长四寸，用以治疗经气受阻、不能通过关节的水肿病，针用泻法。所以说，凡水肿病，经气受阻不能通过大关节的，应选用大针治疗。

针刺治疗的要点是以选用合乎病人或疾病要求的针具最好。九种针具各有其所适宜的病证。针的长短大小，各有各的用途。若使用不当，就不能治愈疾病。如果病变部位浅而针刺过深，就会损伤内部的好肉，导致皮肤痈肿；若病变部位较深但针刺过浅，不但不能祛除病邪，反而使邪气久壅内部而发生大脓疡。轻微的小病或小儿患病，用了大针，就会使元气随针外泄或受损，从而加重病情，留下隐患；反之，如果疾病较重或是青壮年，用小针治疗，邪气不能被祛除，也会导致不良后果。故而针具的选择，大病疾深或青壮年患病，宜用大针泻其病邪，用小针则不能祛除病邪；小病疾浅或年老体弱的患者，宜用小针或细针治疗，以免损伤正气。刚刚已经谈了用错针具的害处，下面来说明具体的操作方法。

针刺的方法有九种，以便适应九种不同的病变：第一种叫腧刺，所谓腧刺，是刺诸经在四肢肘膝以下的荥穴、腧穴，以及五脏的背俞穴。第二种叫作远道刺，即病在上部，经远取下部腧穴针刺的方法。第三种是经刺，经刺是刺大经上有结聚不通的部位。第四种是络刺，即浅刺体表郁血的细小络脉使其出血的一种针刺法。第五种是分刺，分刺是刺分肉之间，治疗邪在肌肉的病证。第六种刺法是大泻刺，是用铍针排泄脓液，治疗化脓性痈疡。第七种刺法是毛刺，毛刺即浅刺，治疗皮肤上浅表的风寒湿气。第八种是巨刺，即左侧有病取右侧腧穴，右侧有病取左侧腧穴的一种交叉取穴法。第九种刺法是焠刺，即将针用火烧红后刺入体表的一种方法，用以治疗寒痹等病症。

针刺有十二种重要方法，以适应十二经的不同病变。第一种是偶刺，偶刺是用手在前心和后背，直对疼痛部位，一针刺前胸的穴位，一针刺后背的穴位，用以治疗心痹。针刺前胸及后背部的穴位，应斜刺或平刺，以免伤及心脏。第二种是报刺，报刺是针对那些痛无定处，游走不定的疾病的一种刺法。其法是，在痛处直刺，用左手随病所上下循按，找到疼痛部位后，将前针拔出，在新找到的痛处针刺。第三种是恢刺。恢刺是在筋脉拘急的部位四周针刺，得气后，前后上下舒利其气，用以治疗筋痹的方法。第四种是齐刺，齐刺是在病变部位正中刺一针，在两边各刺一针，三针齐用，所以这种方法又称三刺，是治疗寒气小而病变部位较深的痹证的方法。第五种是扬刺，在病变部位正中刺一针，旁边浅刺四针，用以治疗寒气浅而面积较大的痹证。第六种是直针刺，其法是：提捏起病变部位处的皮肤，将针沿皮刺入，用以治疗部位浅在的痹证。第七种是腧刺，这是一种直入针直出针，取穴少但刺的深，以疏泻热邪，治疗实热病证的方法。第八种是短刺，短刺是治疗骨痹的一种刺法。轻微摇动针体并向下深插，使针接近骨的部位，然后上下提插尤如摩擦骨部。第九种是浮刺，其法是将针斜刺入浮浅的肌表，用以治疗寒邪收引所致的肌肉拘急挛痛症。第十种是阴刺，阴刺是左右侧均刺的方法，用以治疗阴寒内盛的寒厥证。应取足内踝后方太阴经的太溪穴针刺。第十一种是旁刺，其法是直刺一针，旁刺一针，用以治疗邪气久居的留痹证。第十二种是赞刺，其法是直入直出，快速多次的浅刺出血，用以治疗痈肿。

针刺部位较深而不可见的经脉，应轻柔进针且久留其针，以激发孔穴中的脉气上升。经气浮浅的血脉不要贸然针刺，应先推开经穴部位的血脉后再刺，只有这样，才能祛除病邪而又不致损伤人体的精气。所谓三刺而使谷气出现的刺法，是先浅刺透皮，以泻卫分之阳邪；再稍微加深以泻营分的阴邪，其法是：过皮至肌肉，但未达分肉之间；再继续深刺至分肉之间，则针下感到有种徐徐和缓之气，即是谷气已至之象。所以刺法上说：开始浅刺以驱除阳邪；而后深刺以便祛除体内的阴邪；继之针刺更深，以激发谷气的到来即是此意。

所以应用针刺方法治病的人，若不知道每年六气的来临时期和六气的盛衰，以

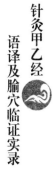

及疾病虚实的原因，就做不了一名合格的针灸医生。

针刺有五种应和五脏疾病的刺法，第一种叫半刺。它是一种浅刺而快出针的方法，不能刺伤肌、肉，犹如拔毛一样，可以祛除浅在皮肤腠理的邪气。因为肺主皮毛，所以半刺法是应和肺的一种刺法。第二种叫豹纹刺，在病变部位的左右前后针刺，以刺中络脉为准，并使之出血，针刺部位如豹的斑纹一般。心主血脉，所以豹纹刺是应和心的一种刺法。第三种叫关刺，关刺是直刺关节周围筋的尽端，是治疗筋痹的一种方法。应注意不要出血。肝主筋，所以关刺是与肝相应的一种刺法。第四种叫合谷刺，又叫渊刺，也叫岂刺。本法是将针刺入分肉之间，然后左右前后将针由浅至深的提插，如鸡爪之状，用以治疗肌痹。脾主肌肉，此法是与脾相应的一种刺法。第五种叫输刺，方法是直入针直出针，深刺直达骨部，用以治疗骨痹。肾主骨，这是与肾相应的一种刺法。

黄帝问：针刺有对应五邪的刺法，那么什么是五邪呢？

岐伯回答说：疾病有邪气结聚而成为痈肿的，有邪气盛大的实邪，也有正气虚弱的虚证，有热邪，也有寒邪，以上这五种就是五邪。

针刺痈肿可用铍针，但在邪气正盛时，不要迎其锐势刺之，应当从缓调和，不宜过急。如果还未成脓，就不应该用铍针刺之，而应改变治法，如清热解毒等，使邪毒不致留聚于一定部位而肿消结散。凡是在阴阳各经的循行路线上发生痈肿，应循经取穴行泻法。

治疗邪气盛实的实证时，应该用三棱针泻之，以便泻夺邪气的亢盛有余之热，使之逐渐消减，应刺邪气盛行的经脉，刺中病邪，等到病邪已不存在于肌肉之上，自身的正气已经恢复为止。诸如邪气盛实的病证，应针刺诸阳经的分肉之间，因为实邪多侵犯三阳经。

针刺治疗正气亏虚的虚邪时，应选用圆针，用补法以补益人体正气的不足，邪气就不能够侵害人体。治疗时，应根据虚实所在之处，补其不足，损邪气之有余。从而使邪去正复，远近各部的真气均已恢复，则邪气不得侵犯其他经脉而自行消散。针刺部位应该是邪气所在的分肉之间。

凡是治疗热邪为患，应该用锋针，将邪气发越于外，从而使身体由热转凉，邪气一去不返，身体才不会有病。针刺时应当开辟门户，使邪有出路，疾病才能够痊愈。

针刺治疗寒邪为患时用毫针，用温补的手法，即慢进针，缓缓的向下插针，快速的提针、出针，以激发经气，温散寒邪。出针后揉闭针孔，使正气不致分散，从而使虚实得以调整，真气才能够固存于内。

缪刺第三

【原文】

黄帝问曰：何谓缪刺？

岐伯对曰：夫邪之客于形也，必先舍于皮毛，留而不去，入舍于孙脉，留而不去，入舍于经脉，内连五脏，散于肠胃，阴阳俱感，五脏乃伤，此乃邪之从皮毛而入，极于五脏之次也。如此则治其经焉。

今邪客于皮毛，入舍于孙脉，留而不去，闭塞不通，不得入经，溢于大络而生奇病焉。

夫邪客大络者，左注右，右注左，上下左右，与经相干，而布于四末。其气无常处，不及于经俞，名曰缪刺。

曰：以左取右，以右取左，其与巨刺，何以别之？

曰：邪客于经也，左盛则右病，右盛则左病，病易且移者，左痛未已，而右脉先病，如此者必巨刺之，必中其经，非络脉也。故络病者，其痛于经脉缪处，故曰缪刺。

曰：缪刺取之何如？

曰：邪客于足少阴之络，令人卒心痛，暴胀，胸胁支满。无积者，刺然骨之前出血，如食顷而已，左取右，右取左。病新发者，五日已。

邪客于手少阳之络，令人喉痹舌卷，口干心烦，臂外兼痛，手不及头。刺手小指次指爪甲上去端如韭叶，各一痏。壮者立已，老者有顷已，左取右，右取左。此新病，数日已。

邪客于足厥阴之络，令人卒疝暴痛。刺足大指爪甲上与肉交者，各一痏。男子立已，女子有顷已。左取右，右取左。

邪客于足太阳之络，令人头项痛，肩痛。刺足小指爪甲上与肉交者，各一痏，立已。不已，刺外踝下三痏，左取右，右取左。如食顷已。

邪客于手阳明之络，令人气满胸中，喘急而支胠，胸中热。刺手大指次指爪甲上去端如韭叶，各一痏，左取右，右取左。如食顷已。

邪客于臂掌之间，不得屈。刺其踝后，先以指按之，痛乃刺之。以月死生为数。月生一日一痏，二日二痏，十五日十五痏，十六日十四痏。

邪客于足阳跷之脉，令人目痛从内眦始。刺外踝之下半寸所，各二痏。左取

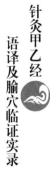
右，右取左，如行十里顷而已。

人有所堕坠，恶血留于内，腹中胀满，不得前后。先饮利药。此上伤厥阴之脉，下伤少阴之络，刺足内踝之下。然骨之前血脉出血，刺跗上动脉。不已，刺三毛上各一痏，见血立已。左取右，右取左。善惊善悲不乐，刺如上方。

邪客于手阳明之络，令人耳聋，时不闻音。刺手大指次指爪甲上端如韭叶，各一痏，立闻。不已，刺中指爪甲上与肉交者，立闻。其不时闻者，不可刺也。耳中生风者，亦刺之如此数。右取左，左取右。

凡痹行往来无常处者，在分肉间，痛而刺之，以月生死为数。用针者，随气盛衰以为痏数，针过其日数则脱气，不及其日数则气不泻，左刺右，右刺左。病如故，复刺之如法，以月死生为数，月生一日一痏，二日二痏，渐多之，十五日十五痏，十六日十四痏，渐少之。

邪客于足阳明之络，令人鼽衄，上齿寒。刺足大指次指爪甲上与肉交者，各一痏。左取右，右取左。

邪客于足少阳之络，令人胁痛不得息，咳而汗出，刺足小指次指爪甲上与肉交者，各一痏。不得息立已，汗出立止；咳者温衣饮食，一日已。左刺右，右刺左，病立已。不已，复刺如法。

邪客于足少阴之络，令人咽痛，不可内食，无故善怒，气上走贲上，刺足下中央之络，各三痏，凡六刺，立已。左刺右，右刺左。

邪客于足太阴之络，令人腰痛，引少腹控䏚，不可以仰息。刺其腰尻之解，两胂之上是腰俞，以月死生为痏数，发针立已。左刺右，右刺左。

邪客于足太阳之络，令人拘挛，背急引胁而痛，内引心而痛。刺之从项始，数脊椎，侠脊疾按之，应手而痛，刺入傍三痏，立已。

邪客于足少阳之络，令人留于枢中痛，髀不得气。刺枢中以毫针，寒则留针，以月生死为痏数，立已。

诸经刺之，所过者不病，则缪刺之。

耳聋刺手阳明；不已，刺其过脉出耳前者。

齿龋刺手阳明立已；不已，刺其脉入齿中者立已。

邪客于五脏之间，其病也，脉引而痛，时来时止。视其病脉，缪刺之于手足爪甲上，视其脉，出其血，间日一刺，一刺不已，五刺已。

缪传引上齿，齿唇寒痛。视其手背脉血者，去之，刺足阳明中指爪甲上一痏，手大指次指爪甲上各一痏，立已。左取右，右取左。

嗌中肿，不能内唾，不能出唾者，缪刺然骨之前出血，立已。左取右，右取左。

邪客于手、足少阴、太阴，足阳明之络，此五络者，皆会于耳中，上络左角，五络俱竭，令人身脉皆动，而形无知也，其状若尸，或曰尸厥。刺足大指内侧爪甲上去端如韭叶，后刺足心，后刺足中指爪甲上各一痏，后刺手大指内侧爪甲上端如韭叶，后刺手少阴兑骨之端各一痏，立已。不已以竹筒吹其两耳中，剔其左角之发方寸，燔治，饮以美酒一杯，不能饮者，灌之立已。

凡刺之数，先视其经脉，切而循之，审其虚实而调之，不调者，经刺之。有痛而经不病者，缪刺之。目视其皮部，有血络者，尽取之，此缪刺之数也。

【译文】

黄帝问：什么叫缪刺？

岐伯回答说：一般病邪侵犯人体，必须先侵入皮毛，若得不到及时治疗，致使邪气留而不去，就会侵犯络脉，再留而不去，就会侵犯经脉。经脉内连五脏，从而使邪气流溢于肠胃，如果阴经与阳经同时感受了邪气，五脏就会受到损伤。这是邪气从皮毛入侵，传至五脏的途径和层次。如果是这样的话，应选用经穴治疗。

现在邪气侵入皮毛，并且达到孙络，若留而不去，使络脉阻塞不通，邪气也不能传入大的经脉，从而流溢于十五络脉发生怪病。

凡是邪气侵犯十五络脉，从左侧流注于右侧，或从右侧流注于左侧，上下左右，虽然扰及却未入经脉，只是循十五络脉流注于四肢末端，病气流注无固定的处所，也不入经俞，故要左痛刺右，右痛刺左，这种刺法就叫缪刺。

黄帝问：缪刺也是左病取右，右病取左，这与巨刺如何区别呢？

岐伯回答说：凡外邪侵入于经脉的，左侧邪气盛则右侧发病，右侧邪气盛则左侧发病。也有左右相互转移的。左侧的疼痛还没有痊愈，而右侧的经脉又开始发病。这样的疾病，一定要用巨刺法治疗，必须刺中经脉，而不是络脉。因为络病的疼痛部位与经脉所在部位不同，所以叫缪刺。巨刺与缪刺的相同之处，均是左病取右，右病取左；所不同的是：巨刺刺的是经脉，缪刺刺的是络脉。

黄帝问：怎样用缪刺法呢？

岐伯回答说：邪气侵入足少阴肾经的络脉，使人突发心痛，腹胀，胸胁胀满。假若患者没有积块，可以刺然谷穴，使之出血，约过一顿饭的时间，症状就可改善。运用左病取右、右病取左的方法，如果是新发的疾病，五天就可以痊愈。

邪气侵入手少阳的络脉，使人喉痛舌卷，口干心烦，臂外侧疼痛，手不能上举至头。应刺无名指末端的关冲穴，在距爪甲角约韭叶宽之处。两手各刺一次，身体强壮的，刺后疾病立刻痊愈，老年人稍等片刻即愈。左病则取右，右病取左，若是新病，几天即可痊愈。

外邪侵入足厥阴肝经的络脉，使人突然发生疝气痛。应刺足大趾爪甲与肉连接处的大敦穴，左右各刺一次，男子可以立即痊愈，女子稍等片刻也可痊愈。左病则取右，右病取左。

外邪侵入足太阳膀胱经的络脉，使人头项痛，肩痛，应刺足小趾上的至阴穴，左右侧穴位各刺一次。疾病就可以立刻痊愈，如果不愈，再刺外踝上三个穴位，左病取右，右病取左，约一顿饭的时间，疾病就可以痊愈。

邪气侵入手阳明大肠经的络脉，使人胸中气满，喘急息促，胁肋支撑满闷，胸中发热，应刺手阳明大肠经的商阳穴，左右各刺一次，左病取右，右病取左，约过一顿饭的时间，疾病就可痊愈。

邪气侵入臂掌之间的络脉，致使手臂、手掌之间疼痛，不能弯屈。应针刺腕关节以后的穴位，先用手指按之，有压痛的部位针刺。针刺的次数以月的圆缺为依据，初一开始，随着月亮逐渐向圆，初一一针，初二两针，以此推第十五日十五针。下半月月亮由圆向缺，逐日减一针，所以第十六日为十四针。

邪气侵入阳跷脉，使人眼痛，从目内眦开始。应针刺外踝下半寸处的申脉穴各两次，左病刺右，右病刺左，大约过走十里路的时间，病就会痊愈。

有的患者因堕坠跌伤，使瘀血停留体内，腹部胀满，大小便不通。针刺治疗前，应先使患者服通便逐瘀之药。由于上面伤了足厥阴的经脉，下面伤了足少阴的络脉，所以应刺内踝下方然谷穴之前的血脉出血，并针刺足背上的冲阳穴。若治疗无效，可再刺足大趾三毛上的大敦穴各一次，见血后疾病立即痊愈。左病取右，右病取左。如果是易惊善悲，郁郁寡欢的患者，也可采用上述方法治疗。

邪气侵入手阳明的络脉，使人耳聋，听力时好时坏，应针刺食指末端的商阳穴各一次，可使患者立即听到声音。若针刺无效，可再刺中指末端的中冲穴，可使患者立即听到声音。若完全失去听力则不能针刺。若耳中的响鸣如风声一般的，也可采用上法治疗。左病刺右，右病刺左。

凡是痹证疼痛游走不定，应在分肉间寻疼痛部位针刺。以月的圆缺日为选穴多少的标准。用针者还应根据邪气的盛衰来决定针刺选穴的多少。若超过了应刺之数，会使人的正气耗散，但若达不到应刺之数，则邪气不能被泻除。左病取右，右病取左。针刺后若疾病仍旧不愈，再按上法针刺，仍以月的圆缺为数，月生一日一针，二日二针，一日多一针渐至十五日十五针；月缺一日减一针，所以第十六日针刺十四针，再逐渐减少。

邪气侵入足阳明络脉，使人发生鼻塞或鼻出血，上齿寒冷，应刺足次指爪甲上和肉相交处的厉兑穴各一次。左病取右，右病取左。

邪气侵入足少阳的络脉，使人产生胁痛和呼吸困难，咳嗽时汗出，应刺足小指旁的次指爪甲上与肉相交接处的窍阴穴各一次，呼吸困难立即消失，出汗也可立即止住；咳嗽的患者应注意衣服保暖，忌食生冷，一天就可痊愈。左病刺右，右病刺左，疾病可立即痊愈，若不愈，可重复上法针刺。

邪气侵入足少阴的络脉，使人咽喉疼痛，进食困难，经常无故发怒，气逆上膈，应针刺足少阴肾经的井穴涌泉各三次，共计六刺，疾病立即痊愈。左病刺右，右病刺左。

邪气侵入足太阴的络脉，使人腰痛，痛引少腹及季胁之下，不可以仰身呼吸。应针刺腰臀部的骨缝中。两侧夹脊肌肉部的穴位，依据月的圆缺来确定针刺的次数，针刺后疾病立即痊愈。左病刺右，右病刺左。

邪气侵入足太阳膀胱经的络脉，使人项背拘急，疼痛牵引两胁，在内牵引到心痛。针刺应从项部开始，数脊椎，沿脊柱两旁快速按压，在有压痛的部位斜刺三针，疾病立即痊愈。

邪气侵入足少阳经的络脉，使人环跳部久痛不愈，大腿抬举困难。应用毫针刺环跳穴，属寒证则久留针，根据月的圆缺为针刺的次数，刺后可立即痊愈。

凡是病在经脉的，当刺经脉，若邪气所过经脉未病，为邪气在络脉，应该用缪刺。

耳聋可针刺手阳明经的穴位，若针刺后无效，可刺入耳经脉在耳前的穴位，如听宫等。

龋齿痛可针刺手阳明经的穴位，疼痛可立即停止。若刺后无效，可针刺齿中的经脉，疾病就可立即痊愈。

邪气侵入五脏之间，发病后脉络牵引疼痛，间歇性发作。应诊察病变脉络所在的部位，用缪刺的方法刺十二经的井穴，或刺有瘀血的络脉，使之出血，隔日一次，针刺一次没有痊愈，便再针刺五次。

手阳明经的病变交错相传于足阳明经而导致上齿与唇冷痛，应刺手背部有瘀血的络脉出血，并针刺足阳明胃经的井穴厉兑一次，及食指末端的商阳穴各一次，可立即痊愈。左病刺右，右病刺左。

咽喉肿痛，不能吞咽和吐出唾液，应用缪刺的方法刺足少阴肾经的然谷穴出血，可立即痊愈。左病刺右，右病刺左。

邪气侵入手少阴、足少阴、手太阴、足太阴、足阳明的络脉，这五络脉均相会在两耳之中，并上络于左耳上的额角。假若这五络的络气都已衰竭，使人全身的经脉都被扰动，而形体却失去知觉，好像死尸一般，这种现象也叫作"尸厥"。应刺足太阳脾经的井穴隐白，后刺涌泉，再刺足阳明胃经的井穴厉兑，然后刺手太阴经的少商穴，后再刺手少阴心经的神门穴各一次，疾病可以立即痊愈。若治疗无效，可用竹筒吹患者的两耳之中，并剃去患者左额角上的头发约一寸左右，将头发烧成灰末，用一杯美酒冲服，不能自饮的，将酒灌入，疾病就可立刻痊愈。

一般针刺治病的方法，应先用切法和循法诊察经脉的虚实盛衰，然后给予适当的调理。调治无效的，才用经刺的方法。如果有疼痛症状而经脉没有病的，是邪在络脉，应当用缪刺的方法治疗。并诊察皮肤部位有瘀血的络脉，刺出血，这就是缪刺的方法。

针道第四

【原文】

夫针之要，易陈而难入。粗守形，上守神。神乎神，客在门。未睹其病，恶知其原。刺之微，在速迟。粗守关，上守机。机之不动，不离其空。空中之机，清净以微。其来不可逢，其往不可追。知机道者，不可挂以发。不知机者，叩之不发。知其往来，要与之期。粗之暗乎，妙哉上独有之也。往者为逆，来者为顺。明知逆顺，正行无问。迎而夺之，恶得无虚。追而济之，恶得无实。迎之随之，以意和之。针道毕矣。

凡用针者，虚则实之，满则泄之，菀陈则除之，邪胜则虚之。《大要》曰：徐而疾则实，疾而徐则虚。言实与虚，若有若无。察后与先，若存若亡。为虚为实，若得若失。虚实之妙，九针最妙，补泻之时，以针为之。

泻曰迎之。迎之意，必持而内之，放而出之，排扬出针，疾气得泄。按而引针，是谓内温，血不得散，气不得出。

补曰随之。随之意，若忘之，若行若按，如蚊虻止。如留如环，去如绝弦。令左属右，其气故止。外门已闭，中气乃实。必无留血，急取诛之。

持针之道，坚者为宝，正指直刺，无针左右。神在秋毫，属意病者，审视血脉，刺之无殆。方刺之时，心在悬阳，及与两衡。神属勿去，如病存亡。取血脉者，在俞横居，视之独满，切之独坚。

夫气之在脉也，邪气在上，浊气在中，清气在下。故针陷脉则邪气出，针中脉则浊气出，针太深则邪反沉，病益甚。故曰：皮肉筋脉，各有所处，病各有所舍，针各有所宜，各不同形，各以任其所宜。无实实虚虚，损不足，益有余，是为重病，病益甚。取五脉者死，取三脉者恇，夺阴者厥，夺阳者狂。针害毕矣。

黄帝问曰：余闻九针于夫子众多矣，不可胜数，余推而论之，以为一纪，余司诵之，子听其理，非则语余，请受其道，令可久传，后世无患，得其人乃传，非其人勿言。

岐伯对曰：请听圣王之道。

曰：用针之理，必知形气之所在，左右上下，阴阳表里，血气多少，行之逆顺，出入之合，谋伐有过。知解结。知补虚泻实上下之气。明于四海，审其所在。审寒热淋露，荥腧异处。审于调气。明于经隧，左右支络，尽知其会。寒与热争，能合而调之。虚与实邻，知决而通之。左右不调，把而行之。明于逆顺，乃知可治。阴阳不奇，故知起时。审于本末，察其寒热，得邪所在，万刺不殆。知官九针，刺毕矣。明于五腧，徐疾所在。屈伸出入，皆有条理。言阴与阳，合于五行。五脏六腑，亦有所藏。四时八风，尽有阴阳。各得其位，合于明堂，各处色部，五脏六腑。察其所痛，左右上下，知其寒温，何经所在。审尺肤之寒温滑涩，知其所苦。膈有上下，知其气之所。先得其道，布而疏之，稍深而留之，故能徐入之。

大热在上者，推而下之；从下上者，引而去之；视前痛者，常先取之。

大寒在外，留而补之。入于中者，从合泻之。针所不为，灸之所宜。上气不足，推而扬之，下气不足，积而从之。阴阳皆虚，火自当之。厥而寒甚，骨廉陷下，寒过于膝，下陵三里。阴络所过，得之留止，寒入于中，推而行之。经陷下者，即火当之，结络坚紧，火之所治。不知其苦，两跷之下。男阳女阴，良工所禁。针论毕矣。

凡刺，虚者实之，满者泄之，此皆众工之所共知也。若夫法天则地，随应而动，和之若响，随之若影，道无鬼神，独来独往。

凡刺之真，必先治神，五脏已定，九候已明，后乃存针。众脉所见，众凶所闻。外内相得，无以形先。可玩往来，乃施于人。虚实之要，五虚勿近，五实勿远。至其当发，间不容瞚。手动若务，针耀而匀。静意视义，观适之变，是谓冥冥，莫知其形。见其乌乌，见其稷稷；从见其飞，不知其谁。伏如横弩，起若发机。刺虚者须其实，刺实者须其虚。经气已至，慎守勿失。深浅在志，远近若一。如临深渊，手如握虎，神无营于众物。

黄帝问曰：愿闻禁数。

岐伯对曰：脏有要害，不可不察。肝生于左，肺藏于右，心部于表，肾治于

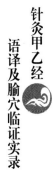
里，脾为之使，胃为之市。膈肓之上，中有父母。七节之旁，中有志心。顺之有福，逆之有咎。

泻必用方，切而转之，其气乃行。疾入徐出，邪气乃出。伸而迎之，摇大其穴，气出乃疾。

补必用员，外引其皮，令当其门，左引其枢，右推其肤，微旋而徐推之，必端以正，安以静，坚心无解，欲微以留，气下而徐出之。推其皮，盖其外门，真气乃存。用针之要，无忘养神。

泻者，以气方盛，以月方满，以日方温，以身方定，以息方吸而内针，乃复候其方吸而转针，乃复候其方呼而徐引针。

补者，行也。行者，移也。刺必中其荣，复以吸排针也。必知形之肥瘦。营卫血气之衰盛。血气者，人之神，不可不谨养。

形乎形，目暝暝。扪其所痛，索之于经，慧然在前，按之弗得，不知其情，故曰形。

神乎神。耳不闻。目明心开而志光，慧然独觉，口弗能言，俱视独见，象若昏，昭然独明，若风吹云，故曰神。三部九候为之原，九针之论不必存。

凡刺之而气不至，无问其数；刺之而气至，乃去之，勿复针。针各有所宜，各不同形，各任其所为。刺之要，气至而效，效之信，若风吹云，昭然于天，凡刺之道毕矣。

节之交，凡三百六十五会。知其要者，一言而终；不知其要者，流散无穷。所言节者，神气之所游行出入也，非皮肉筋骨也。

睹其色，察其目，知其散复。一其形，听其动静，知其邪正。右主推之，左持而御之，气至而去之。

凡将用针，必先视脉气之剧易，乃可以治病。五脏之气已绝于内，而用针者反实其外，是谓重竭。重竭必死，其死也静；治之者，辄反其气，取腋与膺。

五脏之气已绝于外，而用针者，反实其内，是谓逆厥。逆厥则必死，其死也躁；治之者反取四末。

刺之害，中而不去则精泄；害中而去则致气。精泄则病甚而恇，致气则生为痈疡。

刺针必肃，刺肿摇针，经刺勿摇，此刺之道也。

刺诸热者，如手探汤。刺寒清者，如人不欲行。刺虚者，刺其去。刺实者，刺其来。

刺上关者，呿不能欠；刺下关者，欠不能呿；刺犊鼻者，屈不能伸；刺内关者，伸不能屈。

病高而内者，取之阴陵泉；病高而外者，取之阳陵泉。阴有阳疾者，取之下陵三里。正往无殆，下气乃止，不下复始矣。

【译文】

针刺治病的要领，说起来容易，但在实践中是难以掌握的。医术差的医生，只注意患者外在形体上的变化，拘守针法和发病部位来治疗；高明的医生却能明确地掌握疾病的虚实，以调神为主，补泻运用自如。神指人体的正气，客指邪气。外邪往往循正气往来出入之处侵入人体。若不辨明疾病所在何经，就不能正确地选用有关腧穴。针法的微妙之处，在于手法疾徐的合适与否。技术差的医生，只注意四肢关节部位的一些穴位，而不懂得辨明正气盛衰和邪正交争胜负情况。而高明的医生能掌握气机的变化及人体气血的盛衰。气机的变化可以在经络腧穴中表现出来。但是，腧穴中气机的变化是相当微小的，医者须非常谨慎地静候观察。当邪气正盛之时，不可以用补法；邪气已去而正气未复的时候，不能用泻法。掌握了气机的往来变化，应及时地行施补泻手法，而不能有丝毫之差。如果不知道气机往来的变化，不能适时地行施补泻手法，好比是箭扣在弦上，当发时未发。明确了气机的逆顺盛衰，才能根据气机变化的时机及时用针。医术低劣的医生，不懂得气机变化的道理。只有高明的医生，才能掌握气机的变化及运用针刺补泻手法的奥妙所在。正气衰去为逆；正气充实为顺。明白了正气的盛衰和疾病的虚实，能够果断地采取措施，处方选穴，行施补泻手法。因此，采用"迎而夺之"的泻法，必须是无虚证。选用"追而济之"的补法，必须无实证。所以，迎泻随补，是依据医者的辨证情况来调和患者的气血。用针的要领，大致如此。

针刺治病应遵循虚证用补法，实证用泻法，经脉有瘀血阻滞的应该排除掉，邪气盛的应当泻邪。《大要》指出：慢进针，快出针，为补法；快进针，慢出针，为泻法。所谓实与虚，是指行施补泻手法后针下气至的有无，用补法后使正气充实谓之有，用泻法后使邪气消失谓之无。明察疾病的轻重缓急，根据邪气的存亡和气至先后，决定补泻的时机。补泻之后，补使患者正气充实似有所得，泻使患者邪去体安宛如卸掉了包袱。所以，补虚泻实，九针是最合适的，用不同的针法就可以达到补虚泻实的目的。

泻叫"迎之"。迎即持针刺入，得气后出针，出针时摇大针孔，不闭针孔，邪气就可以得以泻除。若出针时按闭针孔，叫作"内温"，定会导致瘀血不得消散，邪气不能泻出。

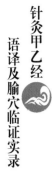
补又叫"随之",随之的意思是,将针随着经气流行的方向轻刺,手法自如,在按穴下针行气时,手法轻微,有如蚊虻叮在皮肤一样。出针时动作快捷,像离弦之箭一样,右手出针,左手揉按针孔,以使经气留止不得外泄,好比将外门关闭,从而使中气保留固实。但是,施行补法必须是没有瘀血停留,若经络中有瘀血留滞,必须及时去除。

持针最重要的是要紧握针柄,对准腧穴,端正直刺,不能偏左偏右。要全神贯注,专心致志地观察患者的反应,体会针下的感觉,细心的审察血脉虚实,针刺才不会对人体产生损害。在下针之时,一定要注意患者两目及整个面部神情的变化,悉心地体察患者神气的盛衰,从而测知疾病的预后与转归。若血脉横布在腧穴周围,看起来盛满,触按之坚硬,为经脉结络不通,应剔除瘀血,消积散结。

一般外邪侵犯人体经脉,风热阳邪多侵犯人体的上部,饮食积滞多停留于人体的中部,清寒冷湿之邪多伤人体的下部。所以针刺筋骨陷中的穴位,可祛除邪气;针刺足三里,可调理脾胃,祛除浊气积滞;但如果针刺太深,反而引邪深入,加重病情。所以说皮肉筋脉,各有一定的部位,病邪不同,侵犯人体的部位不同,针刺方法各不相同,针的形状也各有所异,以适应不同的病症。邪实的不要用补法,正虚的不要用泻法,假若虚证用了泻法,实证用了补法,就会加重病情。若误泻五脏的背俞穴,可使脏气竭绝,导致患者死亡;若误泻三阳经的腧穴,必然导致正气虚怯。误刺劫夺了人体的阴气则成厥证;劫夺了人体的阳气必然导致患者发狂。误刺的害处就如此之大。

黄帝说:我听你讲很多九针的道理,已不可胜数,我据此推论,汇成一点,我现在读读,你听一下,有错误的地方请指出来,并传授正确的道理,以便传于后面不再犯错,但要能继承事业的人才传授于他,否则就不传。

岐伯对曰:请听听你讲的道理。

黄帝说:用针治病的原则是必须知道形体的胖瘦和气的虚实,了解左右上下的脏腑所在,阴阳表里的配合情况,血气的多少,经脉循行的逆顺和各经出入交会的处所,这样才能根据病情作出明确的诊断,攻伐太过之邪。必须知道解结的道理,以铲除疾病的根源所在。要知道上下经气的虚实情况以行补泻。了解四海的意义,熟悉其所在的部位。审察外感寒热及淋雨露风侵犯的不同腧穴处所,知道如何调治其经脉之气。明白经脉的循行及左右支络的情况,尽知其交会处所。对寒热交争的疾病,是阴阳之气不和,应调其阴阳使之协调。虚实相似的疾病,应明确诊断进行通调。左右不协调的疾病,要左病刺右,右病刺左,用缪刺法治疗。必须明白疾病的逆顺,才能知道其是否可治。凡是阴阳没有明显偏衰的,则知其病会痊愈。审察疾病的标本寒热，可以诊断出病邪的所在，然后进行针刺治疗，就会万无一失。再了解九针的大小和适应证，这样用针治病的道理就全部掌握了。明确井、荥、输、经、合五腧是脏腑气血输注的地方，然后才能准确地在这些穴位上施行徐疾的刺法。经脉的往来、屈伸出入，然皆有一定的条理。同时，在谈到阴阳的时候，要合于五行。人体五脏六腑的不同功能，亦包含着阴阳五行。自然界的四时八风，也都是阴阳的变化。反映于人的面部，都有一定的部位和色部。五脏六腑的疾病，表现于面部，各有一定的部位。故诊察其左右上下的病理变化，就可以知道哪一经有寒有热。另外，诊察尺部皮肤的寒温滑涩，可以知道疾病的痛处所在。诊察膈之上下的脏腑，可以了解病气的部位。首先知道了这些用针的道理，然后取穴少而精当，缓慢进针，稍微深刺而留针。

大热在上的疾病，应该用阻抑的方法，使热邪下行；病邪由下向上发展的，应泻之于下，以便引邪外出；针刺治疗，应先审病痛的初发部位，率先刺之，以治其本，以防传变。

大寒在表的疾病，应当采用留针和补的方法治疗。寒邪入里的，当泻合穴。不宜用针，可以用灸法。上气不足的，应当引气上行以补之；下气不足的，应不断的随气补之。上下皆虚的，当用灸法。厥证寒重的，骨侧的筋脉陷下，寒凉感超过膝膑的，当灸足三里治疗。寒邪留止于阴络不去，传入人体内部，应该用相应的针法推散寒邪。寒邪收引凝敛致使经脉陷下，或因寒邪凝结致络脉坚紧的，都应该选择灸法治疗。若因寒结经络，但却无痛或失去正常感觉，不能反映疾病苦楚的，当灸与阳跷交会的申脉穴和与阴跷交会的照海穴，而且是男取阴跷，女取阳跷。若是男取阳跷，女取阴跷，即可是高明的医生所禁忌的。若能明白上述道理，针刺治病的理论就称得上完备了。

针刺治病应遵循虚则补之，实则泻之，这些是所有医生都知道的。至于遵循自然阴阳变化规律，根据不同病变机理调理疾病，取得迅捷疗效，如响应声，如影随形，这不是什么鬼神之道，而是技术高明的医生灵活自如地施行针刺补泻手法的结果。

针刺治疗疾病的真谛，在于必须先全神贯注，专心致志地辨明机体的虚实盛衰和气机变化。五脏虚实已经辨明，三部九候脉象已定，然后用针。分析脉象和患者所有的症状，辨明标本是否一致，脉症是否相符，而不能单纯以外在表现为依据，还要精熟气血往来及邪正斗争情况，才能为患者治疗。针刺治疗虚实的关键在于，见到五虚不要盲目治疗；见到五实也不要放弃不治。治疗的时机已到，刻不容缓，操作时专心致志，选择针具要针体光洁，全神贯注，专默精诚的体会针下气至的感

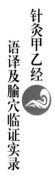

觉，虽无形可见，但气至之后，有如群鸟飞翔，但不知它是什么。所以气未至时，应当留针候气，好比张弓守猎，针下气应时快速出针，有如箭离弓弦一般。针刺治疗虚证的结果，应该使正气充实；治疗实证要使邪气怯虚。当针下气至时，应慎重地把握治疗时机，适时地行施补泻手法，并根据不同的情况采取不同的针刺深度。无论是新病，还是久病，针刺时都要细心体会针下气至的感觉，全神贯注，好像面临深渊一样谨慎小心；或如手握猛虎一样专心致志，不为其他事物所干扰。

黄帝问：我想知道针刺的禁忌部位有多少？

岐伯回答道：五脏都有各自的要害，对此不可不知。肝属木，春旺生发，故生于人体的左侧。肺属金，秋阴收杀，肺主宣发肃降，作用在人体的右侧。心为阳中之阳，阳气布达于表。肾在下，为阴中之阴，调治人体的内部。脾主运化，升清降浊，为五脏的遣使。胃主受纳水谷，五味皆入，有如杂市。肓膈之上有心肺，脊柱下七节之旁有心包络。上述这些都是人体的要害部位，针刺治疗时谨慎小心就不会发生异常情况，若违背了这些部位禁忌，必将产生不良后果。

泻必用方，就是要在左手按压穴部皮肤时捻转进针，这样才能使经气通行。可用快进针、慢出针的方法，引邪外出。迎邪气的来势行针，摇大针孔，邪气才会很快地被祛除出去。

补必用员，是按循皮肤找准穴位。左手固定穴位，右手推针刺入皮肤，轻轻地捻转，慢慢地向下插针，针身必须端正，医者要平心静气，专心致志，坚持不懈，要少留针，针下气至时快速出针，揉按针孔，使正气存勿出。用针的要领，在于注意养神。

使用泻法时，要在患者邪气虽盛，但正气充实时；要在月正圆时；要在天气正热时；要在患者身心安定时；并在患者吸气时进针，吸气时捻针，呼气时慢慢出针。

补法是促使气至病所，以增强人体正气，祛除病邪之法。针刺深度须达营分。但一定要根据患者形体的肥瘦和营卫气血的盛衰来施行针刺，因为血气是人体生长发育，以及精神、意识、思维活动的物质基础。在针刺治疗时，必须谨慎调养。

所谓"形乎形"，是指在诊治疾病时，只注意患者的外在表象，而不能够明确疾病的内在本源。从扪按病人疼痛所在，找出疾病所在之经，似乎一切都很明白的摆在眼前。若按之不痛，就不知道病变归属何经，这就叫作"守形"。

所谓"神乎神"，是指在诊断疾病时，虽没有听到患者的主诉，只是通过观察病人就能敏锐地掌握疾病的真实情况。即便口不能言，但在与众医一起诊病时，却能有独到的见解。尽管疾病的证象模糊，却能独自明白病因病机。好比是风吹云散，这就叫作"守神"。它是以三部九候脉象为基础，九针的理论也不能与它相提并论。

针刺以后没有得气，应该行针催气或留针候气，不管引针次数多少，要以得气与否为客观指标。如果针下气至，可行使补泻手法，然后出针，不需要再一次施行了。针的形状不同，功能各异，适应病症也不同。针刺的关键，必须是在得气的基础上施行补泻手法，才能收到较好的治疗效果，好比是风吹乌云天空豁然明亮一样的明显。若能达到这样的效果，针刺理论也称得上完备了。

人体关节肌肉等各部分相交之处，共有三百六十五个会合处，能掌握这些要领，一句话就能概括明白。反之，就会毫无头绪。所谓的"节"，是神气游行出入的地方，而不是指皮肉筋骨。

观察患者的面色和眼睛，可知疾病的存亡。从整体出发，了解患者表现在外的征象以及切脉、问诊，掌握机体内部的动静变化，即可知道正邪盛衰与消长。针刺时，右手持针向下进针、左手护持针身，协助针刺，等到针下气至，方可行补泻手法，然后出针。

针刺治病之前，一定要先诊脉象，从而观察脏腑的虚实盛衰，然后才可以采取治疗措施。若五脏精气已绝于内，属阴虚，气口脉必然浮虚，重按则无，对此应补阴，若反取阳经腧穴，造成阳愈盛，阴益虚，致使五脏精气竭绝，就叫"重竭"，重竭的患者必死。阴阳互根，由于阴竭阳无以生，所以无气以动，故死时安静。若取腋、胸部的腧穴治疗本病也属误治，因为这两个部位都是脏气所出之处，误泄该处穴位，可致脏气外脱。

若五脏之气已虚于外，是阳虚。气口脉当沉微，轻取则无。治此当针补五脏之阳。若反补五脏之阴，则使阴益盛阳愈虚，导致四肢厥冷，这叫"逆厥"。逆厥的患者必死，且死时躁动不安。这是误针刺四肢末端而致阳气竭绝所造成的不良后果。

针刺中疾病的要害，就应当立即出针。若已中病还留针不去，必然造成精气外泄，精气外泄必然加重病情且使身体怯弱。如未中病而出针太早，就会使邪气滞留不去，停于肌肤而生痈疡。

针刺治疗时，必须严肃认真。针刺治疗脓肿时，应摇大针孔，以便泻出脓血。若刺经脉病，不要摇针，以防经气外泄。这是针刺治疗的原则。

针刺治疗热病，应浅刺，快入针快出针，有如手碰到热水一样一触即回。治疗寒证，应当深刺久留针，好像是来人留恋，不愿离开一样。针刺治疗正气亏虚的病，应当采用随而济之的补法，如依经脉循行方向而刺；治疗邪气盛实的疾病，应

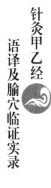

采用迎而夺之的泻法，迎其气来以夺泄之。

针刺上关穴时，应使患者张口而不能闭口；针刺下关穴时，应闭口而不能张口；刺犊鼻穴，应使患者屈膝而不能伸腿；刺内关穴，应伸臂而不能屈。

在上而属于内的疾病，可取足太阴经的合穴阴陵泉；在上而属于外的疾病，可取足少阳经的阳陵泉。内有热病，可刺足阳明胃经的合穴足三里。按正法施治，就不会发生危险，待针下气至邪退即可停止。病若不愈，可反复治疗，

针道终始第五

【原文】

凡刺之道，毕于终始。明知终始，五脏为纪，阴阳定矣。阴者主脏，阳者主腑。阳受气于四肢，阴受气于五脏。故泻者迎之，补者随之，知迎知随，气可令和，和气之方，必通阴阳，五脏为阴，六腑为阳，谨奉天道，请言终始。

终始者，经脉为纪，持其脉口人迎，以知阴阳有余不足，平与不平，天道毕矣。

所谓平人者，不病也。不病者，脉口人迎应四时也，上下相应，而俱往来也。

六经之脉不结动也，本末相遇，寒温相守司，形肉血气必相称也，是谓平人。

若少气者，脉口人迎俱少而不称尺寸。如是者，则阴阳俱不足，补阳则阴竭，泻阴则阳脱，如是者，可将以甘药，不可饮以至剂。如此者弗灸。不已者，因而泻之，则五脏气坏矣。

人迎一盛，病在足少阳；一盛而躁，在手少阳。人迎二盛，病在足太阳；二盛而躁，在手太阳。人迎三盛，病在足阳明；三盛而躁，在手阳明。人迎四盛，且大且数，名曰溢阳，溢阳为外格。脉口一盛，病在足厥阴；一盛而躁，在手心主。脉口二盛，病在足少阴；二盛而躁，在手少阴。脉口三盛，在足太阴；三盛而躁，在手太阴。脉口四盛，俱大且数，名曰溢阴。溢阴为内关，不通者死不治。人迎与太阴脉口，俱盛四倍已上，名曰关格。关格者，与之短期。

人迎一盛，泻足少阳，而补足厥阴，二泻一补，日一取之，必切而验之，躁取之上，气和乃止。人迎二盛，泻足太阳，而补足少阴，二泻一补，二日一取之，必切而验之，躁取之上，气和乃止。人迎三盛，泻足阳明，而补足太阴，二泻一补，日二取之，必切而验之，疏取之上，气和乃止。脉口一盛，泻足厥阴，而补足少阳，二补一泻，日一取之，必切而验之，气和乃止，躁取之上。脉口二盛，泻足少

206

阴，而补足太阳，二泻一补，二日一取之，必切而验之，气和乃止，躁取之。脉口三盛，泻足太阴，而补足阳明，二补一泻，日二取之，必切而验之，气和乃止，躁取之上。所以日二取之者，太阴主胃，大富于谷气，故可日二取之也。人迎脉口俱盛四倍已上，名曰阴阳俱溢。如是者，不开则血脉闭塞，气无所行，流淫于中，五脏内伤。如此者，因而灸之，则变易为他病矣。

凡刺之道，气和乃止。补阴泻阳，音声益彰，耳目聪明；反此者，血气不行。

所谓气至而有效者，泻则脉虚。虚者，脉大如其故，而不坚也；大如故而益坚者，适虽言快，病未去也。补则益实。实者，脉大如其故而益坚也；大如故而不坚者，适虽言快，病未去也。故补则实，泻则虚，病虽不随针减，病必衰去矣。必先通十二经之所生病，而后可传于终始。故阴阳不相移，虚实不相倾，取之其经。

凡刺之属，三刺至谷气。邪僻妄合，阴阳移居，逆顺相反，浮沉异处，四时不相得，稽留淫泆，须针而去。故一刺阳邪出，再刺阴邪出，三刺则谷气至而止。所谓谷气至者，已补而实，已泻而虚，故知谷气至也。

邪气独去者，阴与阳未能调而病知愈也。故曰补则实，泻则虚，病虽不随针减，病必衰去矣。

阳盛而阴虚，先补其阴，后泻其阳而和之；阴盛而阳虚，先补其阳，后泻其阴而和之。

三脉动于足大指之间，必审其虚实。虚而泻之，是谓重虚，重虚病益甚。凡刺此者，以指按之，脉动而实且疾者，则泻之，虚而徐者，则补之，反此者病益甚。三脉动于大指者，谓阳明在上，厥阴在中，少阴在下。

膺腧中膺。背腧中背。肩髆虚者取之上。重舌，刺舌柱以铍针也。

手屈而不伸者，其病在筋；伸而不可屈者，其病在骨。在骨守骨，在筋守筋。

补须一方实，深取之，稀按其痏，以极出其邪气。

一方虚，浅刺之，以养其脉，疾按其痏，无使邪气得入。

邪气之来也紧而疾，谷气之来也徐而和。脉实者，深刺之以泄其气；脉虚者，浅刺之，使精气无得出，以养其脉，独出其邪气。

刺诸痛者，深刺之。诸痛者，其脉皆实。

从腰以上者，手太阴、阳明主之；从腰以下者，足太阴、阳明主之。

病在下者，高取之；病在上者，下取之。

病在头者，取之足；病在腰者，取之腘。病生于头者，头重；生于手者，臂重；生于足者，足重。治病者，先刺其病所从生者也。

春气在毫毛，夏气在皮肤，秋气在分肉，冬气在筋骨。刺此病者，各以其时为

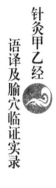

齐。刺肥人者，以秋冬为之齐。刺瘦人者，以春夏为之齐。

病痛者阴也，痛而以手按之不得者，亦阴也，深刺之。痒者，阳也，浅刺之。病在上者，阳也；在下者，阴也。

病先起于阴者，先治其阴而后治其阳；病先起于阳者，先治其阳而后治其阴。

久病者，邪气入深；刺此病者，深内而久留之，间日复刺之，必先调其左右，去其血脉，刺道毕矣。

凡刺之法，必察其形气。形气未脱，少气而脉又躁，躁疾者必为缪刺之，散气可收，聚气可布。深居静处，与神往来，闭户塞牖，魂魄不散，专意一神，精气不分，无闻人声，以收其精，必一其神，令志在针。浅而留之，微而浮之，以移其神，气至乃休。男女内外，坚拒勿出，谨守勿内，是谓得气。

【译文】

凡是针刺治病的道理，都详载在终始篇里。若想明确地知道终始的意义，必须以五脏为纲纪，然后才能明确阴阳各经的关系。手足三阴经归属五脏，手足三阳经属六腑。阳主外，受气于四肢；阴主内，受气于五脏。所以在行泻法时，要迎而夺之，如逆着经脉循行方向而刺；在行补法时随而济之，即顺着经脉循行方向而刺。掌握了迎随补泻的方法，可使阴阳之气调和。若要掌握调和气血的方法，必须精通阴阳理论，五脏属阴，六腑属阳。根据自然界阴阳演变规律，下面谈谈终始的意义。

所谓终始，在人体是以十二经脉为纲纪。寸口脉是太阴经所过，可知五脏之阴的虚实。人迎脉是阳明脉所过，可测知六腑之阳的盛衰。所以，通过切寸口人迎脉，便可知人体阴阳气血的有余与不足，是否平衡。这样，也就掌握了自然演变的规律。

所谓平人，是指没有病的人。人若无病，其寸口人迎脉是与四时阴阳之气相适应的，而且上部的人迎脉与下部的寸口脉也是一致往来不息的。

手足六经之脉既没有结涩不足，也没有动疾有余的征象，内在脏气的本与外在四时室温不同的气候条件协调一致，保持着正常的生理活动。形肉与气血相符，这样的人就是无病的人。

若是气虚的人，寸口与人迎脉均虚弱无力，与平时不一样。这样的患者，是阴阳俱虚，补阳则使阴气更加虚竭；泻阴，则由于阳依附于阴而会使阳气衰脱。对于这样的患者，只能用甘药调养，不可用刚毒之药攻伐，也不宜用灸法治疗。治疗无效的又用泻法，会导致五脏精气受损。

人迎脉比寸口脉大一倍的，病在足少阳经；若大一倍兼有躁动不安的，病在手少阳。人迎脉大于寸口脉两倍的，病在足太阳经；若大两倍兼有躁动不安的，病在手太阳。人迎脉大于寸口脉三倍的，病在足阳明；若大于三倍兼躁动不安的，病在手阳明。人迎脉大于寸口脉四倍且大而数，叫作溢阳，为阳气盛极，格拒阴气不得外出，所以称为"外格"。寸口脉比人迎脉大一倍的，病在足厥阴；若大一倍兼见躁动不安，病在手厥阴。寸口脉比人迎脉大两倍的，病在足少阴；若大两倍兼见躁动不安的，病在手少阴。寸口脉比人迎脉大三倍的，病在足太阴；若大三倍兼躁动不安的，病在手太阴。寸口脉比人迎脉大四倍且大而数的，叫作溢阴，溢阴为阴气盈溢于内，阳气关闭于外，致使阴阳不交，以称为"内关"。内关是阴阳表里隔绝不通的不治之症。若人迎脉与寸口脉均比平时大四倍以上，叫作"关格"。出现这种情况，为阴阳不交，相互格拒，这样的患者将会在短期内死亡。

人迎脉比寸口脉大一倍，应泻足少阳而补足厥阴，用两泻一补法，每日针刺一次。施治的同时，必须诊察人迎、寸口两处脉象，若躁动不安的，可刺手少阳和手厥阴经。待脉气平和，方可停止针刺治疗。人迎脉比寸口脉大两倍。可泻足太阳而补足少阴经，用两泻一补的方法，两天针刺一次。同时必须诊察人迎、寸口两处脉象，若显现躁动不安的，可取刺手太阳和手少阴经，待脉气平和，方可停止针刺。人迎脉比寸口脉大三倍，应泻足阳明经而补足太阴经，用两泻一补的方法，每日针刺两次，同时诊察人迎、寸口两处脉象，若显示躁动不安的，可刺手阳明与手太阴经，待脉气平和，方可停止针刺治疗。寸口脉比人迎脉大一倍，应泻足厥阴而补足少阳，用两补一泻法，每日针刺一次，同时诊察两处脉象，脉象平和，便可停止针刺治疗；若脉象显现躁动不安，可刺手厥阴与手少阳经。寸口脉比人迎脉大两倍，应泻足少阴经而补足太阳经，用两补一泻的方法，两天针刺一次，同时，须诊察两处脉象，脉气平和方可停止针刺治疗；若脉象躁动不安，可刺手少阴与手太阳经。寸口脉比人迎脉大三倍，应泻足太阴经而补足阳明经，用两补一泻的方法，一日针刺两次，同时诊察两处脉象，待脉气平和方可停止针刺治疗；若脉象显现躁动不安，可刺手太阴经和手阳明经。之所以一天要刺两次，是由于太阴与胃相表里，胃为水谷之海，多气多血之腑，所以一天可刺两次。人迎与寸口脉均比平时大四倍以上，叫作阴阳俱溢。若是这样，由于阴阳不能交通，必使气不能行，血脉闭塞，从而流溢浸淫在内，使五脏被伤，真阴受损。此病若误用灸法，益伤真阴而变生他病。

针刺治病，以达到阴阳之气调和为目的。若能恰当地选用补阴泻阳的补泻手法，阴阳之气和调，则声音清朗、耳聪目明。反之则会导致气血运行不畅。

所谓"气至而有效"，是指在施行泻法后，脉象由实转虚。其表现是，脉象虽

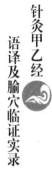

与治疗前一样大，但按之和缓不坚。若脉象同治疗前一样大且按之较前更加坚硬，针刺时患者虽然感觉轻快，但实际上疾病并未被消除。反之，虚证在施行补法后，就会使脉象由虚转得充实有力。其表现是，脉象虽与原来的一样大，但按之较治疗前坚实有力；若脉象与治疗前一样，但按之无力者，针刺时患者虽然感到舒适痛快，但疾病并未被除。所以，正确的运用补泻手法，补后使正气充实，泻则使邪气转虚，虽然出针后病痛不一定痊愈。但病势却会由此衰去。因此，医者须先明确十二经所生疾病的规律，然后才能明白终始篇的精髓。总之，十二经脉各有其属络关系、循行部位及发病特点，补虚泻实也不能相互颠倒，能掌握以上原则，实行辨证归经，按经取穴，就能达到补虚泻实的目的。

凡是适宜于针刺治疗的疾病，都必须运用由浅入深的三刺法，使针下气至而获得治疗效果。若邪气侵犯人体，妄与正气相合，使阴阳之气错乱，气血运行的逆顺方向与正常相反，脉象浮沉发生变化，且与四时气候的改变不相适应，使邪气滞留体内而浸淫弥漫，上述这些病变，必须用针刺的方法治疗。所以，一刺直达浅层皮肤，可引阳分之邪外出；再刺刺达较深层肌肉，引阴分之邪外出；三刺刺入分肉之间，待针下谷气至，即有得气之感后，行施补泻手法，然后可以出针。所谓"谷气至"即虚证用了补法，使正气充实；实证用了泻法，邪气则被祛除。这些征象就是"谷气至"。

针刺治疗后，排除了病邪，人体的阴阳气血虽不能立刻恢复常态，但是疾病是会痊愈的。所以说能正确地行施针刺手法，补使正气充实，泻则排除致病邪气，出针后，病虽没有立刻痊愈，但是病势必然减轻了。

阳经盛而阴经虚，应先补阴经，后泻阳经以调和阴阳；阴经盛而阳经虚，当先补阳经，后泻阴经，从而调和阴阳两经。

足阳明、足厥阴、足少阴三条经脉，均循行分布于足大指附近，所以在针刺治疗前，一定要审察清楚这三条经脉的虚与实，以便进行补泻。假若虚证用了泻法，叫重虚，使病情更加严重。凡是用针刺治疗这些病证，可先用手指切按其动脉，若脉的搏动坚实且急速的，则用泻法；若脉的搏动无力而缓慢的，属于虚证，当用补法。如果违反了这些治疗原则，就会使病情加重。三动脉所在的部位，足阳明经在足背部，足少阴经在足心部，足厥阴经在足阳明与少阴之间。

病有在阴经或阳经的不同，治疗部位也有不同，胸部两旁的腧穴可以治疗阴经病，背部的腧穴可以治疗阳经病。肩膊虚证可取其周围有经脉相通的穴位。治重舌病，可用铍针刺舌柱上瘀血络脉并使之出血。

手屈而不能伸的，病在筋；伸而不能屈的，病在骨。病在骨当治骨，病在筋则治筋。

脉实属实证，宜深刺，出针后稍微按压针孔，以便给邪以出路，使邪气得以尽快排出。

脉象无力属虚证，宜浅刺，以养护经脉之气，出针后快速按压针孔，一则真气得以保养，二来也可防止外邪侵入。

针刺以后，若针下坚紧而急的是邪气；而针下感到徐徐和缓且有力的，是正常的得气感，又叫作谷气至。所以，实证应深刺之泻病邪；虚证应浅刺，使精气不得外泄，从而养护经脉之气，只将病邪排出体外。

针刺治疗各种疼痛病，因其脉象坚实属于实证，故宜深刺行泻法。

腰部以上的疾病，应取手太阴经和手阳明经的穴位治疗；腰部以下的疾病，应取足太阴与足阳明两经上的穴位治疗。

由于经脉循行贯穿人体的全身上下，故病在下的也可循经远取上部的穴位治疗；病在上的，也可取下部的穴位治疗。

病在头部的，可取脚上的穴位针治；病在腰部的，可取腘腰部的穴位。病生于头部的，头部必重：病在手部的，臂部必重；病生于脚部的，脚部必重。针刺治病，应先治那些初发病证，以治其本。

人与自然息息相关，外邪侵犯人体，往往随四时气的不同而有不同的深浅所在。故春气在毫毛，夏气在皮肤，秋气在分肉，冬气在筋骨。针刺这些疾病，应根据时令季节而采取不同的针刺深浅。为肥胖的人针刺治病，应当采用秋冬的深度，亦即刺的较深一些。为瘦人针刺治病，因其皮薄肉少，应当采用春夏的深度，即刺的较浅一些。

疼痛由寒邪凝滞所致的，属于阴证；疼痛部位较深，用手按压找不到疼痛部位的，也是阴证。针刺时宜深刺。痒属阳证，为邪在皮肤，宜浅刺之。病变部位在上的属阳，病变部位在下的属阴。

病变先在阴经的，应当先治阴经后治阳经，即先治其本后治其标。病变先生于阳经的，应先治阳经，后治阴经，亦即先治本后治标。

久病由于邪气侵入人体部位较深，针刺治疗时，当深刺而久留针，隔日针刺一次。针刺前，当先诊清病是在经还是在络，然后决定是用缪刺法或是巨刺法。若经络中有结聚郁滞之处，应刺其出血。针刺的道理也就完备了。

针刺的原则，必须审察患者形体强弱及正气的盛衰。若患者并不消瘦，但气虚脉象躁动，必须采用缪刺的方法治疗，才能使散失的精气得以收持，使聚积的邪气可被祛散。施术时，医者要平心静气，好像是身处幽静处一样，精神集中，密切注意患者精神活动及机体的气机变化，关闭门窗，神志专一，全神贯注，精神内守，不被外界人声所扰乱，将全部注意力集中在针刺治疗上，或浅刺留针，或轻微地浮刺，以调整患者的精神和气血，待针下得气为止。从而使阳气内入，阴气外出，阴阳相交，协调沟通，正气充盛于内，邪气不能深入于里，这就叫作"得气"。

针道自然逆顺第六

【原文】

黄帝问曰：愿闻针道自然。

岐伯对曰：用自然者，临深决水，不用功力而水可竭也；循掘决冲，不顾坚密，而经可通也。此言气之滑涩，血之清浊，行之逆顺也。

曰：人之黑白肥瘦少长，各有数乎？

曰：年质壮大，血气充盛，皮肤坚固，因加以邪，刺此者，深而留之，此肥人也。广肩腋项，肉薄厚皮而黑色，唇临临然者，其血黑以浊，其气涩以迟，其贪于取予。刺此者，深而留之，多益其数。

曰：刺瘦人奈何？

曰：瘦人者，皮薄色少，肉廉廉然，薄唇轻言，其血清，其气滑，易脱于气，易损于血。刺此者，浅而疾之。

曰：刺常人奈何？

曰：视其黑白，各为调之。端正纯厚者，其血气和调。刺此者，无失其常数。

曰：刺壮士真骨者，奈何？

曰：刺壮士真骨，坚肉缓节监监然。此人重则气涩血浊，刺此者，深而留之，多益其数。劲则气滑血清，刺此者，浅而疾之也。

曰：刺婴儿奈何？

曰：婴儿者，其肉脆，血少气弱。刺此者，以毫针，浅刺而疾发针，日再可也。

曰：临深决水奈何？

曰：血清气浊，疾泻之，则气竭矣。

曰：循掘决冲奈何？

曰：血浊气涩，疾而泻之，则气可通也。

曰：逆顺五体经络之数，此皆布衣匹夫之士也。食血者，身体空虚，肤肉软弱，血气慓悍滑利，刺之岂可同乎？

曰：夫膏粱菽藿之味，何可同也。气滑则出疾，气涩则出迟，气悍则针小而入浅，气涩则针大而入深。深则欲留，浅则欲疾。故刺布衣者，深以留。刺王公大人者，微以徐。此皆因其气之慓悍滑利者也。

曰：形气之逆顺奈何？

曰：形气不足，病气有余，是邪胜也，急泻之。形气有余，病气不足，急补之。形气不足，病气不足，此阴阳俱不足，不可复刺之，刺之则重不足，重不足，则阴阳俱竭，血气皆尽，五脏空虚，筋骨髓枯，老者绝灭，壮者不复矣。形气有余，病气有余者，此谓阴阳俱有余也，急泻其邪，调其虚实。故曰：有余者泻之，不足者补之。此之谓也。

故曰：刺不知逆顺，真邪相薄，实而补之，则阴阳血气皆溢，肠胃充郭，肺肝内胀，阴阳相错。虚而泻之，则经脉空虚，血气枯竭，肠胃懾辟，皮肤薄着，毛腠夭焦，予之死期。

故曰：用针之要，在于知调，调阴与阳，精气乃充，合形与气，使神内藏。故曰：上工平气，中工乱经，下工绝气危生，不可不慎也。必察其五脏之变化，五脉之相应，经脉之虚实，皮肤之柔粗，而后取之也。

【译文】

黄帝问：我想知道，针刺治病如何能顺其自然？

岐伯回答说：针刺治病顺其自然，就好比是在深处决堤放水，不用下太大的功夫，就能将水放尽。顺着孔穴决开冲要，不论它有多么坚实固密，也很容易使其畅通无阻。人体也是如此，气有滑涩，血有清浊，经脉气血的运行有逆顺，治疗时就应该因势利导。

黄帝问：人有黑白、胖瘦、年龄幼长的不同，根据这些，针刺治疗是否是也有不同呢？

岐伯答道：青壮年人，气血旺盛，皮肤坚固，若感受了外邪，在针刺治疗时，应该深刺久留针。治疗胖人也是如此。肩、腋、项均宽阔，肉薄皮厚且肤色黑，唇厚下垂的人，血黑而脓浊，气涩而迟滞，这种人好胜而慷慨乐施，针刺这种人，应深刺久留针，而且要延长留针的时间。

黄帝问：对瘦弱的人，采取什么样的刺法？

岐伯答道：瘦人多是皮肤薄且少有血色，肌肉瘦薄，口唇薄而说话轻弱，血液清稀，气行滑利，若深刺久留针，易伤血耗气。所以，针刺瘦人，应轻刺、浅刺并快速出针。

黄帝问：怎样针刺体形一般的人呢？

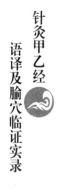
岐伯答道：要根据其肤色的黑白，分别调治。五官端正纯厚的人，气血和调，针刺时，不要违背常规刺法。

黄帝问：体格健壮有力的人，用什么样的刺法呢？

岐伯答道：体格健壮的人，骨骼坚实，肌肉发达，关节舒缓。这类人若动作重缓，多属气涩血浊。针刺时，可深刺久留针，并可延长留针时间。若动作轻而有力的，多为气滑血清，针刺时，应当浅刺快出针。

黄帝问：对婴儿怎样针刺呢？

岐伯答道：婴儿的肌肉娇嫩，血少气弱。针刺时，要选用细小的针具，轻刺、浅刺并快速出针。一天可以针刺两次。

黄帝问：临深决水是什么意思？

岐伯答道：血清气浊的人，若采取疾泻的方法，就好比在深处决堤放水一样，容易使真气随之耗竭。

黄帝问：循掘决冲是什么意思？

岐伯答道：对于血浊气涩的患者，若快速泻之，就好比是顺着孔穴冲开水道一样，经脉气血才能畅通无阻。

黄帝问：五种形体的人正常和异常情况，以及针刺方法，这些都说的是一般的劳动人民。而那些终日山珍海味，养尊处优的人，他们的身体柔脆，肌肉软弱，气血的运行慓悍滑利，怎么能和劳动人民的刺法相同呢？

岐伯答道：王公贵族与劳动人民由于饮食特点及生活环境的不同，体质差异也很大。针刺时，气滑的出针要快，气涩的出针要缓。气悍的用细针且刺的较浅，气涩的宜粗针深刺。深刺的宜留针，浅刺的则宜快速出针。所以，针刺治疗劳动人民时，宜深刺留针。刺王公大人时，要轻刺、浅刺，并缓慢出针。这些都是根据气血运行的情况来决定的。

黄帝问：形体与神气的正常与异常是怎样的呢？

岐伯答道：形气不足，病气有余，是邪气胜的表现，应当急泻邪气；形气有余，病气不足，是本虚标实，当急补正气。形气不足，病气也不足，是表里阴阳皆虚，这种病不可再用针刺治疗，若误用刺法，则会加重虚弱，从而导致阴阳俱竭，气血耗尽，五脏空虚，筋骨枯槁。如果这样，老年人就会死亡，既便是青壮年也难以康复。若形气、病气均有余，这叫作阴阳均有余，应急泻病邪，使邪气消退，从而达到调理阴阳虚实的目的。所以说，邪气有余的要用泻法，正气不足的当用补法，讲的就是这个道理。

所以说如果针刺治病不懂得逆顺的补泻方法，以及正邪斗争的虚实情况，实证用了补法，就会导致阴阳气血满溢，邪气充于胃肠，肝肺胀满，阴阳错乱；虚证用了泻法，则使经脉空虚，气血损耗枯竭，胃肠受纳传化无力，患者皮薄肉瘦附骨，皮肤干燥，腠理憔悴，出现这些症状，可以预知患者离死期已经不远了。

因此说，针刺治病的关键，在于懂得调和阴阳。只有阴阳调和，人体精气才能充沛。外在的形体与神气协调一致，神气才会内藏不泄。因此说，技术高明的医生善于调理阴阳，使之达到阴平阳秘；技术一般的医生诊治不够精确，往往会扰乱经气；技术差的医生则虚实不分，往往因误治而危及患者的生命。因此，在针刺治病时，一定要谨慎行事，必须审察五脏的病机变化以及相应的脉象改变，经脉气血的虚实，皮肤的柔嫩与粗糙变化等，然后采取相应的治疗措施。

针道外揣纵舍第七

【原文】

黄帝问曰：夫九针小则无内，大则无外，恍惚无穷，流溢无极，余知其合于天道人事四时之变也。余愿浑束为一可乎？

岐伯对曰：夫唯道焉，非道何可大、小、浅、深，杂合为一乎哉？故远者，司外揣内；近者，司内揣外。是谓阴阳之极，天地之盖。

曰：持针纵舍奈何？

曰：必先明知十二经之本末，皮肤之寒热，脉之盛衰滑涩。其脉滑而盛者，病日进；虚而细者，久以持；大以涩者，为痛痹；阴阳如一者，病难治。察其本末上下，有热者病尚在；其热已衰者，其病亦去矣。因持其尺，察其肉之坚脆、大小、滑涩、寒热、燥湿。因视目之五色，以知五脏而决死生。视其血脉，察其五色，以知寒热痹痛。

曰：持针纵舍，余未得其意也。

曰：持针之道，欲端以正，安以静。先知虚实，而行疾徐。左手执骨，右手循之，无与肉裹。泻欲端正，补必闭肤。转针导气，邪气不得淫泆，真气以居。

曰：扞皮开腠理奈何？

曰：因其分肉，左别其肤，微内而徐端之，适神不散，邪气得去也。

【译文】

黄帝问：九针的理论，精细微妙，博大至极，玄妙无穷，牵扯的知识面非常广泛。我知道它是顺应自然，合乎人事、四时变化的。我想请你将这博大精深的理论

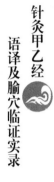
归纳为一个体系的理论，你看可以吗？

岐伯回答说：无论什么事物，都有一定的规律和法度，怎么能将大、小、浅、深等繁杂的事物统一到一起呢？所以，人体的外在表现与内在变化是相互关联的。根据外在症状，可以推知内脏变化；从内在脏腑的改变，能测知体表的相应反应。这就是阴阳内外相互感应的道理，天地之间，万事万物无不包罗在阴阳的范畴里。

黄帝问：持针纵舍的意义是什么？

岐伯答道：针刺前首先必须明确十二经脉的起止，皮肤的寒热变化，脉象的实虚滑涩。如果脉滑而有力的，是病势日趋发展之象；如脉细无力的，是正气亏虚，病程较长之象；脉大而涩的，是痛痹证；若阴阳表里均伤的，是难治之症。若胸腹、四肢、头足均有热象的，是邪气未去、疾病未除之象；若热象退去，为病邪已退。因此，通过观察患者尺肤部肌肉的坚脆、寒热、燥湿及脉象变化的大小、滑涩，并观察两眼的五色，推测五脏的虚实变化，进而判断疾病的预后与转归。审察经脉循行部位上的病理变化及皮肤的色泽改变，可以测知寒热痹痛等症。

黄帝问：我还没有明白持针纵舍的意思。

岐伯答道：针刺治疗时，医者必须态度端正，平心静气，首先明确疾病的虚实盛衰，然后行施补泻。进针前，左手固定穴位，右手循按以便定准穴位。针刺时，手法宜从容和缓，不要发生滞针等异常情况。用泻法时，直入直出；行补法时，出针揉按针孔。并间歇行针，促使经气向一定的方向传导扩散，从而使真气内守，外邪不得浸淫深入。

黄帝问：扦皮开腠理是怎么操作的呢？

岐伯答道：因循着分肉，先用左手舒展、切按或提捏穴处皮肤，然后用右手端正轻微地将针刺入，这样，可以使神气不散，精气内守，而邪气得以排除。

针灸甲乙经卷六

八正八虚八风大论第一

【原文】

黄帝问曰：岁之所以皆同病者，何气使然？

少师对曰：此八正之候也，候此者，常以冬至之日。风从南方来者，名曰虚风，贼伤人者也。其以夜半至者，万民皆卧而不犯，故其岁民少病。其以昼至者，万民懈惰而皆中于邪风，故民多病。虚邪入客于骨而不发于外，至其立春，阳气大发，腠理开，有因立春之日，风从西方来，万民皆中虚风。此两邪相搏，经气结代，故诸逢其风而遇其雨者，名曰遇岁露焉。因岁之和而少贼风者，民少病而少死；岁多贼风邪气，寒温不和，则民多病而死矣。

曰：虚邪之风，其所贵贱何如？候之奈何？

曰：正月朔日，风从西方来而大，名曰白骨。将国有殃，人多死亡。正月朔日，平旦西北风行，民多病，十有三也。正月朔日，日中北风，夏，民多死者。正月朔日，平旦北风，春，民多死者。正月朔日，夕时北风，秋，民多死者。正月朔日，天时和温不风，民无病；大寒疾风，民多病。二月丑不风，民多心腹病。三月戌不温，民多寒热病。四月巳不暑，民多瘅病。十月申不寒，民多暴死。诸所谓风者，发屋拔树，扬沙石，起毫毛，发腠理者也。风从其冲后来者，名曰虚风，贼伤人者也，主杀害，必谨候虚风而谨避之。避邪之道，如避矢石，然后邪弗能害也。

风从南方来，名曰大弱风。其伤人也，内舍于心，外在于脉，其气主为热。

风从西南方来，名曰谋风。其伤人也，内舍于脾，外在于肌肉，其气主为弱。

风从西方来，名曰刚风。其伤人也，内舍于肺，外在于皮肤，其气主为燥。

风从西北方来，名曰折风。其伤人也，内舍于小肠，外在于手太阳之脉，脉绝则泄，脉闭则结不通，善暴死。

风从北方来，名曰大刚风。其伤人也，内舍于肾，外在于骨与肩背之膂筋，其气主为寒。

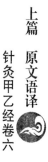

风从东北方来，名曰凶风。其伤人也，内含于大肠，外在于两胁腋骨下及肢节。

风从东方来，名曰婴儿风。其伤人也，内含于肝，外在于筋纽，其气主为湿。

风从东南方来，名曰弱风。其伤人也，内含于胃，外在于肌，其气主为体重。

凡此八风者，皆从其虚之乡来，乃能病人，三虚相薄，则为暴病卒死；两虚一实，则为淋露寒热；犯其雨湿之地则为痿。故圣人避邪，如避矢石。其三虚偏中于邪风，则为击仆偏枯矣。

曰：四时八风之中人也，因有寒暑，寒则皮肤急，腠理闭，暑则皮肤缓，腠理开。贼风邪气，因得以入乎？将必须八正风邪，乃能伤人乎？

曰：贼风邪气之中人也，不得以时。然必因其开也，其入深，其内亟也疾，其病人也卒暴；因其闭也，其入浅以留，其病人也徐以迟。

曰：其有寒温和适，腠理不开，然有卒病者，其故何也？

曰：人虽平居，其腠理开闭缓急，固常有时也，夫人与天地相参，与日月相应，故月满则海水西盛，人血气积，肌肉充，皮肤致，毛发坚，腠理郄，烟垢着。当是之时，虽遇贼风，其入浅，亦不深。至其月郭空，则海水东盛，人血气虚，其卫气去，形独居，肌肉减，皮肤缓，腠理开，毛发薄，烟垢落。当是之时，遇贼风，其入深，其病人卒暴。

曰：人有卒然暴死者，何邪使然？

曰：得三虚者，其死疾；得三实者，邪不能伤也。乘年之衰，逢月之空，失时之和，人气乏少，因为贼风邪气所伤，是谓三虚。故论不知三虚，工反为粗。若逢年之盛，遇月之满，得时之和，虽有贼风邪气，不能伤也。

【译文】

黄帝问道：一年中，人们都得同样的疾病是什么造成的呢？

少师回答说：这是人体受八方风雨邪气造成的。候察八方风雨的方法，一般从冬至日开始。冬至在阴历十一月，在十二地支中该月属子，位属北方；南方属午，与子对冲，风雨从南方来，叫作虚风，是能够伤害人体的贼邪之风。如其风来在半夜，这时人们正在睡觉，邪气不易侵犯人体。所以，这一年的人们较少生病。若虚邪贼风出现在白天，由于人们往往疏忽了预防措施而易被邪气所伤，因此患病的人较多。假若冬天感受了虚邪，深入至骨而外在症状并不明显，到了立春阳气渐盛，腠理开，或由于立春的那一天刮西风，使很多人都遭受虚风的侵害。这是由于冬季伏邪与新感的虚风，两邪相合，留结在经脉当中，使经气运行失常而发为疾病。因此，一年当中人们遭遇风雨兼至的反常气候而发生疾病，叫作遇岁露。而一年当中气候调和，很少有贼风出现，则患病的人少，死亡的人也少。若一年中多次出现虚风贼邪，气候冷暖不调，则发病的人多，死亡的人也多。

黄帝问道：怎样来测候虚风伤人的轻重呢？

岐伯回答说：正月初一日，若是有从西方刮来的大风，称为白骨。疾病必定会殃及全国，死亡的人较多。正月初一日，寅时刮起了西北风，患病的人数多，达到十分之三。正月初一日，午时刮起了北风，到了夏天，病死的人较多。正月初一日，寅时刮起了北风，到了春天，病死的人较多。正月初一日，戌时刮起了北风，到了秋天，病死的人较多。正月初一日，若是气候调和没有虚风，人们就很少发病；若寒冷风大，人们也就多病。二月丑日不起风，人们多患心腹病。三月戌日气候不温暖，人们多患寒热病。四月巳日不热，人们易患黄疸病。十月申日不冷，暴死的人较多。以上所说的各种虚风，指的是能毁坏房屋，折拔树木，以及能飞沙走石，使人毫毛竖起，腠理疏松而能发病的邪气。从节气所居方位对冲刮来的风，称为虚风，是能够伤害人体的贼邪，甚至造成生命死亡。因此，必须小心谨慎地观测虚风，做好预防工作。预防要像避开射来的箭或投来的石一样，邪气才不致对人体造成危害。

从南方刮来的风，叫大弱风。它侵害人体时，在内可入于心，在外可影响到血脉，其引起人体的热证。

从西南方刮来的风，叫谋风。它侵害人体时，在内可侵入脾脏，在外可影响到肌肉，其引起人体的虚证。

从西方刮来的风，叫刚风。它侵害人体时，在内可侵入肺脏，在外可影响到皮肤，其引起人体的燥证。

从西北方刮来的风，叫折风。它侵害人体时，在内可侵入小肠，在外可影响到手太阳经脉，若其脉气竭绝则邪气蔓延扩散；若脉气闭塞则结聚不通，患者往往突然死亡。

从北方刮来的风，叫大刚风。它侵害人体时，在内可侵入于肾，在外可影响到骨骼及肩部、脊柱旁侧的筋膜，其引起人体的寒证。

从东北方刮来的风，叫凶风。它侵害人体时，在内可侵入大肠，在外可影响到两胁腋骨，下至肢体关节。

从东方刮来的风，叫婴儿风。它伤害人体时，在内可侵入肝脏，在外可影响到筋与骨的相接处，其引起人体的湿证。

从东南方刮来的风，叫弱风。它侵害人体时，在内可侵入于胃，在外可影响到

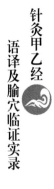

肌肉，其引起身体困重。

上述所说的八风，皆是从节气所居对冲方位而来，所以能使人体发病。若年虚、月虚、时虚三虚相遇，患者则会突然发病死亡，若三虚之中，只犯一虚，患者则会由于淋雨和露体受风，感寒受热而发病。或身处雨地、湿地，邪困脾土，筋肉失养而患痿证。所以，善于养生的人预防虚风贼邪，就好比是躲避射来的箭、投来的石那样。若不注意防护，遇到三虚的时候，就可能中于邪风，而发生突然昏倒、半身不遂的病症。

黄帝问道：人与自然是息息相关的，一年四季里八方之正风中，有寒有热，寒则收引凝敛，故皮肤紧，腠理闭；热则皮肤松弛，腠理开泄。那么，是四时八方的实邪凭借这些气候条件而侵入人体？还是一定要有八方的虚邪，也就是不当时令的不正之气，才能伤害人体而致病呢？

岐伯回答说：四时八方的实邪侵入人体，跟寒暑时节并无关系。但其侵入人体，必须是由于腠理疏松开泄，外邪才能够深入，邪深则内病急且重，故患者往往突然发病或死亡；若腠理闭合，邪气虽然能够侵入人体，但部位一定较浅且留而不去。因此，患者发病迟缓，病情也轻。

黄帝问道：有的人虽然气候寒温适宜，腠理也不开泄，但却突然发病，这是什么原因呢？

岐伯回答说：人虽生活正常，腠理的开闭缓急却是有固定时间的。人与自然界是密切相关，与日月运行变化也是相应的。因此，当十五月圆的时候，海水西盛，相应的人体气血也充盛，肌肉坚实，皮肤光滑致密，毛发坚韧光亮，因而腠理闭合，卫外坚固。此时，即使遭受虚邪贼风侵袭，部位也一定表浅不深。到了月缺的时候，则海水东盛，相应地人体气血也较虚弱，卫气必然衰退，形象虽然如常，但较前肌肉消瘦，皮肤松弛，腠理开泄，毛发枯燥，皮脂脱落。如果此时遭受虚邪贼风，邪气则会深入于里，患者起病也就急暴。

黄帝问道：如果有人猝然发病并突然死亡，是什么原因呢？

岐伯回答说：如要遭逢"三虚"，病人就会猝然发病突然死亡；如果得遇"三实"，邪气并不能侵害人体。正值本年的岁气不佳，又逢月缺之日，以及遭遇非时之气，在这样的环境里，人体易被贼风邪气侵害，这便是所谓的三虚。因此，当谈论疾病时，若不懂得三虚的致病情况，只能是个技术拙劣的医生。如果巧逢年岁旺盛，又遇月圆之夜，以及季节时气调和，即便有贼风邪气，也不会对人体造成伤害。

逆顺病本末方宜形志大论第二

【原文】

黄帝问曰：治民治身，可得闻乎？

岐伯对曰：治民与自治，治彼与治此，治小与治大，治国与治家，未有逆而能治者，夫惟顺而已矣。故入国问其俗，临病人问所便。

曰：便病奈何？

曰：中热消瘅则便寒，寒中之属则便热。胃中热则消谷，令人悬心善饥，脐已上皮热；肠中热，则出黄如糜色，脐已下皮寒；胃中寒则䐜胀；肠中寒则肠鸣飧泄；胃中寒肠中热，则胀且泄；胃中热肠中寒，则疾饥，少腹痛胀。

曰：胃欲寒饮，肠欲热饮，两者相逆，治之奈何？

曰：春夏先治其标，后治其本。秋冬先治其本，后治其标。

曰：便其相逆者奈何？

曰：便此者，食饮衣服，欲适寒温，寒无凄怆，暑无出汗。食饮者，热无灼灼，寒无沧沧。寒温中适，故气将持，乃不致邪僻。

先病而后逆者，治其本；先逆而后病者，治其本。先寒而后生病者，治其本；先病而后生寒者，治其本。先热而后生病者，治其本；先病而后生热者，治其本。先热而后生中满者，治其标。先病而后泄者，治其本；先泄而后生他病者，治其本，必先调之，乃治其他病。先病而后中满者，治其标；先中满而后烦心者，治其本。人有客气固气，小大不利，治其标；小大便利，治其本。病发而有余，本而标之，先治其本，后治其标；病发而不足，标而本之，先治其标，后治其本。谨察间甚而调之，间者并行，甚者独行。小大不利而后生他病者，治其本。

东方滨海旁水，其民食鱼嗜咸。鱼者使人热中，咸者胜血。其民皆黑色疏理，其病多痈肿，其治宜砭石。

西方水土刚强，其民华食而脂肥，故邪不能伤其形体，其病生于内，其治宜毒药。

北方风寒冰冽，其民乐野处而乳食，脏寒生病，其治宜灸焫。

南方其地洼下，水土弱，雾露之所聚也。其民嗜酸而食胕，故致理而赤色。其病挛痹，其治宜微针。

中央其地平以湿，天地所生物者众，其民食杂而不劳，故其病多痿厥寒热，其

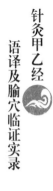

治宜导引按跷。

故圣人杂合以治，各得其宜。

形乐志苦，病生于脉，治之以灸刺；形苦志乐，病生于筋，治之以熨引；形乐志乐，病生于肉，治之以针石；形苦志苦，病生于困竭，治之以甘药；形数惊恐，经络不通，病生于不仁，治之以按摩醪醴，是谓五形故志。故曰：刺阳明出血气，刺太阳出血恶气，刺少阳出气恶血，刺太阴出血恶气，刺少阴出气恶血，刺厥阴出血恶气。

【译文】

黄帝问道：可以说下治理百姓与治理自己身体的道理吗？

岐伯回答说：治人与治己，治彼与治此，治大与治小，治国与治家，没有违背了自然法规而能治理好的，治理好的只是顺应客观规律而已。所以说，到了一个国家，首先要了解他们的习俗；临症治病，先要问明患者的嗜好。

黄帝问道：怎样通过病人的喜好来了解他的情况并进行相应治疗呢？

岐伯回答说：体内有热的消渴患者，寒凉对他是相宜的；体内有寒的患者，属阳气不足，故而喜热；胃中有热的，消谷善饥，使人胃脘空虚难耐，脐以上腹部皮肤发热；肠中有热的，则大便色黄，稀如糜粥，脐以下皮肤发热；胃中有寒，则脘腹胀满；肠中有寒，则泌别失职，清浊不分，出现肠鸣和水谷不化的泄泻；若胃中寒肠中热，则腹胀泄泻；胃中热肠中寒，患者食后易饥，少腹部疼痛胀满。

黄帝问道：胃中有热的喜冷饮，肠中有寒的喜热饮，两者性质相反，怎么治疗呢？

岐伯回答说：临症治病，春夏两季应该先治标后治本。秋冬季节则应先治本后治标。

黄帝问道：对那些嗜好与病情不相符的，应怎么处理呢？

岐伯回答说：处理这种病人，在饮食穿衣方面，也应使其寒温适宜。天气寒冷时不要受凉，天热时不要出汗。饮食方面，也不可过冷过热，而应寒热适中。只有这样，人体正气才能得以支持充盛，外邪才不致侵害人体。

先生病而后气血逆乱的，治其先病；先气血逆乱而后发病的，先调治气血。先因寒邪致病而后发生其他疾病的，治其寒邪先致之病；先发病而后生寒的，治先发之病。先有热病而后生他病的，先治热病；先患病而后有热的，治先发之病。先患病而后发生中满的，先治标病中满。先患病而后发生泄泻的，治其先病；先泄泻而后生其他病的，先治本病泄泻，必须先调理肠胃，才能治疗其他病。先患病而后生中满的，先治标病中满；先有中满而后有心烦症状的，先治本病中满。人体患病，有新感外邪而发的，也有因邪气所致的，不论何病，出现大小便不利的症状，当先通利二便治其标病；二便通利的，治本病。疾病发生而邪气有余的，以邪气为本，其他证候为标，治疗时，应先祛邪治本，后治其他标病；疾病发生但正气不足的，应以正气不足为标，病邪为本，治疗时，先扶正，后祛邪。临症治病，必须谨慎地观察疾病的轻重缓急，并进行恰当的调理，病情轻的，可标本兼治；病情重的，或先治标，大小便不利而后生他病的，或先治本，具体情况具体分析。应先行二便治其本病。

东方依海傍水，那里的人吃鱼多且喜好咸味。鱼性热，多吃易生内热发渴，易耗阴伤血。所以那里的人肤色多黑，腠理疏松，多患痈肿之类的疾病。治疗时，宜用砭石破血排脓。

西方的水土较硬，那里的人吃的是鲜美精良的食物，因而肌肉丰满，皮肤坚固，所以外感六淫不能伤害他们的身体，疾病多由饮食不当或情志失调而产生，故以药物治疗最为适宜。

北方气候寒冷，那里的人们多在野外宿住，过着游牧生活，吃的是牛羊乳汁，常常由于内脏受寒而发生脘腹满闷一类的病症，宜用灸法治疗。

南方地势较低，水土较弱，空气中湿度也较大。那里的人们喜食酸味及发酵食物，所以腠理致密，皮肤色红，多发生筋脉拘挛及痹证等疾病，宜用细针治疗。

中央地势平坦而潮湿，自然界出产的东西众多，那里的人们，食物品种繁杂，生活安逸，因此，多发生痿证、厥证，以及寒热病。宜用气功和推拿按摩治疗。

高明的人杂合各种治法，对各种体质的人用相宜的治法。

生活安逸而情志忧苦的人，多生脉络病，宜用针灸的方法治疗；劳役过度但心情轻松的人，多生筋病，宜用气功和温熨的方法治疗；生活安逸而又心情轻松的人，病多生于肌肉，宜用针刺或砭石治疗；劳役过度而又忧虑深思的人，病多为气血耗竭，宜用甘药治疗；屡受惊恐的人，因惊气下，血气散乱，经络不通，病多为麻木不仁，宜用按摩或药酒治疗，这就是所说的五形志病。所以说针刺阳明时可以出血出气；针刺太阳时可以出血，不宜出气；针刺少阳时可以出气，不宜出血；针刺太阴时可以出血，不宜出气；针刺少阴时可以出气，不宜出血；针刺厥阴时可以出血，不宜出气。

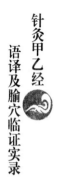

五脏六腑虚实大论第三

【原文】

黄帝问曰：刺法言，有余泻之，不足补之，何谓也？

岐伯对曰：神有有余，有不足；气有有余，有不足；血有有余，有不足；形有有余，有不足；志有有余，有不足。心藏神，肺藏气，肝藏血，脾藏肉，肾藏志。志意通达，内连骨髓，而成形。五脏之道，皆出于经渠，以行血气，血气不和，百病乃变化而生，故守经渠焉。

神有余则笑不休，不足则忧。血气未并，五脏安定，邪客于形，凄厥起于毫毛，未入于经络，故命曰神之微。神有余则泻其小络之血，出血勿之深斥，无中其大经，神气乃平。神不足者，视其虚络，切而致之，刺而和之，无出其血，无泄其气，以通其经，神气乃平。

曰：刺微奈何？

曰：按摩勿释，着针勿斥，移气于不足，神气乃得复。

气有余则喘咳上气，不足则息利少气，血气未并，五脏安定，皮肤微病，命曰白气微泄。有余则泻其经渠，无伤其经，无出其血，无泄其气。不足则补其经渠，无出其气。

曰：刺微奈何？

曰：按摩勿释，出针视之，曰：我将深之。适人必革，精气自伏，邪气乱散，无所休息，气泄腠理，真气乃相得。

血有余则怒，不足则恐。血气未并，五脏安定，孙络外溢，则经有留血。有余则泻其盛经，出其血。不足则补其虚经，内针其脉中，久留之，血至脉大，疾出其针，无令血泄。

曰：刺留血奈何？

曰：视其血络，刺出其血，无令恶血得入于经，以成其病。

形有余则腹胀，泾溲不利；不足则四肢不用。血气未并，五脏安定，肌肉蠕动，名曰微风。有余则泻其阳经，不足则补其阳络。

曰：刺微奈何？

曰：取分肉间，无中其经，无伤其络，卫气得复，邪气乃索。

志有余则腹胀飧泄，不足则厥。血气未并，五脏安定，骨节有伤。有余则泻然筋血者，出其血；不足则补其复溜。

曰：刺未并奈何？

曰：即取之，无中其经，以去其邪，乃能立虚。

曰：虚实之形，不知其何以生？

曰：血气已并，阴阳相倾，气乱于卫，血逆于经，血气离居，一实一虚。血并于阴，气并于阳，故为惊狂。血并于阳，气并于阴，乃为炅中。血并于上，气并于下，心烦闷，善怒。血并于下，气并于上，乱而喜忘。

曰：血并于阴，气并于阳，如是血气离居，何者为实，何者为虚？

曰：血气者，喜温而恶寒，寒则泣不流，温则消而去之。是故气之所并为血虚，血之所并为气虚。

曰：人之所有者，血与气耳。乃言血并为虚，气并为虚，是无实乎？

曰：有者为实，无者为虚。故气并则无血，血并则无气。今血与气相失，故为虚焉。络之与孙脉俱注于经，血与气并，则为实焉。血之与气并走于上，则为大厥，厥则暴死；气复反则生，不反则死。

曰：实者何道从来？虚者何道从去？

曰：夫阴与阳，皆有输会。阳注于阴，阴满之外，阴阳纵平，以充其形，九候若一，名曰平人。夫邪之所生，或生于阳，或生于阴。其生于阳者，得之风雨寒暑；其生于阴者，得之饮食起居，阴阳喜怒。

曰：风雨之伤人奈何？

曰：风雨之伤人也，先客于皮肤，传入于孙脉，孙脉满则传入于络脉，络脉满乃注于大经脉，血气与邪气并客于分腠之间，其脉坚大，故曰实。实者外坚充满不可按，按之则痛。

曰：寒湿之伤人奈何？

曰：寒湿之中人也，皮肤收，肌肉坚紧，营血涩，卫气去，故曰虚。虚者摄辟，气不足，血涩，按之则气足以温之，故快然而不痛。

曰：阴之生实奈何？

曰：喜怒不节，则阴气上逆，上逆则下虚，下虚则阳气走乏，故曰实。

曰：阴之生虚奈何？

曰：喜则气下，悲则气消，消则脉空虚；因寒饮食，寒气动脏，则血泣气去，故曰虚。

曰：阳虚则外寒，阴虚则内热，阳盛则外热，阴盛则内寒，不知所由然？

曰：阳受气于上焦，以温皮肤分肉之间，今寒气在外，则上焦不通，不通则寒

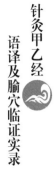

独留于外，故寒栗。有所劳倦，形气衰少，谷气不盛，上焦不行，下焦不通，胃气热熏胸中，故内热。上焦不通利，皮肤致密。腠理闭塞不通，卫气不得泄越，故外热。厥气上逆，寒气积于胸中而不泻，不泻则温气去，寒独留，则血凝泣，凝则腠理不通，其脉盛大以涩，故中寒。

曰：阴与阳并，血气已并，病形已成，刺之奈何？

曰：刺此者，取之经渠，取血于营，取气于卫，用形哉，因四时多少高下。

曰：血气已并，病形已成，阴阳相倾，补泻奈何？

曰：泻实者，气盛乃内针，针与气俱内，以开其门，如利其户，针与气俱出，精气不伤，邪气乃下。外门不闭，以出其疾，摇大其道，如利其路，是谓大泻，必切而出，大气乃屈。

曰：补虚奈何？

曰：持针勿置，以定其意，候呼内针，气出针入，针空四塞，精无从去，方实而疾出针。气入针出，热不得还，闭塞其门，邪气布散，精气乃得存。动无后时，近气不失，远气乃来，是谓追之。

曰：虚实有十，生于五脏五脉耳。夫十二经脉者，皆生百病，今独言五脏。夫十二经脉者，皆络三百六十五节，节有病，必被经脉，经脉之病者，皆有虚实。何以合之乎？

曰：五脏与六腑为表里，经络肢节，各生虚实，视其病所居，随而调之。病在脉，调之血；病在血，调之络；病在气，调诸卫；病在肉，调之分肉；病在筋，调之筋；病在骨，调之骨。燔针劫刺其下，及与急者。病在骨，焠针药熨。病不知所痛，两跷为上。身形有痛，九候莫病，则缪刺之。病在于左而右脉病者，则巨刺之。必谨察其九候，针道毕矣。

【译文】

黄帝问道：刺法上说，病属有余的用泻法，病属不足的用补法，指的是什么？

岐伯回答说：神、气、血、形、志的病证都分有余和不足。心主神，肺主气，肝藏血，脾主肌肉，肾藏志。只有志意通达，内与骨髓相互连系，而成身形。五脏是借助经络与人体的各个部分相互联系的，而经络是运行气血的通道，如果气血不和，人体就会出现变化而产生各种疾病。因此，必须调和气血，使经络通畅，人体才不致患病。

心主神明，神有余则喜笑不止，神不足则忧愁。如果气血没有出现偏盛偏衰的现象，表明五脏尚未受到病邪的影响。如果邪气仅仅侵犯形体，寒冷的感觉只在肌表毫毛，而未侵入经络，这叫作神的微病。神有余的，应泻小络出血，但不要深刺，以免伤肉，也不要损伤大的经脉，神气自然可以平复。神不足的，应诊察络脉的不足之处，先用手切按，促使气至病所，再用针刺的方法调和气血。针刺时注意，不要使其出血，也不能使经气外泄，只要使经气通畅，神气自然可以平复。

黄帝问道：怎样治疗神之微病呢？

岐伯回答说：按摩的时间要长，针刺不宜过深，行施各种手法，使经络之气运行达不足之处，神气就可以恢复。

肺主呼吸之气，气有余则上逆发为咳喘，气不足虽然呼吸通畅但却无力。如果气血没有出现偏盛偏衰的情况，表明五脏尚未受到病邪的影响。外邪只是客于皮肤，出现了轻微的疾病，称为白气微泄。气有余当泻手太阴经脉，但不能使其出血，也不能使其气泄，以免损伤经气。气不足的，应补手太阴经脉，出针后揉按针孔。

黄帝问道：针刺怎么治疗皮肤微病？

岐伯回答说：按摩的时间要长一些，然后拿出针让患者看，并告诉患者："我会深刺"。此时患者必然心情紧张，精神气血自然深伏于内，邪气则散乱于外，无处停留，继而由腠理排出体外，人体的真气才能守持于内，肺脏与皮腠才会协调一致。

肝藏血，血有余则发怒，血不足则惊恐。如果气血没有出现偏盛偏衰的情况，说明五脏还未受到邪气的影响。病邪客于孙络，则孙络盛满而流溢于经，发生血液留滞的现象。血有余，应刺经络中有结聚留滞之处，使其出血。血不足的，应察其血气不足的经脉针刺，久留针，等到血气已至，脉搏转大时，快速出针并揉按针孔，使血气不得外泄。

黄帝问道：怎样刺经络中的结滞留血呢？

岐伯回答说：看到有瘀血结滞的络脉，刺其出血，不要使留滞结聚之血进入经络之中，变成其他疾病。

形有余则腹胀，大小便不利；形不足则四肢痿弱不能活动。如果血气没有出现偏盛偏衰的情况，表明五脏尚未受到病邪的影响。若风邪客于肌肉，使肌肉蠕动，叫作微风。形有余当泻足阳明的经脉，形不足应补足阳明的络脉。

黄帝问道：怎样针刺治疗微风？

岐伯回答说：应取分肉之间针刺，不要刺中经脉，也不要伤及络脉，只要促使卫气恢复，邪气就可以消散。

志有余则腹胀飧泄，志不足则厥逆上冲。如果血气没有出现偏盛偏衰的情况，

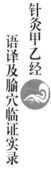

表明五脏尚未受到病邪的影响。若邪客于骨节，则使骨节受伤。因此，志有余应泻然谷出血；志不足则补复溜。

黄帝问道：血气没有出现偏盛偏聚，而风邪客于骨节的，应该怎样针刺治疗？

岐伯回答说：不求腧穴而直取邪居之处针刺，不要刺中经脉，待邪气去后，骨节便可立即恢复正常。

黄帝问道：虚实的症状是如何发生的？

回答说：虚实的发生，是由于血气出现了偏盛偏衰的情况，致使阴阳失调，气乱于卫分，血逆于经脉，血气分离，表现出一实一虚的现象。血盛于阴为重阴，气盛于阳为重阳，重阴者癫，重阳者狂，因此发病惊狂。如果血盛于表，气盛于里，则阳气内盛而为热中。若血盛于上，气盛于下，则血盛冲心而烦闷，气盛不舒而多怒。若血盛于下，气盛于上，则阴气不升，阳气不降，故而神气散乱而健忘。

黄帝问道：血并于阴，气并于阳，像这样血气分离的，什么是实？怎样为虚呢？

岐伯回答说：血与气都是喜温恶寒的。因为寒性收引凝敛，使血气滞涩，运行不畅，温暖才能使其消散流行。因此气血在运行过程中，必须相互协调，通畅无阻。否则就会变化产生很多疾病。比如：气盛则血虚，血盛则气虚。

黄帝问道：人赖以生存的物质基础是血和气。你所说的血并为虚，气并为虚，难道就没有实了吗？

岐伯回答说：偏盛的就是实，不足的即是虚。因此气并则血虚，血并则气虚。现在正是由于血与气失去了相互协调的关系，有了偏盛的一方，也就有不足的一面，所以为虚。人体络脉和孙络的血液都要流注到经脉之中，若血与气均盛，就是实。血与气俱盛并走于上，就会发生中风之类的病，患者突然昏厥如死。如果气血得以及时下行，气血运行正常，患者还可被救治，否则，就会死亡。

黄帝问道：实是从哪里来？虚是从哪里去的呢？

岐伯回答说：阴经与阳经，均有经气输注会合之处。阳经的气血流注到阴经，阴经气血充满，输注到其他阴经，这样周而复始，循环不已，阴平阳秘，从而使身体受到气血的充养，九候脉象均匀平和，这就是正常的人。一般疾病的发生，有的是生于外，有的是生于内。生于外的是由于感受风、寒、雨、暑等六淫之邪；生于内的，多由于饮食不节（或不洁）、起居不时、阴阳失调或情志所伤。

黄帝问道：风雨之邪是怎样伤人的？

岐伯回答说：风雨之邪致病，首先侵入皮肤，传入于孙络，孙络满后传入络脉，络脉满则流注于大经脉，人体的血气与邪气在经络分肉腠理之间相互搏争，则脉象坚实粗大，所以叫作实证。实证受邪部位坚硬充满，拒按，按之则痛。

黄帝问道：寒湿之邪是怎样伤人的？

岐伯回答说：寒湿之邪致病，皮肤收缩，肌肉坚硬，营血凝涩不畅，卫气滞涩散失而不充，所以叫作虚。虚证患者皮肤松弛而有皱纹，卫气不足，营血流行不畅，可以用按摩的方法，以通经活络，温散寒湿。因此，虚证喜按，且按之不痛。

黄帝问道：由于内伤所致的实证是怎样的呢？

岐伯回答说：若是喜怒不节，则肝气上逆，气逆于上则下必然虚，下虚则阳气乘之，因此叫作实。

黄帝问道：内伤所致的虚证是怎样的？

岐伯回答说：若是过喜则气易下陷，悲伤则气易消散，气消散则脉空虚；或是吃了寒凉食物，使寒邪停留于中，伤动脏气，致使血流凝涩不畅，阳气散失不充，所以叫作虚。

黄帝问道：阳虚则外寒，阴虚则内热，阳盛则外热，邪盛则内寒，是什么原因引起的呢？

岐伯回答说：阳气禀受于上焦，以温煦皮肤分肉之间。现在外感寒邪，使上焦不能宣发通利，卫气不能防御温煦，所以恶寒战栗。劳役过度，则形体消瘦，气虚乏困。过劳则伤脾，脾气不足，升清降浊机能障碍，胃气郁滞于中，上熏于胸，叫作内热。上焦不通利，则卫气不能宣发布散于肌表，从而失去充皮肤、肥腠理、司开合的作用，故皮肤致密。腠理闭塞不通，因而卫气也不能向外泄越，郁而生热，叫作外热。若下焦阴气厥逆于上，寒气积于胸中而不泻，则阳气必然受损。寒性收引凝敛，营血因之凝涩不畅，卫气受遏不能布达，因而腠理紧闭，脉大而涩，故为胸中寒。

黄帝问道：阴与阳并，血气已并，疾病已经形成，怎样针刺呢？

岐伯回答说：针刺这种病，应当循经取穴，血病的刺血脉，气病的刺卫分；此外，还应根据患者形体的高矮胖瘦，及四时季节的变化来决定针刺行针的次数和取穴的部位。

黄帝问道：血气已并，病已形成，阴阳失衡，应该怎样补泻呢？

岐伯回答说：实证用泻法时，应在患者吸气时进针，使针与气同时入内；呼气时出针，摇大针孔，如打开门户一样，使针与气一齐出来，精气不伤，邪气得泄。出针后不闭针孔，给邪以出路，摇大针孔，好比是通利其道路，叫作大泻。针刺必须切中疾病，然后出针，邪气就会消散。

黄帝问道：怎样补虚呢？

岐伯回答说：手持针具，但不要立即针刺，首先要安定神志，等患者呼气时进针，呼气时向下插针，不可摇大针孔，则精气不得外泄，等到针下气出时，快速出针。吸气时出针，针下所出之气不会消失退返。出针后按闭针孔，使邪气得散，真气得存。应注意行针得气和留针候气，可使针下已至之气不会消失，未至之气候之到来，叫作补法。

黄帝问道：虚证与实证共有十种，均生于五脏及其经脉。而十二经脉，都能发生很多疾病，现在只谈五脏，这是为什么呢？十二经脉联络三百六十五节，若节处有病，必然影响到经脉，而经脉所发生的疾病，都是有虚有实的，这与五脏的虚实是怎样结合的呢？

岐伯回答说：五脏与六腑互为表里，十二经脉内属五脏，外络肢节。五脏六腑与经络肢节均能发生虚证或实证。临症治病，应根据病变所在部位，随其虚实以调之。如：病在脉的，调治于血；病在血的，可调治络；病在气的，调治卫分；病在肉的，调治分肉；病在筋的，调治筋；病在骨的，调治骨。筋痹病，可用火针快速针刺病变所在部位，或筋脉挛急之处。骨病的，可用焠针或药物温熨的方法治疗。若痛无定处的，可同时取双侧的申脉及照海穴针刺。如果形体发生病痛，三部九候脉象没有变化，则用缪刺的方法治疗。病形在左侧，而病脉在右侧的，可用巨刺法治疗。必须谨慎的审察九候脉象，然后根据病情虚实采取恰当的针刺方法，针刺技术就称得上完备了。

阴阳清浊顺治逆乱大论第四

【原文】

黄帝问曰：经脉十二者，别为五行，分为四时。何失而乱？何得而治？

岐伯对曰：五行有序，四时有分，相顺而治，相逆而乱。

曰：何谓相顺而治？

曰：经脉十二，以应十二月。十二月者，分为四时，四时者，春夏秋冬，其气各异。营卫相随，阴阳相和，清浊不相干，如是则顺而治矣。

曰：何谓相逆而乱？

曰：清气在阴，浊气在阳，营气顺脉，卫气逆行，清浊相干，乱于胸中，是谓大悗。故气乱于心，则烦心密嘿，俯首静伏；乱于肺，则俯仰喘喝，按手以呼；乱于肠胃，则为霍乱；乱于臂胫，则为四厥；乱于头，则为厥逆，头痛眩仆。

气在心者，取之手少阴心主之俞。

气在于肺者，取之手太阴荥，足少阴俞。

气在于肠胃者，取之手、足太阴、阳明，不下者，取之三里。

气在于头者，取之天柱、大杼；不知，取足太阳之荥俞。

气在臂足者，先去血脉，后取其阳明、少阳之荥俞。

徐入徐出，是谓之导气。补泻无形，是谓之同精。是非有余不足也，乱气之相逆也。

【译文】

黄帝问道：人体的十二经脉分属于木、火、土、金、水五行，并与四时季节气候变化相适应。怎样就会引起阴阳失调，人体功能活动紊乱？怎样又能使其协调一致而正常呢？

岐伯回答说：五行的生克是有一定次序的，四时气候的变化也各有一定的规律。人体的经络气血若是能够顺应五行生克规律及四时气候变化，机能活动就能正常。反之，就会造成机能活动的紊乱。

黄帝问道：怎样才是相顺而有条不紊呢？

岐伯回答说：人体的十二经脉，与一年的十二个月份相应。十二个月又分为四季，四季的气候变化各不相同。人体的经络气血能够顺应自然界的变化，则营卫内外相随，阴阳协调一致，清气能升，浊气可降，互不干犯，则机能活动正常，这就是所谓相顺而治。

黄帝问道：怎样才是相逆而出现的逆乱之象呢？

岐伯回答说：正常情况下，清气应该上升，浊气应该下降；清气居于上部、外部，浊气归于下部、内部。若是清阳不升，反居于下部和内部；浊阴不降，反上逆至上部、外部；营气虽能顺行于脉中，但卫气的走行却失其常规，营卫清浊相互干扰，气乱于胸中，使气机郁滞不畅而烦闷，称为大悗。所以，气乱于心，则心烦，垂头静伏，沉默不语；气乱于肺，则俯仰不安，喘咳不宁，两手按胸呼吸，以泄郁闷之气；气乱于肠胃，则发生上吐下泻的霍乱病；气乱于四肢，则四肢厥冷；气乱于头，就会发生逆厥，患者头痛目眩，甚至突然仆倒，不醒人事。

气乱在心的，应刺手少阴心经的神门及手厥阴心包经的大陵穴。

气乱在肺的，应刺手太阴肺经的荥穴鱼际和足少阴肾经的太溪。

气乱于肠胃的，应刺手、足太阴及阳明经的输穴；若腑气不通，可刺足阳明胃经的合穴足三里。

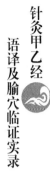
气乱于头的，可针刺天柱和大杼穴；如果患者针刺后无效，可刺足太阳膀胱经的荥穴通谷和腧穴束骨。

气乱于四肢的，应先刺有瘀血的脉络，然后取手足阳明、少阳经的荥穴和腧穴针刺。

针刺时，慢慢的进针，慢慢的出针，以引导其气，恢复正常，称为导气法。亦即引导和归顺经气，使其恢复正常。虽然补泻手法的运用不那么明显，但都是以保其精气为主，以达到调整气机的目的，叫作"同精"。因为上述病症，不是由于邪气有余或正气不足所致，而是由于阴阳失调、气机逆乱造成的。

四时贼风邪气大论第五

【原文】

黄帝问曰：有人于此，并行并立，其年之长少等也，衣之厚薄均也，卒然遇烈风疾雨，或病或不病，或皆死，其故何也？

岐伯对曰：春温风，夏阳风，秋凉风，冬寒风。凡此四时之风者，其所病各不同形。黄色薄皮弱肉者，不胜春之虚风；白色薄皮弱肉者，不胜夏之虚风；青色薄皮弱肉者，不胜秋之虚风；赤色薄皮弱肉者，不胜冬之虚风。

曰：黑色不病乎？

曰：黑色而皮厚肉坚，固不能伤于四时之风，其皮薄而肉不坚，色不一者，长夏至而有虚风者病矣。其皮厚而肌肉坚者，长夏至而有虚风者不病矣。其皮厚而肌肉坚者，必重感于寒，内外皆然，乃病也。

曰：贼风邪气之伤人也，令人病焉。今有不离屏蔽，不出室穴之中，卒然而病者，其故何也。

曰：此皆尝有所伤于湿气，藏于血脉之中，分肉之间，久留而不去，若有所坠堕，恶血在内而不去，卒然喜怒不节，饮食不适，寒温不时，腠理闭而不通，其门而适遇风寒，则血气凝结，与故邪相袭，则为寒痹。其有热则汗出，汗出则受风，虽不遇贼风邪气，必有因加而发矣。

曰：夫子之所言，皆病人所自知也。其无遇邪风，又无怵惕之志，卒然而病，其故何也？唯有因鬼神之事乎？

曰：此亦有故邪留而未发也，因而志有所恶，及有所慕，血气内乱，两气相薄，其所从来者微，视之不见，听之不闻，故似鬼神。

曰：其有祝由而已者，其故何也？

曰：先巫者，因知百病之胜，先知百病之所从者，可祝由而已也。

【译文】

黄帝问道：有些人在同一个地方，一同站立，一同行走，年龄大小相同，穿的衣服厚薄也一样，突然遭遇狂风暴雨，有的生病，有的不病，或都病死，这是什么原因呢？

岐伯回答说：春天当令的是温风，夏天当令的是热风，秋天当令的是凉风，冬天当令的是寒风。这四个季节的风，由于性质不同，致病的情况也各不相同。皮肤色黄而薄且肌肉柔弱的人，是脾气不足，经受不了春天的虚风；皮肤色白而薄且肌肉柔弱的人，是肺气不足，经受不住夏天的虚风；皮肤青色而薄且肌肉柔弱的人，经受不住秋天的虚风；皮肤赤薄且肌肉柔弱的人，经受不住冬天的虚风。

黄帝问道：黑色皮肤的人就不生病吗？

岐伯回答说：皮肤色黑的人往往皮肤厚，肌肉坚实，所以不易被四季的虚风贼邪所伤，但皮肤薄而肌肉弱，又不是始终为黑色的人，多为肾气不足。到了长夏，若是遇到虚风贼邪，就会生病。若是皮肤厚肌肉坚实的人，到了长夏，就是遇到虚风，也不生病。像这样皮肤厚肌肉坚实的人，必须是重复感受寒邪，体表和体内都受邪气侵犯，内外俱伤，才会发病。

黄帝问道：四时不正之气伤害人体，才能使人生病。但有的人在室内保护的非常严密，又不出房屋，却突然生病，这是什么原因呢？

岐伯回答说：这都是平素被湿气所伤，未能及时治疗而潜藏在血脉之中或分肉之间，邪气久留不去，或者从高处跌仆坠落，瘀血停留在内而不去，又突然发生暴怒过喜等情志变化，或饮食不当，或对冷热气候失于调理，致使腠理闭塞不通，或正当腠理开泄时而恰遇风寒，使血气凝结，与宿邪湿气等相互搏结，而成寒痹。也有因热而汗出，汗出则腠理疏松，感受风邪，虽然没有遇到贼风邪气，但也会由于原有宿邪再加上新邪，使人发病。

黄帝问道：先生所讲的，都是病人自己能够知道的。但是有的人既没有遭受邪风侵害，也没有惊恐等情志刺激为内因，却突然发病，这是什么缘故呢？难道是鬼神作祟吗？

岐伯回答说：这也是旧邪潜伏在体内没有发作，由于情志方面有所变化，如遇不愉快或心中爱慕却不能尽遂人愿，致使血气内乱，与潜伏之邪相互作用而发生疾病。这种疾病的病机变化非常细微，看不见，听不到，因此就像有鬼神作祟似的。

黄帝问道：有的疾病可以用祝由的方法治愈，这是什么道理呢？

岐伯回答说：先代的巫医，因为知道一些疾病发展的规律，又事先找出了致病的原因，通过祝由，使患者在精神上得到了安慰，身心松弛，有时也能治愈疾病。

内外形诊老壮肥瘦病旦慧夜甚大论第六

【原文】

黄帝问曰：人之生也，有刚有柔，有弱有强，有短有长，有阴有阳，愿闻其方。

岐伯对曰：阴中有阳，阳中有阴，审知阴阳，刺之有方。得病所始，刺之有理。谨度病端，与时相应，内合于五脏六腑，外合于筋骨皮肤。是故内有阴阳，外有阴阳。在内者，五脏为阴，六腑为阳；在外者，筋骨为阴，皮肤为阳。故曰：病在阴之阴者，刺阴之荥俞；病在阳之阳者，刺阳之合；病在阳之阴者，刺阴之经；病在阴之阳者，刺阳之络。病在阳者，名曰风；病在阴者，名曰痹；阴阳俱病，名曰风痹。病有形而不痛者，阳之类；无形而痛者，阴之类；无形而痛者，其阳完而阴伤，急治其阴，无攻其阳；有形而不痛者，其阴完而阳伤，急治其阳，无攻其阴；阴阳俱动，乍有乍无，加以烦心，名曰阴胜其阳，此谓不表不里，其形不久也。

曰：形气病之先后，内外之应奈何？

曰：风寒伤形，忧恐忿怒伤气。气伤脏，乃病脏。寒伤形，乃应形。风伤筋脉，筋脉乃应。此形气内外之相应也。

曰：刺之奈何？

曰：病九日者，三刺而已。病一月者，十刺而已。多少远近，以此衰之。久痹不去身者，视其血络，尽去其血。

曰：外内之病，难易之治奈何？

曰：形先病而未入脏者，刺之半其日，脏先病而形乃应者，刺之倍其日，此外内难易之应也。

曰：何以知其皮肉血气筋骨之病也？

曰：色起两眉间薄泽者，病在皮；唇色青、黄、赤、白、黑者，病在肌肉；营气濡然者，病在血气；目色青、黄、赤、白、黑者，病在筋；耳焦枯受尘垢者，病在骨。

曰：形病何如？取之奈何？

曰：皮有部，肉有柱，气血有俞，骨有属。皮之部俞在于四末，肉之柱在臂胫诸阳分肉间与足少阴分肉之间；气血之俞在于诸络脉，气血留居则盛而起；筋部无阴无阳，无左无右，候病所在；骨之属者，骨空之所以受液而溢脑髓者也。

曰：取之奈何？

曰：夫病之变化，浮沉浅深，不可胜穷，各在其处，病间者浅之，甚者深之；间者少之，甚者众之。随变而调气，故曰上工也。

曰：人之肥瘦小大寒温，有老壮少小之别奈何？

曰：人年五十已上为老，三十已上为壮，十八已上为少，六岁已上为小。

曰：何以度其肥瘦？

曰：人有脂，有膏，有肉。

曰：别此奈何？

曰：䐃肉坚，皮满者，脂；䐃肉不坚，皮缓者，膏；皮肉不相离者，肉。

曰：身之寒温何如？

曰：膏者，其肉淖而粗理者身寒，细理者身热；脂者，其肉坚，细理者热，粗理者寒。

曰：其肥瘦大小奈何？

曰：膏者，多气而皮纵缓，故能纵腹垂腴；肉者，身体容大；脂者，其身收小。

曰：三者之气血多少何如？

曰：膏者多气，多气者热，热者耐寒也。肉者多血，多血者则形充，形充者则平也；脂者，其血清，气滑少，故不能大。此别于众人者也。

曰：众人如何？

曰：众人之皮肉脂膏不能相加也，血与气不能相多也，故其形不小不大，各自称其身，名曰众人。

曰：治之奈何？

曰：必先别其三形，血之多少，气之清浊，而后调之，治无失常经。是故膏人者，纵腹垂腴；肉人者，上下容大，脂人者，虽脂不能大。

曰：病者多以旦慧昼安，夕加夜甚者，何也？

曰：春生夏长，秋收冬藏，是气之常也，人亦应之。以一日一夜分为四时之气，朝为春，日中为夏，日入为秋，夜半为冬。朝则人气始生，病气衰，故旦慧；日中则人气长，长则胜邪，故安；夕则人气始衰，邪气始生，故加；夜半人气入

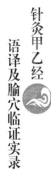

脏，邪气独居于身，故甚。

曰：其时有反者，何也？

曰：是不应四时之气，脏独主其病者，是必以脏气之所不胜时者甚，以其所胜时者起也。

曰：治之奈何？

曰：顺天之时，而病可与期，顺者为工，逆者为粗也。

【译文】

黄帝问道：每个人由于先天禀赋不同，性情有柔有刚，体质有弱有强，身高有短有长，生理与病理变化有阴有阳，在治疗上如何区别对待？我想听听其中的道理。

岐伯回答说：人体的生理部位及病理变化的性质都有阴阳之分，但是阴阳不是一个绝对的概念，阴与阳之中还可再分阴阳，必须谨慎的审清阴阳的不同特征，了解了疾病的性质，针刺才能合乎法度。此外还必须谨慎地揣度发病的原因，以及与四时气候变化的相应关系，在内合于五脏六腑，在外合于筋骨皮肤。所以在内有阴阳，在外也有阴阳。在内的五脏为阴，六腑属阳；在外的筋骨为阴，皮肤为阳。因此说病在内而属于五脏的，应刺阴经的荥穴和腧穴；病在外而属于皮肤的，刺阳经的合穴；病在外而属筋骨的，当刺阴经的经穴；病在内而属六腑的，当刺阳经的络穴。病在阳分的，称作风；病在阴分的，叫作痹；阴分与阳分均有病的，叫作风痹。有的病，虽有病形表现但无疼痛，属于阳病一类；有的病，虽看不到病形的表现，却有疼痛的，属于阴病一类。看不到病形表现却有疼痛的，是阳分完好而阴分受伤，应急治阴分，不要攻伐阳分；有病形表现而不痛的，是阴分完好而阳分受伤，应急治阳分，不要攻伐阴分。若阴分与阳分皆伤，病形表现时有时无，并兼有心烦症状，叫作阴病胜于阳病。这种病既不完全属表，也不完全属里，病情复杂，比较难治，表示患者的形体难以持久了。

黄帝问道：人的外部形体与内部气机发生病变时，发病的先后，内外是怎样相应的呢？

岐伯回答说：外感风寒之邪，必先伤害人体的外部形体；忧恐忿怒等七情刺激，则影响人体内部的气机运动。气机升降失常，则使内脏受伤；寒邪伤害形体则使形体生病；风邪伤及筋脉则筋脉发病。这就是形病与气病内外相应的情况。

黄帝问道：怎样针刺治疗呢？

岐伯回答说：比如得病九天的，针刺三次即可治好。得病一个月的，针刺十次可以治好。一般根据患病日期的长短远近，以此标准作为等差去确定针刺的次数。若是痹病日久，留滞不去的，应诊察患部有瘀血结滞的脉络，要刺破排除干净。

黄帝问道：形体、脏腑之病，有的难治，有的易治，针刺时应如何区别对待？

岐伯回答说：形体先病而未传入内脏的，针刺的次数可以减半。内脏先病而波及到外部形体的，针刺的次数要加倍。这是根据人体内外相应，以及疾病的难治、易治，提出的针刺方法。

黄帝问道：怎样判断皮肉血气筋骨的病变呢？

岐伯回答说：两眉间应肺，因此色起两眉间，薄而有光泽的，病在皮；口唇应脾，脾主肌肉，故而唇色青、黄、赤、白、黑的，病在肌肉；经常汗出湿润的，病在血气；目为肝之应，肝主筋，所以目色青、黄、赤、白、黑的，病在筋；耳为肾之应，肾主骨生髓，开窍于耳与二阴，所以双耳焦枯不润似有尘垢的，病在骨。

黄帝问道：形病的临床表现是什么？应该怎样取穴治疗？

岐伯回答说：皮有部，肉有柱，气血有腧，筋有结，骨有属。皮的部俞在四肢末端；肉之柱在上下肢诸阳经的分肉间及足少阴经循行路线上的肌肉丰厚处；气血之腧在各经的络脉，若气血瘀滞，则络脉壅盛高起；筋之结不分阴阳左右，根据病变所在部位针刺治疗即可；骨之属，当取骨的空隙，因为此处是承受津液而补益脑髓之处。

黄帝问道：怎样取穴治疗呢？

岐伯回答说：疾病变化不一，部位浮沉浅深不同，不可一概而论。主要根据病情和发病部位来决定治法。病轻的浅刺，病重的深刺。病轻的取穴应少，病重的取穴则多。能根据病情的变化而调整机体的气机，才是高明的医生。

黄帝问道：人体的胖瘦，身形的大小，身体的冷暖，有老壮少小的不同，应该怎样区别呢？

岐伯回答说：人的年龄在五十岁以上为老，三十岁以上为壮，十八岁以上为少，六岁以上为小。

黄帝问道：怎样来衡量人体的胖瘦呢？

岐伯回答说：有脂、膏、肉三种不同类型。

黄帝问道：如何区别这三种类型呢？

岐伯回答说：肌肉有力，皮肤丰满的为脂；肌肉不坚实，皮肤松弛的为膏；皮肉紧紧相连的为肉。

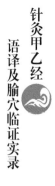
黄帝问道：几种人身体的寒温有何不同？

岐伯回答说：属于膏型的人肌肉柔润，腠理粗疏的卫气外泄，身体多寒；腠理细密的卫气收藏，身体多热；属于脂型的人，肌肉坚厚，腠理细密的身体多热，腠理粗疏的身体多寒。

黄帝问道：怎样区别人体的肥瘦大小呢？

岐伯回答说：膏型的人多气，皮肤纵缓，故而腹肌松弛，出现腹部脂肪下垂的样子。肉型的人，身体宽大。脂型的人，身体紧凑而较小。

黄帝问道：这三种类型的人，气血多少是怎样的？

岐伯回答说：膏型的人多气，气属阳，故多气则热且能耐寒。肉型的人多血，血能养形，使形体充实，则气质平和。脂型的人，血液清稀，气少滑利，所以身形不大。这是此三种类型的人和一般人的区别。

黄帝问道：一般人的情况是怎样的呢？

岐伯回答说：一般人的皮内膏脂适中，血与气都没有偏多的情况，所以形体不大不小而匀称，这就是一般人的标准。

黄帝问道：应当怎样治疗这三种人呢？

岐伯回答说：首先必须区别三种类型的人，了解各型人血的多少，气的清浊情况，然后根据虚实进行调治，治疗时不要违背常规常法。所以膏型人的体形是大腹便便；肉型人的体形宽大；脂型人虽然脂多，体形却不大。

黄帝问道：疾病大多在早晨较轻而患者感到神气清爽，中午较和缓，傍晚病势逐渐加重。夜间较为严重，这是什么道理？

岐伯回答说：春天阳气生发，夏天阳气隆盛，秋天阳气收敛，冬天阳气闭藏。这是一年四季自然界阳气变化的一般规律，人体阳气变化也与此相适应。把一昼夜人体的阳气消长对应于四时，早晨为春，中午为夏，日落为秋，夜半为冬。早晨阳气生发，机能逐渐活跃，邪气衰退，所以早晨患者病轻且神气清爽；中午，人体阳气逐渐隆盛，正能胜邪，所以病情安稳；傍晚，人体的阳气渐渐收敛，邪气相应地开始转盛，所以病情加重；到了半夜，人体的阳气闭藏于内脏，邪气独居于人体，失去阳气的制约与抗争，所以病情就比较严重。

黄帝问道：疾病在一天中的轻重变化，也有和上述情况不同的，是为什么？

回答说：这是疾病变化与四时之气不相应，某一脏单独对疾病发生决定性影响，必然是遇到时日的五行属性克制内脏的五行属性时，病情就会加重，受病内脏克制所逢时日五行属性，疾病就会减轻。

黄帝问道：怎样治疗呢？

岐伯回答说：治疗时能够根据日、时的五行属性与受病内脏的五行配属关系，施以补泻，以避免时日克脏，就能达到预期的治疗效果。能够顺应这些规律，就是高明的医生，反之就不是好医生。

阴阳大论第七

【原文】

阴静阳躁，阳生阴长，阳杀阴藏。阳化气，阴成形。寒极生热，热极生寒。寒气生浊，热气生清。清气在下则生飧泄，浊气在上则生䐜胀。此阴阳反作，病之逆顺也。故清阳为天，浊阴为地，地气上为云，天气下为雨，雨出地气，云出天气，故清阳出上窍，浊阴出下窍，清阳发腠理，浊阴走五脏，清阳实四肢，浊阴归六腑。水为阴，火为阳。阳为气，阴为味。味归形，形归气，气归精，精归化。精食气，形食味。化生精，气生形。味伤形，气伤精。精化为气，气伤于味。阴味出下窍，阳气出上窍。味厚者为阴，薄为阴之阳，气厚者为阳，薄为阳之阴。味厚则泄，薄则通。气薄则发泄，厚则发热。壮火之气衰，少火之气壮。壮火食气，气食少火，壮火散气，少火生气。气味辛甘发散为阳，酸苦涌泄为阴。阴胜则阳病，阳胜则阴病，阴病则热，阳病则寒。重寒则热，重热则寒。寒伤形，热伤气。气伤痛，形伤肿。故先痛而后肿者，气伤形也；先肿而后痛者，形伤气也。风胜则动，热胜则肿，燥胜则干，寒胜则浮，湿胜则濡泻。天有四时五行，以生长收藏，以生寒暑燥湿风；人有五脏化五气，以生喜怒悲忧恐。故喜怒伤气，寒暑伤形；暴怒伤阴，暴喜伤阳；厥气上行，满脉去形。故曰：喜怒不节，寒暑过度，生乃不固。重阴必阳，重阳必阴，此阴阳之变也。

夫阴在内，阳之守也；阳在外，阴之使也。阳胜则身热，腠理闭，喘息粗，为之俯仰，汗不出而热、齿干，以烦闷腹胀死，耐冬不耐夏；阴胜则身寒，汗出，身常清，数栗而寒，寒则厥，厥则腹满死，耐夏不耐冬。此阴阳更胜之变，病之形能也。

曰：调此二者奈何？

曰：能知七损八益，则二者可调也，不知用此，则早衰矣。

清阳上天，浊阴归地。天气通于肺，地气通于咽。风气通于肝，雷气通于心，谷气通于脾，雨气通于肾。六经为川，肠胃为海，九窍为水注之气，暴风象雷，逆气象阳。故治不法天之纪，不用地之理，则灾害至矣。

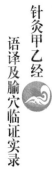

邪风之至，疾如风雨。故善治者治皮毛，其次治肌肤，其次治筋脉，其次治六腑，其次治五脏。治五脏者，半生半死矣。

故天之邪气，感则害五脏；水谷之寒热，感则害六腑；地之湿气，感则害皮肉筋脉。故善用针者，从阴引阳，从阳引阴，以右治左，以左治右；以我知彼，以表知里，以观过与不及之理，见微则过，用之不殆。善诊者，察色按脉，先别阴阳，审清浊而知部分，视喘息，听声音而知病所苦；观权衡，视规矩，而知病所生；按尺寸，观浮沉滑涩，而知病所生。以治则无过，以诊则无失矣。故曰：病之始起，可刺而已；其盛也，可待衰而已。故因其轻而扬之，因其重而减之，因其衰而彰之。形不足者，温之以气；精不足者，补之以味。其高者，因而越之；其下者，引而竭之；中满者，泻之于内。其有邪者，渍形以为汗；其在皮者，汗而发之；其慓悍者，按而收之；其实者，散而泻之。审其阳阴，以别柔刚，阳病治阴，阴病治阳。定其血气，各守其乡，血实宜决之，气实宜掣引之。

阳从左，阴从右；老从上，少从下；是以春夏归阳为生，归秋冬为死。反之，则归秋冬为生。是以气之多少，逆皆为厥。有余者，厥也。一上不下，寒厥到膝，少者秋冬死，老者秋冬生。气上不下，头痛癫疾，求阳不得，求之于阴，五部隔无征，若居旷野，若伏空室，绵绵乎属不满日。

冬三月之病，在理已尽，草与柳叶皆杀，阴阳皆绝，期在孟春。

冬三月之病，病合阳者，至春正月，脉有死征，皆归于春。

春三月之病，曰阳杀；阴阳皆绝，期在草干。

夏三月之病，至阴不过十日；阴阳交期在溓水。

秋三月之病，三阳俱起，不治自己；阴阳交合者，立不能坐，坐不能起；三阳独至，期在石水，二阴独至，期在盛水。

【译文】

阴阳是相互依存的，有阳就有阴；没有阳，也就无所谓阴。静属阴，躁属阳。阳气生则阴气也随之而长，阳气亡则阴气必随之而竭。阳主无形之气化，阴主有形的物质。阴阳在一定的条件下可以互相转化，如寒到极点就要生热，热到极点就要生寒。寒气能化生浊阴，热气能化生清阳。清阳之气在下而不升，就会发生完谷不化的泄泻和痢疾；浊阴之气在上而不降，就会发生胸腹胀满的病症。这就是阴阳反常、不顺的疾病。清阳之气上升为天；浊阴之气下降为地；地气被蒸发升腾为云；天气凝聚下降为雨。但雨的凝成，是靠阴寒之地气；云的产生靠阳热的天气。所以清阳之气出于耳、目、口、鼻；大小便等浊阴之物出于前后二阴；温润的卫气散发于皮肤腠理之间；而营血津液等阴精充养内注于五脏之中；清阳之气充实于四肢；浊阴之气则传化并滋养六腑。水属阴，火属阳；气为阳，味为阴。饮食物进入人体后，经过生化，其中五味的精华以滋养形体，形体得到滋养便能产生元气。人的精气和形体都是依赖吸收食物而获得营养，阴精可以化生元气。反过来，人的元气通过生化过程，把食物中的营养变为人体的精气并促使形体的生长，但是气味太过也会损伤人的阴精和形体，以影响到人的元气。味属阴，食物的糟粕自二便排出；气属阳，其轻清之气自口鼻呼出。味厚的为阴中之阴，味薄的是阴中之阳；气厚的属阳中之阳，气薄的为阳中之阴。味过于厚则会发生泄泻，味薄的是阴中有阳，可以通利；气薄的能向外发泄，气厚的能助阳发热。过于亢盛的阳气能使元气衰弱，平和正常的阳气才能使人体健壮；过于亢盛的阳气会侵蚀人体的元气，平和正常的阳气才能充养人体的元气；过于亢盛的阳气会耗散人体的元气，平和正常的阳气才能滋生人体的元气。药物的气味，凡是辛甘有发散作用的属阳；酸苦有催吐泻下作用的属阴。阴阳应保持相对的平衡，如果阴气偏盛，则阳气衰而发病；若阳气偏盛，则阴气衰而发病。阴虚则热，阳虚则寒。寒极可以转化为热，热极可以转化为寒。阴寒之邪，最易伤害有形之体；阳热之气，最易耗伤无形之气。气伤则痛，形伤则肿，因此先痛而后肿的，是气先受伤，而后影响到形体；先肿而后痛的，是形体先受伤，而后影响到气。风性善动，风邪太过，则能发生震颤等动摇不定的病症；热邪太盛则使肉腐血壅、发生痈肿等病；燥邪太胜，则津液耗损而发生干枯的病症；寒气太胜能发生浮肿；湿邪太胜易发生泄泻。自然界有春夏秋冬及五行生克的变化，体现出生、长、收、藏的自然规律，因此产生了寒暑燥湿风的不同气候。人有五脏之气，能化生五志，产生了喜怒悲忧恐等情志变化。但喜怒等情志过度可以伤气，寒暑等气候反常可以伤人的形体。突然大怒，可使血逆而伤阴；突然大喜，可使气缓而伤阳。厥逆之气上行，满于经络则可出现神气散越、脱离形骸的失神状态。所以喜怒不节，寒暑不适，生命就不能稳固。阴极可转为阳，阳极可以转为阴。这是阴阳转化的规律。

阴在内，是由阳来守持；阳在外，是由阴来役使。阳偏胜则身体发热，如果腠理闭，气喘息粗，呼吸困难，前屈后仰，汗不出而发热、齿干、烦闷，甚至腹部胀满，往往治不好。这种病若在冬天，患者还能支持，在夏天往往就不能耐受了。阴偏胜则身寒，汗出，但身体常常畏寒、战栗、发冷，甚至于手足厥冷，腹部胀满，以至死亡。这种病若在夏天，或许患者还能支持，在冬天就不能耐受了。这是阴阳盛衰病理变化所表现出来的疾病状态。

黄帝问道：怎样调和阴阳二气呢？

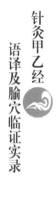

岐伯回答说：如果懂得阴阳消长的自然规律，就可以调和阴阳，若不按此规律去调和阴阳二气，身体就会早衰。

清阳之气上升而腾于天，浊阴之气下降而藏于地。天的清气通于肺，地的浊气通于咽。风气属木，故通于肝；雷气属火，故通于心；谷气属土，故感于脾；雨气属水，故润于肾。手足三阴三阳经之气血循行，如河的流动不息；肠胃之受纳水谷，犹如大海；耳目口鼻前后二阴，是水气输注之处；暴怒之气，像天之雷霆；厥逆之气，像天之阳热。所以治疗疾病，若不取法于天地的道理，灾祸就要发生。

邪气侵犯人体，势如暴风骤雨。因此，高明的医生能够在邪气刚侵入皮毛时，就给予治疗；技术稍差的，是邪在肌肤时才给予治疗；再次的，要等到邪气侵入筋脉时才给予治疗；更差的等到邪气侵入六腑的时候才给予治疗；最差的要等到邪气已深入五脏时才治疗。当邪气侵入五脏，病情已经非常严重，这时候才治，也只有一半治愈的希望了。

所以，当自然界的邪气侵入人体，由浅入深，可伤及五脏；饮食水谷寒温不当，就会伤害了六腑；感受了地之阴湿之气，容易损伤人的皮肉筋脉。因此善于用针刺治疗的人，能从阴分引出阳分之邪，从阳分引出阴分之邪；能从右侧治疗左侧的病，从左侧治疗右侧的病；能从自身的正常状态推知病人的异常状态；能从浅在的症状推知内在的病理变化，以分析阴阳盛衰消长的机理，当见到疾病初起时轻微的异常表现，就可预知疾病的发展与转归，因而采取适当的治疗措施，不致发生错误。善于诊断疾病的医生，通过观察患者的色泽，切按患者的脉象，首先辨别疾病的阴阳属性；审察色泽的明朗晦暗，而知病变的部位；观察患者的呼吸和听其声音，就知道病人的痛苦；观察四时不同的正常脉象，而知病生在何脏；按尺肤的滑涩，诊寸口脉的沉浮，可以测知病变的所在部位。能够这样，就不会误诊和误治了。所以说，疾病初起可以用针刺治愈。邪气太盛，不宜强攻，应待其病势稍衰然后刺之，才能取得疗效。病轻部位浅的，可用轻扬宣散之法治疗；病势重的，宜用泻下法以除其邪；气血虚弱的，宜用补法；形体不足的，宜用气分的药物温补；阴精不足的，要用厚味的药物滋补。邪在上部的，可用吐法以散越邪气；病在下的，可用通利二便之法以尽除之；中满而实的，可用泻法治疗；邪在表的，可用汤液浸渍肌肤，使汗出邪解；邪在皮毛的，可用汗法发汗散邪；发病急猛的，应采取急则治其标之法；邪气实的，可用疏散法以泻其邪。总之，诊治疾病，须详细地审察疾病的阴阳属性，分别虚实，阳病也可治阴，阴病亦可治阳，分析气分血分的病变，然后按病变所在部位治疗。血实的宜放血治疗，气虚的宜用补法补益正气。

阳气自左而升，阴气自右而降。老人之气当从上而下；少年之气当从下而上。这是由于老人之气先衰于下，少年之气先盛于下的缘故。所以，春夏之时人体阳气相应生发则生，至秋冬肃降则死。反过来说，秋冬之季，人体气机肃降则生。因此不论气有多少，只要气逆而乱都成为厥证。阴气偏胜所发生的厥，是气上而不下，阴阳之气逆乱，不相顺接，症见膝部寒冷。少年在秋冬出现这种情况，多为死症；老年人在秋冬发生这种情况，尚可治愈。若是气上不下，发生头痛癫痫等病，非阳证又非阴证，这是五脏精气隔绝，已没有什么征象，好像身居旷野，深伏空屋，无所见闻，奄奄一息将不久于人世。

冬三月的病，按理根据病情已到尽期，等到野草萌发，柳树生芽时都要死亡。若是阴阳之气都绝了，死期就在正月。

冬三月的病，季节属阴，而病属阳的，叫作合阳。到了正月春天，如果脉象有死的征象，出春三月后就会死亡。

春三月的病，叫作阳杀。如果阴阳之气都绝了，死期在草干的时候。

夏三月的病，脾肾伤极，其阴败绝，死期超不过十天；若发生"阴阳交"病，死期在七月。

秋三月的病，三阳经都病，不治也能自愈。若阴阳交互为病，则气血俱损，阴阳两伤，患者非常虚弱，以致站着就不能坐下，坐下又不能起来。若三阳独至，是有阳无阴，死期在冬天水开始结冰的时候；若二阴独至，是阴胜阳衰，死期在冰雪融化的时候。

正邪袭内生梦大论第八

【原文】

黄帝问曰：淫邪泮衍奈何？

岐伯对曰：正邪从外袭内，未有定舍，反淫于脏，不得定处，与荣卫俱行，而与魂魄飞扬，使人卧不得安而喜梦。凡气淫于腑，则梦有余于外，不足于内；气淫于脏，则梦有余于内，不足于外。

曰：有余不足有形乎？

曰：阴盛则梦涉大水而恐惧；阳盛则梦大火而燔焫；阴阳俱盛，则梦相杀毁伤；上盛则梦飞；下盛则梦堕；甚饱则梦予；甚饥则梦取；肝气盛则梦怒；肺气盛则梦哭泣，恐惧飞扬；心气盛则梦喜笑及恐怖；脾气盛则梦歌乐、体重、手足不

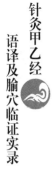

举；肾气盛则梦腰脊两解而不属。凡此十二盛者，至而泻之立已。

厥气客于心，则梦见丘山烟火；客于肺，则梦飞扬，见金铁之器及奇物；客于肝，则梦见山林树木；客于脾，则梦见丘陵大泽，坏屋风雨；客于肾，则梦临渊，没居水中；客于膀胱，则梦游行；客于胃，则梦饮食；客于大肠，则梦见田野；客于小肠，则梦见聚邑行街；客于胆，则梦见斗讼自刳；客于阴器，则梦接内；客于项，则梦斩首；客于胻，则梦行走不能前，及居深地窌苑中；客于股肱，则梦礼节拜跪；客于胞䐈，则梦溲便利。凡此十五不足者，至而补之立已。

【译文】

黄帝问道：我想了解一下各种病邪在体内流散蔓延的情况是怎样的？

岐伯回答说：各种有害因素由外侵入体内，没有固定的处所，却浸淫流溢于内脏，若还没有定处，与营卫气血一同流动而散溢，扰乱魂魄而使之不能安守，则人睡卧不安而多梦。若邪气侵扰于腑，则腑中的阳热之气亢盛于外，而脏中的阴气相对不足；若邪气侵扰于脏，则梦有余于内，不足于外。

黄帝问道：那么，脏腑中阴阳之气的亢盛或不足各有什么不同的梦境吗？

岐伯回答说：如果患者阴寒之气偏盛，就会梦到自己渡大河而恐惧；如果患者阳热之气偏盛，就会梦到自己身处大火而感到灼热；如果患者阴阳之气俱盛，做梦会梦到自己与他人相互杀伤；如果患者气盛于上部，则做梦飞腾；如果患者气盛于下部，则做梦向下坠堕；如果患者过饱，则会梦到给别人东西；如果患者过度饥饿，就会梦到向他人索取食物；若肝气盛的则做梦发怒；若肺气盛的则做梦哭泣、恐惧和高飞；若心气盛的则做梦喜笑或恐怖；若脾气盛的则梦见唱歌、娱乐、身体沉重或手足不能举动；若肾气盛的则就梦到腰脊分离而不相连接。上述这十二种气盛而做梦的情况，可以根据梦境察知邪气所在部位，针刺时选择相应的部位行泻法，即可治愈。

邪气停留于心就会梦到山丘烟火弥漫；停留于肺，做梦飞升腾空，或者看到金铁器具和奇怪的东西；停留于肝，就会梦到山林树木；停留于脾，就会梦到丘陵和大湖，或是梦到风雨毁坏的房屋；停留于肾，就会梦到面临深渊或是被水淹没；停留于膀胱，就会梦见自己在水中潜水浮行；留于胃，就会梦到饮食；留于大肠就会梦到广阔的田野；留于小肠，就会梦到人众聚集的城镇或四通八达的交通要冲；留于胆，做梦斗殴、打官司或剖割自己；留于生殖器，就会做梦性交；留于项部，就会梦到杀头；留于小腿，做梦想要行走却不能前进，或住在很深的地窖、苑囿之中；留于股肱，就会梦到行礼跪拜；留于膀胱之下的尿路和直肠，就会梦到大便和小便。以上这十五种由于邪气留居所致的梦症，可根据梦境找出邪气的所在，针刺时，行补法即可治愈。

五味所宜五脏生病大论第九

【原文】

黄帝问曰：谷气有五味。其入五脏，分别奈何？

岐伯对曰：胃者，五脏六腑之海，水谷皆入于胃，五脏六腑皆禀于胃，五味各走其所喜。

故谷味酸，先走肝。《九卷》又曰：酸入胃，其气涩，不能出入，不出则留于胃中，胃中和温，则下注于膀胱，膀胱之胞薄以软，得酸则缩绻，约而不通，水道不行，故癃。阴者，积筋之所终聚也，故酸入胃而走于筋。《素问》曰：酸走筋，筋病无多食酸。其义相顺。又曰：肝欲辛，多食酸，则肉胝䐢而唇揭，谓木胜土也。

苦先走心。《九卷》又曰：苦入胃，其气燥而涌泄，五谷之气皆不能胜苦，苦入下脘。下脘者，三焦之路，皆闭而不通，故气变呕也。齿者，骨之所终也，故苦入胃而走骨，入而复出，齿必黯疏，是知其走骨也。苦走心，此云走骨者，水火既济，骨气通于心也。《素问》曰：苦走骨，骨病无多食苦。其义相顺。又曰：心欲苦，多食苦，则皮槁而毛拔，谓火胜金也。

甘先走脾。《九卷》又曰：甘入胃，其气弱少，不能上至上焦，而与谷俱留于胃中。甘者，令人柔润也。胃柔则缓，缓则虫动，虫动则令人心闷。其气通于皮，故曰甘走皮。皮者，肉之余，盖皮虽属肺，与肉连体，故甘润肌肉并皮也。《素问》曰：甘走肉，肉病无多食甘。其义相顺。又曰：多食甘，则骨痛而发落，谓土胜水也。

辛先走肺。《九卷》又曰：辛入胃，其气走于上焦。上焦者，受诸气而营诸阳者也。姜韭之气，熏至营卫，营卫不时受之，久留于心下，故洞心。辛者，与气俱行，故辛入胃，则与汗俱出矣。《素问》曰：辛走气，气病无多食辛。其义相顺。又曰：肺欲辛，多食辛则筋急而爪枯，谓金胜木也。

咸先走肾。《九卷》又曰：咸入胃，其气上走中焦，注于诸脉。脉者，血之所走也，血与咸相得，则血凝。血凝则胃中汁注之，注之则胃中竭，竭则咽路焦，故舌干而善渴。血脉者，中焦之道，故咸入胃而走血矣。咸先走肾，此云走血者，肾合三焦，血脉虽属肝心，而为中焦之道，故咸入而走血矣。《素问》曰：咸走血，血病无多食咸。其义相顺。又曰：多食咸则脉凝泣而变色，谓水胜火也。

谷气营卫俱行，津液已行，营卫大通，乃化糟粕以次传下。

曰：营卫俱行奈何？

曰：谷始入于胃，其精微者，先出于胃之两焦，以溉五脏；别出两焦，行于营卫之道；其大气之抟而不行者，积于胸中，名曰气海，出于肺，循于喉咙，故呼则出，吸则入。天地之精气，其大数常出三而入一，故谷不入，半日则气衰，一日则气少矣。

曰：谷之五味可得闻乎？

曰：五谷：粳米甘，麻酸，大豆咸，小麦苦，黄黍辛。五果：枣甘，李酸，栗咸，杏苦，桃辛。五畜：牛肉甘，犬肉酸，豕肉咸，羊肉苦，鸡肉辛。五菜：葵甘，韭酸，藿咸，薤苦，葱辛。五色：黄宜甘，青宜酸，黑宜咸，赤宜苦，白宜辛。

脾病者，宜食粳米、牛肉、枣、葵，甘者入脾用之。心病者，宜食麦、羊肉、杏、薤，苦者入心用之。肾病者，宜食大豆、豕肉、栗、藿，咸者入肾用之。肺病者，宜食黍、鸡肉、桃、葱，辛者入肺用之。肝病者，宜食麻、犬肉、李、韭酸者入肝用之。肝病禁辛。心病禁咸。脾病禁酸。肺病禁苦。肾病禁甘。

肝，足厥阴少阳主治。肝苦急，食甘以缓之。心，手少阴太阳主治。心苦缓，食咸以收之。脾，足太阴阳明主治。脾苦湿，急食苦以燥之。肺，手太阴阳明主治。肺苦气上逆，急食苦以泄之。肾，足少阴太阳主治。肾苦燥，急食辛以润之。开腠理，致津液，通气坠也。

毒药攻邪，五谷为养，五果为助，五畜为益，五菜为充，气味合而服之，以补精益气。此五味者，各有所利，辛散，酸收，甘缓，苦坚，咸软。

肝病者，两胁下痛引少腹，令人善怒。虚则目䀮䀮无所见，耳无所闻，善恐，如人将捕之。如治者，当取其经足厥阴与少阳。血气逆则头目痛，耳聋不聪，颊肿，取血者。

又曰：徇蒙招尤，目瞑耳聋，下实上虚，过在足少阳厥阴，甚则入肝。

心病者，胸中痛，胁支满，两胠下痛，膺背肩甲间痛，两臂内痛。虚则胸腹大，胁下与腰相引而痛，取其经手少阴太阳、舌下血者。其变病，刺郄中血者。

又曰：胸中痛，支满，腰脊相引而痛，过在手少阴太阳。

脾病者，身重善饥，肌肉萎，足不收，行善瘛疭，脚下痛。虚则腹胀，肠鸣飧泄，食不化，取其经足太阴阳明少阴血者。

又曰：腹满膜胀，支满胠胁，下厥上冒，过在足太阴、阳明。

肺病者，喘咳逆气，肩背痛，汗出，尻阴股膝挛，髀腨胻足皆痛。虚则少气不能报息，耳聋，喉咙干。取其经手太阴足太阳外，厥阴内少阴血者。

又曰：咳嗽上气，病在胸中，过在手阳明太阴。

肾病者，腹大胫肿痛，咳喘身重，寝汗出，憎风。虚则胸中痛，大腹小腹痛，清厥，意不乐。取其经足少阴太阳血者。

又曰：头痛癫疾，下虚上实，过在足少阴太阳，甚则入肾。

【译文】

黄帝问道：水谷之气有五种性味，它们是怎样分别归入五脏的？

岐伯回答说：胃受纳水谷，五脏六腑都要接受胃所化生的水谷精微，以维持其机能活动。水谷进入胃中，五脏六腑皆受气于胃，根据五脏及五味的特性，五味各归入其同性的所喜之脏。

因此，谷味酸的，先入肝脏。《九卷》又说：酸味入胃，由于其气涩有收敛作用，不能随气出入往来而滞留于胃中，胃中温和，气化向下输注于膀胱，膀胱之皮薄而软，得到酸味的收敛则卷曲收缩起来，约束而不通利，水道不能畅行，因而发生小便不利的癃闭病。阴器是宗筋聚集之处，酸入肝，肝为宗筋之主，故而酸入胃后必然到达筋。因此《素问》说：酸走筋，筋有病时不能多吃酸味东西。其意义都是一致的。《素问》又说：肝喜酸，如果多吃酸味东西，就会发生肌肉坚厚皱缩，嘴唇掀起的症状，这是肝气太盛克伐脾土所致。

苦味先入心脏。《九卷》又说：苦味入胃，五谷中其他的气味均不能胜过苦味，苦味是入下脘的。下脘是三焦的通道，当苦味进入下脘后，上、中、下三焦闭塞不通，气化不行，就会发生呕吐。齿为骨之余，因此苦入胃后必然走骨，其气入而复出于齿，其症状为牙齿黧黑、稀疏而不坚固。根据这些表现，也知道苦味能够入骨。苦味本来是入心的，这里又说走骨是因为水火既济，骨气通于心。《素问》说：苦味是走骨的，骨病患者不要多吃苦东西，说得是一个意思。《素问》又说：心喜欢苦味，苦味东西吃的过多，会出现皮肤枯槁、毛发脱落的现象，这是火胜克金的缘故。

甘味先入脾脏。《九卷》又说：甘味入胃，其气弱少，不能上达于上焦，而与饮食水谷一起停留在胃中。甘味可以使人胃气甘缓柔和滋润。甘入胃后，胃气柔和弛缓，缓则虫扰动不安，使人心中烦闷。甘味之气通于肉，所以说甘走肉。皮肤是肌肉之余气所生。皮虽然属肺，但是与肉连为一体，所以甘味可以润肉与皮。《素问》说：甘味是走肉的，肉病患者不能多吃甘味东西，其意义都是一致的。《素问》又说：如果过多的吃甘味东西，就会发生骨痛与头发脱落的现象，这叫作脾土太胜克伐肾水。

辛味先入肺脏。《九卷》又说：辛味入胃，其气走于上焦。上焦是承受诸气而营运诸阳的。如果姜韭的辛气熏于营卫，营卫时常受到影响，其辛散走窜之性久留于胃脘，患者就会产生胃脘空虚的感觉。辛性发散，与气一起走行，使气走散而不能固，阴失所守而外出，所以辛味入胃之后，就与汗一起外散。《素问》说：辛是走气的，气病患者不可多吃辛味的东西，其意义是一致的。《素问》又说：肺是喜欢辛味的，但若过多的吃辛味的东西，则会发生筋脉拘急和爪甲枯槁的现象，这叫作肺金太胜克伐肝木。

咸味先入肾脏。《九卷》又说：咸味入胃，其气入于中焦，注于诸脉。脉是运行血液的道路，血与咸相混合，血液易于凝滞，则胃中的津液必流入脉中以滋润，因而胃中的津液枯竭，不能上润咽喉而发生咽舌干燥、口渴等现象。脾胃纳运的水谷精微是通过血脉输送到人体各部位的，所以咸味入胃后是走血脉的。前面说咸味入肾，这里又说是入胃走血脉，是由于肾为先天之本，藏元阳而育元阴。而三焦是气血运行的道路，因此说肾合于三焦。血脉虽然属于肝和心，但又是输送中焦精微物质的道路，所以咸味入胃而走血脉。《素问》说："咸味是走血的，血病患者不能吃过咸的东西。其意义都是一致的。《素问》又说：过食咸味，则会发生血液凝涩和变色的现象，这叫作肾水太胜克伐心火。

五谷的气味经过脾胃的作用后，变为津液和精微物质，与营卫之气一同运行于全身，畅通无阻，而糟粕则按次第传下，排出体外。

黄帝问道：营卫俱行是怎么一回事呢？

岐伯回答说：水谷入胃后，所化生的精微物质，由胃先到达中、上两焦，然后灌溉五脏。输布到全身分别为两条途径，其清纯部分化为营气，行于脉中；浊厚部分化为卫气，行于脉外。其宗气聚积于胸中，称为气海，出自肺脏，沿喉咙而出，呼则出，吸则入。天阳之气与饮食水谷化生的精微是维持人体生理活动的物质基础，其大多数通常是出三入一，即从宗气、营卫和糟粕三方面输出，又要靠吸入大自然的清气与摄取水谷五味以化生精微，来补给机体营养。所以，如果患者不进食，半日就会气衰，一天就会气少了。

黄帝问道：能否听你讲讲谷的五味？

岐伯回答说：五谷：粳米味甘，小豆味酸，大豆味咸，小麦味苦，黄黍味辛。五果：枣味甘，李味酸，栗子味咸，杏味苦，桃味辛。五畜：牛肉味甘，狗肉味酸，猪肉味咸，羊肉味苦，鸡肉味辛。五菜：葵味甘，韭味酸，藿味咸，薤味苦，葱味辛。就五色和五味的配属而言：黄色属土属脾，宜食甘味。青色属木属肝，宜食酸味。黑色属水属肾，宜食咸。赤色属火属心，宜食苦。白色属金属肺，宜食辛。

脾病的患者，宜吃粳米、牛肉、枣、葵，因为甘入脾。心有病的患者，宜吃小麦、羊肉、杏、薤，因为苦味是入心的。肾有病的患者，宜吃大豆、猪肉、栗子、藿，因为咸味是入肾的。肺有病的患者，宜吃黄黍、鸡肉、桃、葱，因为辛味是入肺的。肝有病的患者，宜吃小豆、狗肉、李子、韭菜，因为酸味是入肝的。根据五味配五行及五行之间的相克关系，肝病患者禁食辛味，心病患者禁食咸味，脾病患者禁食酸味，肺病患者禁食苦味，肾病患者禁食甘味。

肝病，取足厥阴和足少阳经主治。肝在志为怒，气常有余，最怕气急，故宜食甘味以缓之。心病，取手少阴和手太阳经主治。心藏神，动则气易散逸，宜食酸味以收敛心气。脾病，取足太阴和足阳明经主治。脾喜燥恶湿，故常被湿困，宜急食苦味以燥湿。肺病，取手太阴和手阳明经主治。肺主宣发肃降，最怕气机上逆，宜急用苦味以泄之。肾病，取足少阴和足太阳经主治。肾藏精恶燥，宜急食辛味以润之。上述治法能使腠理开泄，使津液得至，气化相通。

药物是用来治病的，五谷主要用以滋养人体，为人的主食，五果是用来辅助的，五畜是作为补益的，五菜是用来补充养分，若能将气味相合的调配起来食用，就可以补精益气，五味的作用各有不同，辛散，酸收，甘缓，苦坚，咸软。

肝病时，两胁下痛牵引少腹，使人容易发怒。肝虚则两眼昏花视物不清，耳朵听不到声音，易受惊恐，好像有人要捕捉他。治疗时，应取其经脉足厥阴和足少阳。肝气上逆时，则头目痛，耳聋而听觉不灵敏，颊部肿，可刺络脉出血。

又有一种说法：头目晕眩振摇，目瞑耳聋，是由于肝胆之火实于下而虚于上，病在足少阳、厥阴，病情严重时，则传入肝脏。

心病时，则胸中痛，两胁支撑胀满，两胁下痛，膺、背、肩胛间痛，两臂内痛。心虚则胸腹大，胁下与腰相互牵引作痛。治疗时，应取其经脉手少阴和手太阳。心开窍于舌，可刺舌下出血。其有病变，可以刺郄中出血。

也有另一种说法，胸中痛支满，腰和脊相互牵引作痛，病在手少阴、太阳。

脾病时，身体沉重容易饿，肌肉萎弱，两脚萎软不收，时常筋脉拘挛，脚下疼痛。脾虚则健运失职，症见腹胀，腹鸣飧泄，完谷不化。治疗时，取足太阴和足阳明经穴，或刺足少阴络脉出血。

又说：腹部胀满，支撑胸胁，是脾胃气机升降失常，清阳不升则头晕目眩，浊阴不降或泌别失职，则大便失常，病在足太阴与足阳明经。

肺病时，喘咳气逆，肩背疼痛，汗出，若母病及子，则出现臀部、阴部、大腿、膝部痉挛，髀、腨、胻、足均痛。虚证则呼吸气短，不能接续，耳聋，咽喉干。治疗时，应取手太阴和足太阳经。此外，还可取足厥阴内侧的足少阴络脉出血。

又说：咳嗽上气，邪在胸中，使肺气上逆失于肃降，病在手阳明与手太阴经。

肾病时，腹大，胫部肿痛，咳喘身重，睡眠时出汗、恶风。虚证则胸中痛，大腹小腹痛，肾阳虚则小便清长，四肢厥冷，肾藏志，故肾虚而意不乐。治疗时，取足少阴与足太阳膀胱经的络脉，使其出血。

又说：头痛癫疾，是因肾气虚于下，肝气上逆所致。病在足少阴和足太阳，如果病情严重的，病邪就会传入肾脏。

五脏传病大论第十

【原文】

病在肝，愈于夏；夏不愈，甚于秋；秋不死，持于冬，起于春。

病在肝，愈于丙丁；丙丁不愈，加于庚辛；庚辛不加，持于壬癸，起于甲乙。禁当风。

病在肝，平旦慧，下晡甚，夜半静。

病在心，愈于长夏；长夏不愈，甚于冬，冬不死，持于春，起于夏。

病在心，愈于戊己，戊己不愈，加于壬癸，壬癸不加，持于甲乙，起于丙丁。禁衣温食热。

病在心，日中慧，夜半甚，平旦静。

病在脾，愈于秋；秋不愈，甚于春；春不死，持于夏，起于长夏。

病在脾，愈于庚辛；庚辛不愈，加于甲乙；甲乙不加，持于丙丁，起于戊己。禁温衣湿地。

病在脾，日昳慧，平旦甚，日中静。

病在肺，愈于冬；冬不愈，甚于夏；夏不死，持于长夏，起于秋。

病在肺，愈于壬癸；壬癸不愈，加于丙丁；丙丁不加，持于戊己，起于庚辛。禁寒衣冷饮食。

病在肺，下晡慧，日中甚，夜半静。

病在肾，愈于春；春不愈，甚于长夏；长夏不死，持于秋，起于冬。

病在肾，愈于甲乙；甲乙不愈，加于戊己；戊己不加，持于庚辛，起于壬癸。禁犯焠㶽，无食热，无温衣。

病在肾，夜半慧，日乘四季甚，下晡静。

邪气之客于身也，以胜相加，至其所生而愈，至其所不胜而甚，至于所生而持，自得其位而起。

肾移寒于脾，痈肿少气。脾移寒于肝，痈肿筋挛。肝移寒于心，狂、膈中。心移寒于肺，为肺消。肺消者饮一溲二，死不治。肺移寒于肾，为涌水。涌水者，按其腹不坚，水气客于大肠，疾行肠鸣濯濯，如囊裹浆，治主肺者。脾移热于肝，则为惊衄。肝移热于心则死。心移热于肺，传为膈消。肺移热于肾，传为柔痓。肾移热于脾，传为虚肠澼，死不可治。胞移热于膀胱，则癃溺血。膀胱移热于小肠，膈肠不便，上为口糜。小肠移热于大肠，为虙瘕，为沉。大肠移热于胃，善食而瘦，名曰食㑊。又胃移热于胆，亦名食㑊。胆移热于脑，则辛頞鼻渊者，浊涕下不止也，传为衄蔑瞑目，故得之厥也。

五脏受气于其所生，传之于其所胜，气舍于其所生，死于其所不胜，病之且死，必先传行，至其所不胜乃死。此言气之逆行也，故死。

肝受气于心，传之于脾，气舍于肾，至肺而死。心受气于脾，传之于肺，气舍于肝，至肾而死。脾受气于肺，传之于肾，气舍于心，至肝而死。肺受气于肾，传之于肝，气舍于脾，至心而死。肾受气于肝，传之于心，气舍于肺，至脾而死。此皆逆死也，一日一夜五分之，此所以占死者之早暮也。

黄帝问曰：余受九针于夫子，而私览于诸方，或有导引行气，按摩灸熨，刺㶼饮药，一者可独守耶，将尽行之乎？

岐伯对曰：诸方者，众人之方也，非一人之所尽行也。

曰：此乃所谓守一勿失，万物毕者也。余已闻阴阳之要，虚实之理，倾移之过，可治之属。愿闻病之变化，淫传绝败，而不可治者，可得闻乎？

曰：要乎哉问，道昭乎其如旦醒，窘乎其如夜瞑。能被而服之，神与俱成。毕将服之，神自得之。生神之理，可着于竹帛，不可传之于子孙也。

曰：何谓旦醒？

曰：明于阴阳，如惑之解，如醉之醒。

曰：何谓夜瞑？

曰：瘖乎其无声，漠乎其无形，折毛发理，正气横倾，淫邪泮衍，血脉传留，大气入脏，腹痛下淫，可以致死，不可以致生。

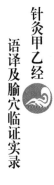

曰：大气入脏奈何？

曰：病先发于心，心痛；一日之肺而咳；三日之肝，胁支满；五日之脾，闭塞不通，身痛体重；三日不已，死。冬夜半，夏日中。

病先发于肺，喘咳，三日之肝，胁支满；一日之脾而身重体痛；五日至胃而胀，十日不已，死。冬日入，夏日出。

病先发于肝，头痛目眩，胁支满；一日之脾而身重体痛；五日之胃而腹胀；三日之肾，腰脊少腹痛，胫酸。三日不已，死。冬日入，夏早食。

病先发于脾，身痛体重；一日之胃而腹胀；二日之肾，少腹腰脊痛，胫酸；三日之膀胱，背脊筋痛，小便闭；十日不已，死。冬人定，夏晏食。

病先发于胃，胀满；五日之肾，少腹腰脊痛，胫酸；三日之膀胱，背脊筋痛，小便闭；五日而上之心，身重；六日不已，死。冬夜半，夏日昳。

病先发于肾，少腹腰脊痛，胫酸，三日之膀胱，背脊筋痛，小便闭；三日而上至心，心胀；三日之小肠，两胁支痛；三日不已，死。冬大晨，夏晏晡。

病先发于膀胱，背脊筋痛，小便闭；五日之肾，少腹胀，腰脊痛，胫酸；一日之小肠而腹胀；二日之脾而身体痛。二日不已，死，冬鸡鸣，夏下晡。

诸病以次相传，如是者，皆有死期，不可刺也。间一脏及至三四脏者，乃可刺也。

【译文】

疾病在肝，夏季当愈，夏季不愈，秋季就会加重。如果秋季未死，冬季就可以维持，来年春季，当肝所主的时节，疾病就会好转。

疾病在肝，在丙日和丁日当愈，若丙、丁日不愈，到庚日辛日就会加重。如果庚、辛日没有加重，则壬日与癸日就可以维持，到了甲日与乙日，病就会好转。患者应该禁止受风，因为风气通于肝。

疾病在肝，日出时病情较轻，患者神清气爽，下午三至五时加重，夜半时安静。

病在心，长夏当愈，若长夏不愈，冬季就会加重。如果冬季不死，春季就可以维持，到了夏季，心火当令的季节，病就会好转。

病在心，戊日和己日当愈，戊、己日不愈，就会在壬日与癸日加重。如果壬、癸日没有加重，到了甲日与乙日就可维持，丙日和丁日病就会好转。禁穿过暖的衣服和吃过热的食物。

病在心，午时病情较轻，子时夜半加重，日出时安静。

病在脾的，秋季当愈，若秋季不愈，春季就会加重。如果春季不死，夏季就可以维持，到了长夏病就会好转。

病在脾的，庚日和辛日当愈，如果庚、辛日不愈，到了甲日和乙日就会加重。如果甲、乙日没有加重，到了丙日和丁日就能维持，到戊日和己日，病就会好转。这类患者禁止衣服穿的过暖以及坐卧湿地。

病在脾的，未时病情较轻，日出时严重，日中时安静。

病在肺的，冬季当愈，如果冬季不愈，到了夏季就会加重。如果夏季不死，长夏就可以维持，到了秋季肺金所主的季节，病就会好转。

病在肺的，壬日和癸日当愈，壬、癸日不愈，丙日和丁日就会加重。如果丙、丁日没有加重，戊日和己日就可以维持，到了庚日和辛日，病就会好转了。

病在肺的，日中时病轻，午时加重，半夜子时安静。

病在肾的，春季当愈；如果春季不愈，到了长夏就会加重。如果长夏不死，到了秋季就可以维持，到冬季肾旺的时候，病就会好转。

病在肾的，甲日与乙日当愈；如果甲乙日不愈，戊、己日就会加重。如果戊、己日没有加重，庚日和辛日就能维持，到了壬日与癸日，病就会好转了。肾恶燥，因此肾病患者，禁食爆炒和过热的食物以及穿过于温暖的衣服。

病在肾的，半夜子时病情较轻，辰、戊、丑、未四个时辰加重，申时安静。

病邪侵入人体，按五行生克规律，是以相胜侮不胜，到我所生时则痊愈，到克我之时则病加重，到生我之时则能维持，自当其位之时，即我时，则病情好转。

肾之寒邪移于脾脏，则寒凝气滞，脾失健运气化不行，浮肿乏困少气。脾之寒邪移于肝脏，寒滞肝脉，气凝血涩则为痛肿，不能温煦则筋脉拘挛。肝的寒邪移于心，则心阳不振，心神散乱发为狂病，或隔阻不通发为鬲中。心的寒邪移于肺脏，肺气不温，水气不化而为肺消。肺消病，若小便量超过饮水量，是气津将绝，为不可治愈的死证。肺的寒邪移于肾，则阳虚不化于下，水泛为邪发为涌水。涌水病，腹部按之不坚硬，若水气客于大肠，快走时则肠中鸣响，犹如用袋子裹着水。由于肺与大肠相表里，肺主通调水道，所以治疗时，仍以治肺为主。脾之热邪传于肝，则患者惊恐、鼻衄。肝之热邪传于心，两阳和合，木火相燔则患者死亡。心之热邪传于肺，则火灼肺津，津液耗伤，而为膈消。肺之热邪传于肾，水枯不能养筋，而为柔痉。肾之热邪传于脾。则发为肠澼，下痢脓血，致使脾肾精气俱竭，为不可治愈的死症。胞宫热邪移于膀胱，则为小便不利和尿血。膀胱热邪传于小肠，热邪闭塞肠道则隔塞不通，其热上蒸发为口舌糜烂。小肠热邪移于大肠，则气血郁滞发为虑瘕病，或为沉痔病。大肠之热移于胃，则善食而瘦，且身体倦怠无力，称做食㑊。

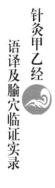

胃之热邪移于胆，也叫食㑊病。胆之热邪移于脑，则发为鼻渊，鼻梁部常有辛辣的感觉，浊涕不断。如果日久不愈，则出现鼻衄和头目不清等症状。上述病症，均由气逆不顺，相互传交所致。

五脏疾病的传变规律是：病气受之于所生之脏，传于所克之脏，留居于生己之脏，死于克己之脏。病到了将要死亡的时候，必先传行，到克己之脏时才死。这是由于气机逆乱，病气妄行，所以患者就会死亡。

肝受病气于心，传于脾，病气留居于肾，到肺就死。心受病气于脾，传于肺，病气留居于肝，到肾就死。脾受病气于肺，传于肾，病气留居于心，到肝就死。肺受病气于肾，传于肝，病气留居于脾，到心就死。肾受病气于肝，传于心，病气留居于肺，到脾就死。上述都是病气逆传导致的死亡。若把一昼夜分为五个阶段，根据五脏所属的时辰，就可推测疾病死亡的时间早晚。

黄帝问道：你已经给我传授了九针的知识，我自己也问读了一些方书，治疗方法上有导引、按摩、温灸、熏熨及火针、服药等，临症治病，是单独用一种就可以了呢？还是全部都用？

岐伯回答说：各种方法是为适应不同的人及不同疾病而设的，并不是治疗每个病人都要全部使用。

黄帝问道：这就是说，要掌握一个总的原则，就能处理各种具体复杂事物。我已知道了阴阳的要义，虚实的道理和阴阳偏胜偏衰所致疾病及其转移的情况，也懂得了治疗疾病的适当方法。我还想了解有关疾病的变化，淫邪传变，致使正气败绝而病不可治的道理。你能告诉我吗？

岐伯回答说：你这是问到点上了，当你明白的时候，就好像早晨刚起来一样头脑清醒；不明白它，就像夜晚一样黑暗，昏昏入眠。所以不但要接受和掌握这些道理，且在实际中去运用他，就会心领神会。若能全部在实践中应用，就会得心应手。这种奥精的理论，应写在书上传于后世，而不能只传给自己的子孙。

黄帝问道：什么叫作旦醒？

岐伯回答说：明白了阴阳的道理，就好像迷惑不清的问题得到了解决，或醉酒后醒来一样。

黄帝问道：什么叫作夜瞑？

岐伯回答说：病邪侵入人体，既听不到声音，也没有迹象，却使人毛发折断，腠理开泄，正气衰退，邪气在体内浸淫弥漫，由血脉内传，使大邪进入内脏，就会产生腹痛、精气遗泄等病症，从而使病人死亡，不能复生。

黄帝问道：大邪之气侵入内脏会发生什么病变呢？

岐伯回答说：病先发于心，则心痛；一天就会传到肺，而咳嗽；三天传到肝，则胁肋支撑胀满；五天传到脾，则闭塞不通，身痛体重；再过三天如果不愈，就会死亡。冬季死于夜半，夏季死于中午。

病先发于肺则咳嗽；三天传到肝，而胸胁支满；一天传到脾则身重体痛；五天传到胃则胃脘胀满；再过十天如果不愈，就会死亡。冬季死在日落的时候，夏季死在日出的时候。

病先发于肝则头痛目眩，胁肋胀满；一天传到脾则身重体痛；五天传到胃则脘腹胀满；三天传到肾，则腰脊少腹疼痛，小腿酸软；再过三天如果不愈，就会死亡。冬季死在日落的时候，夏季死在吃早饭的时候。

病先发于脾则身痛体重；一天传到胃则胃脘胀满；两天传到肾，则腰脊少腹疼痛，小腿酸软；三天传到膀胱，则背脊部筋脉疼痛，小便闭塞；再过十天如果不愈，就会死亡。冬季死在天黑，人们刚刚入睡的时候。夏季死于吃晚饭的时候。

病先发于胃则胃脘胀满；五天传到肾，则少腹腰脊痛，小腿酸软；三天传到膀胱，则背脊部筋脉疼痛，小便闭塞；五天向上传到心，则身体沉重；再过六日如果不愈，就会死亡。冬季死在夜半，夏季死在午后未时。

病先发于肾，则少腹腰脊痛，小腿酸软；三天传到膀胱，则背脊部筋脉疼痛，小便闭塞；三天向上传到心，则心胀；三天传到小肠，则两胁支满；再过三天如果不愈，就会死亡。冬季死在天光大亮的时候，夏季死在黄昏的时候。

病先发于膀胱，则背脊部筋脉疼痛，小便闭塞；五天传到肾，则少腹胀，腰脊痛，小腿酸软；一天传到小肠而腹胀；两天传到脾则身体痛；再过两天如果不愈，就会死亡。冬季死在早晨鸡打鸣的时候，夏季死在午后。

上述各脏疾病，都按一定的次序相传，这样就都有一定的死期，因此不可针刺。间隔一脏或三四脏的，才可以用针刺针疗。

寿夭形诊病候耐痛不耐痛大论第十一

【原文】

黄帝问曰：形有缓急，气有盛衰，骨有大小，肉有坚脆，皮有厚薄，其以立寿夭奈何？

伯高对曰：形与气相任则寿，不相任则夭；皮与肉相裹则寿，不相裹则夭；血气经络胜形则寿，不胜形则夭。

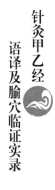

曰：何谓形缓急？

曰：形充而皮肤缓者则寿，形充而皮肤急者则夭。形充而脉坚大者顺也，形充而脉小以弱者，气衰也，衰则危矣。形充而颧不起者肾小也，小则夭矣。形充而大肉䐃坚而有分者，肉坚，坚则寿矣。形充而大肉无分理不坚者，肉脆，脆则夭矣。此天之生命所以立形定气而视寿夭者也。必明于此，以立形定气，而后可以临病人，决死生也。

曰：形气之相胜，以立寿夭奈何？

曰：平人而气胜形者寿，病而形肉脱气胜形者死，形胜气者危也。

凡五脏者，中之府。中盛脏满，气胜伤恐者，声如从室中言，是中气之湿也；言而微，终日乃复言者，此夺气也；衣被不敛，言语善恶不避亲疏者，此神明之乱也；仓廪不藏者，是门户不要也；水泉不止者，是膀胱不藏也。得守者生，失守者死。

夫五脏者，身之强也。头者，精明之府；头倾视深，神将夺矣。背者，胸中之府；背曲肩随，府将坏矣。腰者，肾之府；转摇不能，肾将惫矣。膝者，筋之府，屈伸不能，行则偻俯，筋将惫矣。骨者，髓之府，不能久立，行则掉栗，骨将惫矣。得强则生，失强则死。

岐伯曰：反四时者，有余者为精，不足为消。应太过，不足为精；应不足，有余为消。阴阳不相应，病名曰关格。

人之骨强、筋劲、肉缓、皮肤厚者，耐痛；其于针石之痛，火焫亦然；加以黑色而善骨者，耐火焫。坚肉薄皮者，不耐针石之痛；于火焫亦然。同时伤其身，多热者易已，多寒者难已。胃厚色黑，大骨肉肥者，皆胜毒；其瘦而薄胃者，皆不胜毒也。

【译文】

黄帝问道：人的形体有缓有急，气血运行有盛有衰，骨骼有大有小，肌肉有坚有脆，皮肤有厚有薄，怎样根据这些情况来推知人的寿命长短呢？

伯高回答说：人的形体与气相称的就会长寿，不相称的则会短命；皮肤肌肉紧密连结而坚固的就能长寿，反之就会短命；血气经络充实于形体的就会长寿，反之就会短命。

黄帝问道：什么叫作形体的缓急？

伯高回答说：形体充实而皮肤和缓柔软且有弹性者则长寿，形体充实但皮肤拘急而少弹性的则短命；形体充实而脉象坚大的，是表里如一，内外均强，为顺；形体虽然充实但脉象细弱无力的，为气衰，这是一种容易夭亡的危险征象；形体充实但颧骨小的，是肾虚。肾为先天之本，主生长发育和生殖。肾虚，则发育无由，故而短命。形体充实，肌肉发达而分肉腠理明显的，是长寿之象；形体充实但皮肉分理不明显，肌肉脆弱者就会短命。这些都是由于人的先天禀赋不同所造成的体质差异。因此，可以通过观察人体形气的盛衰，测知其寿命的长短。作为医生，必须明白这些道理，懂得形气的盛衰，然后才可以临症治疗，决断生死。

黄帝问道：怎样根据形气的相胜情况，来判断寿命的长短呢？

伯高回答说：气是人体的根本，常人若气能充实于形体，即可长寿。但在病时形肉已脱，气虽能充实于病体，或肌肉尚未大脱而气已经大虚者，均预后不良。

五脏是人体精气守藏之处。如果脘腹痞闷胀满，说话的声音低怯不扬，如从密室中发出一样，这是湿邪阻遏、中气不宣的表现。如果患者语声低微，始终说着同一内容的话，这是由于正气已经衰夺了。如果不知添衣盖被，言语错乱不避亲疏，这是心神扰乱的表现。如果肠胃不能纳藏水谷，大便泄泻不止的，这是脾胃失守，门户失去约束的缘故。如果小便失禁，是膀胱气化不行，津液不藏的表现。总之，五脏精气如能藏守，人体则会强健；反之则不然。

五脏是人体强壮的根本。头是精气神明所居之处，如果患者头垂不能抬起，目陷无光，是精神将被劫夺的表现。背部是胸中脏器所居之处，若背部弯曲，肩部下垂的，是胸中之气即将衰败的表现。腰为双肾所居之处，若腰躯不能转侧，是肾将衰败的表现。膝是诸筋聚会之处，若膝部不能屈伸，而且要附物而行，是筋将衰败的表现。骨为藏髓之处，如果不能长久站立，行走时动摇战栗，是骨将衰败的表现。总之，五脏精气充足且形体强壮的，虽然有病也预后良好；相反，则会预后差。

岐伯说：人的脉象与四季之气相反的时候，表现为"有余为精，不足为消"。这话的意思是说，如果四季之气不足而脉气偏盛，表明人体是健康的；如果四季之气太过而脉气不足，则表明人的气血受到了损伤而有亏耗。要是人阴阳俱盛、不相协调，就会患上叫作"关格"的病症。

骨强、筋劲、肌肉舒缓、皮肤厚的人耐痛，对针刺的刺痛、灸火的灼痛均能耐受。如果再加上皮肤色黑，骨骼健美的，更能耐受灸火的灼热。肌肉坚实但皮肤较薄的，不能耐受针石的刺痛，也不能耐受灸火的灼痛。身体同时患病，症见热多的，是病在阳分，容易恢复；多寒的，是病在阴分，则难以治愈。皮肤色黑，骨骼粗壮，身体强壮的人，则胃厚，气血充盛，对药物等有较强的耐受力；身体瘦弱，皮肤较薄的，则胃薄，气血虚弱，不能耐受药物的刺激。

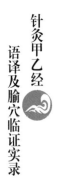

形气盛衰大论第十二

【原文】

黄帝问曰：气之盛衰，可得闻乎？

岐伯对曰：人年十岁，五脏始定，血气已通，其气在下故好走。二十岁，血气始盛，肌肉方长，故好趋。三十岁，五脏大定，肌肉坚固，血脉盛满，故好步。四十岁，五脏六腑十二经脉，皆大盛平定，腠理始开，荣华剥落，鬓发颁白，平盛不摇，故好坐。五十岁，肝气始衰，肝叶始薄，胆汁始减，目始不明。六十岁，心气始衰，乃善忧悲，血气懈惰，故好卧。七十岁，脾气虚，皮肤始枯，故四肢不举。八十岁，肺气衰，魂魄离散，故言善误。九十岁，肾气焦，脏乃萎枯，经脉空虚。百岁，五脏皆虚，神气皆去，形骸独居，而终尽矣。

女子七岁，肾气盛，齿更发长；二七天水至，任脉通，太冲脉盛，月事以时下，故有子；三七肾气平均，故真牙生而长极；四七筋骨坚，发长极，身体盛壮；五七阳明脉衰，面皆焦，发始堕；七七任脉虚，伏冲脉衰少，天水竭，地道不通，故形坏而无子耳。

丈夫八岁，肾气实，发长齿更；二八肾气盛，天水至，而精气溢泻，阴阳和故能有子；三八肾气平均，筋骨劲强，故真牙生而长极；四八筋骨隆盛，肌肉满壮；五八肾气衰，发堕齿槁，六八阳气衰于上，面焦，鬓发颁白；七八肝气衰，筋不能动，天水竭，精少，肾气衰，形体皆极；八八则齿发去。肾者主水，受五脏六腑之精而藏之，故五脏盛乃能泻，今五脏皆衰，筋骨懈堕，天水尽矣，故发鬓白，身体重，行步不正而无子耳。

【译文】

黄帝问道：人体神气的盛衰，从生到死的情况，可以讲给我听吗？

岐伯回答说：人到了十岁，五脏开始安定，血气运行已经通畅，这时的经气盛于下部，所以善动而爱好跑步。到了二十岁左右，发育成熟，血气开始旺盛，肌肉正趋发达，所以行动矫健，行走如飞。到了三十岁左右，五脏已经健全，肌肉更加发达，血脉旺盛充满，所以性情稳重，爱好从容不迫的行走。到了四十岁左右，五脏六腑十二经脉，都已到了旺盛的极点，从此腠理开始疏松，面色的容华开始衰退，头发也渐渐花白，所以性情也变的好静而喜坐。到了五十岁左右，肝气开始衰退，肝叶开始薄弱，胆汁逐渐减少，眼睛也开始视物不清。到了六十岁左右，心气开始衰退，时常忧虑、悲伤，血气也开始弛缓不振，所以爱好躺卧。到了七十岁左右，脾气虚，皮肤开始干枯，四肢活动不灵。到了八十岁左右，肺气随之衰弱，魂魄逐渐散离不收，所以语言上也常有失误。到了九十岁左右，肾气随之枯竭，脏器枯萎，经脉空虚。到了一百岁左右，五脏脏气虚衰，神气也已消失，虽然形体尚在，而寿命就要终结了。

女子到了七岁，肾气充盛，乳牙更换，头发生长；到十四岁，天癸发生作用，使经脉通达，太冲脉旺盛，月经按时来潮，所以能够生育了；到了二十一岁，肾气充盛，智齿生长，牙齿也长全了；到了二十八岁，筋骨坚强，头发的生长最为茂盛，机体也达到最旺盛强壮的时期；到了三十五岁，阳明经脉的气血开始衰退，面部开始憔悴，头发也开始变白；到了四十九岁，经脉虚，太冲脉气血衰少，天癸竭尽，月经停止来潮，所以形体衰老而不能生育了。

男子到了八岁，肾气充实，头发生长，乳牙更换；到了十六岁，肾气充盛，天癸发挥作用，精气充满而能泄出，生殖机能成熟，这时如果两性交合，就可以生育子女；到了二十四岁，肾气充盛，筋骨坚强有力，智齿生长，牙齿生长齐全；到了三十二岁，筋骨更加强盛，肌肉丰满强壮；到了四十岁，肾气开始衰退，头发开始脱落，牙齿逐渐枯槁；到了四十八岁，阳气衰竭于上部，面容逐渐憔悴，头发开始花白；到了五十六岁，肝气衰退，筋脉活动不灵，天癸竭枯，精气衰少，肾脏功能减退，整个机体都到了衰退的地步；到了六十四岁，牙齿和头发都脱落了。肾是水脏，接受五脏六腑的精气以藏蓄，所以五脏功能旺盛，精气充盈，就能及时地充溢于肾脏。如今五脏功能都已经衰败了，筋骨懈惰乏力，天癸也已竭绝，因此头发白，身体沉重，活动不灵，走路不稳，也没有生育能力了。

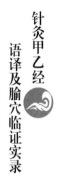

针灸甲乙经卷七

六经受病发伤寒热病第一（上）

【原文】

黄帝问曰：夫热病者，皆伤寒之类也，或愈或死，其死皆以六七日之间，其愈皆以十日已上者，何也？

岐伯对曰：太阳者，诸阳之属也。其脉连于风府，故为诸阳主气。人之伤于寒也，则为病热，热虽甚不死。其两感于寒而病者，必不免于死矣。

伤寒一日，太阳受之。故头项与腰脊皆痛。二日阳明受之。阳明主肉，其脉侠鼻，络于目，故身热目痛而鼻干，不得卧。三日少阳受之。少阳主骨，其脉循胁，络于耳，故胸胁痛而耳聋。三阳皆受病而未入于腑者，故可汗而已。四日太阴受之。太阴脉布胃中，络于嗌，故腹满而嗌干。五日少阴受之，少阴脉贯肾，络肺，系舌本，故口燥舌干而渴。六日厥阴受之。厥阴脉循阴器而络于肝，故烦满而囊缩。三阴三阳五脏六腑皆受病，营卫不行，五脏不通，则死矣。

其不两感于寒者，七日太阴病衰，头痛少愈。八日阳明病衰，身热少愈。九日少阳病衰，耳聋微闻。十日太阴病衰，腹减如故，则思饮食。十一日少阴病衰，渴止，舌干乃已。十二日厥阴病衰，囊纵少腹微下。大气皆去。其病日已矣。治之各通其脏脉，病日衰已矣。其未满三日者，可汗而已，其满三日者，可泄而已。

曰：热病已愈，时有所遗者，何也？

曰：诸遗者，热甚而强食，故有所遗。若此者，皆病已衰，而热有所藏，因其谷气相薄，两热相合，故有所遗。治遗者，视其虚实，调其逆顺，可使立已。病热少愈，食肉则复，多食则遗，此其禁也。

其两感于寒者，一日太阳与少阴俱病，则头痛口干烦满。二日阳明与太阴俱病，则腹满身热，不欲食，谵语。三日少阳与厥阴俱病，则耳聋囊缩而厥。水浆不入，不知人者，故六日而死矣。

曰：五脏已伤，六腑不通，营卫不行，如是后三日乃死，何也？

曰：阳明者，十二经脉之长，其血气盛。故不知人，三日其气乃尽。故死。

肝热病者，小便先黄，腹痛多卧，身热。热争则狂言及惊，胸中胁满痛，手足躁，不得安卧。庚辛甚，甲乙大汗。气逆则庚辛死。刺足厥阴、少阳。其逆则头疼员员，脉引冲头痛也。

心热病者，先不乐，数日乃热。热争则心烦闷，善呕，头痛，面赤，无汗。壬癸甚，丙丁大汗。气逆则壬癸死。刺手少阴、太阳。

脾热病者，先头重，颜痛，烦心，欲呕，身热。热争则腰痛不可用俯仰，腹满泄，两颌痛。甲乙甚，戊己大汗。气逆则甲乙死。刺足太阴、阳明。

肺热病者，先凄凄然厥，起皮毛，恶风寒，舌上黄，身热。热争则喘咳，痛走胸膺背，不得太息，头痛不甚，汗出而寒。丙丁甚，庚辛大汗。气逆则丙丁死。刺手太阴、阳明，出血如大豆，立已。

肾热病者，先腰痛胻酸，苦渴，数饮，身热。热争，则项痛而强，胻寒且酸，足下热，不欲言，其逆则项痛员员然。戊己甚，壬癸大汗。气逆则戊己死。刺足少阴、太阳。诸当汗者，至其所胜日汗甚。

肝热病者，左颊先赤。心热病者，颜先赤。脾热病者，鼻先赤。肺热病者，右颊先赤。肾热病者颐先赤。病虽未发者，见赤色者刺之，名曰治未病。热病从部所起者，至期而已。其刺之反者，三周而已。重逆则死。

诸治热病，先饮之寒水，乃刺之；必寒衣之，居止寒处，身寒而止。病甚者，为五十九刺。

热病，先胸胁痛满，手足躁，刺足少阳，补足太阴。病甚者，为五十九刺。

热病，先身重骨痛，耳聋好瞑，刺足少阴。病甚者，为五十九刺。

热病，先眩冒而热，胸胁满，刺足少阴、少阳。

太阳之脉，色荣颧，骨热病也，荣未夭日，今且得汗，待时自已。与厥阴脉争见者死，其死不过三日。其热病气内连肾。

少阳之脉，色荣颊，筋热病也，荣未夭日，今且得汗，待时自已。与少阴脉争见者死。

其热病气穴，三椎下间，主胸中热；四椎下间，主鬲中热；五椎下间，主肝热；六椎下间，主脾热；七椎下间，主肾热；荣在骶也。项上三椎骨陷者中也。颊下逆颧为大瘕，下牙车为腹满，颧后为胁痛，颊上者，鬲上也。

冬伤于寒，春必温病；夏伤于暑，秋必病疟。

凡病伤寒而成温者，先夏至日者为病温，后夏至日者为病暑，暑当与汗皆出勿止。所谓玄府者，汗孔也。

261

曰：《刺节》言彻衣者，尽刺诸阳之奇俞，未有常处，愿卒闻之。

曰：是阳气有余而阴气不足，阴气不足则内热，阳气有余则外热，两热相薄，热于怀炭，衣热不可近身，身热不可近席。腠理闭塞而不汗，舌焦唇槁腊，嗌干，欲饮。取天府、大杼三痏，刺中膂以去其热，补手、足太阴以去其汗。热去汗晞，疾于彻衣。

《八十一难》曰：阳虚阴盛，汗出而愈，下之即死；阳盛阴虚，汗出而死，下之即愈。

曰：人有四肢热，逢风寒如灸如火者，何也？

曰：是人阴气虚，阳气盛，四肢热者，阳也。两阳相得，而阴气虚少，少水不能灭盛火，而阳气独治，独治者，不能生长也，独盛而止耳。故逢风如灸如火者，是人当肉烁也。

曰：人身非常温也，非常热也，而烦满者，何也？

曰：阴气少，阳气胜，故热而烦满。

曰：足太阴、阳明为表里，脾胃脉也，生病异者，何也？

曰：阴阳异位，更实更虚，更逆更顺，或从内，或从外，所从不同，故病异名。

阳者，天气也，主外；阴者，地气也，主内。阳道实，阴道虚。故犯贼风虚邪者，阳受之，则入腑；食饮不节，起居不时者，阴受之，则入脏。入六腑则身热不得眠，上为喘呼；入五脏则膜满闭塞，下为飧泄，久为肠澼。故喉主天气，咽主地气。故阳受风气，阴受湿气。故阴气从足上行至头，而下行循臂至指端；阳气从手上行至头，而下行至足。故曰：阳病者，上行极而下；阴病者，下行极而上。故伤于风者，上先受之；伤于湿者，下先受之也。

【译文】

黄帝问：外感发热的病，都属于伤寒一类，有的痊愈有的死亡，死亡的都在六七天之间，痊愈的都在十天以上，这是什么原因？

岐伯回答说：诸阳经皆联络于太阳，其经脉接风府穴，即与督脉、阳维交会之穴，循行在头后覆盖巅背之表，故可以主诸阳之气分。人感受寒邪后，就会出现发热，热度虽高却不会死。如果阴阳表里两经同时感受寒邪而发病，就必然免不了一死。

伤寒病的头一天，太阳经先受邪。所以太阳经所过之颈项腰脊疼痛。第二天阳明经受邪。阳明主肌肉。足阳明经夹鼻，络于目，下行入腹，所以有身热、目痛鼻干，不能睡卧。第三天少阳经受邪。少阳主骨，足少阳经循胁肋，上络于耳，所以出现胁肋痛和耳聋的症状。三条阳经都受邪发病但又没有传入到腑的时候，可以通过发汗而被治愈。第四天太阴经受病，太阴经散布于胃中，上络于咽嗌，所以表现出腹部胀满而咽干。第五天少阴经受邪。少阴经脉入贯肾，络肺，上系舌本，所以口舌干燥而渴。第六天厥阴经受邪。厥阴经脉环阴器而络于肝，所以表现烦闷和阴囊收缩的症状。如果三阴三阳经脉和五脏六腑都受到邪气侵袭，导致营卫之气不能正常运行，五脏之气不能通畅，就会死亡。

其中表里两经没有同时感受寒邪的，第七天太阳经的病邪就会自然衰退，头痛逐渐减轻。第八天阳明经的病邪衰退，身热症减轻。第九天少阳经的病邪衰退，耳聋逐渐好转可以听到声音。第十天太阴经病邪衰退，腹胀减轻渐至正常，于是有了食欲。第十一天少阴经的病邪衰退，口渴停止，也不舌干。第十二天厥阴经病邪衰，阴囊松弛渐从少腹落下。此时病邪之大气尽去，疾病也就痊愈了。治疗时可疏通病邪所侵之经脉，病邪就会衰退而渐康复。对于受病未满三日邪在三阳表经的，可通过发汗而治愈；三日以上邪在三阴里经的，可通过泻下治愈。

黄帝问道：热病虽然痊愈，常常留有余热，这是什么道理？

岐伯回答说：各种余热的出现，都是因为在热势较重时勉强多食造成的，这才产生余热。之所以这样，都是因为病势有所衰减但热邪有所蕴藏，如果勉强多食，就会和食物不化所生之热结合而产生余热，所以有余热遗留。治疗余热的方法是，根据病的虚实，采用逆顺补泻的调节方法，可使其很快痊愈。对于伤寒热病刚刚有所恢复，吃肉类就可能复发，吃太多就会留有余热，这是伤寒热病的禁忌。

其中阴阳表里两经同时感受寒邪的，第一天太阳与少阴同时受邪，就会出现太阳头痛与少阴口干、烦闷的症状。第二天阳明与太阴同时受邪，就会有阳明身热、谵语与腹胀满不欲食的症状。第三天少阳与厥阴同时受邪，就会有少阳的耳聋和厥阴的阴囊收缩、四肢发冷的症状。若有水浆难入、不省人事的症状，到第六天就会死亡。

黄帝问道：五脏已为病邪所伤，六腑之气不通，营卫之气不能周行，像这样的三天后才死亡，为什么呢？

岐伯答道：阳明为十二经脉之长，气血最盛，脏腑经脉均赖于此作为营养。病至昏不识人，三日之后阳明气血方能耗尽。所以死亡。

肝发生热病，先有小便黄，腹痛多卧，身体热。热入脏正邪交争，热势加重时就会有狂言和惊厥，胸胁胀满疼痛，手足躁动，不得安卧。庚辛日金旺时疾病会加重，甲乙日木旺时会有大汗热减。如果病势加剧正气逆乱，就会在庚辛日死亡。治

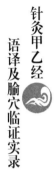

疗时应刺足厥阴和足少阳两经。如肝气上逆则有头痛眩晕，这是因为肝脉引热上冲头部所致。

心发生的热病，病人先觉得心中不愉快，数日后开始发热。热邪入脏正邪交争就会有心中烦闷，多呕吐，头痛，面赤，不出汗。壬癸日水旺时病会加重，丙丁日火旺时大汗而热退。病势加剧正气逆乱到了壬癸日会死亡。治疗应刺手少阴、太阳两经。

脾发生的热病，先有头重痛，颜面痛，心中烦闷，想呕吐，以及身热等症状。热入脾脏正邪交争就会出现腰痛不能俯仰，腹部胀满或泄下，两颔部疼痛。甲乙日木旺时病情会加重，戊己日土旺时会大汗热减。正气逆乱遇甲乙日会死。治疗时当取足太阴、阳明二经针刺。

肺发生的热病，先出现打冷战全身发凉，皮肤紧，毫毛竖起，怕风寒，舌苔发黄，身热等症状。正邪交争就会有喘促和咳嗽，牵扯胸背部疼痛，不能深吸气，头痛不很剧烈，汗出后会有恶寒的感觉。丙丁日火旺时病情会加剧，庚辛日金旺时大汗热减。正气逆乱到丙丁日会死。治疗时刺手太阴、阳明二经，放出豆大的血，会立即痊愈。

肾发生的热病，先有腰痛和小腿酸痛，口渴而频频饮水，身体发热。邪入内脏正邪相争时，就会项痛强直，小腿寒冷酸痛，足心发热，不想说话，邪气上逆则项痛而眩晕。到戊己日土旺时病会加重，壬癸日水旺时大汗出而热减。正气逆乱就会在戊己日死亡。治疗当刺足少阴、太阳二经。以上所说各脏大汗出，是指到了各脏正气旺盛的那一天，正胜邪退大汗而病愈。

肝的热病，左颊先见赤色；心的热病，颜部先见赤色；脾的热病，鼻部先见赤色；肺的热病，右颊先见赤色；肾的热病，颐部先见赤色。热病虽然还没有显示出来，见到各部的赤色就刺其表里二经，这就是治未病。热病从各自部位表现出赤色的，病情轻，到了所胜之日即可汗出而愈。刺法不当，违反原则的，要延误到第三个所胜之日才能痊愈。过于严重的就会死亡。

治疗各种热病时，先喝些凉水，再进行针刺，并让患者穿凉快的衣服，居处凉爽的地方，直到患者热退身凉。病情重的，用治热病的五十九刺治疗。

热病先有胸胁胀满疼痛，手足躁动的，应刺足少阳，补足太阴。病情重的，用五十九刺进行治疗。

热病先有身体重，骨骼疼痛，耳聋，昏倦喜睡的，刺足少阴经的井荥穴。病重的，用五十九刺。

热病先有头目眩晕昏冒发热，胸胁胀满，是病发于少阴与少阳，阴阳枢机失常，当刺足少阴、少阳两经。

太阳经的病变，赤色出现于两颧，这是骨热病，色泽尚未变为枯晦时，又得汗出，等到经气旺盛之日自会痊愈。如果厥阴色争现于面部的会死亡，死期在三日之内，因为病邪已经内伤肾脏。

少阳经的病变，赤色出现在面颊，这是筋热病，色泽尚未变为枯晦时，又得汗出，到少阳经气旺盛之日自会痊愈。如果手少阴的脉色争现于颊部，是子夺母气，可致死亡。

治疗气分热病的穴位，第三脊椎下面凹陷处，主治胸中热病；第四脊椎下凹陷，主治膈中热病；第五脊椎下凹陷，主治肝热病；第六脊椎下凹陷，主治脾热病；第七脊椎下凹陷，主治肾热病。而清泻营分的穴位分布在骶尾部，以及第一胸椎上面的大椎穴。赤色从颊下上逆到颧部，为泄泻这类病，下行到颊车部为腹部胀满；赤色如果出现在颧后部，是胁肋痛的病症。凡是赤色出现在两颊以上的，病位在膈以上。

冬天感受了寒邪，春天必发温病；夏天感受了暑邪，秋天必发疟疾。

凡是因为感受寒邪而形成的温病，夏至前发作的叫温病，夏至以后发作的叫暑病。暑病应当发汗，使暑邪与汗一并排出，不要止汗。玄府的意思就是汗孔。

黄帝问道：《刺节》中所讲彻衣的刺法，都是刺诸阳经的奇俞，没有固定的部位，愿详细听其道理。

岐伯回道：这种阳气有余而阴气不足的病，阴气不足则生内热，阳气有余则生外热，两热互相煎迫，热势高的就像怀抱炭火，衣服热得不可以近身，身体热得不可以近席。同时腠理闭塞不能出汗，热气熏灼于内而舌焦、口唇干枯，咽干，想喝水。应取手太阴肺之天府和足太阳经的大杼穴，各针三次，再取足太阳经的中膂俞以泻热，补手足太阴以发汗。于是就会热去汗净，疾病之去如同脱去衣服一样迅速。

《难经》上说：表病里和的表病，用汗法可以治愈，如果误用了泻法会引邪深入而导致死亡；表和里病的里病，用泻下的方法可以治愈，误用汗法反会损伤正气，导致亡阳而死。

黄帝问道：有的人四肢发热，一遇风寒就热得像火烤一样，为什么呢？

岐伯答道：这种人平素阴气虚少，阳气旺盛。四肢发热，属阳。风邪又为阳邪，两阳相合，而阴气又虚少，衰少的阴水不能制约旺盛的阳火，因而阳气独立占主导地位。独立旺盛的便不能生长，阳所独旺，正常的生命就会停止。故一遇风邪就如同火烤一样，这样的病人定当有肌肉消烁枯瘦的表现。

黄帝问道：人体虽然不是正常体温，但也不是外感发热，而有烦闷胀满的，是为什么？

岐伯答道：这是因为阴气衰少，而阳气亢盛，所以发热而且烦闷胀满。

黄帝问道：足太阴和足阳明两经，为表里关系，属脾胃经脉，但所发生的疾病不同，是为什么？

岐伯答道：阴阳两经循行部位不同，而且虚实交替出现，逆顺也反复变化，发病有从内生，有从外生，病因也有区别，病的名称也就不一样了。

阳在上相当于天气，主外表卫护；阴在下相当于地气，主内部濡养。阳在外刚而易实，阴在内柔而多虚。如受到虚邪贼风的侵犯，阳经首先受邪，然后传入六腑，如饮食不节，起居失调。阴经首先受其影响，于是传入五脏。邪气传入六腑就有身热不能安眠，向上表现为喘呼；传入五脏的就会胀满闭塞，向下表现为飧泄，日久转为痢疾。因为喉主天气司呼吸，咽主地气司饮食。又因为阳经易受风邪，阴经易受湿邪。而且足三阴经气，从足上行到头，再由头循臂下行至指端；手三阳的经气，从手上行到头，再由头下行至足。所以说阳经有疾病时，先上行，到达极点后就会下行；阴经有病时，先下行，到达极点后就会上行。伤于风邪的，上部先受邪；伤于湿邪的，下部先受邪。

六经受病发伤寒热病第一（中）

【原文】

黄帝问曰：病热有所痛者，何也？

岐伯对曰：病热者，阳脉也，以三阳之盛也，人迎一盛在少阳；二盛在太阳；三盛在阳明。夫阳入于阴，故病在头与腹，乃䐜胀而头痛也。

曰：病身热汗出而烦满不解者何也？

曰：汗出而身热者，风也；汗出而烦满不解者，厥也，病名曰风厥。太阳为诸阳主气，故先受邪，少阴其表里也，得热则上从，上从则厥。治之表里刺之，饮之服汤。

曰：温病汗出，辄复热而脉躁疾者，不为汗衰，狂言不能食，病名曰何？

曰：名曰阴阳交，交者死。人所以汗出者，皆生于谷，谷生于精。今邪气交争于骨肉，而得汗者，是邪退精胜，精胜则当能食，而不复热。复热者，邪气也，汗者，精气也，今汗出而辄复热者，是邪胜也，不能食者，精无俾也，热而留者，寿可立而倾也。夫汗出而脉躁盛者死，今脉不与汗相应，此不胜其病，其死明矣。狂言者，是失志，失志者死。此有三死，不见一生，虽愈必死。

病风且寒且热，炅汗出，一日数欠，先刺诸分理络脉。汗出且寒且热，三日一刺，百日而已。

曰：何谓虚实？

曰：邪气盛则实，精气夺则虚。重实者内大热，病气热，脉满，是谓重实。

曰：经络俱实何如？

曰：经络皆实，是寸脉急而尺缓也，皆当俱治。故曰：滑则顺，涩则逆。夫虚实者，皆从其物类治，故五脏骨肉滑利，可以久长。寒气暴上，脉满而实，实而滑顺则生，实而逆则死。尽满者，脉急大坚，尺涩而不应也。如是者，顺则生，逆则死。所谓顺者，手足温，所谓逆者，手足寒也。

曰：何谓重虚？

曰：脉虚气虚尺虚，是谓重虚也。所谓气虚者，言无常也；尺虚者，行步恇然也；脉虚者，不象阴也。如此者滑则生，涩则死。气虚者，肺虚也；气逆者，足寒也。非其时则生，当其时则死。余脏皆如此也。脉实满，手足寒，头热者，春秋则生，冬夏则死。脉浮而涩，涩而身有热者死。络气不足，经气有余者，脉口热而尺寒，秋冬为逆，春夏为顺，治主病者。经虚络满者，尺热满，脉口寒涩，春夏死，秋冬生。络满经虚，灸阴刺阳；经满络虚，刺阴灸阳。

曰：秋冬无极阴，春夏无极阳者，何谓也？

曰：无极阳者，春夏无数虚阳明，阳明虚则狂；无极阴者，秋冬无数虚太阴，太阴虚则死。

春亟治经络，夏亟治经俞，秋亟治六腑，冬则闭塞，治用药而少针石。所谓少针石者，非痈疽之谓也。

热病始手臂者，先取手阳明、太阴而汗出。始头首者，先取项太阳而汗出。始足胫者，先取足阳明而汗出。臂太阴可出汗，足阳明可出汗。取阴而汗出甚者止之阳；取阳而汗出甚者止之阴。振寒凄凄，鼓颔不得汗出，腹胀烦闷，取手太阴。

热病三日，气口静，人迎躁者，取之诸阳，五十九刺，以泻其热，而出其汗，实其阴，以补其不足。

身热甚，阴阳皆静者，勿刺之；其可刺者，急取之，不汗则泄。所谓勿刺，皆有死征也。

热病七日、八日，脉口动，喘而眩者，急刺之，汗且自出，浅刺手大指间。

热病七日、八日，脉微小，病者溲血，口中干，一日半而死。脉代者，一

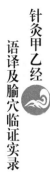
日死。

热病已得汗而脉尚躁，喘且复热，勿庸刺。喘盛者必死。

热病七日、八日，脉不躁，不散数，后三日中有汗，三日不汗，四日死。未汗勿庸刺。

热病先肤痛，窒鼻充面，取之皮，以第一针五十九刺。苛轸鼻干，索于皮肺。不得，索之于火。火者，心也。

热病先身涩烦而热，烦闷唇嗌干，取之皮，以第一针五十九刺，热病肤胀，口干，寒，汗出，索脉于心。不得，索之于水。水者，肾也。

热病嗌干，多饮善惊，卧不能安，取之肤肉，以第六针五十九刺。目眦赤，索肉于脾。不得，索之于木。木者，肾也。

热病而胸胁痛，手足躁，取之筋间，以第四针针于四逆。筋躄，目浸，索筋于肝。不得，索之于金。金者，肺也。

热病数惊，瘛疭而狂，取之脉，以第四针急泻有余者。癫疾毛发去，索血于心。不得，索之于肾。水者，肾也。

热病身重，骨痛耳聋好瞑，取之骨，以第四针五十九刺。骨病不食，啮齿耳青，索骨于肾。不得，索之于土。土者，脾也。

热病不知所痛，耳聋，不能自收，口干，阳热甚，阴颇有寒者，热在髓也，死不治。

热病头痛，颞颥目脉紧，善衄，厥热病也，取之以第三针，视有余不足。

热病体重，肠中热，取之以第四针于其俞及下诸指间，索气于胃络得气也。

热病侠脐急痛，胸胁满，取之涌泉与阴陵泉，以第四针针嗌里。

热病而汗且出，及脉顺可汗者，取鱼际、太渊、大都、太白，泻之则热去，补之则汗出。汗出太甚，取内踝上横脉以止之。

热病已得汗而脉尚躁盛者，此阴脉之极也，死；其得汗而脉静者生。

热病脉常躁盛而不得汗者，此阳脉之极也，死；其脉躁盛得汗而脉静者生。

厥，侠脊而痛，主头项几几，目䀮䀮然，腰脊强，取足太阳腘中血络。嗌干口热如胶，取足少阳。

热病死候有九：一曰汗不出，大颧发赤者死。二曰泄而腹满甚者死。三曰目不明，热不已者死。四曰老人婴儿热而腹满者死。五曰汗不出呕血者死。六曰舌本烂，热不已者死。七曰咳而衄，汗不出，出不至足者死。八曰髓热者死。九曰热而痉者死。热而痉者，腰反折瘛疭，齿噤齘也。凡此九者不可刺也。

所谓五十九刺者，两手内外侧各三，凡十二痏；五指间各一，凡八痏；足亦如是。头入发际一寸，旁三分各三，凡六痏；更入发际三寸边五，凡十痏；耳前后，口下者各一，项中一，凡六痏；颠上一，囟会一，发际一，廉泉一，风池二，天柱二。

《素问》曰：五十九者，头上五行，行五者，以越诸阳之热逆也。大杼、膺俞、缺盆、背俞，此八者以泻胸中之热；气冲、三里、巨虚上、下廉，此八者以泻胃中之热；云门、髃骨、委中、髓空，此八者，以泻四肢之热；五脏俞傍五，此十者，以泻五脏之热。凡此五十九者，皆热之左右也。

头脑中寒，鼻鼽，目泣出，神庭主之。

头痛身热，鼻窒，喘息不利，烦满汗不出，曲差主之。

头痛目眩，颈项强急，胸胁相引不得倾侧，本神主之。

热病汗不出，上星主之，先取譩譆，后取天牖、风池。

热病汗不出，而苦呕烦心，承光主之。

头项痛重，暂起僵仆，鼻窒鼽衄，喘息不得通，通天主之。

头项恶风，汗不出，凄厥恶寒，呕吐，目系急，痛引颊，头重项痛，玉枕主之。

颊清不得视，口沫泣出，两目眉头痛，临泣主之。

脑风头痛，恶见风寒，鼽衄，鼻窒，喘息不通，承灵主之。

头痛身热，引两颔急，脑空主之。

醉酒风热发，两角眩痛，不能饮食，烦满呕吐，率谷主之。

项强刺瘖门。

热病汗不出，天柱及风池、商阳、关冲、掖门主之。

颈痛，项不得顾，目泣出，多眵䁾，鼻鼽衄，目内眦赤痛，气厥耳目不明，喉痹伛偻，引项筋挛不收，风池主之。

伤寒热盛，烦呕，大椎主之。

头重目瞑，凄厥，寒热，汗不出，陶道主之。

身热头痛，进退往来，神道主之。

头痛如破，身热如火，汗不出瘈疭，寒热，汗出恶寒，里急，腰腹相引痛，命门主之。

颈项痛不可以俯仰，头痛，振寒，瘈疭，气实则胁满，侠脊有寒气，热汗不出，腰背痛，大杼主之。

风眩头痛，鼻不利，时嚏，清涕自出，风门主之。

凄凄振寒，数欠伸，鬲俞主之。

269

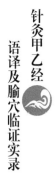

热病汗不出，上窌及孔最主之。

肩髆间急，凄厥恶寒，魄户主之。

项背痛引颈，魄户主之。

肩痛胸腹满，凄厥，脊背急强，神堂主之。

喘逆，鼽衄，肩甲内廉痛，不可俯仰，胛季胁引少腹而痛胀，譩譆主之。

背痛恶寒，脊强俯仰难，食不下，呕吐多涎，膈俞主之。热病头痛身重，悬颅主之。

胸胁胀满，背痛，恶风寒，饮食不下，呕吐不留住，魂门主之。

善嚏，头痛身热，颔厌主之。

热病头痛，引目外眦而急，烦满汗不出，引颔齿，面赤皮痛，悬颅主之。

热病偏头痛，引目外眦，悬厘主之。

头目瞳子痛，不可以视，挟项强急，不可以顾，阳白主之。

头风痛，鼻鼽衄，眉头痛，善嚏，目如欲脱，汗出寒热，面赤，颊中痛，项椎不可左右顾，目系急，瘛疭，攒竹主之。

寒热，凄厥鼓颔，承浆主之。

身热痛，胸胁痛不可反侧，颅息主之。

肩背痛，寒热，瘰疬绕颈，有大气，暴聋气蒙耳目不明，头颔痛，泪出，鼻衄不得息，不知香臭，风眩喉痹，天牖主之。

热病胸中澹澹，腹满暴痛，恍惚不知人，手清，少腹满，瘛疭，心痛，气满不得息，巨阙主之。

头眩病身热，汗不出，上脘主之。

身寒热，阴都主之。

热病象疟，振栗鼓颔，腹胀睥睨，喉中鸣，少商主之。

寒厥及热，烦心，少气，不足以息，阴湿痒，腹痛不可以食饮，肘挛支满，喉中焦干渴，鱼际主之。

热病振栗鼓颔，腹满阴萎，咳引丸溺出，虚也。膈中虚，食饮呕，身热汗不出，数唾涎，呕吐血下，肩背寒热，脱色，目泣出，皆虚也。刺鱼际补之。

病温身热，五日已上汗不出，刺太渊，留针一时，取之。若未满五日，禁不可刺也。

热病先手臂瘛疭，唇口聚，鼻张目上，汗出如转珠，两乳下二寸坚，胁满，悸，列缺主之。

【译文】

黄帝问道：有的热病伴有疼痛，是为什么？

岐伯回答说：凡是热病，都是阳脉盛，所以有三阳脉盛而动的现象，人迎脉一倍于寸口脉的，病在少阳；两倍于寸口脉的，病在太阳；三倍于寸口脉的，病在阳明。病在三阳当有发热而头痛的表现，如果由阳转入到阴，就会影响到腹部，所以出现腹胀和头痛的症状。

黄帝问道：热病出现身热汗出而又烦闷热不得解，这是为什么？

岐伯答道：汗出而发热的，属风热之症；汗出而又烦闷热不能退的，是下气上逆的结果，叫风厥病。太阳主一身之表，所以首先受邪，少阴经与它相表里，表病可影响到里经。少阴受到太阳热邪的影响，其经气随阳经上逆，上逆就会出现这种烦闷热不得解的厥病。治疗应当泻太阳、补少阴，同时内服泻热降逆的汤药。

黄帝问道：有的温病虽然汗出，但紧接着又发热且脉象急而躁动，症状不因为发汗而减轻，反而出现狂言乱语不能饮食的症状，这是什么疾病？

岐伯答道：这种病称做阴阳交，是死症。人能够出汗，有赖于水谷所化生的精气。现在邪正在骨肉之间交争，能够出汗，是邪退精胜的原因，精气胜就能饮食，而且不再发热。再次发热的，是邪气有余，而发汗则是精气。现今汗出又随即再度发热，是邪气盛的原因。不能进食，是精气不能继续补养脏腑，脏腑又不能化生水谷而产生精气，热势这样继续下去，生命就会立即发生危险。凡是汗出而脉象却急而躁动的是死证，现在脉象和出汗的情况不能一致，说明精不能战胜病邪，很明显会死亡。狂言乱语的，是五脏所主的神志发生异常，神志失常的也是死证。这种病出现三种死证，却不见一线生机，就是暂时症状减轻，最后终不免一死。

发生了风邪引起的病，一会儿寒一会儿热，热则汗出，一天内数次发作，治疗先刺大小分肉的络脉。如治疗后有汗出，仍有一阵寒一阵热的症状，是邪气较深，应一日一刺，治疗百天方可痊愈。

黄帝问道：什么是虚实？

岐伯答道：邪气盛的为实证，精气亏的是虚证。所谓重实，是指大热病人，邪热很盛，脉又盛满，脉证俱实，所以叫重实。

黄帝问道：络脉和经脉俱实是何表现？

岐伯答道：经脉和络脉俱实的表现是，寸脉急而尺脉缓，应该经络同治。所以说：滑脉为阳气胜，是顺象；涩脉是阴邪胜，为逆象。凡是虚实方面的病，都应该根据脏腑经络的虚实证象进行治疗。所以说五脏骨肉滑利的，可以长寿。对于寒气

271

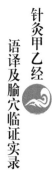
突然上逆的疾病，脉象满而实，如果实而且滑利为顺象，预示可活命；实而涩滞的为逆象，预示死亡。有一种身形尽满的人，脉象急大而坚，但尺脉却涩滞不一致。像这种情况的，顺则生，逆则死。这里所谓的顺是指手足温暖，逆是指手足寒冷。

黄帝问道：什么叫重虚？

岐伯答道：脉虚、气虚、尺虚，就叫重虚。气虚表现为语无伦次；尺虚表现为行步怯弱无力；脉虚表现为阴血虚少，脉现阴亏之象。像这种情况脉象滑利则生，涩滞则死。气虚就是肺虚，肺气虚则阳逆于上，阳气不能达于四肢则四肢发凉。如果不是发生在被克的时令，则可以生。如遇被克的时令，就会死。其他各脏的情况可以类推。这种病人如果脉象实满，手足发凉，头发热疼痛，是上实下虚之证。如果发生在春秋阴阳平衡之时可以生，而在夏冬阴阳偏盛之时则会死亡。脉浮而涩，涩为血少，浮涩而身有热是邪热盛，属浮而涩，属孤阳无阴之证，为死证。络气不足，经气有余的，表现为寸口脉滑而尺部皮肤寒凉，属阳气不足而阴分邪盛之证。秋冬阴盛之时有此脉象为逆，春夏阳盛之时有此证为顺，治疗时须根据病情并结合时令，确定补泻。经虚络满的，尺脉热而盛满，寸口脉迟而涩滞，春夏阳盛之时有此阴虚阳盛之证则死，秋冬阴盛之时则生。络主阳，经主阴，治络满经虚的病，当灸阴刺阳；经满络虚的病，刺阴灸阳。

黄帝问道：秋冬无极阴，春夏无极阳，指的是什么？

岐伯答道：无极阳是指春夏季节不可频泻阳明，阳明虚极可令人狂；无极阴是指秋冬季节不可频泻太阴，太阴虚极则令人死。

春季治疗时应该多取各经的络脉来刺；夏季多取各经的俞穴来刺；秋季多取六腑的合穴来刺；冬季人气闭藏在内，治病应多用药物，少施针石。所谓少用针石是指非痈疽之类疾病而言的。

热病从手臂开始的，先取手阳明、太阴二经的穴位以发汗。从头部开始的，取项部太阳经的天柱穴来发汗。从足胫开始的，取足阳明经的荥穴来发汗，刺手太阴可以出汗，刺足阳明也可以出汗。取阴经的荥俞而汗出过多的，是阴气胜的原因，可取相表里的阳经荥俞用同样的手法，使阴阳平衡而止汗；同样取阳经的荥俞而出汗过多的，是阳气胜的原因，可刺与其相表里的阴经荥俞用同样的手法，使其阴阳平衡，则汗自止。出现寒栗发冷，鼓颔而不出汗，腹部胀满，心中烦闷等症状的，是正气不足，当取手太阴肺经的腧穴补之。

热病已经三日，寸口脉静，仅人迎脉躁的，是邪气在表的证候。应选取三阴经的五十九刺进行治疗，以泻其表热，使邪气随汗而出；阳有余则阴不足，所以还要补阴，以补其不足。

如果身热较甚，而人迎气口之脉反静的，此即阳证得阴脉，不可盲目刺。察其可刺之时，则急刺之，即是不得汗出，也可泄其邪气。所谓不可盲目刺，是由于脉证不一，有死候的缘故。

热病到了七、八日，脉口动疾，气喘而眩晕的，当急刺手太阴肺经，汗自会出而邪气亦散，浅刺的穴位是手大指的少商穴。

热病到了第七、第八日，脉象微小的，是正气不足的表现，若有尿血、口中干等症状，为阴气已伤，一日半会死亡。如果出现代脉，则不过一日就会死。

热病已得汗，脉仍躁，气喘又热，不要针刺。气喘严重时，必死。

热病到了第七、八日，脉既不躁盛，也不散数，是邪气未退，再过三天应当汗出而愈。如果三天当中没有汗出，是正气已衰，到第四天会死亡，故没有汗出的不能盲目针刺。

热病表现为先皮肤痛，鼻塞面皮浮胀等，是邪在皮肤，为肺的热病。当刺皮部，用第一针浅刺五十九穴的皮部。如果皮肤上出现瘾疹而且有鼻干的，通过针刺皮部以泻肺之热，刺之无效，就要寻找火脏之穴来针刺。火之脏即心脏，火能克金，火旺则能制金邪。

热病如果先出现身体皮肤粗涩，烦闷而发热，口唇咽喉发干，为邪气客于血脉，当取经脉来治疗。用第一针刺五十九穴中与脉有关的穴位。热病如果有皮肤发胀，口中干燥、寒冷、汗出，应取心经的穴位来治疗。刺之无效，即取属水的肾经补之。水旺则火衰，心热自退。

热病有咽干，饮水多善惊，不能安卧等症状，是邪在肤肉，属脾经之病。当用第六针五十九刺中的肉分。如果目眦发红，也为脾经的病，当取脾所主的肉分。刺之无效，就当取属木的肝经补之。木旺则土衰，脾热自平。

热病胸胁作痛，手足躁动，是邪客于筋，属肝经的病症。当取各筋结之间，用九针中的第四针刺四肢末端。因为诸筋起于此处。如果筋脉痿软不能行走，泪常出不干，同样取肝所主之筋脉来泻肝热。刺之无效，可取肺金补之。肺金旺则肝热自平。

热病频频惊惕，手足抽搐而发狂，是邪热入心。当取心所主之脉，用第四针急泻有余的血络。如果阳极阴虚出现癫疾而发毛脱落的，同样取血脉以泻心火。刺之无效，即当取属于水的肾经补之。水旺则火衰，真阴即复。

热病身体沉重、骨骼痛、耳聋、多寐，是邪热客于肾经所致。当取肾所主之骨以泻其热，可用第四针刺五十九穴中的骨分。如果骨病而且不能饮食，咬牙，耳轮发青，也要寻取骨分以泻肾热。刺之无效，当取属脾的土来补之。土旺则水衰，肾

273

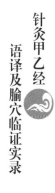

热自平。

热病，痛无定处、耳聋、四肢弛缓不收、口干，逢阳气偏胜就高热，遇阴气偏盛就寒冷，这是邪热深入骨髓的病症，为死症，不可治。

热病头痛，颞颥部和眼的筋脉紧张，常有鼻衄，是热邪逆于上的病症。当用九针中的第三刺，泻有余的邪热，补不足之正气。

热病身体困重，是热邪侵犯脾经，与肠胃有热，均用九针中的第四个针来刺，可取脾胃经的俞穴以及下部各足趾间的俞穴，并同时再刺胃经的络脉丰隆穴，以疏泻脾胃二经的邪气。

热病挟脐周围拘急而痛，是肾经的病变，胸胁胀满是脾经的病变，当用第四针刺涌泉和阴陵泉，同时刺舌下之廉泉穴。

热病汗出且脉象与病相顺的，可以发汗，取鱼际、太渊、大都、太白等穴，用泻法可去热，用补法可发汗。如果汗出太多，取内踝上方的横脉三阴交刺之以止汗。

热病发汗以后脉象仍然躁盛的，这是阴脉虚极，孤阳不能被阴脉收敛的病症，主死；汗出以后脉静的，是邪去正复阴阳平衡的表现，主生。

热病脉象躁盛而汗不得出的，是阳脉亢盛，阳液竭尽，有阳无阴的病症，主死；如果脉躁盛得汗后恢复平静的，是邪去正复的表现，故主生。

厥气上逆，脊柱两侧疼痛，头项拘急不舒，两目视物模糊，腰脊强痛，是足太阳膀胱经的病变，当取其腘中的委中穴刺络放血。如果出现咽干，口热而且唾液粘稠如胶的，当取足少阴肾经的太溪穴补之，水旺则火衰。

热病的死候有九：一是汗不出，两颧发赤，为阴竭于内，虚阳外越之候，故主死。二是泻泄而腹部胀满的，为邪伤太阴，脾气将绝的表现，故主死。三是目视不明，而热势不减的，为脏腑精气竭绝的表现，主死。四是老人和婴儿发热而腹部胀满的，为邪伤脾脏，生化之源枯涸的表现，主死。五是汗不得出，并伴有吐血的，为伤阴太甚，主死。六是舌根烂而发热不止的，为三阴经俱为邪伤，故主死。七是咳嗽而且鼻出血，汗又不得出，或者虽有汗出但足部无汗的，为真阴亏竭，故主死。八是邪热深陷骨髓的，为肾气败绝，故死。九是发热而出现痉证的，为阴血耗伤，筋脉失养，热极生风，故主死。热病出现痉证，是指腰脊反折，手足抽搐，牙关紧闭，咬牙切齿等症状。以上这九种证候不可盲目针刺。

所谓的五十九刺，是指两手内外侧各有三穴（内侧即少商、中冲、少冲，外侧即少泽、关冲、商阳），两手共有十二个穴位；五指本节后各有一穴（后溪、中渚、三间、少府），左右共八穴；两足也是这样（束骨、足临泣、陷谷、太白，左右共八穴）。头部入前发际一寸（上星穴的两旁），旁开三寸各有三穴（五处、承光、通天），左右共六穴；再上行入发际三寸处的两侧各有五穴（临泣、目窗、正营、承灵、脑空），左右共十穴；耳前（听会），耳后（完骨），口下（承浆）各有一穴，项中（哑门）一穴，以上共六穴；巅顶上一穴（百会），囟会一穴，前后发际各一穴（前神庭、后风府），廉泉一穴，左右风池二穴，左右天柱二穴。总共五十九穴。

《素问》说：刺热病的五十九穴是：头上的五条经脉，每条各有五穴，共二十五穴，可以泄越各阳经上逆的热邪；大杼、中府、缺盆、风门，这八个穴位可以用来泻胸中之热；气冲、足三里，上下巨虚，这八个穴位可以泻胃中之热；云门、肩髃、委中、髓空，这八个穴位可以泻四肢的热邪；五脏俞旁的魄户、神堂、魂门、意舍、志室，这十个穴位可以泻五脏的热邪。以上这五十九穴，都是治疗各处热邪的重要穴位。

头脑受了寒邪，出现鼻塞、两眼流泪等症状，神庭穴可以治疗。

头痛身热，鼻塞，喘促呼吸不畅，心烦胸满汗不得出，曲差穴可以治疗。

头痛、目眩，颈项强直拘急，胸胁牵掣作痛，不能转侧的，是邪客胆经所致，应取足少阳经的本神穴治疗。

热病汗不出，属寒邪束表，取上星穴治疗，但应先取足太阳经的譩譆穴，再取手少阳经的天牖穴和足少阳经的风池穴即可治疗。

热病汗不出，而又呕吐心烦的，足太阳经的承光穴可以治疗。

头项疼痛沉重，起身会立即跌倒，鼻塞流涕或有鼻血，喘息而呼吸不通畅，足太阳经的通天穴可以治疗。

头项恶风，汗不得出，凄凄厥逆而恶寒，呕吐，目后处拘急，疼痛牵掣至鼻根，头沉重，项部疼痛，足太阳经的玉枕穴可以治疗。

两颊清冷，目不能视，口吐涎沫，泪出，两眉处疼痛，足少阳经的临泣穴可以治疗。

脑风出现头痛，恶风寒，鼻流涕出血，鼻塞，气喘呼吸不通畅的，足少阳、阳维脉的会穴承灵可以治疗。

头痛身体发热，牵引两额部拘紧的，足少阳、阳维脉的脑空穴可以治疗。

醉酒后受风而出现发热，两头角眩晕疼痛，不能饮食，烦满呕吐的，足太阳、少阳的会穴率谷穴可以治疗。

颈项强直，应刺督脉、阳维的会穴哑门。

热病汗不出的，可以取天柱、风池、商阳、关冲、液门穴治疗。

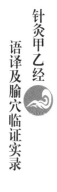

颈项疼痛，不能旋转，两目泪出，眵多，鼻流清涕或有鼻血，目内眦赤肿疼痛，气逆于上而致耳不闻声，目视不清，咽喉疼痛，弯腰弓背，牵掣项部导致筋脉挛急不能缓解，足太阳、阳维脉、阳跷脉的会穴风池穴可以治疗。

伤寒病热势较盛，心烦呕吐的，诸阳经的会穴大椎穴可以治疗。

头沉重，目不欲睁，洒洒恶寒，发热，汗不得出，督脉的陶道穴可以治疗。

身热，头痛，时轻时重，时发时止，督脉的神道穴可以治疗。

头痛像要破裂，身热像火烤一样，汗不得出而抽搐，恶寒发热，或汗出而仍恶寒，腹痛想要大便，牵引到腰部疼痛，应取命门穴治疗。

颈项痛以至不能俯仰，头痛，恶寒战栗，抽搐，邪气实则两胁胀满，脊柱两侧有寒气，发热而汗不得出，腰背疼痛，大杼穴可以治疗。

感受风邪引起眩晕和头痛，鼻塞不通，时有喷嚏并有清涕自流，应取足太阳经的风门穴治疗。

恶寒战栗，频频哈欠伸腰，足太阳经的膈俞穴可以治疗。

热病汗不得出，足太阳、少阳络穴上窌及手太阴郄穴孔最可以发汗。

肩髀间拘急，洒洒厥冷恶寒，取足太阳经的魄户穴主治。

项背疼痛牵引到颈部，魄户穴可以治疗。

肩痛，胸腹胀满，洒洒厥冷，脊背拘急强直，神堂穴可以治疗。

喘息气逆，鼻塞流涕或出血，肩胛内侧疼痛，不能屈伸，由胁肋向下牵掣到少腹胀痛，譩譆穴可以治疗。

背痛恶寒，脊柱强直屈伸困难，饮食不下，呕吐多涎沫，膈俞穴可以治疗。热病出现头痛、身体沉重，足少阳经的悬颅穴可以治疗。

胸胁胀满，背部疼痛，恶风寒，饮食不下，呕吐不止，足太阳经的魂门可以治疗。

频频喷嚏，头痛身体发热，手足少阳、足阳明之会穴颔厌可以治疗。

热病出现头痛，牵引目外眦挛急，心烦胸满，汗不得出，面赤皮痛，悬颅穴可以治疗。

热病出现偏头痛，牵掣到目外眦，应取悬厘穴治疗。

头目瞳仁皆痛，不可视物，两项强直拘急，不能左右旋转，阳白穴可以治疗。

头受风而痛，鼻流涕或出血，眉头疼痛，常打喷嚏，眼球似要脱出，汗出恶寒发热，面赤颊痛，项不能左右顾，目系紧急，筋脉抽掣，应取足太阳经的攒竹穴治疗。

恶寒发热，洒洒厥冷以至鼓颔，承浆穴可以治疗。

身热而且周身疼痛，胸胁疼痛不能左右旋转，手少阳经的颅息穴可以治疗。

肩背疼痛，恶寒发热，颈项周围出现瘰疬，邪气厥逆于上，则有突发的耳聋、目昏眩、视物不清的症状，头和颌部疼痛，流泪，鼻出血呼吸不利，不闻香臭，眩晕，咽喉疼痛，手少阳经的天牖穴可以治疗。

热病出现胸中跳动剧烈，腹胀满剧痛，精神恍惚不省人事，手发冷，少腹也胀满，筋脉抽掣，心中痛，胸部胀满呼吸不畅，心的募穴巨阙穴可以治疗。

头晕而身体发热，汗不得出，任脉的上脘穴可以治疗。

身发寒热，冲脉与足少阴肾经的会穴阴都穴可以治疗。

热病好像发生疟疾一样，寒战鼓颔，腹部胀满，两目斜视，喉中痰鸣，手太阴经的井穴少商可以治疗。

发生寒冷厥逆以及发热的病变，有心烦，气短，呼吸困难，前阴湿痒，腹痛而且不可饮食，肘部拘挛而胸部支撑胀满，喉中干燥发渴，手太阴肺经的荥穴鱼际可以治疗。

热病出现战栗鼓颔，腹胀满，阴萎，咳时牵引睾丸而出现遗溺，是肺气虚的原因。膈中虚寒，会出现食饮则呕，身热汗不得出，反复唾涎沫，呕吐时会有血出，肩背部时寒时热，面色枯萎，两目流泪，都属肺气虚证，应取手太阴经的鱼际来补。

患温病身热，五天后仍不出汗的，可针刺太渊，留针一个时辰再出针，如果未满五日，绝不要刺。

热病先出现手臂抽搐，口唇紧闭，鼻张，目上视，汗出像转动珠子一样，两乳下二寸处坚实，胁部胀满，心中悸动，手太阴肺经的络穴列缺可以治疗。

六经受病发伤寒热病第一 (下)

【原文】

振寒瘈疭，手不伸，咳嗽唾浊，气膈善呕，鼓颔不得汗，烦满，因为纵衄，尺泽主之。左窒刺右，右窒刺左。

两胁下痛，呕泄上下出，胸满短气，不得汗，补手太阴以出之。

热病烦心，心闷而汗不出，掌中热，心痛，身热如火，浸淫烦满，舌本痛，中冲主之。

热病发热，烦满而欲呕哕，三日以往不得汗，怵惕，胸胁痛不可反侧，咳满溺

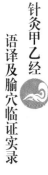
赤，大便血，衄不止，呕吐血，气逆，譩不止，嗌中痛，食不下，善渴，舌中烂，掌中热，欲呕，劳宫主之。

热病烦心而汗不止，肘挛掖肿，善笑不休，心中痛，目赤黄，小便如血，欲呕，胸中热，苦不乐，太息，喉痹嗌干，喘逆，身热如火，头痛如破，短气胸痛，太陵主之。

热病烦心，善呕，胸中澹澹善动而热，间使主之。

面赤皮热，热病汗不出，中风热，目赤黄，肘挛腋肿，实则心暴痛，虚则烦心，心惕惕不能动，失智，内关主之。

心澹澹然善惊，身热，烦心，口干，手清，逆气，呕血，时瘛，善摇头，颜青，汗出不过肩，伤寒温病，曲泽主之。

多卧善唾，肩髃痛寒，鼻鼽赤多血，浸淫起面，身热，喉痹如哽，目眦伤，忽振寒，背痛，二间主之。

鼻鼽衄，热病汗不出，瞤目，目痛瞑，头痛，龋齿，合谷主之。

热病烦心，瞤目，目痛泣出，厥逆头痛，胸满不得息，热病肠澼，臑肘臂痛，虚则气鬲满，肩不举，阳溪主之。

伤寒，寒热头痛，哕衄，肩不举，温溜主之。

伤寒余热不尽，曲池主之。

头痛振寒，清冷渊主之。

头痛，项背急，消泺主之。

振寒，小指不用，寒热汗不出，头痛，喉痹，舌卷，小指之间热，口中热，烦心，心痛，臂内廉及胁痛，聋，咳，瘛疭，口干，头痛不可顾，少泽主之。

振寒寒热，肩臑肘臂痛，头不可顾，烦满，身热恶寒，目赤痛，眦烂，生翳膜，暴痛，鼽衄，发聋，臂重痛，肘挛，痂疥，胸中引臑，泣出而惊，颈项强，身寒，后溪主之。

热病汗不出，胸痛，不可息，颔肿寒热，耳鸣聋无所闻，阳谷主之。

泄风汗出至腰，项急不可以左右顾及俯仰，肩弛肘废，目痛，痂疥，生疣，瘈疭，头眩目痛，阳谷主之。

振寒寒热，颈项肿，实则肘挛头项痛，狂易，虚则生疣，小者痂疥，支正主之。

风眩头痛，小海主之。

气喘，热病衄不止，烦心，善悲，腹胀，逆息热气，足胫中寒，不得卧，气满胸中热，暴泄，仰息，足下寒，膈中闷，呕吐，不欲食饮，隐白主之。

热病汗不出，且厥，手足清，暴泄，心痛腹胀，心尤痛甚，此胃心痛也，大都主之，并取隐白。腹满善呕烦闷，此皆主之。

热病先头重，颜痛，烦心身热，热争则腰痛不可用俯仰，腹满，两颔痛甚，暴泄，善饥而不欲食，善噫，热中，足清，腹胀食不化，善呕泄有脓血，苦呕无所出。先取三里，后取太白，章门主之。

热病满闷不得卧，太白主之。

热中少气厥寒，灸之热去，烦心不嗜食，咳而短气，善喘，喉痹，身热，脊胁相引，忽忽善忘，涌泉主之。

热病烦心，足寒清多汗，先取然谷，后取太溪、大指间动脉，皆先补之。

目痛引眦，少腹偏痛，背伛瘘疭，视昏嗜卧，照海主之，泻左阴跷，取右少阴俞，先刺阴跷，后刺少阴，在横骨上。

热病汗不出，黙黙嗜卧，溺黄，少腹热，嗌中痛，腹胀内肿，濯下，心痛如锥针刺，太溪主之。

手足寒至节，喘息者死。

热病刺然谷足先寒，寒上至膝乃出针。

善啮颊齿唇，热病汗不出，口中热痛，冲阳主之。

胃脘痛，时寒热，皆主之。

热病汗不出，善噫，腹胀满，胃热谵语，解溪主之。

厥头痛，面浮肿，烦心，狂见鬼，善笑不休，发于外有所大喜，喉痹不能言，丰隆主之。

阳厥凄凄而寒，少腹坚，头痛，胫股腹痛，消中，小便不利，善呕，三里主之。

胁痛咳逆不得息，窍阴主之。及爪甲与肉交者，左取右，右取左，立已，不已复取。

手足清，烦热汗不出，手肢转筋，头痛如锥刺之，循循然不可以动，动益烦心，喉痹，舌卷口干，臂内廉痛不可及头，耳聋鸣，窍阴皆主之。

膝外廉痛，热病汗不出，目外眦赤痛，头眩，两颔痛，寒逆泣出，耳鸣聋，多汗，目痒，胸中痛，不可反侧，痛无常处，侠溪主之。

厥四逆，喘，气满，风，身汗出而清，髋髀中痛，不可得行，足外皮痛，临泣主之。

目视不明，振寒，目翳，瞳子不见，腰两胁痛，脚酸转筋，丘墟主之。

身懈寒少气，热甚恶人，心惕惕然，取飞阳及绝骨，跗上临泣，立已。淫泺胫

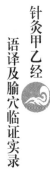
酸，热病汗不出，皆主之。

头重鼻衄及瘛疭，汗不出，烦心，足下热，不欲近衣，项痛，目翳，鼻及小便皆不利，至阴主之。

身疼痛，善惊互引，鼻衄，通谷主之。

暴病头痛，身热痛，肌肉动，耳聋，恶风，目眦烂赤，项不可以顾，髀枢痛，泄，肠澼，束骨主之。

瘛疭衄血不止，淫泺头痛，目白翳，跟尻瘛疭，头顶肿痛，泄注，上抢心，目赤眦烂无所见，痛从内眦始。腹满，颈项强，腰脊不可俯仰，眩，心痛，肩背相引，如从后触之状，身寒从胫起，京骨主之。

下部寒，热病汗不出，体重，逆气头眩痛，飞扬主之。

瘛疭，腰脊痛，脚腨酸重，战栗不能久立，腨如裂，脚跟急痛，足挛引少腹痛，咽喉痛，大便难，膜胀，承山主之。

热病侠脊痛，委中主之。

【译文】

寒战振栗，筋脉抽搐，手不能伸直，咳嗽，痰唾粘稠，气阻于膈并频频呕吐，战栗鼓颔却不得汗出，胸中烦满，因而发为急剧的鼻衄，手太阴的合穴尺泽可以治疗。左侧鼻衄刺右手尺泽，右侧鼻衄刺左侧尺泽。

两胁下疼痛，上吐下泄，胸满气短，不得汗出，应补手太阴以发汗。

热病心烦，心中憋闷而汗不出，掌中热，心痛，身热如火，病邪侵入深部则心烦胸满，舌本疼痛，心包经的井穴中冲可以治疗。

热病出现发热，心烦胸满而欲呕哕，三日后仍不得汗出，心中恐惧，胸胁疼痛不可转身，咳嗽喘满，小便色赤，大便出血，鼻衄不止，呕吐有血，气上逆，嗳气不止，咽嗌疼痛，饮食不下，易口渴，舌中部溃烂，掌中发热，饮则呕吐，手厥阴经的荥穴劳宫可以治疗。

热病心烦而汗出不止，肘部痉挛，腋下肿胀，喜笑不止，心中痛，目赤黄，小便赤如血色，欲呕吐，胸中热，苦闷不乐，叹息，喉肿痛咽嗌干，喘息气逆，身热如火，头痛如破，气短胸痛，手厥阴心包经的俞穴大陵可以治疗。

热病心烦，善呕吐，胸中跳动不宁而且有热，手厥阴心包经的间使穴可以治疗。

面红赤皮肤发热，热病而汗不出，中风而热，目赤黄，肘挛腋肿，邪气实则心中突然疼痛，正气虚则心烦，心中恐惧而不能行动，神志不清，手厥阴心包经的络穴内关可以治疗。

心动不安而善惊，身热，心烦，口干，手凉，气逆，呕血，时时抽搐，好摇头，面色发青，汗出不超过肩部，以及伤寒温病等，均应取手厥阴心包经的曲泽穴治疗。

喜卧床，多唾涎，肩髃疼痛而觉寒冷，鼻与颧部红赤充血，湿疹淫疮起于面部，身热，咽喉疼痛如有异物梗阻，目眦损伤，突然寒战，背部疼痛，手阳明大肠经的荥穴二间可以治疗。

鼻流涕出血，热病汗不得出，眼病，痛不敢睁，头痛，龋齿疼痛，取手阳明经的合谷穴治疗。

热病心烦，眼病，目痛流泪，邪气上逆头痛，胸满呼吸不利，以及热病痢疾，上臂、肘、前臂痛，正虚则膈中气满，肩不能举，手阳明经的阳溪穴可以治疗。

伤寒，出现寒热头痛及呃逆衄血，肩不能举等，取手阳明经的郄穴温溜主治。

伤寒而留有余热未尽的，手阳明经的合穴曲池穴可以治疗。

头痛、恶寒、战栗，手少阳经的清冷渊可以治疗。

头痛，项背拘急不舒，手少阳经的消泺可以治疗。

恶寒战栗，小指不能动，恶寒发热而汗不得出。头痛，咽喉痛，舌卷缩，小指与无名指之间发热，口中热，心烦，心痛，臂内侧及胁肋疼痛，耳聋，咳嗽，筋脉抽搐，口干，头痛不能向两侧旋转，可取手太阳小肠经的井穴少泽治疗。

寒战恶寒发热，肩、上臂、肘、前臂疼痛，头不可左右旋转，烦闷胀满，身热恶寒，目赤肿痛，眼角溃烂，生翳膜，突然疼痛，流涕或鼻衄，耳聋，臂沉重而痛，肘拘挛，起痂疥，胸胀满牵引上臂，目流泪而发惊，颈项强硬，身觉寒冷头不可左右顾盼，可取手太阳小肠经的输穴后溪治疗。

热病汗不出，胸痛不可呼吸，颔肿，身发寒热，耳鸣耳聋，听不到声音，手太阳小肠经的经穴阳谷可以治疗。

泄风汗出，腰项部拘急不能左右旋转及屈伸，肩关节松弛，肘部不能动，目痛，起痂疥，生疣，筋脉抽搐，头眩晕，目疼痛，阳谷穴可以治疗。

恶寒、战栗、发热，颈项肿胀，邪气实则肘拘挛头项疼痛，狂易病，正气虚则生赘疣，小的像痂疥一样，手太阳小肠经的络穴支正可以治疗。

风邪引起头眩晕疼痛，手太阳的合穴小海可以治疗。

气喘，热病衄血不止，心烦，易悲痛，腹胀，呼吸困难口出热气，足胫寒凉，不能安卧，气满胸中有热，暴泄，仰头呼吸，足下寒冷，胸膈中满闷，呕吐，不欲

281

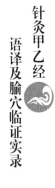
食饮，足太阴脾经的井穴隐白可以治疗。

热病汗不得出而厥气上逆，手足清冷，暴泄，心痛、腹胀，心痛得很厉害，这是胃的病变引起心口处疼痛，大都穴可以治疗，同时取隐白穴。腹部胀满，善呕吐，心中烦闷等症状，都可取大都、隐白来治疗。

热病先有头沉重，额部疼痛，烦闷，身热，正邪相争出现腰痛不能俯仰，腹部胀满，两颧疼痛剧烈，易泄，饥饿但不想饮食，常常嗳气，热盛于内，但足部清冷，腹胀食物不消化，易呕吐，泄下有脓血，欲呕但无物。这是脾、胃、肝三经俱病的症状。先取足三里，以泻阳明之热，再取太白和章门以调理脾气和肝气。

热病而满闷不能平卧的，太白穴可以治疗。

热在胸中，气短，足下厥冷，灸足下涌泉穴可以引热下行。心烦不嗜饮食，咳嗽，气短，喉痹，身热，脊柱与胁肋互相牵掣，精神恍惚善忘，取足少阴肾经的涌泉穴治疗。

热病心烦，足寒冷多汗的，是足少阴寒气厥逆于下，应先取其荥穴然谷以益肾阳，再取肾经和肝经的原穴太溪和太冲以补肝肾之气，所取穴位皆当先用补法。

目痛牵引到内眦，少腹两侧蹿痛，脊背伛偻不能伸直，筋脉抽搐，视物不清而嗜卧，应取照海穴治疗，泻左侧阴跷脉，与左右侧的少阴俞，而且要先刺阴跷脉即照海穴，后刺少阴俞即横骨穴，横骨穴在耻骨上方。

热病汗不得出，安静喜卧，小便黄，少腹热，咽痛，腹胀内肿，流涎，心中疼痛如锥针刺，这是热邪客于足少阴肾经所致，应取其输穴太溪治疗。

手足寒冷至肘膝关节，并有气喘的，这是阳气竭绝，元气无根的死证。

热病针刺然谷后足部先冷，待膝部有寒凉的感觉后方可出针。

热病出现咬牙、咬唇以及咬颊的症状，而汗又不出，口中热而疼痛，取阳明胃经的冲阳治疗。

胃脘疼痛，时有寒热，都可取冲阳穴来治疗。

热病汗不出，时常嗳气，腹胀满，胃热而谵语，阳明胃经的解溪穴可以治疗。

邪气循阳明经上逆而致的头痛，出现面目浮肿，心烦，发狂如见鬼，善笑不止，表现于外好像有大喜之事有所发生，咽喉疼痛不能说话，应取足阳明经的丰隆穴治疗。

热病热邪郁于内不能外达，反见洒洒振寒的假象，少腹坚硬，头痛，胫、股、腹部疼痛，消谷善饥，小便不利，善呕吐，足三里穴主治。

胁痛，咳嗽气逆，呼吸不畅，足少阳经的井穴窍阴可以治疗。窍阴穴在足第四趾外端爪甲与肉交接处，左胁痛取右窍阴穴，右胁痛取左窍阴穴，立愈，不愈可再刺。

手足发凉，烦热汗不得出，手及上肢筋挛急，头痛如锥刺一般，渐渐地身体不可动，活动则愈加心烦，同时有喉痹，舌卷而口干，耳聋耳鸣，手臂内侧痛不能上举到头等症状，应取足少阳经的窍阴穴治疗。

膝外侧疼痛，热病汗不得出，外眼角赤痛，眩晕，两颔痛，寒邪上逆而流泪，耳鸣、耳聋，多汗，目痒，胸中疼痛，不能反身和转侧，身体疼痛而又痛无定处，取足少阳经的侠溪治疗。

热病四肢厥逆，喘息，胸中气满，受风会周身汗出而觉清冷，髋关节及大腿部疼痛，不能行走，足外侧皮肤疼痛，临泣穴可以治疗。

目视物不清，恶寒战栗，目生云翳，遮盖住瞳孔，以及腰和两胁部疼痛，腰酸痛而转筋，足少阳经的原穴丘墟可以治疗。

身体懈惰无力而寒冷少气，或发热较盛厌恶见人，心惕惕然恐惧，应取太阳膀胱经的络穴飞阳以及足少阳经穴阳辅穴，以及足少阳输穴足临泣穴治疗，病可立愈。足胫酸软无力，热病而汗不得出，都可用以上穴位治疗。

头沉重鼻衄，以及筋脉抽掣，无汗，心烦，足心发热，不想穿衣，项痛，目生翳膜，鼻腔及小便都不利，足太阳经的井穴至阴可以治疗。

身体疼痛，善惊恐而且筋脉相互牵引，鼻衄，足太阳经的荥穴通谷穴可以治疗。

突然发生头痛，身热而痛，肌肉跳动，耳聋，恶风，眼角烂赤，项强不能旋转，髋关节痛，泄泻或痢疾，取太阳经的输穴束骨治疗。

鼻流清涕或衄血不止，或邪气浸淫日久而头痛，目生白翳，足跟与尻部筋脉抽搐，头顶肿痛，泻下如注，气冲上心，目赤眦烂看不清东西，目痛由内眦开始，腹部胀满，颈项强痛，腰脊不能俯仰，眩晕，心痛，牵引到肩背，好像从后背触动了心一样，身体恶寒从足胫开始。均可取足太阳经的原穴京骨穴治疗。

身体下部寒冷，热病汗不得出，身体沉重，或因邪气上逆而眩晕头痛，应取足太阳经的络脉飞扬穴治疗。

鼻塞或出血，腰脊疼痛，小腿后侧酸痛沉重，战栗不能久立，小腿后肌肉像要裂开，脚跟拘急疼痛，足拘挛掣引少腹疼痛，咽喉痛，大便困难，腹胀满，应取足太阳经的承山穴治疗。

热病脊背两旁疼痛，取足太阳经的合穴委中治疗。

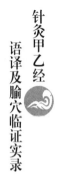
足阳明脉病发热狂走第二

【原文】

黄帝问曰：足阳明之脉病，恶人与火，闻木音则惕然而惊，欲独闭户牖而处，愿闻其故？

岐伯对曰：阳明者，胃脉也；胃者，土也；闻木音而惊者，土恶木也。阳明主肌肉，其血气盛，邪客之则热，热甚则恶火；阳明厥则喘闷，闷则恶人；阴阳相薄，阳尽阴盛，故欲独闭户牖而处。

曰：或喘而生者，或喘而死者，何也？

曰：厥逆连脏则死，连经则生。

曰：病甚则弃衣而走，登高而歌，或至不食数日，逾垣上屋，非其素所能，病反能者，何也？

曰：阴阳争而外并于阳，邪盛则四肢实，实则能登高而歌；热盛于身，故弃衣而欲走；阳盛故妄言，骂詈不避亲疏。大热遍身，故狂言而妄见妄闻。视足阳明及大络取之，虚者补之，血如实者泻之。因令僵卧，居其头前，以两手四指按其颈动脉久持之，卷而切推之，下至缺盆中，复上如前，热去乃已。此所谓推而散之者也。

身热狂走，谵语见鬼，瘈疭，身柱主之。

狂，妄言，怒，恶火，善骂詈，巨阙主之。

热病汗不出，鼽衄，眩，时仆而浮肿，足胫寒，不得卧，振寒，恶人与木音，喉痹，龋齿，恶风，鼻不利，多善惊，厉兑主之。

四厥手足闷者，使人久持之，逆冷胫痛，腹胀皮痛，善伸数欠，恶人与木音，振寒，嗌中引痛。热病汗不出，下齿痛，恶寒，目急，喘满寒栗，龈口噤僻，不嗜食，内庭主之。

狂歌，妄言，怒，恶人与火，骂詈，三里主之。

【译文】

黄帝问道：足阳明经脉的病，表现为厌恶见人与火，听到木音就惊恐，想要单独居住在门窗关闭的房间里，这是什么原因？

岐伯回答说：足阳明经，是胃的经络；胃属土；听到木声就惊恐，是土恶木的缘故。阳明经主肌肉，其经脉血气盛，邪气侵犯该经就会发热，热的厉害就怕见火；阳明经的气血上逆就喘息烦闷，烦闷就怕见人；阴阳之气相争，阳气竭尽阴气盛，阴盛喜静，故常欲关门闭窗而独居。

黄帝问道：阳明经气厥逆于上，有的虽然发作喘促但不会危及生命，有的能致死亡，这是什么原因？

岐伯回答说：病连及内脏的就会死亡，病仅连及经脉的就能活。

黄帝问道：病变较严重的会弃衣而走，登高而歌，甚至好几天不吃饭，翻墙上屋，这些都是平时所不能做的，病后反而能做，这是什么原因？

岐伯回答说：阴阳之气相争，而外并于阳分，邪气旺盛则四肢实，四肢实则能登高而歌；热邪盛于周身，故而弃衣到处乱跑；阳邪亢盛扰乱神明故而胡言乱语，以至骂人不避亲人和生人。如果遍身高热，则有狂言而妄见妄闻的症状。治疗应察看足阳明经络以及大络的虚实，虚者补之，大络充血的用泻法。接着让患者仰卧，医者站于病人头前，用两手四指按住病人颈旁的动脉久久不放，再将四指屈曲用指背推颈旁动脉，向下一直推至缺盆中，反复以上动作，直到热退为止。这就是所谓推而散之的方法。

身热狂奔，胡言乱语如见鬼状，筋脉抽搐，取督脉的身柱穴治疗。

发狂，胡言乱语，易怒，厌恶火，常骂人咒人的，应取心经的募穴巨阙穴治疗。

热病汗不出，鼻流涕或衄血，眩晕，时常跌倒，浮肿，足胫发凉，不能安卧，战栗恶寒，厌恶见人和听到木音，咽喉疼痛，龋齿痛，恶风，鼻息不利，时常发惊，应取足阳明经的井穴厉兑来治疗。

手足厥逆闷乱的，愿让人长时间握持，四肢发凉而足胫疼痛，腹部胀满，皮肤疼痛，好伸腰频频哈欠，厌恶见人和闻木音，战栗恶寒，咽中掣引作痛。热病汗不出，下齿痛，恶寒，目紧急，喘促胸满，恶寒战栗，牙关紧闭口眼歪斜，不吃东西，足阳明经的荥穴内庭可以治疗。

发狂歌唱，胡言乱语，发怒，厌恶人和火，骂人咒人应取阳明经的合穴足三里治疗。

阴衰发热厥阳衰发寒厥第三

【原文】

黄帝问曰：厥之寒热者，何也？

岐伯对曰：阳气衰于下，则为寒厥；阴气衰于下，则为热厥。

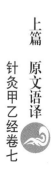

曰：热厥必起于足下者，何也？

曰：阳气起于足五指之表，阴脉者，集于足下而聚于足心，故阳胜则足下热。

曰：寒厥必起于五指而上于膝者，何也？

曰：阴气起于五指之里，集于膝下而聚于膝上，故阴气盛则从五指至膝上寒。其寒也，不从外，皆从内。

曰：寒厥何失而然也？

曰：厥阴者，众筋之所聚，太阴、阳明之所合。春夏则阳气多而阴气少，秋冬则阴气盛而阳气衰。此人质壮，以秋冬夺于所用，下气上争不能复，精气溢下，邪气从而上之。所中阳气衰，不能渗营其经络，阳气日损，阴气独在，故手足为之寒。

曰：热厥何如？

曰：酒入于胃，则络脉满而经脉虚。脾主为胃行其津液者也，阴气虚则阳气入，阳气入则胃不和，胃不和则精气竭，精气竭则不营其四肢。此人必数醉，若饱以入房，气聚于脾中不得散，酒气与谷气相薄，热遍于身，内热而溺赤。夫酒气盛而慓悍，肾气日衰，阳气独盛，故手足为之热。

曰：厥，或令人腹满，或令人暴不知人，或至半日远至一日，乃知人者，何谓也？

曰：阴气盛于上则下虚，下虚则腹满，腹满则下气重上而邪气逆，逆则阳气乱，阳气乱则不知人矣。

太阳之厥，则肿首，头重，足不能行，发为眩仆。阳明之厥，则癫疾，欲走呼，腹满不得卧，面赤而热，妄见妄言。少阳之厥，则暴聋，颊肿而热，胁痛，胻不可以运。太阴之厥，则腹满膜胀，后不利，不欲食，食则呕，不得卧。少阴之厥，则舌干，溺赤，腹满心痛。厥阴之厥，则少腹肿痛，膜胀，泾溲不利，好卧屈膝，阴缩，肭内热。盛则泻之，虚则补之，不盛不虚，以经取之。

请言解论。与天地相应，四时相副，人参天地，故可为解。下有渐洳，上生蒲苇，此所以知气形之多少也。

阴阳者，寒暑也，热则滋雨而在上，根茎少汁，人气在外，皮肤缓，腠理开，血气减，汗大泄，皮淖泽；寒则地冻水冰，人气在中，皮肤致，腠理闭，汗不泄，血气强，皮坚涩。当是之时，善行水者，不能往冰；善穿地者，不能凿冻；夫善用针者，亦不能取四逆，血脉凝结，坚抟不往来，亦不可即柔。故行水者，必待天温冰释；穿地者，必待冻解，而后地可穷。人脉犹是。治厥者，必先熨火以调和其经，掌与腋，肘与脚，项与脊，以调其气。大道已通，血脉乃行。后视其病，脉淖泽者，刺而平之；坚紧者，破而决之。气乃下止，此所谓解结。

用针之类，在于调气，气积于胃，以通营卫，各行其道；宗气留积在海，其下者注于气街；上行者注于息道。故厥在足，宗气不下，脉中之血，凝而留止，弗之火调，针弗能取。

用针者，必先察其经络之虚实，切而循之，按而弹之，视其应动者，乃后取而下之。六经调者，谓之不病，虽病谓之自已。一经上实下虚而不通者，此必有横络盛加于大经，令之不通，视而泻之，通而决之，是所谓解结者也。

上寒下热，先刺其项太阳，久留之，已刺则火熨项与肩胛，令热下合乃止，所谓推而上之者也，上热下寒，视其虚脉而陷下于经络者取之，气下而止，所谓引而下之者也。

刺热厥者，留针反为寒。刺寒厥者，留针反为热。

刺热厥者，二阴一阳；刺寒厥者，一阴二阳。所谓二阴者，二刺阴；所谓二阳者，二刺阳。

热厥取太阴、少阳；寒厥取阳明、少阴，于足皆留之。

厥，胸满面肿者，唇漯漯然，暴言难，甚则不能言，取足阳明。

厥，气走喉而不言，手足微满清，大便不利，取足少阴。

厥而腹膨膨，多寒气，腹中荥荥便溲难，取足太阴。

厥逆为病，足暴清，胸中若将裂，腹胀若以刀切之，膜而不食，脉大小皆涩。暖取足少阴，清取足阳明，清则补之，温则泻之。

厥逆腹满胀，肠鸣，胸满不得息，取下胸二肋间，咳而动应手者，与背俞以指按之立快。

足厥喘逆，足下清至膝，涌泉主之。

【译文】

黄帝问道：厥逆之症有寒厥和热厥，是什么原因呢？

岐伯回答说：三阳经气衰于下，则阴气盛而发为寒厥；三阴经气衰于下，则阳气盛而发为热厥。厥是指经气逆乱而致眩仆脱绝之症。

黄帝问道：热厥必从足下开始，这是为什么？

岐伯答道：阳气走在足五趾的表面，阴脉集中在足下而会聚于足心，故阳气盛阴气衰时足下发热。

黄帝问道：寒厥必先从足五趾开始而上至膝部，是为什么？

岐伯答道：阴气从五趾的里面开始，向上由膝下会聚到膝上，故阴气盛阳气衰

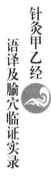
必然从足五趾上至膝部寒冷。这种寒冷不是外感寒邪而引发，而是由于体内阳气衰而致。

黄帝问：寒厥是什么失调而发生的？

岐伯答道：厥阴是众筋之所聚会，足太阴和足阳明会合之处。春夏阳气多而阴气少；秋冬阴气盛而阳气衰。此时虽然人体质壮实，在秋冬季节里，纵欲过度，肾精耗伤，而精虚则肾气不能潜藏，上浮而与上气相争，致阳气不能复原。精气溢泄于下而阳虚于下，阴寒之气得以乘虚上逆。阴寒之气在中，则必损害阳气，使得中焦脾胃虚寒，不能渗营经络。阳气日损，阴气独盛，所以手足寒冷。

黄帝问：热厥的情形是怎么样的？

岐伯答道：酒入于胃中，络脉就会充满而经脉就会空虚。脾主为胃转输津液，脾为湿热气伤则脾阴不足，阴气虚则阳独亢，阳气入于脾胃则胃气不和，胃不和则水谷之精气枯竭，精气枯竭则不能营养四肢。这种人必定经常醉酒，如果再饱食后行房事，阳气聚集于脾中不能散，酒气和谷气相迫，则会全身发热，内热而致尿赤。酒气盛而猛烈，饮酒过多日久必致肾气衰竭，阳气独盛，所以出现手足发热。

黄帝问：厥病，有的让人腹部胀满，有的使人突然不省人事，少则半天，多则一日，才能清醒，这是什么原因？

岐伯答道：阴气盛于上部则下部阳虚，下部阳气虚则气不化故而腹部胀满，腹部胀满则下气失调亦并行于上，则出现邪气逆乱，邪气逆乱则阳气逆乱，阳气乱就会昏不知人。

太阳经发生的厥病，会有头面肿胀，头沉重，足不能行走，会发生眩晕跌仆。阳明经发生的厥病，会出现癫病，想要乱跑呼叫，腹部胀满不能安卧，面赤发热，幻视幻听而且胡乱说话。少阳经的厥病，会突然耳聋，面颊肿胀发热，胁肋疼痛，足胫运动失灵。太阴经所发生的厥病，腹部胀满，大便不利，不想吃饭，吃了就会呕吐，不能安卧。少阴经发生的厥病，会有舌干，小便赤，腹满心痛的症状。厥阴经发生的厥病，会有少腹肿痛而胀，大、小便不利，喜屈膝而卧，阴囊收缩，足胫内侧发热。以上诸证针刺治疗时，实证用泻法，虚证用补法，不虚不实的，取本经腧穴治疗，可平补平泻。

现在谈谈解结的理论。人和天地相应，与四时相符合，人只有和天地相符，方可谈论解结。就像下面有湿润的土地，上面才能生长蒲苇，根据这个道理，从人体外形的强弱，可以测知其气血的多少。

阴阳的变化，可以从寒暑的更替来观察，天热的时候，地气向上蒸发而为雨露，根茎的水分就会减少而少汁。此时人体的阳气也浮而在外，所以皮肤弛缓，腠理开放，汗液大泄，皮肤润泽，因而内部的血气就会减少；天寒的时候，土地冻结，水凝成冰。此时人体的阳气也收藏在内，皮肤致密腠理闭合，汗液不泄，肌肉坚涩，因而内部的血气就比较充实。这时善于治理水的，也不能使冰流动；善穿地的也不能凿开冻土；善用针的，也同样不能治疗四肢厥逆，因为这时血脉凝结，坚聚而往来不流利，不能使之立即柔和。所以治水的人，必然等到气候温暖，冰已化解之时；穿地的人，必然等到解冻，才可以把地穿凿开。人体的经脉也是这个道理，治疗厥病，必先用温熨的方法调和它的经脉，温熨其手掌、腋窝、肘部、脚、项部及脊柱，以调和其经气。经络通畅，血脉流行，然后再详细诊察其病情，脉滑利的，用针刺法使其恢复和缓；坚紧的为邪气实，当刺破使其决通。以使厥逆之气下行为止，这就是所谓的解结。

用针刺治病的道理，就在于调整气机。人受气于水谷，水谷积于胃中，以化生营卫之气，营行脉中，卫行脉外；宗气积聚在气海，其下行的输注于气街；其上行的则注入于呼吸之道。故厥逆发生在足的，宗气不能沿气街下行，脉中的血液凝结留止，不先用火熨的方法调理，针刺就不能见效。

用针刺治病时，必须先诊察经络的虚实，用手循摸、切按、弹动，找到经脉应手的部位，再把针刺入穴位内。诊察时六经经脉调和的，是不病的表现，虽然有轻微的病变，也可以自愈。一经有上实下虚经脉不通的，这必然是支而横行的络脉受邪，邪气壅盛影响到正经，使其不能通畅，根据其邪实的轻重用泻法决通其经脉，这就是所说的解结的方法。

对于上寒下热的病，先刺其项部太阳经的腧穴，久留其针，刺入后再用火熨的方法温熨项部与肩胛部，使上下的热气相合为止，这就是所谓的推而上之的方法；上热下寒的病，先要看是哪条经脉虚而陷下，再用补法治疗，到阳气下行为止，这就是所谓的引而下之的方法。

刺热厥时，留针反会使其转温。刺寒厥时，留针反会使其转热。

刺热厥病，应用二阴一阳的刺法，即补阴经两次，泻阳经一次，使阴气盛而阳邪退；刺寒厥病，应用一阴二阳的刺法，即泻一次阴经，补两次阳经，使阳气盛而阴邪退。

热厥病当取足太阴经和足少阳经，补阴泻阳；寒厥当取足阳明胃经和足少阴肾经，补阳泻阴，取足部穴位而且要留针。

厥病，胸部胀满面部浮肿，肩部热，突然语言困难，严重时不能说话，当取足阳明胃经的穴位，这是穴气沿胃经上逆的缘故。

厥病，厥逆之气上走喉部而致说话困难，手足微胀满发凉，大便不利，取足少

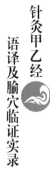
阴肾经穴位治疗。

厥病，出现腹部膨膨胀满的，是厥气上逆于脾经，寒气停留于脾，出现腹部荥荥如流水有声，大小便不利，当取足太阴脾经穴位治疗。

厥逆所致之病，两足突然发冷，胸中好像要裂开一样，腹肠痛如刀割，腹胀不想吃饭，脉大都带涩象或缓，取足少阴肾经，清冷的取足阳明胃经。清冷的用补法，温暖的用泻法。

厥气上逆所导致的腹部胀满，肠鸣，胸满而呼吸不畅，取胸下方左右二肋之间的穴位，咳嗽时手能感觉其动的地方，以及背俞穴，用手指按压立即会有轻松的感觉。

足部厥逆而致喘促气逆，足下寒冷至膝，涌泉穴可以治疗。

太阳中风感于寒湿发痉第四

【原文】

热而痉者，腰反折，瘛疭，齿噤龄。

张仲景曰：太阳病，其证备，其身体强，几几然，脉反沉迟者，此为痉。夫痉脉来，按之筑筑而弦，直上下行。刚痉为病，胸满口噤，卧不着席，脚挛急，其人必龄齿。太阳病，发热，脉沉细为痉。痉家其脉伏坚，直上下。太阳病，发热无汗恶寒，此为刚痉。太阳病，发热汗出，不恶寒，此为柔痉。太阳中湿病痉，其脉沉与筋平。太阳病，无汗，小便少，气上冲胸，口噤不能语，欲作刚痉。然刚痉太阳中风感于寒湿者也，其脉往来进退，以沉迟细异于伤寒热病。其治不宜发汗，针灸为嘉，治之以药者，可服葛根汤。

风痉身反折，先取足太阳及腘中及血络出血。痉，中有寒，取三里。

痉，取之阴跷及三毛上，及血络出血。

痉，取囟会、百会，及天柱、鬲俞、上关，光明主之。

痉，目不眴，刺脑户。

痉，脊强反折，瘛疭，癫疾，头重，五处主之。

痉，互引善惊，天冲主之。

痉，反折，心痛，气短，小便黄闭，长强主之。

痉，脊强互引，恶风，时振栗，喉痹，大气满，喘，胸中郁郁，身热，眩，目晄晄，项强，寒热，僵仆，不能久立，烦满里急，身不安席，大杼主之。

痉，筋痛急互引，肝俞主之。

热痉，脾俞及肾俞主之。

热痉互引，汗不出反折，尻臀内痛，似瘅疟状，膀胱俞主之。

痉，反折互引，腹胀腋挛，背中怏怏，引胁痛，内引心，中膂内俞主之；从项而数背椎，侠脊膂而痛按之应手者，刺之三痏立已。

痉，互引身热，然谷、譩譆主之。

痉，反目憎风，刺丝竹空主之。

痉，互引，唇吻强，兑端主之。

痉，烦满，龈交主之。

痉，口噤，互引，口干，小便赤黄，或时不禁，承浆主之。

痉，口噤，大迎主之。

痉，不能言，翳风主之。

痉，先取太溪，后取太仓之原主之。

痉，脊强里紧，腹中拘痛，水分主之。

痉，脊强，口不开，多唾，大便难，石关主之。

痉，脊强反折，京门主之。

痉，腹大坚，不得息，期门主之。

痉，上气，鱼际主之。

痉，互引，腕骨主之。

热病汗不出，善呕苦；痉，身反折，口噤，善鼓颔，腰痛不可以顾，顾而有似拔者，善悲，上下取之出血，见血立已。

痉，身反折，口噤，喉痹不能言，三里主之。

痉，惊，互引，脚如结，腨如裂，束骨主之。

痉，目反白多，鼻不通利，涕黄，便血，京骨主之。

痉，脊强，头眩痛，脚如结，腨如裂，昆仑主之。

痉，反折，飞扬主之。

【译文】

热病所导致的痉病，腰反折如弓状，筋脉抽搐，牙关紧闭或咬牙切齿。

张仲景说：太阳病，其症状具备，身体强直，项背拘急不舒，而脉搏反现沉迟的，即为痉症。痉病的脉象出现时，按上去坚实而弦，上下脉象一致。刚痉的表现是，胸满牙关紧闭，卧时身体不能贴着席面，脚部痉挛拘急，患者必然咬牙切齿。

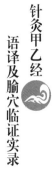

太阳经病，发热，脉反沉细的也是痉病。痉病的脉象沉伏而坚实，上下脉象均劲急强直。太阳经病，发热无汗而恶寒的，这是刚痉。太阳病，发热有汗出，不恶寒的，这是柔痉。太阳中湿发生的痉病，其脉象沉与筋相平。太阳病，无汗，小便少，气上逆冲胸，牙关紧闭不能说话，这是即将发作刚痉的表现。而刚痉是由于太阳中风后又感受寒湿之气的原因，故脉象往来进退，表现出沉迟而细，区别于一般的伤寒热病。这种病的治疗不宜发汗，针灸最好，若要用药物治疗可服用葛根汤。

风痉出现角弓反张，先取足太阳经穴位，以及腘处的委中，并将其穴处的血络刺破放血，痉病，中焦有寒的，取足三里治疗。

痉病取阴跷脉的穴（照海）以及足大趾毛际处的穴（大敦穴），并将其血络浅刺放血。

痉病，可取囟会、百会、天柱、膈俞、上关、光明等穴来治疗。

痉病，眼睛不能转动，取脑户穴治疗。

痉病，角弓反张，筋脉抽搐，出现癫疾，头沉重，应取五处穴治疗。

痉病，筋脉相互牵掣，善惊，太冲穴可以治疗。

痉病，出现身体向背后反折，心痛气短，小便黄而不通，长强可以治疗。

痉病，脊柱强直、筋脉相互牵引，恶风，时常战栗，咽喉疼痛，邪气盛满，气喘，胸中郁闷不畅，身热，头晕目眩，视物不清，项部拘急，恶寒发热，有时身僵而仆倒，不能长时间站立，心烦胸满而腹部拘急，不能平稳入睡，大杼穴可以治疗。

痉病，筋脉疼痛拘急互相牵引，取足太阳经的肝俞治疗。

热痉病，脾俞和肾俞可以治疗。

热痉，筋脉相互牵引，不出汗而角弓反张，尻臀内疼痛，好像劳累而致的瘅疟一样，膀胱俞可以治疗。

痉病，角弓反张而筋脉相互牵引，腹部胀满，腋下拘挛，背中困痛，牵引胁肋疼痛，向内牵连于心，取脊柱两旁肺俞治疗。又可刺手阳明经穴治疗。还可从项部开始，循脊柱两侧肌肉向下按压，按压后有明显疼痛的地方，针刺尺泽穴三次就可痊愈。

痉病，筋脉互相牵引而身热，然谷和譩譆两穴可以治疗。

痉病，眼珠上翻而恶风，取丝竹空穴针刺治疗。

痉病，筋脉相互掣引，口唇发强，督脉的兑端穴可以治疗。

痉病，心中烦满，应取龈交穴治疗。

痉病，口噤不开，口颊左右牵引，口干，小便赤黄，有时失禁，承浆穴可以治疗。

痉病，口噤不开，大迎穴可以治疗。

痉病，不能说话的，取翳风穴治疗。

痉病，先取太溪，再取胃的原穴冲阳治疗。

痉病，脊柱强直而内部紧张，腹中拘急疼痛，水分穴可以治疗。

痉病，脊柱强直，口噤不开，多唾，大便难，石关穴可以治疗。

痉病，脊背强直，角弓反张，京门穴可以治疗。

痉病，腹膨大坚满，呼吸困难，期门穴可以治疗。

痉病，气上逆而喘满，应取鱼际穴治疗。

痉病，筋脉互相掣引，腕骨穴可以治疗。

热病汗不得出，善呕吐苦汁；发作痉病，角弓反张，口噤不开，常常鼓颔，腰痛不能转身，转身就像被拔开了似的，善悲伤，取上下的腧穴浅刺出血，出血后立即好转。

痉病，角弓反张，口噤不开，咽喉疼痛说话困难，足三里可以治疗。

痉病，惊恐，筋脉相互牵掣，脚像被捆，小腿肚像要裂开一样痛苦，束骨穴可以治疗。

痉病，目上翻多见白睛，鼻不通利，流黄涕，大便出血，京骨穴可治疗。

痉病，脊柱强直，头眩晕疼痛，脚如被捆绑，小腿肚像要撕裂开，昆仑穴可治疗。

痉病，角弓反折，飞扬穴可治疗。

阴阳相移发三疟第五

【原文】

黄帝问曰：夫疟疾皆生于风，其以日作，以时发者，何也？

岐伯对曰：疟之始发，先起于毫毛，欠伸乃作，寒栗鼓颔，腰脊俱痛；寒去则内外俱热，头痛如破，渴欲冷饮。

曰：何气使然？

曰：阴阳上下交争，虚实更作，阴阳相移也。阳并于阴，则阴实而阳虚；阳明虚则寒栗鼓颔也，太阳虚则腰背头项痛，三阳俱虚则阴气胜，阴气胜则骨寒而痛，寒生于内，故中外皆寒。阳胜则外热，阴虚则内热，内外皆热，则喘渴，故欲冷饮。此皆得之夏伤于暑，热气盛，藏于皮肤之内，肠胃之外，此营气之所舍也，令人汗出空疏，腠理开，因得秋气，汗出遇风，及得之以浴水气，舍于皮肤之内，与卫气并居，卫气者，昼行于阳，夜行于阴，此气得阳而外出，得阴而内薄，内外相薄，是以日作。

曰：其间日而作者，何也？

曰：其气之舍深，内薄于阴，阳气独发，阴邪内着，阴与阳争不得出，是以间日而作。

曰：其作日晏，与其日早，何气使然？

曰：邪气客于风府，循膂而下，卫气一日一夜大会于风府，其明日日下一节，故其作也晏。此先客于脊背，每至于风府则腠理开，腠理开则邪气入，邪气入则病作，以此日作稍益晏也。其出于风府，日下一节，二十一日，下至骶骨，二十二日入于脊内，注于太冲之脉。其气上行九日，出于缺盆之中，其气日高，故作日益早。其间日发者，内邪气内薄于五脏，横连募原，其道远，其气深，其行迟，不能与卫气俱行，不能偕出，故间日乃作。

曰：卫气每至于风府，腠理乃发，发则邪入，入则病作。今卫气日下一节，其气之发，不当风府，其日作奈何？

曰：风无常府，卫气之所发，必开其腠理，邪气之所合，则其病作。

曰：风之与疟，相似同类，而风独常在，疟得有时休者何也？

曰：风气常留其处，故常在，疟气随经络，次以内传，故卫气应乃作。

曰：疟先寒而后热者，何也？

曰：夏伤于大暑，汗大出，腠理开发，因遇夏气凄沧之小寒迫之，藏于腠理及皮肤之中，秋伤于风，则病成矣。夫寒者，阴气也；风者，阳气也；先伤于寒而后伤于风，故先寒而后热，病以时作，名曰寒疟也。

曰：先热而后寒者，何也？

曰：此先伤于风，后伤于寒，故先热而后寒，亦以时作，名曰温疟也。

其但热而不寒者，阴气先绝，阳气独发，则热而少气，烦冤，手足热而欲呕者，名曰瘅疟。

曰：经言有余者泻之，不足者补之。今热为有余，寒为不足；夫疟之寒，汤火不能温；及其热，冰水不能寒，此皆有余不足之类。当此之时，良工不能止，必待其自衰乃刺之何也？

曰：经言无刺熇熇之热，无刺浑浑之脉，无刺漉漉之汗，为其病逆，未可治也。

夫疟之始发也，阳气并于阴，当是之时，阳虚阴盛而外无气，故先寒栗也；阴气逆极，则复出之阳，阳与阴并于外，则阴虚而阳实，故先热而渴。

夫疟气并于阳，则阳胜，并于阴，则阴胜；阴胜者则寒，阳胜者则热。疟者，风寒之暴气不常，病极则复至。病之发也，如火之热，如风雨不可当也。故经曰：方其盛必毁，因其衰也，事必大昌。此之谓也。

夫疟之未发也，阴未并阳，阳未并阴，因而调之，真气乃安，邪气乃亡。故工不能治已发，为其气逆也。

疟之且发也，阴阳之且移也，必从四末始。阳已伤，阴从之，故气未并，先其时，坚束其处，令邪气不得入，阴气不得出，审候见之，在孙络者，盛坚而血者，皆取之，此其往而未得并者也。

曰：疟不发其应何也？

曰：疟者，必更盛更虚，随气之所在。病在阳则热而脉躁，在阴则寒而脉静。极则阴阳俱衰，卫气相离，故病得休，卫气集则复病。

曰：时有间二日，或至数日发，或渴或不渴，其故何也？

曰：其间日，邪气与卫气客于六腑而相失，时不相得，故休数日乃发也。阴阳更胜，或甚或不甚，故或渴或不渴。

曰：夏伤于暑，秋必病疟，今不必应者，何也？

曰：此应四时也。其病异形者，反四时也。其以秋病者寒甚，以冬病者寒不甚，以春病者恶风，以夏病者多汗。

曰：温疟与寒疟者，皆安舍？其在何脏？

曰：温疟者，得之于冬，中于风寒，寒气藏于骨髓之中，至春则阳气大发，寒气不能出，因遇大暑，脑髓铄，肌肉消，腠理发泄，或有所用力，邪气与汗皆出。此病藏在肾，其气先从内出之于外。如是者，阴虚而阳盛，阳盛则热矣；衰则气反复入，复入则阳虚，阳虚则寒矣。故先热而后寒，名曰温疟。

曰：瘅疟何如？

曰：肺素有热，气盛于身，厥气逆上，中气实而不外泄，因有所用力，腠理开，风寒舍于皮肤之内分肉之间而发，发则阳气盛，阳气盛而不衰则病矣。其气不反之阴，故但热而不寒，气内藏于心而外舍分肉之间，令人消铄脱肉，故名曰瘅疟。

疟脉满大急，刺背俞，用中针，傍五胠俞各一，适肥瘦出血。

疟脉小实急，灸胫少阴，刺指井。

疟脉缓大虚，便用药，不宜用针。

凡治疟，先发如食顷，乃可以治，过之则失时。

一，疟不渴，间日而作，《九卷》曰：取足阳明；《素问》刺足太阳。渴而间日作，《九卷》曰：取手少阳；《素问》刺足少阳，

一，温疟汗不出，为五十九刺。

一，足太阳疟，令人腰痛头重，寒从背起，先寒后热，渴，渴止汗乃出，难已，间日作，刺腘中出血。

一，足少阳疟，令人身体解㑊，寒不甚，恶见人，心惕惕然，热多汗出甚，刺足少阳。

一，足阳明疟，令人先寒，洒淅洒淅，寒甚久乃热，热去汗出，喜见日月光火气乃快然，刺阳明跗上及调冲阳。

一，足太阴疟，令人不乐，好太息，不嗜食，多寒少热，汗出，病至则善呕，呕已乃衰，即取之足太阴。

一，足少阴疟，令人呕吐甚，多寒少热，欲闭户牖而处，其病难已，取太溪。

一，足厥阴疟，令人腰痛，少腹满，小便不利如癃状，非癃也，数恚恐惧，气不足，腹中悒悒，刺足厥阴。

一，肺疟，令人心寒，寒甚热，热间善惊，如有所见者，刺手太阴、阳明。

一，心疟，令人烦心甚，欲得见清水，寒多，不甚热，刺手少阴，是谓神门。

一，肝疟，令人色苍苍然，其状若死者，刺足厥阴见血。

一，脾疟，令人病寒腹中痛，热则肠中鸣，鸣已汗出，刺足太阴。

一，肾疟，令人凄凄然，腰脊痛，宛转大便难，目眴眴然，手足寒，刺足太阳、少阴。

一，胃疟，令人且病寒，善饥而不能食，食而支满腹大，刺足阳明、太阴横脉出血。

一，疟发身热，刺跗上动脉，开其空，出血立寒。

一，疟方欲寒，刺手阳明、太阴，足阳明、太阴。

一，诸疟如脉不见者，刺十指间出血，血去必已。先视身之赤如小豆者，尽取之。

一，十二疟者，其发各不同时，察其病形，以知其何脉之病。先其发时，如一食顷而刺之，一刺则衰，二刺则知，三刺则已；不已，刺舌下两脉出血，不已刺郄中盛经出血，又刺项已下侠脊者，必已。舌下两脉者，廉泉穴也。

一，刺疟者，必先问其病之所先发者，先刺之。先头痛及重者，先刺头上及两额两眉间出血；先项背痛者，先刺之；先腰脊痛者，先刺郄中出血；先手臂痛者，

先刺手少阴、阳明十指间；先足胫酸痛者，先刺足阳明十指间出血。

风疟，发则汗出恶风，刺足三阳经背俞之血者。胫酸痛，按之不可，名曰胕髓病，以镵针针绝骨出其血，立已。身体小痛，刺诸阴之井无出血，间日一刺。

瘖疟，神庭及百会主之。

瘖疟，上星主之，先取谚譆，后取天牖、风池、大杼。

瘖疟，取完骨及风池、大杼、心俞、上窌、谚譆、阴都、太渊、三间、合谷、阳池、少泽、前谷、后溪、腕骨、阳谷、侠溪、至阴、通谷、京骨，皆主之。

疟，振寒，热甚狂言，天枢主之。

疟，热盛，列缺主之。

疟，寒厥及热厥，烦心善哕，心满而汗出，刺少商出血立已。

热疟口干，商阳主之。

疟，寒甚，阳溪主之。

风疟，汗不出，偏历主之。

疟，面赤肿，温溜主之。

痎疟，心下胀满痛，上气，灸手五里，左取右，右取左。

疟，项痛，因忽暴逆，掖门主之。

疟，发有四时，面上赤，晄晄无所见，中渚主之。

疟，食时发，心痛，悲伤不乐，天井主之。

风疟，支正主之。

疟，背脊振寒，项痛引肘腋，腰痛引少腹，四肢不举，小海主之。

疟，不知所苦，大都主之。

疟，多寒少热，大钟主之。

疟，咳逆心闷不得卧，呕甚，热多寒少，欲闭户牖而处，寒厥足热，太溪主之。

疟，热少气，足胻寒不能自温，腹胀切痛引心，复溜主之。

疟，不嗜食，厉兑主之。

疟，瘈疭，惊，股膝重，胻转筋，头眩痛，解溪主之。

疟，日西发，临泣主之。

疟，振寒，腋下肿，丘墟主之。

疟，从胻起，束骨主之。

疟，多汗，腰痛不能俯仰，目如脱，项如拔，昆仑主之。

疟，实则腰背痛，虚则鼽衄，飞扬主之。

297

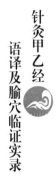
疟，头重，寒从背起，先寒后热，渴不止，汗乃出，委中主之。

疟，不渴，间日作，飞扬主之。

【译文】

黄帝问道：凡是疟疾，都是外感风邪而引起，按日发作，也按时发作，这是为什么？

岐伯回答说：疟疾的发生，先从毫毛开始，表现为哈欠伸展肢体，恶寒战栗，鼓颔，腰及整个脊背疼痛，寒冷消失就会觉得内外俱热，头痛好像要破裂似的，口渴想喝凉水。

黄帝问：这是什么气导致的？

岐伯答道：阴阳之气上下循环交替旺盛，虚实的情况不断更变，阴阳相互转移所致。阳气入于阴分，则阴气实而阳气虚；阳明经虚则恶寒、战栗、鼓颔；太阳经虚则腰背头项疼痛；三阳俱虚则阴气过胜，阴气过盛则骨骼寒冷疼痛，寒邪由内而生，故而内外皆寒。相反阴气并于阳分，则阳气实阴气虚，阳胜则外热，阴虚则内热，内外俱热，就会有气喘口渴，欲饮冷水的表现。这都是由于夏季为暑邪所伤，热气过盛，暑热之气藏于皮肤之内，肠胃之外，这是营气所停留的场所，令人多汗，毛孔疏松，腠理开放，到了秋天，又感受秋令清肃之气，汗出遇风，或洗浴时感受水气，统统停留在皮肤之内，与卫气并居，而卫气白天行于阳分，晚间行于阴分，邪气在得到阳气时就会随卫气外行，得到阴气时就会随卫气入内，内外互相搏击，所以每日发作。

黄帝问：疟疾有隔日发作一次的，是为什么？

岐伯答道：这是因为邪气侵入较深，向内迫及阴分，阳气独发于外，阴邪留着于内，阴邪与阳气交争不能立即外出，所以隔日发作一次。

黄帝问：疟疾的发作有的一天天推迟，有的一天天提前，是什么原因？

岐伯答道：邪气从风府处侵入，循脊椎骨而下行，卫气一日一夜大会于风府，正邪相遇就会发作，由于邪气第二天向下移行一节，故其发作也会晚一点。这是因为邪气先客于脊背。卫气每到风府时，腠理就会打开，腠理开则邪气入侵，邪气入侵则病情发作，这样就一天比一天发作时间推迟。邪气出风府后，循脊膂每日向下移行一节，二十一日向下至骶骨，二十二日进入到脊内，注入到太冲脉中。邪气沿太冲脉上行九日，出缺盆中间的天突部，由于邪气循太冲脉上行时逐日升高，所以发作的时间也一天天提前。而隔日发作一次的由于邪气向内迫及五脏，横连于募原，其距离体表远，邪气陷入深，运行迟缓，不能和卫气相并行，不能一同外出，只能隔日一遇而发作。

黄帝问：卫气每循至风府时，腠理开放，开放则邪气入内，邪气入内则病就发作。现卫气每日向下移行一节，邪气发作的时候，不当风府穴处，为何还是一日发作一次？

岐伯答道：风邪没有固定的去所，卫气开发时，必然开泄腠理，邪气侵入与卫气合，则疟疾就会发作。

黄帝问：风邪和疟疾，相似而同属一类，而风邪持续存在，疟疾却时作时休，这是为什么？

岐伯答道：风邪经常停留在所重之处，所以持续存在，而疟气随着经络，依次内传，和卫气相遇才会发作。

黄帝问：疟疾先寒后热，这是为什么？

岐伯答道：夏季为暑热之邪所伤，汗出过度，腠理开泄，若遇到非时的寒凉之气侵犯体表，则会使小寒之气藏于腠理皮肤之中，到了秋季又为风邪所伤，就形成了疟病。寒邪属阴气；风邪属阳气；先为寒邪所伤而后又为风邪所伤，故出现先寒后热的症状，而且按一定的时间发作，这叫作寒疟。

黄帝问：先热而后寒的，又是为什么？

岐伯答道：这是先为风邪所伤，后又为寒邪所伤，故先热而后寒，也会按时发作，名叫温疟。

其中还有只发热不发冷的，这是因为阴气虚弱较甚，阳气独发于外，发作时热势较重但少气而烦闷，手足发热而欲呕吐，称为瘅疟。

黄帝问：《针经》上说，有余的用泻法，不足的用补法。现发热为有余，发凉为不足；疟疾发寒时，就是用热水和炭火也不能让它温暖；而热的时候，就是用冰水也不能让它凉下来，这些都是有余和不足的表现。这个时候，好的医生也不能制止，必须等到病势自行衰退之后才用针刺的方法，这是为什么？

岐伯答道：《针经》上说，不要针刺熇熇之热，不要针刺浑浑之脉，不要针刺漉漉之汗，因为这种情况为邪盛气逆的时候，不能立即治疗。

疟疾开始发作的时候，阳气并于阴分，这时阳虚阴盛缺乏卫外之气，故先有寒战的表现；阴气逆乱到了极端，则又向外出于阳分，阴气与阳气并行于外，则阴虚而阳实，故先发热而口渴。

疟邪并于阳时，则阳胜，并于阴时则阴胜；阴胜的就会恶寒，阳胜的就会发热。疟疾，是风寒暴戾之气，没有规律，或寒或热，病极则恢复。疟病发作时，像火烧一样的发热，像风雨一样势不可挡。所以《针经》说，在邪气盛时治疗必然失

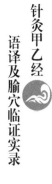
败，而根据它衰退的规律及时针治，必然成功，就是这个道理。

当疟疾尚未发作的时候，阴气未并入阳分，阳气未并入阴分，及时加以调治，可以使正气安定，邪气消除。所以医者不能在疟疾发作的时候治疗，是因为邪气逆乱的缘故。

疟疾快要发作的时候，亦即阴阳即将移动之时，必然从四肢末端开始。如果阳气已被邪气所伤，则阴气必往而从之。所以在阴阳之气尚未相并之时，用细绳紧束四肢末端，使邪气不能进入，阴气不能外出，再详细诊查，病邪在孙络的，孙络充盛坚实而有瘀血的，都要浅刺出血，这是邪气欲内行而阴阳之气尚未相并时的一种刺法。

黄帝问：疟疾在不发作时，应该是什么样的情况？

岐伯答道：疟疾肯定是虚实交替，随着卫气所在之处而发作。病在阳分时则发热而脉躁动，在阴分时则发冷而脉安静。病势到了极点后则阴阳俱衰，邪气和卫气相分离，故而停止发作，卫气恢复与邪气相遇则再次发作。

黄帝问：发作的时间上有的间隔二日，有数日发作一次，有的口渴有的不渴，这都是为什么？

岐伯答道：隔日发作的，是邪气和卫气相客于六腑而失去相遇的机会，不能每日按时相遇，所以说要停留数日才发作。阴阳之气交替虚实，有的严重，有的不严重。所以有的口渴有的不渴。

黄帝问：夏伤于暑，秋必病疟，这句话现在不一定应验，是为什么？

岐伯答道：这句经典是指应四时而发病的一般规律。其发病情况不同，是和四时相违背的原因。其中在秋天发病的发冷较重，在冬天发病的发冷较轻，在春季发病的恶风，在夏季发病的多汗。

黄帝问：温疟和寒疟，邪气都停留在什么部位？在哪个脏？

岐伯答道：温疟病，是冬季得病，感受了风寒之气，寒气藏于骨髓之中，到了春天则会阳气大发，寒气深藏不得外出，到夏季又感受暑热之邪，使人脑髓消铄，肌肉消瘦，腠理发泄，有的再加上劳累用力，邪气与汗同出于外。此病的邪气藏在肾脏，邪气首先由内向外移行。这样，患者内部阴虚而外部阳盛，阳盛就会发热；病衰时则邪气又回入阴分，回入阴分则阴盛而阳虚，阳虚则外寒。所以出现先热后寒的情况，叫作温疟。

黄帝问：瘅疟又是怎样的情况呢？

岐伯答道：肺脏平素有热，致全身之气盛，气盛不降而厥逆于上，气实于内而热邪不得外泄，加上用力过度，于是腠理开放，风寒停留在皮肤之内分肉之间而发疟病，发作时阳气亢盛，阳气盛而不衰减则疟病就形成了。由于邪气不能向内到达阴分，所以只发热不发冷，阳热之气内藏于心而外舍于分肉之间，使人消铄大肉脱失，故称为瘅疟。

疟疾脉满实而大急的，是阳邪盛实，当刺背俞穴，用中等大小针具，在五脏俞两旁的五胜俞各刺一针，根据患者胖瘦以出血为度。

疟疾脉小而实急的，是阴邪盛实，当灸小腿内侧的足少阴肾经的腧穴，针刺足太阳膀胱经的井穴至阴。

疟病脉象迟缓指下大虚，应用药物治疗，不宜进行针刺。

治疗疟病时，应在发作前约吃一顿饭的时间予以治疗，方可见效。过了这个机会就失去了治疗的时机。

疟病口不渴，隔日发作的，《九卷》上说，取足阳明；《素问》说，刺足太阳。渴而间日作，《九卷》上说，取手少阳；《素问》说，刺足少阳。

温疟汗不出的，应用五十九刺以泻其热。

足太阳经的疟病，使人腰痛头重，寒冷从背部开始，先发冷后发热，口渴，口渴停止了汗才能出，难以自己痊愈，间日发作，刺腘窝正中委中穴出血可以治疗。

足少阳经的疟病，让人身体懈怠，发冷不甚，怕见人，心中跳动不安，发热多，出汗也多，当刺足少阳经的荥穴。

足阳明经的疟病，使人先觉寒冷，洒洒振战，寒冷较甚，时间很长才会发热，热邪退却就会汗出，患者喜见日月光火的热气，见到这种热气就觉得轻松愉快，刺足阳明经在足背上的冲阳穴可以治疗。

足太阴经的疟疾。使人心中闷闷不乐，善太息，不思饮食，恶寒多发热少，汗出，病发作时常呕吐，呕吐后病势才衰减，取足太阴经的俞穴针刺。

足少阴经疟病，让人剧烈呕吐，恶寒多发热少，常常想要关闭门窗单独居住，这种病难以治疗，取太溪穴针刺。

足厥阴经的疟病，让人腰痛，少腹胀满，小便不利像发生癃病似的，但又不是真的发生癃病，频频嗳气，恐惧，腹中不畅快，刺足厥阴经的原穴。

肺的疟病，让人心中发冷，冷到了极端又发热，发热期间善惊恐，好像看到了什么可怕的事物，刺手太阴和手阳明两经的穴位。

心的疟病，让人心烦的厉害，想喝冷水，而发冷反多，不太发热，当刺手少阴心经的神门穴。

肝的疟病，使人面色发青，好像死人一样，应刺足厥阴肝经的穴位，出血为度。

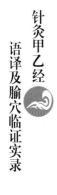
脾的疟病，让人发冷，腹中疼痛，发热时会有肠鸣音，肠鸣停止则汗出，应刺足太阴脾经的穴位。

肾的疟病，让人凄凄发冷，腰脊疼痛，大便困难，目视不清，手足寒冷，当取足太阳经和足少阴经的穴位针刺。

胃的疟病，让人寒冷，善饥却不能食，食后就支撑胀满腹胀大，当刺足阳明经的穴位和足太阴经横络之脉出血（商丘）。

疟病将要出现身热时，可刺足背上的冲阳穴，开大针孔，出血后会立即退热。

疟病将要发冷的时候，针刺手阳明经和手太阴经，同时针刺足阳明经和足太阴经。

各种疾病如果出现脉伏而不见的，当刺十二经的井穴出血，血出病即可痊愈。还要在针刺前检查患者身上赤如小豆的出血点，都要点刺放出。

十二种疟病，它们的发作时间各不相同，诊察它们的病状，以确定属哪条经脉的病。在它们发作之前一顿饭的时间，进行针刺，刺一次病气就会衰退。刺第二次就会有减轻的感觉，刺第三次病就好了；如果不愈，可刺舌下两络脉出血，还不痊愈就刺委中处充盈的血脉出血，再刺颈项下方夹脊两旁的俞穴，就会必定痊愈。舌下两脉，就是廉泉穴。

刺疟病的时候，必须先问明疟病首先出现的症状和部位，并先刺其处的穴位。如先出现头痛头重的，当先刺头上的百会、上星，两额的悬颅，两眉间的攒竹等穴出血；先出现项背疼痛的，先刺项背部的穴位；先腰背疼痛的，先针刺委中出血；先手臂疼痛的，先刺手少阴经、手阳明经的井穴；先足胫酸痛的，先刺足阳明经的井穴厉兑出血，属其他经的，先刺其他经的井穴出血。

风疟病，发病则会汗出而恶风，刺足三阳经在背部的俞穴出血。足胫酸痛，不可按压的，叫作胕髓病，用镵针针刺绝骨穴出血，可立即见效。身体轻微疼痛，刺各阴经的井穴但不要出血，隔天针刺一次。

疟疾，应取神庭和百会穴来治疗。

疟疾，上星可以治疗，但要先取譩譆，后取天牖、风池、大杼各穴治疗。

疟疾，可选取完骨穴及风池、大杼、心俞、上窌、譩譆、阴都、太渊、三间、合谷、阳池、少泽、前谷、后溪、腕骨、阳谷、侠溪、至阴、通谷、京骨穴都可治疗不同的症状。

疟疾，战栗发冷，继而热甚，狂言狂语，取天枢穴治疗。

疟疾，发热盛的，列缺穴可治疗。

疟疾，寒厥或热厥，出现心烦易呕，胸中满闷而汗出，针刺少商穴出血可立即见效。

热疟出现口干的，取商阳穴治疗。

疟疾，出现发冷厉害的，取阳溪穴来治疗。

风疟不出汗的，偏历穴主治。

疟疾，面红肿的温溜穴主治。

疟疾，心下胀满疼痛，气逆而上行，灸手五里穴，左侧病取右手，右侧病取左手。

疟疾，颈项痛，起因于突然气逆的，液门穴可以治疗。

疟疾发病有四时之分，面部出现赤色，双目视物模糊的，取中渚穴治疗。

疟疾每当饮食时发作，心痛，悲伤不愉快，天井穴可以治疗。

风疟病，取支正来治疗。

疟疾，背脊振振发冷，项痛牵引到肘腋部，腰痛牵引到少腹部，四肢不能抬举活动，小海穴可以治疗。

疟病，有的无法表达其痛苦，大都穴可以治疗。

疟疾，恶寒多而发热少的，取大钟穴治疗。

疟疾，咳嗽气逆，心中烦闷不得安卧，呕吐剧烈，发热多恶寒少，常欲关闭门窗独处，寒气厥逆而足下反热，太溪穴可以治疗。

疟疾，发热而少气，足胫发冷不能自己变温，腹胀满，按压时疼痛牵引到心，复溜穴可以治疗。

疟疾，不想吃饭，厉兑穴可以治疗。

疟疾，筋脉抽搐，惊悸，大腿小腿沉重，小腿肚抽筋，头眩晕疼痛，解溪穴可以治疗。

疟疾，在下午时间发作的，取足临泣治疗。

疟疾，战栗发寒冷，腋下肿胀，丘墟穴可以治疗。

疟疾，从足胫部开始的，取束骨穴治疗。

疟疾，多汗出，腰部疼痛不能俯仰，眼球好像要脱出，颈部好像被拔开的，昆仑穴可以治疗。

疟疾，邪实则腰背疼痛，正虚则鼻塞流涕或出血的，取飞扬穴治疗。

疟疾，头沉重，发寒从背部开始，先恶寒后发热，口渴不止，多饮水方能出汗，取委中穴治疗。

疟疾，口不渴，隔日发作一次，取足太阳经的络穴飞扬穴治疗。

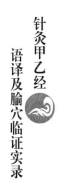

针灸甲乙经卷八

五脏传病发寒热第一（上）

【原文】

黄帝曰：五脏相通，移皆有次。五脏有病，则各传其所胜。不治，法三月，若六月，若三日，若六日，传五脏而当死。故曰：别于阳者，知病从来；别于阴者，知死生之期，言至其所困而死者也。是故风者，百病之长也。今风寒客于人，使人毫毛毕直，皮肤闭而为热，当是之时，可汗而发；或痹不仁，肿痛，当是之时可汤熨，及火灸，刺而去。弗治，病入舍于肺，名曰肺痹，发咳上气。弗治，肺即传而行之肝，病名曰肝痹，一名曰厥，胁痛出食，当是之时，可按可刺。

弗治，肝传之脾，病名曰脾风，发瘅，腹中热，烦心汗出黄瘅，当此之时，可汗可药，可浴。

弗治，脾传之肾，病名曰疝瘕，少腹烦冤而痛，汗出，一名曰蛊，当此之时，可按可药。

弗治，肾传之心，病筋脉相引而急，名之曰瘛，当此之时，可灸可药。

弗治，十日法当死。肾传之心，心即复反传而之肺，发寒热，法当三岁死。此病之次也。然其卒发者，不必治于传，其传化有不以次者，忧恐悲喜怒，令不得以其次，故令人大病矣。因而喜，大虚，则肾气乘矣，怒则肝气乘矣，悲则肺气乘矣，恐则脾气乘矣，忧则心气乘矣，此其道也。故病有五，五五二十五变，及其传化。传，乘之名也。

大骨枯槁，大肉陷下，胸中气满，喘息不便，其气动形，期六月死。真脏脉见，乃予之期日。

大骨枯槁，大肉陷下，胸中气满，喘息不便，内痛引肩项，期一月死，真脏脉见，乃予之期日。

大骨枯槁，大肉陷下，胸中气满，喘息不便，内痛引肩项，身热，脱肉破䐃，真脏脉见，十日之内死。

大骨枯槁，大肉陷下，肩髓内消，动作益衰，真脏未见，期一岁死，见其真脏，乃予之期日。

大骨枯槁，大肉陷下，胸中气满，腹内痛，心中不便，肩项身热，䐃破脱肉，目眶陷，真脏脉见，目不见人，立死；其见人者，至其所不胜之时而死。

急虚中身卒至，五脏闭绝，脉道不通，气不往来，譬之堕溺，不可为期。其脉绝不来，若一呼五六至，其形肉不脱，真脏虽不见，犹死。

真肝脉至，中外急，如循刀刃责责然，如按琴瑟弦，色青白不泽，毛折乃死。

真心脉至，紧而搏，如循薏苡子累累然，色赤黑不泽，毛折乃死。

真肺脉至，大而虚，如以毛羽中人肤，色赤白不泽，毛折乃死。

真脾脉至，弱而乍疏乍数，色青黄不泽，毛折乃死。

真肾脉至，搏而绝，如指弹石辟辟然，色黑黄不泽，毛折乃死。

诸真脏脉见者，皆死不治。

曰：寒热瘰疬，在于颈腋者，何气所生？

曰：此皆鼠瘘，寒热之毒气，稽于脉而不去者也。鼠瘘之本，皆在于脏，其末上出颈腋之间，其浮于脉中，未着于肌肉而外为脓血者，易去也。

曰：去之奈何？

曰：请从其本，引其末，可使衰去，而绝其寒热。审按其道以予之，徐往徐来以去之。其小如麦者，一刺知，三刺已。决其死生，反其目视之，其中有赤脉从上下贯瞳子者，见一脉一岁死；见一脉半一岁半死；见二脉二岁死；见二脉半二岁半死；见三脉三岁死。赤脉不下贯瞳子者可治。

曰：人有善病寒热者，何以候之？

曰：小骨弱肉者，善病寒热。颧骨者，骨之本也。颧大则骨大，颧小则骨小。皮薄而肉弱无䐃，其臂懦懦然，其地色殆然，不与天同色，污然独异，此其候也。然臂薄者，其髓不满，故善病寒热。

风感则为寒热。皮寒热，皮不可附席，毛发焦，鼻槁腊，不得汗，取三阳之络，补手太阴。肌寒热，病肌痛，毛发焦，唇槁腊，不得汗，取三阳于下，以去其血者，补太阴以出其汗。骨寒热，痛无所安，汗注不休。齿本槁，取其少阴于阴股之络；齿已槁，死不治。骨厥亦然。

男子如蛊，女子如阻，身体腰脊如解，不欲食，先取涌泉见血，视跗上盛者，尽出血。

灸寒热之法：先取项大椎，以年为壮数，次灸橛骨，以年为壮数，视背俞陷者灸之，举臂肩上陷者灸之，两季胁之间灸之，外踝上绝骨之端灸之，足小指次指之

305

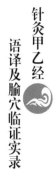

间灸之，腨上陷脉灸之，外踝后灸之，缺盆骨上切之坚动如筋者灸之，膺中陷骨间灸之，掌束骨下灸之，脐下关元三寸灸之，毛际动脉灸之，膝下三寸分间灸之，足阳明灸之，跗上动脉灸之，巅上一灸之，取犬所啮处灸之，即以犬伤病法三炷灸之，凡当灸二十九处。

寒热头痛，喘喝，目不能视，神庭主之。

其目泣出，头不痛者，听会主之。

寒热头痛如破，目痛如脱，喘逆烦满，呕吐，流汗难言，头维主之。

寒热刺脑户。

【译文】

黄帝说：五脏是相互贯通的，互相传递也都是有次序的。五脏有了疾病，就会各自传给其所胜的脏。若不及时治疗，按规律远则三个月或六个月，近则三天或六天，传遍五脏就要死亡。所以说诊察辨别阳分的表证，可以测知病从何经而来；诊察辨别阴分的里证，可以测知病的轻重程度，说出到了它所不胜的脏气旺盛那天而发死亡的情况。之所以说风是百病之长，是因为许多疾病是因风邪而起的。当风寒之邪客于人体时，使人毫毛都竖起来，皮肤腠理关闭而发热，这时，可通过发汗的方法发散风寒之邪；如果出现麻痹不仁，及肿痛的症状（是邪气侵及经脉）当用汤熨、火灸、针刺的方法以祛除风寒。如果不及时治疗，病邪就会进入肺，叫作肺痹，发生咳嗽和气喘。如再不及时治疗，病邪就会传到肝，叫作肝痹，又叫厥，出现胁痛和吐食的症状，这时可用按摩和针刺的方法治疗。

再不及时治疗，病邪就会由肝传至脾，名叫脾风，出现瘅病，腹内发热，心烦，汗出，黄疸等症状，此时可选用按摩、药物或沐浴的方法进行治疗。

再不治疗，脾病就会传至肾脏，病叫作疝瘕，少腹部烦闷不畅而疼痛，汗出，又叫作蛊病，这时可用按摩和药物进行治疗。

再不治疗，肾病又会传至心脏，出现筋脉牵掣拘急的表现，名叫瘈病，这时可用灸法和药物治疗。

再不治疗，按常规十日之内当死。肾病传至心，心会立即返回传至肺，出现恶寒发热的症状，按常规三年之内就会死亡。这就是病变传遍五脏的次序。然而有的是卒然发病的，不必按照五脏传变的规律治疗，它们的传变有的不按次序，因为忧恐悲喜怒五志变化无常，所以使得病变不以次而传，故而出现严重的病变。因此喜过度，使心气大虚，肾气就会相乘，过怒肝气就会相乘，过悲肺气就会相乘，恐惧过度脾气就会相乘，过忧则心气就会相乘，这就是它们相乘而传的规律。所以五脏病虽有五，而传化的规律却有二十五种变化。所谓传，就是相乘的意思。

大骨枯槁，大肉消瘦陷下，胸中气满，呼吸困难，以至于呼吸时张口抬肩形体振动，大约六个月内死亡。如果真脏脉外见，就可以预测具体的死期。

大骨枯槁，大肉瘦削，胸中气满，呼吸不畅，心内疼痛牵引肩颈，大约一个月就要死亡。如果真脏脉外见，就可以预测死期。

大骨枯槁，大肉消瘦，胸中气满，呼吸不畅，身热，大肉脱失骨骼显露，真脏脉外见，十日之内就会死亡。

大骨枯槁，大肉消瘦，肩髓消脱，动作愈衰，真脏脉尚未出现的，约期一年死。若见到真脏脉，就可以预知死期。

大骨枯槁，大肉瘦削陷下，胸中气满，腹部疼痛，心中不舒，肩项身体发热，破䐃脱肉骨骼外露，目眶内陷，真脏脉显露，目不能看见人，立即会死；其中能看见人的，到其所不胜的脏气旺盛时死亡。

元气暴虚而外邪猝然侵犯人体的，五脏气绝而九窍闭塞，周身脉道不通，气行受阻，就像由高处坠落或溺水一样，不能确定死期。其中脉绝不复的，或者一呼跳五六次的，虽然形肉未脱失，也没有出现真脏脉，还是会死亡。

真脏脉中肝脉出现，内外急迫，好像按在刀刃上坚实而细，又像是按在琴瑟的弦上，色青而白不润泽，皮毛枯焦就会死亡。

心的真脏脉出现，坚实而搏击有力，好像按在薏苡仁籽上一个接一个。面色赤中兼黑不润泽，皮毛枯焦，就要死亡。

肺的真脏脉出现，脉象大而虚软，好像用羽毛碰人的皮肤那样轻柔，面色赤而白不润泽，皮毛枯焦就会死亡。

脾的真脏脉出现，软弱而时慢时快，面色青中兼黄不润泽，皮毛焦枯就要死亡。

肾的真脏脉出现，脉象搏击而绝，像手指弹击石块一样坚实，面色黑中兼黄不润泽，皮毛枯焦就要死亡。凡真脏脉出现的，都是不治的死证。

黄帝问：发作寒热的瘰疬病，出现在颈项和腋下，是什么邪气所导致的？

岐伯答道：这都是鼠瘘，寒热邪毒之气，稽留在经脉而不去所导致的。鼠瘘的根源，都在内脏，内脏的毒邪上出于颈腋部位，如果它们仅游浮于胸中，而未和肌肉粘连，即是向外溃破成为脓血的，也容易治疗。

黄帝问道：怎样祛除它们呢？

岐伯答道：治疗它们的脏腑以去病之根源，在病发部位用针灸等法将毒气引流外出，就可使病邪衰退，根除恶寒发热的症状。治疗时仔细辨明经脉的所发部位予以针刺，采用徐徐进针徐徐退针的补泻手法以扶正祛邪。其中小如麦粒的，针一次就可收到效果，针三次即可治愈。判断病人死生的方法是，翻开眼睑观察眼球，其中有赤脉由上而下贯通瞳孔的，有一条则一年内死亡；见到一条半则一年半内死亡；见到两条两年内死亡；见到二条半两年半内死亡；见到三条，三年内死亡。赤脉没有贯连瞳孔的，尚可以治疗。

黄帝问：有的人常发寒热病，有什么样的外在表现呢？

岐伯答道：骨小而肌肉消瘦的人，容易发生寒热方面的疾病。颧骨是骨的根本，颧骨大的骨骼就大，颧骨小的，骨骼就小。皮肤薄而肌肉软弱不丰满的，臂部柔弱无力，地阁部位色黑如炱，不与天庭部位气色相同，污浊而独异于面部，这就是它的外在表现。然而臂部薄弱的，骨髓不充满，所以说容易发生寒热病。

感受了风邪就会成为恶寒发热的疾病。皮的寒热，皮肤痛不能碰席子，毛发枯焦，鼻孔干燥如腊肉，若不出汗，当取足太阳的络穴泻之，补手太阴肺经以发汗。肌寒热病，肌肉疼痛，毛发枯焦，口唇干枯如腊肉，不出汗的，应取足太阳经的络脉，以泻血祛邪，补手足太阴经的输穴以发汗。骨的寒热病，疼痛而烦躁不安，汗流不止。如果齿未枯槁的，是阴气未竭，取少阴经在阴股的络脉；牙齿已枯槁的，为不治之证。骨厥病也是死证不治。

男子如果像患了蛊病一样，女子如果像患了恶阻一样，身体腰脊松懈无力，不想吃饭，先刺涌泉出血，再察看足背部盛大的络脉，尽刺放血。

灸治寒热病的方法是：先取项后的大椎穴，根据年龄决定要灸的壮数；再灸橛尾骨处的长强穴，也是以年龄决定壮数。查看背俞穴上有陷下的，灸之；举臂时肩上有陷窝的肩髃穴，灸之；两季胁处的京门穴灸之；足外踝上方绝骨之端的阳辅穴灸之；足小趾次趾之间的侠溪穴灸之；小腿下方凹陷处的承山穴，灸之；外踝后方的昆仑穴，灸之；缺盆骨上按之坚硬活动像筋结的灸之；胸中凹陷的天突穴，灸之；手掌横骨下方的大陵穴，灸之；脐下三寸处的关元穴，灸之；毛际两旁的动脉，气冲穴灸之；膝下三寸处的足三里穴灸之；足阳明经，足背上的动脉处的冲阳穴灸之；巅顶上的百会穴，灸之；在狂犬所咬之处按法灸之，按照狂犬所咬的方法灸三壮。以上当灸的部位除狂犬咬伤灸无定处外，共有二十九个当灸部位。

恶寒发热头痛，喘息声粗，目不能视，神庭穴可以治疗。

病人目中流泪，头不痛的，取听会穴。

恶寒发热，头痛好像要破裂似的，眼睛疼痛像要脱出，喘咳气逆而心烦胸满，呕吐，汗出如流，说话困难，头维穴可以治疗。

恶寒发热的，刺脑户出血但不可深刺。

五脏传病发寒热第一（下）

【原文】

寒热取五处，及天池、风池、腰俞、长强、大杼、中膂内俞、上窌、龈交、上关、关元、天牖、天容、合谷、阳溪、关冲、中渚、阳池、消泺、少泽、前谷、腕骨、阳谷、少海、然谷、至阴、昆仑主之。

寒热骨痛，玉枕主之。

寒热懈懒，淫泺胻酸，四肢重痛，少气难言，至阳主之。

肺寒热，呼吸不得卧，咳上气，呕沫，喘，气相追逐，胸满胁膺急，息难，振栗，脉鼓，气膈，胸中有热，支满不嗜食，汗不出，腰脊痛，肺俞主之。

寒热心痛，循循然与背相引而痛，胸中怏怏不得息，咳唾血，多涎，烦中善饐，食不下，咳逆，汗不出，如疟状，目晾晾，泪出悲伤，心俞主之。

咳而呕，鬲寒，食不下，寒热，皮肉骨痛，少气不得卧，胸满支两胁，鬲上兢兢，胁痛腹䐜，胸脘暴痛，上气，肩背寒痛，汗不出，喉痹，腹中痛，积聚，默然嗜卧，怠惰不欲动，身常湿，心痛，膈俞主之。

咳而胁满急，不得息，不得反侧，腋胁下与脐相引，筋急而痛，反折，目上视，眩，目中循循然，眉头痛，惊狂，衄，少腹满，目晾晾，生白翳，咳引胸痛，筋寒热，唾血短气，鼻酸，肝俞主之。

寒热，食多身羸瘦，两胁引痛，心下贲痛，心如悬，下引脐，少腹急痛，热，面黑，目晾晾，久喘咳，少气，溺浊赤，肾俞主之。

骨寒热，溲难，肾俞主之。

寒热头痛，水沟主之。

寒热颈瘰疬，大迎主之。

肩痛引项，寒热，缺盆主之。

寒热汗不出，胸中热满，天窌主之。

寒热肩肿，引胛中痛，肩臂酸，臑俞主之。

寒热项瘰疬，耳鸣无闻，引缺盆肩中热痛，麻痹不举，肩贞主之。

寒热瘰疬，目不明，咳上气，唾血，肩中俞主之。

寒热瘰疬，胸中满，有大气，缺盆中满痛者死；外溃不死，肩痛引项，臂不举，缺盆中痛，汗不出，喉痹，咳嗽血，缺盆主之。

咳上气，喘，暴喑不能言，及舌下挟缝青脉，颈有大气，喉痹，咽中干，急不得息，喉中鸣，翕翕寒热，项肿肩痛，胸满腹皮热，衄，气哽心痛，隐疹头痛，面皮赤热，身肉尽不仁，天突主之。

肺系急，胸中痛，恶寒，胸满悒悒然，善呕胆，胸中热，喘，逆气，气相追逐；多浊唾，不得息，肩背风，汗出，面腹肿，鬲中食饐，不下食，喉痹，肩息肺胀，皮肤骨痛，寒热烦满，中府主之。

寒热胸满，头痛，四肢不举，腋下肿，上气，胸中有声，喉中鸣，天池主之。

咳，胁下积聚，喘逆，卧不安席，时寒热，期门主之。

寒热，腹胀膜，怏怏然不得息，京门主之。

寒濯濯，心烦，手臂不仁，唾沫，唇干引饮，手腕挛，指肢痛，肺胀，上气，耳中生风，咳喘逆，痹，臂痛，呕吐，饮食不下，膨膨然，少商主之。

唾血，时寒时热，泻鱼际，补尺泽。

臂厥，肩膺胸满痛，目生白翳，眼眦赤筋，掌中热，乍寒乍热，缺盆中相引痛，数欠，喘不得息，臂内廉痛，上鬲，饮已烦满，太渊主之。

寒热胸背急，喉痹，咳上气喘，掌中热，数欠伸，汗出善忘，四肢厥逆，善笑，溺白，列缺主之。

胸中彭彭然，甚则交两手而瞀，暴痹喘逆，刺经渠，及天府。此谓之大俞。

寒热咳呕沫，掌中热，虚则肩背寒栗，少气不足以息，寒厥，交两手而瞀，口沫出，实则肩背热痛，汗出，四肢暴肿，身湿摇，时寒热，饥则烦，饱则善面色变，口噤不开，恶风泣出，列缺主之。

烦心咳，寒热善哕，劳宫主之。

寒热，唇口干，喘息，目急痛，善惊，三间主之。

胸中满，耳前痛，齿痛，目赤痛，颈肿，寒热，渴饮辄汗出，不饮则皮干热，曲池主之。

寒热颈疬适，咳嗽呼吸难，灸五里，左取右，右取左。

寒热颈疬适，肩臂不可举，臂臑、臑俞主之。

风寒热，披门主之。

寒热颈颔肿，后溪主之。

寒热善呕，商丘主之。

呕厥寒，时有微热，胁下支满，喉痛，嗌干，膝外廉痛，淫泺胫酸，腋下肿，马刀瘘，唇肿，吻伤痛，太冲主之。

心如悬，阴厥，脚腨后廉急，不可前却，血痛肠澼便脓血，足跗上痛，舌卷不能言，善笑，足痿不收履，溺青赤白黄黑，青取井，赤取荥，黄取输，白取经，黑取合。血痔泄后重，腹痛如癃状，狂仆必有所扶持；及大气涎出，鼻孔中痛，腹中常鸣，骨寒热无所安，汗出不休，复溜主之。

男子如蛊，女子如阻，寒热少腹偏肿，阴谷主之。

少腹痛，飧泄出糜，次指间热，若脉陷，寒热身痛，唇干不得汗出，毛发焦，脱肉少气，内有热，不欲动摇，泄脓血，腰引少腹痛，暴惊，狂言非常，巨虚下廉主之。

胸中满，腋下肿，马刀瘘，善自啮舌颊，天牖中肿，淫泺胫酸，头眩，枕骨颔腮肿，目涩身痹，洒淅振寒，季胁支满，寒热，胸胁腰腹膝外廉痛，临泣主之。

寒热颈肿，丘墟主之。

寒热颈腋下肿，申脉主之。

寒热酸痛，四肢不举，腋下肿，马刀瘘，喉痹，髀膝胫骨摇，酸痹不仁，阳辅主之。

寒热，髀胫不收，阳交主之。

寒热腰痛如折，束骨主之。

寒热目晥晥，善咳，喘逆，通谷主之。

寒热善啼，头重足寒，不欲食，脚挛，京骨主之。

寒热篡反出，承山主之。

寒热篡后出，瘈疭，脚腨酸重，战栗不能久立，脚急肿，跗痛筋足挛，少腹痛引喉嗌，大便难，承筋主之。

跟厥膝急，腰脊痛引腹，篡阴股热，阴暴痛，寒热膝酸重，合阳主之。

【译文】

恶寒发热取五处、天池、风池、腰俞、长强、大杼、中膂内俞、上窌、龈交、上关、关元、天牖、天容、合谷、阳溪、关冲、中渚、阳池、消泺、少泽、前谷、腕骨、阳谷、少海、然谷、至阴、昆仑穴可以治疗。

身发寒热而骨骼疼痛，玉枕穴可以治疗。

寒发热而松懈懒惰，湿邪侵淫流注下肢而胫酸无力，四肢沉重疼痛，呼吸气短而语言难以接续，督脉的至阳穴可以治疗。

肺受邪而发热，呼吸不畅难以平卧，咳嗽气逆，呕吐涎沫，喘息，呼吸急促一下接着一下，胸满而胁膺拘急，呼吸困难，寒战振栗，脉象鼓而弦紧有力，气道阻塞，胸中有热的感觉，支撑胀满不想饮食，不出汗，腰脊疼痛，肺俞穴主治。

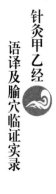

恶寒发热而心痛，心与背循序牵引作痛，胸中郁郁不畅而呼吸不利，咳血，多痰涎，心中烦闷而时常噎塞，饮食不下，咳嗽，汗不得出，好像疟疾一样，目视物不清，流泪善悲伤，取心俞穴治疗。

咳嗽而呕吐，膈寒冷，饮食不下，恶寒发热，皮肉疼痛，气短不能平卧，胸胀满支撑两胁，膈上不能平静，胁肋疼痛腹胀满，胸脘突然疼痛，上气喘促，肩背发冷疼痛，汗不得出，咽喉疼痛，腹部疼痛，积聚，静而喜卧，怠惰不愿活动，肌肤常湿润，心中疼痛不能动，取膈俞穴治疗。

咳嗽而两胁胀满拘急，呼吸不畅，不能翻身转侧，腋下胁肋和脐部筋脉相互牵引作痛，角弓反张，目睛上视，眩晕，目中像有次序地转动，肩项疼痛，惊惕而狂，衄血，少腹胀满，视物模糊，目生白翳，咳嗽牵引胸部疼痛，肝脏受邪而发寒热，唾出有血，呼吸气短，鼻子发酸，取肝俞穴治疗。

恶寒发热，饮食多而身体消瘦，两胁牵引疼痛，胃脘气上冲心而痛，心如悬挂而悸动不安，向下牵引脐部，少腹拘急疼痛，发热，面色黑，视物不清，咳喘日久不愈，呼吸气短，小便混浊而色赤，取肾俞治疗。

骨发寒热，小便困难，取肾俞穴治疗。恶寒发热而头痛的，取水沟穴治疗。恶寒发热而颈生瘰疬的，取大迎穴治疗。

肩部疼痛牵引项部，恶寒发热，取缺盆穴治疗。

发热，汗不得出，胸中热而胀满的，应取天窌穴治疗。

寒热肩部肿胀，牵引肩胛骨疼痛，肩臂酸痛无力，应取手太阳、阳维、阳跷的交会穴臑俞穴治疗。

寒热而项发瘰疬，耳听无所闻，牵引缺盆和肩内均感痛热，手臂麻木不能上举，取肩贞穴治疗。

寒热瘰疬，目昏视物不清，咳嗽气喘，唾血，应取肩中俞治疗。

寒热瘰疬，胸中胀满，有大气聚积，缺盆中亦见胀满而疼痛的，当死；而瘰疬成脓溃破外出的不一定死，肩部疼痛牵引颈项，臂不能上举，缺盆中痛的，汗不得出，咽喉闭塞疼痛，咳嗽吐血，取缺盆穴治疗。

咳嗽，气上逆，喘促，突然声音沙哑不能说话，舌下夹缝处有青脉，颈部有气聚，导致咽喉阻塞疼痛，咽部发干，气急呼吸不利，喉中鸣响有声，轻微身热恶寒，项肿而肩痛，胸满而腹皮发热，鼻衄，气梗塞而心痛，隐疹，头痛面红皮发热，全身肌肉麻木不仁，取天突穴治疗。

肺系急迫，胸中疼痛，恶寒，胸部胀满郁郁不乐，时常呕吐胆汁，胸中发热，喘息，气逆，呼吸急促，多浓浊痰唾，呼吸不利，肩背怕风，出汗，面及腹部浮肿，噎嗝而食不得下，喉痹塞痛，抬肩呼吸而肺胀，皮肤骨节疼痛，身发寒热，心烦满闷，取中府穴治疗。

恶寒发热而胸中胀满，头痛，四肢不能运动，腋下肿胀，气逆喘促，胸中有痰湿声，喉中鸣响，取天池穴治疗。

咳嗽，胁下有积聚，喘息气逆，不能安卧，时有寒热，取期门穴治疗。

恶寒发热，腹胀，心中郁郁不乐而呼吸不利，应取京门穴治疗。

身体发冷如洗，心烦，手臂麻木不仁，吐涎沫，唇干而多饮，手腕拘挛，手指肢节疼痛，肺胀，气逆而喘，耳鸣如吹风，咳喘气逆，痹痛，臂疼痛，呕吐，饮食不下，胸腹膨膨然鼓胀，取少商穴治疗。

唾血，时寒时热，应泻鱼际而补尺泽。

臂部厥逆，肩膺胸等部胀满疼痛，目生白翳，目眦有赤筋，手掌发热，全身忽冷忽热，缺盆中牵引疼痛，连连咳嗽，气喘而呼吸不畅，手臂内侧疼痛，隔食或呕吐，饮后烦躁胀满，取太渊穴治疗。

恶寒发热胸背拘急，喉阻塞疼痛，咳嗽气上逆喘息，手掌发热，频哈欠伸展，汗出，善忘，四肢厥冷，善笑，小便白，取列缺穴治疗。

胸中膨膨胀满，严重时两手交叉胸部而昏闷，突然胸部痹痛，喘息气逆，取经渠穴和天府穴治疗。天府穴为天牖五部大俞之一。

恶寒发热，咳嗽而呕吐涎沫，手掌发热，正气虚则肩背寒冷战栗，气短呼吸困难，四肢厥冷，两手交叉胸部昏闷，口吐涎沫；邪气实则肩背发热疼痛，汗出，四肢突然肿胀，身体湿润而摇动，时发寒热，饥饿则烦躁，饱则面色容易变化，口噤不开，恶风流泪，取列缺穴治疗。

心烦咳嗽，恶寒发热而常呃逆，取劳宫穴治疗。

恶寒发热，口唇干燥，呼吸气喘，两目急缩而痛，易惊，取三间穴治疗。

胸中满闷，耳前痛，齿痛，目红肿疼痛，颈部肿胀，恶寒发热，口渴饮水后立即汗出，不饮水则皮肤干燥而热，应取曲池穴治疗。

恶寒发热颈发瘰疬，咳嗽而呼吸困难，灸治手五里穴，左病取右穴，右病取左穴。

恶寒发热颈生瘰疬，肩臂痛上举困难，取臂臑穴和臑俞穴治疗。

因受风而发寒热的，取液门穴治疗。

恶寒发热而颈颔肿大，取后溪穴治疗。

恶寒发热而善呕吐的，取商丘穴治疗。

呕吐而四肢厥冷，偶有轻度发热，胁下支撑胀满，喉痛，咽干，膝外侧疼痛，

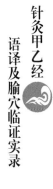

湿邪侵淫胫足酸软无力，腋下肿，瘰疬溃破成瘘，唇部肿胀，口角裂开疼痛，取太冲穴治疗。

心悸动不安如被悬起，下肢寒冷厥逆，脚及小腿后拘急，不能前行后退，血聚而成痛，痢疾便下脓血，足背上疼痛，舌卷缩不能说话，多笑，足痿弱不能行走，小便有青、赤、白、黄、黑的改变，如果小便青色，当取涌泉；小便赤色，当取然谷穴；如果小便黄色，当取太溪；小便白色，当取复溜；小便黑色，当取阴谷。痔疮便血，泄下后重，腹痛好像小便癃闭一样，狂疾仆倒必须有人扶助；以及邪气盛而流涎，鼻孔中疼痛，腹中时常作响，骨发寒热而躁动不安，汗出不止，取复溜穴治疗。

男子像患了蛊病少腹胀闷，女子像患了闭阻病，恶寒发热而少腹偏肿，取阴谷穴治疗。

少腹疼痛，排泄糜粥样不消化物，手小指次指间热，脉陷下，恶寒发热而身痛，口唇干裂，不得汗出，毛发枯焦，肌肉消瘦，呼吸气短，腹内发热，身体不愿活动，泄下脓血，腰部牵掣少腹疼痛，暴发惊恐，狂言狂语不同于平常人，取小肠经的合穴下巨虚治疗。

胸中胀满，腋下肿胀，瘰疬溃破成瘘，时常咬舌及颊部，天牖穴处肿胀，湿邪侵淫胫部酸软，头晕，枕骨部及颔和腮部肿胀，目干涩，周身疼痛，洒洒战栗恶寒，季胁部支撑胀满，恶寒发热，胁肋腰腹部以及膝外侧均感疼痛，取足临泣穴治疗。

恶寒发热而颈部肿胀的，取足少阳经的丘墟穴治疗。

恶寒发热而颈腋下肿胀的，申脉穴可以治疗。

恶寒发热而全身酸痛无力，四肢不能活动，腋下肿，瘰疬溃破成瘘，喉闭塞疼痛，髀、膝、胫等骨骼动摇，酸麻不仁，取阳辅穴治疗。

恶寒发热，大腿小腿弛缓不收，取阳交穴治疗。

身发寒热而腰痛如折，取束骨穴治疗。

身发寒热而视物不清，经常咳嗽，喘息气逆，取通谷穴治疗。

恶寒发热常常叹气，头沉重，足下寒冷，不想吃饭，双脚痉挛拘急，取京骨穴治疗。

身发寒热而痔核肿，向外翻出，取承山穴治疗。

恶寒发热痔核脱出，筋脉抽搐，脚及小腿酸痛沉重，战栗不能久立，脚拘急肿痛，足踝疼痛而足部筋脉拘挛，少腹痛上掣咽喉，大便困难，取承筋穴治疗。

足跟部寒冷而膝部拘急，腰脊疼痛牵引腹部，会阴及大腿内侧发热，阴部突然疼痛，恶寒发热而膝部酸痛沉重，取合阳穴治疗。

经络受病入肠胃五脏积发伏梁息贲肥气痞气奔豚第二

【原文】

黄帝问曰：百病始生，三部之气，所伤各异，愿闻其会。

岐伯对曰：喜怒不节则伤于脏，脏伤则病起于阴；清湿袭虚，则病起于下；风雨袭虚，则病起于上，是谓三部。至其淫泆，不可胜数。

风雨寒热，不得虚邪，不能独伤人，卒然逢疾风暴雨而不病者，盖无虚邪，不能独伤人。此必因虚邪之风，与其身形，两虚相搏，乃客其形。两实相逢，中人肉间。其中于虚邪也，因其天时，与其身形，参以虚实，大病乃成。气有定舍，因处为名，上下内外，分为三贞。是故虚邪之中人也，始于皮肤。皮肤缓，则腠理开，腠理开则邪从毛发入，入则稍深，稍深则毛发立，洒然，皮肤痛。留而不去，则传舍于络。在络之时，痛于肌肉，其病时痛时息，大经乃代。留而不去，传舍于经。在经之时，洒渐善惊。留而不去，传舍于俞。在俞之时，六经不通，四肢节痛，腰脊乃强。留而不去，传舍于伏冲之脉。在伏冲之脉时，身体重痛。留而不去，传舍于肠胃。在肠胃之时，贲响腹胀，多寒则肠鸣，飧泄食不化，多热则溏出糜。留而不去，传舍于肠胃之外，募原之间，留著于脉，稽留而不去，息而成积。或著孙络，或著脉络，或著经脉，或著俞脉，或著于伏冲之脉，或着著于膂筋，或著于肠胃之募原，上连于缓筋，邪气淫泆，不可胜论。

其著孙络之脉而成积，往来上下，臂手，孙络之居也，浮而缓，不能拘积而止之，故往来移行，肠间之水，凑渗注灌，濯濯有音，有寒则腹膜满雷引，故时切痛。其著于阳明之经，则侠脐而居，饱则益大，饥则益小，其著于缓筋也，似阳明之积，饱则痛，饥则安。其著于肠胃之募原也，痛而外连于缓筋也，饱则安，饥则痛。其著于伏冲之脉者，揣之应手而动，发手则热气下于两股，如汤沃之状。其著于膂筋，在肠后者，饥则积见，饱则积不见，按之弗得。其著于俞脉者，闭塞不通，津液不下，而空窍干。此邪气之从外入内，从上下者也。

曰：积之始生，至其已成，奈何？

曰：积之始也，得寒乃生，厥上乃成积。

曰：其成奈何？

曰：厥气生足溢，足溢生胫寒，胫寒则脉血凝泣，寒气上，入于肠胃，入于肠胃则膜胀，膜胀则肠外之汁沫迫聚不得散，日以成积。卒然盛食多饮，则脉满。起

315

居不节，用力过度，则络脉伤，阳络伤则血外溢，溢则衄血；阴络伤则血内溢，溢则便血。肠外之络伤则血溢于肠外，肠外有寒，汁沫与血相搏，则并合凝聚，不得散而成积矣。卒然外中于寒，若内伤于忧怒，则气上逆，气上逆则六俞不通，温气不行，凝血蕴裹而不散，津液凝涩，著而不去，而积皆成矣。

曰：其生于阴者奈何？

曰：忧思伤心；重寒伤肺；忿怒伤肝；醉饱入房，汗出当风则伤脾；用力过度，入房汗出浴水，则伤肾。此内外三部之所生病也。察其所痛，以知其应，有余不足，当补则补，当泻则泻，无逆天时，是为至治。

曰：人之善病肠中积聚者，何以候之？

曰：皮薄而不泽，肉不坚而淖泽，如此则肠胃恶，恶则邪气留止，积聚乃作，肠胃之间，寒温不次，邪气乃至，畜积留止，大聚乃起。

曰：病有身体腰髀股胻皆肿，环脐而痛，是谓何病？

曰：名曰伏梁。此风根也，不可动；动之为水溺涩之病。

病有少腹盛，左右上下皆有根者，名曰伏梁也。裹大脓血，居肠胃之外，不可治之，每切按之致死。此下则因阴，必下脓血，上则迫胃脘，出鬲侠胃脘内痈。此久病也，难治，居脐上为逆，居脐下为顺，勿动亟夺，其气溢于大肠，而著于肓，肓之原在脐下，故环脐而痛也。

《难经》曰：心之积名曰伏梁，起于脐上，上至心下，大如臂。久久不愈，病烦心，心痛。以秋庚辛日得之，肾病传心，心当传肺，肺以秋王，不受邪，因留结为积。

《难经》曰：肺之积名曰息贲，在右胁下，覆大如杯。久久不愈，病洒洒恶寒，气逆喘咳，发肺痈。以春甲乙日得之，心病传肺，肺当传肝，肝以春王，不受邪，因留结为积。

曰：病胁下满，气逆行，三二岁不已，是为何病？

曰：病名息贲。此不妨于食，不可灸刺，积为导引服药。药不能独治也。

《难经》曰：肝之积名曰肥气，在左胁下，如覆杯，有头足如龟鳖状。久久不愈，发咳逆，痎疟，连岁不已。以季夏戊己日得之，肺病传肝，肝当传脾，脾以季夏王不受邪，因留结为积。此与息贲略同。

《难经》曰：脾之积名曰痞气，在胃脘，覆大如盘。久久不愈，病四肢不收，发黄疸，饮食不为肌肤。以冬壬癸日得之，肝病传脾，脾当传肾，肾以冬王，不受邪，因留结为积。

《难经》曰：肾之积名曰贲肫，发于少腹，上至心下，若豚状，或上或下无时。

久不已，令人喘逆，骨痿少气。以夏丙丁日得之，脾病传肾，肾当传心，心以夏王，不受邪，因留结为积也。

息贲时唾血，巨阙主之。

腹中积，上下行，悬枢主之。

疝积胸中痛，不得息，天容主之。

暴心腹痛，疝积时发上冲心，云门主之。

心下大坚，肓俞、期门及中脘主之。

脐下疝，绕脐痛，冲胸不得息，中极主之。

贲脒，上腹膜坚，痛引阴中，不得小便，两丸骞，阴交主之。

脐下疝，绕脐痛，石门主之。

奔脒气上，腹膜痛，口强不能言，茎肿先引腰，后引小腹，腰脘少腹坚痛，下引阴中，不得小便，两丸骞，石门主之。

奔脒，寒气入小腹，时欲呕，伤中溺血，小便数，背脐痛，下引阴，腹中窘急欲凑，后泄不止，关元主之。

奔脒，上抢心，甚则不得息，忽忽少气，尸厥，心烦痛，饥不能食，善寒中腹胀，引胁而痛，小腹与脊相控暴痛，时窘之后，中极主之。

腹中积聚时切痛，商曲主之。

脐下积聚疝瘕，胞中有血，四满主之。

脐疝绕脐而痛，时上冲心，天枢主之。

气疝烦呕，面肿，奔脒，天枢主之。

奔脒，卵上入，痛引茎，归来主之。

奔脒上下，期门主之。

疝瘕，髀中急痛，循胁上下抢心，腹痛积聚，府舍主之。

奔脒腹肿，章门主之。

少腹积聚，劳宫主之。

环脐痛，阴骞两丸缩，腹坚痛不得卧，太冲主之。

寒疝，下至腹膝膝腰，痛如清水；小腹诸疝，按之下至膝上伏兔中寒；疝痛，腹胀满，痿厥少气，阴市主之。

大疝腹坚，丘墟主之。

【译文】

黄帝问道：各种疾病的发生，均起源于上中下三部之气，所受邪气损伤的部位

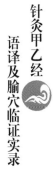

不同，它们是怎样会合损伤人体的呢？

岐伯回答说：喜怒等情志没有节度就会损伤内脏，五脏损伤则疾病从阴开始；清冷寒湿等邪容易乘虚侵犯人体，病多从下部开始；风暑雨露等邪气乘虚侵犯人体，病多从上部开始。这就是邪气开始侵犯人体的三部。至于邪气侵淫传化，就不可胜数了。

风雨寒热等邪气，如果不得四时八方之虚邪，不能独自伤害人体。有的人突然遇到疾风暴雨但并不发病，是因为没有兼并虚邪，不能独自损伤人体。所以说疾病发生必须兼具虚邪之风和身形不足两个条件，这两种虚相结合，才会邪客人体。如果气候正常，实邪中人，人体正气充足，则邪气只能中人肌表肉间。若人体感受虚邪而发病，则与天气变化、身体虚实有关，如果正气虚而邪气实，那么结合起来就会形成大病。不同邪气侵犯人体都各自停留不同部位，根据不同邪气侵犯的部位不同而确定病名，根据受邪的上下内外，大致分为上、中、下三个部位。所以说虚邪贼风侵犯人体，首先从皮肤开始。皮肤弛缓则腠理开放，腠理开放则邪气从毛发侵入，侵入后逐渐深入，稍深入则毛发竖立，像淋了水一样发冷，皮肤疼痛。邪不得外散留而不去，则传注于络脉。邪气停留络脉，则肌肉之间疼痛，仍为邪气在肌表，肌肉疼痛时而减轻时而加重，是邪气将要由络脉传入经脉，经脉代而受邪的表现。邪气留着不得发散，传入到经脉。邪留经脉时，洒淅振栗恶寒而善惊恐。邪气继续停留，传入腧穴处。邪在腧穴时三阴三阳经气血不通，则会四肢骨节疼痛，腰脊强直疼痛。邪留腧穴不去，就会传入到深部的冲脉。邪气在深部冲脉时，血不能达于四肢而身体沉重疼痛。留而不去，邪气又会传入肠胃。邪在肠胃时，腹中肠鸣胀满，寒气多则水泻不消化之物，热邪多则泄下溏薄如糜粥。留而不去，邪气又会传入到肠胃之外，募原之间，留注于该处经脉，邪气停留而不能再传，停留下来阻塞气血流畅而成为积聚。邪气有的留着在孙络，有的留着在络脉，有的留着在经脉，有的留着到腧穴之脉，有的留着在伏冲之脉，有的留着在膂筋，有的留着在肠胃之外的募原，向上连接缓筋，邪气侵入变化无常，不能胜数。

邪气留着孙络而成积症的，其积能随络脉上下活动，臂手是孙络停留之处，孙络浮浅而弛缓，不能约束积聚使其固定，故往来上下移动。邪随络脉往来，移行于肠胃之外，致使肠间之水汇聚渗灌，濯濯有声，寒重则腹胀满雷鸣，相互牵引，故时常按压疼痛。邪气留着于阳明之经，则积停留在脐两旁，饱时积块胀大，饥则积块缩小。邪气留着缓筋的，和阳明之积相似，饱则疼痛，饥则安静。邪气留着在肠胃的募原而成积的，疼痛向外和缓筋相连，饱食则平静，饥饿则疼痛。邪气留着在伏冲之脉而成积的，按压时动而应手，放手则觉热气流注到两腿，像热水浇灌一样。邪气留注在膂筋的，因为膂筋在胃肠之后，所以饥饿肠空则能见积块，饱食后积块消失，按压时不能发现。邪气留着俞脉的，使背俞之脉闭塞不通，津液不能向下渗灌，因而大便干而小便少。以上就是邪气由外入内，自上而下传变而成为积聚的情况。

黄帝问：积怎样从开始发生到其形成的呢？

岐人答道：积块的发生，是受寒所致，寒气厥逆上行，留止肠胃之间就成为积块。

黄帝问：积块的形成，是怎样的呢？

岐伯答道：寒气厥逆于下，发生足部血脉滞涩而胀满，从而使足胫寒凉，血脉凝而不通，寒气自下而上，侵入肠胃，而发生胃肠胀满的情况，迫使肠外的汁沫结聚不得散，日久就逐渐发展成为积块。或突然暴食暴饮，使血脉充盈。或因起居不规律，用力过度，使络脉受伤。如果阳经上行的络脉受伤，则血外溢而发展成衄血；阴经下行的络脉受伤，则血内溢而发展成便血。肠外的络脉受伤则血溢于肠外，因肠外有寒邪，故肠外的汁沫与血相互搏结，凝聚不散而成为积块。或突然感受寒邪，加上内伤忧怒等情志，内外相互搏结，邪气上逆使六经传输气血之处壅滞不通，卫阳之气不能运行，血气凝结蕴裹而不得散开，津液也凝涩不行，留注一处，而成积块。

黄帝问：病生于阴的，是如何发生的呢？

岐伯答道：忧愁思虑过度则伤心；形寒冷饮过度则伤肺；恼恨忿怒过度则伤肝；醉饱后房事，汗出后受风则伤脾；用力过度，入房以后汗出浴水，则伤肾。这就是人体内外上、中、下三部受邪发病的情况。诊察疼痛的部位，进而推断出病变所属，辨清有余和不足的情况，当补则补，当泻则泻，不要和人体适应自然变化的规律相违背，这才是最恰当的治法。

黄帝问：容易发生肠中积聚的病人，有什么样的外在表现呢？

岐伯答道：这种人皮肤薄而不润泽，肌肉不坚而津液不能淖泽。这种人肠胃不健，肠胃不健则邪气侵袭，积聚就形成了。胃肠部位，如果饮食的冷热不加注意，就会损伤，邪气进一步侵袭其间，蓄积停留，就会形成大聚的重病。

黄帝问：有的病表现出身体腰、髀、股、胫腿均肿胀，并且环绕肚脐疼痛，这是什么病？

岐伯答道：这叫伏梁病。是寒气厥而上逆所致。不可用剧烈药物攻下，攻下则发生小便不利的病症。

疾病出现少腹坚硬盛满，左右上下都有根的，叫作伏梁。少腹内包裹大量脓血，停留在肠胃之外，不可盲目治疗，常因用手切按而致死。此病向下迫及二阴，必然排出脓血；向上迫及胃脘，上出于膈，夹胃脘处发生内痈。这是日久难愈的疾病，很难

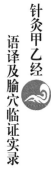

治疗。居位脐上的为逆证，居位脐下的为顺证。切勿妄用峻猛攻下劫夺的方法治疗，使邪气流溢大肠，而留止在肓膜之中，肓之原在脐下，故会环绕脐周而发生疼痛。

《难经》上说：心的积症叫伏梁。从脐部开始，上至心下，大如臂。久久不愈，有心烦、心痛的症状。大多是在秋季庚辛之日得病。肾病传入心，心又传入肺，秋为肺令，此时肺气正旺，所以不受邪气侵袭，因而留结在心而成积症。

《难经》上说：肺的积病叫作息贲，在右侧胁下，大如覆杯。迁延日久不愈，患者洒洒恶寒，气上逆而喘咳气促，发生肺痈。大多是在春季甲乙日得病，心病传入肺，肺病传入肝，时适春令，肝气旺盛，不受邪气侵犯，所以留结在肺而成为积症。

黄帝问：有的病表现为胁下胀满，呼吸气逆，二、三年不能痊愈，这是什么病？

岐伯回答说：这种病叫作息贲。不会妨碍饮食，不可用艾灸和针刺的方法治疗，可连续多次用导引的方法疏通气血，同时服用药物慢慢调治。单纯用药也很难治愈。

《难经》上说：肝的积病叫肥气，停在左胁下，如覆杯状，有头有足像龟鳖一样。这样病久久不愈，使人发生咳喘气逆，疟疾等病，连续几年不能痊愈。一般在季夏戊己日得病，肺病传入肝，肝病应当传入脾，但当时正值夏季，脾气正旺，不受病邪侵袭，因而留着于肝而成积。此病和息贲有相似之处。

《难经》上说：脾的积病叫痞气，在胃脘部，像覆盘一样大，久久不能痊愈，使人四肢弛缓不收，发生黄疸病，饮食不能营养肌肤而消瘦。在冬季壬癸日得病，肝病传入脾，脾病应当传入肾，而时值冬令，肾气正旺，肾不受邪，因而留结在脾而成为积。

《难经》上说：肾的积病名叫奔豚，发于少腹，上冲至心下，如豚奔走，有时上有时下，行不定时。日久不愈，使人喘息气逆，骨痿软无力而气短。发生在夏季丙丁日，脾病传入肾，肾病当传入心，时值夏季，心气正旺，不能受邪侵袭，因而留结而成肾的积病。

息贲病时常唾血，取巨阙穴治疗。

腹中有积，上下行走，取悬枢穴治疗。

寒疝积聚而胸中疼痛，不能呼吸，取天容穴治疗。

突然发生心腹疼痛，疝积经常发作上冲心，取云门穴治疗。

心下坚硬有积聚，取肓俞、期门及中脘穴治疗。

脐下寒疝，绕脐疼痛，上冲心胸而呼吸困难，取中极穴治疗。

奔豚病，上腹胀满坚硬，疼痛牵引前阴之中，不能小便，两睾丸上缩入腹中，取阴交穴治疗。

脐下寒疝，绕脐疼痛，取石门穴治疗。

奔豚病气上冲，腹胀满疼痛，口舌强直不能说话，阴茎肿痛先掣引腰部，后掣引少腹，使腰髋和少腹坚硬疼痛，向下牵引阴中，不能小便，两睾丸上缩，取石门穴治疗。

奔豚病，寒气侵入少腹，频发呕吐，邪气伤于内部而尿血，小便频数，背和脐部疼痛，向下掣引到前阴，腹部拘急像要聚到一起，腹泄不止，取关元穴治疗。

奔豚病，气上冲心，严重时不能自然呼吸，觉心中空虚气息不足，出现尸厥，心烦而痛，饥而不能饮食，常常中焦寒冷而腹胀，牵引两胁疼痛，小腹和脊柱相互控制掣引暴痛，常常里急后重，取中极穴治疗。

腹中有积聚而常常发作剧痛，取商曲穴治疗。

脐下有积聚疝瘕，胞中有积血，取四满穴治疗。

脐部寒疝绕脐疼痛，常气上冲心，取天枢穴治疗。

气疝而呃逆呕吐，面部浮肿，奔豚气上冲，取天枢穴治疗。

奔豚病，睾丸缩入腹中，疼痛牵引阴茎，取归来穴治疗。

奔豚病气上冲下行，取期门穴治疗。

疝瘕病，大腿髀股中拘急疼痛，邪气循胁肋上下冲心，腹部疼痛出现积聚，取府舍穴治疗。

奔豚病腹部肿满，取章门穴治疗。

少腹出现积聚，取劳宫穴治疗。

绕脐腹痛，阴茎和睾丸上提收缩，坚硬疼痛不能平卧，取太冲穴治疗。

寒疝，向下到腹肌、膝、腰等部，疼痛而冷如清水；小腹部一切疝病，按压时向下到膝上，伏兔穴治疗；疝气寒痛，腹部胀满，下肢痿软厥冷而少气，取阴市穴治疗。

大疝而腹部坚硬的，取丘墟穴治疗。

五脏六腑胀第三

【原文】

黄帝问曰：脉之应于寸口，如何而胀？

岐伯对曰：其至大坚直以涩者胀也。

曰：何以知其脏腑之胀也？

上篇　原文语译

针灸甲乙经卷八

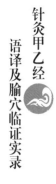

曰：阴为脏，而阳为腑也。

曰：夫气之令人胀也，在于血脉之中耶？抑脏腑之内乎？

曰：二者皆在焉，然非胀之舍也。

曰：愿闻胀舍？

曰：夫胀者，皆在于腑脏之外，排脏腑而廓胸胁，胀皮肤，故命曰胀。

曰：脏腑之在内也，若匣匮之藏禁器也，各有次舍，异名而同处，一域之中，其气各异，愿闻其故。

曰：夫胸腹者，脏腑之城廓；膻中者，心主之中宫也；胃者，太仓也；咽喉小肠者，传道也；胃之五窍者，闾里之门户也；廉泉玉英者，津液之道路也；故五脏六腑，各有畔界，其病各有形状。营气循脉，卫气逆为脉胀。卫气并血脉循分肉为肤胀。取三里泻之，近者一下，远者三下，无问虚实，工在疾泻也。

曰：愿闻胀形？

曰：心胀者，烦心短气，卧不得安；肺胀者，虚满而喘咳；肝胀者，胁下满而痛引少腹；脾胀者，苦哕，四肢烦悗，体重不能衣；肾胀者，腹满引背，快快然腰髀痛；胃胀者，腹满胃脘痛，鼻闻焦臭，妨于食，大便难；大肠胀者，肠鸣而痛，寒则泄食不化；小肠胀者，少腹䐜膜，引腰而痛；膀胱胀者，小腹满而气癃；三焦胀者，气满于皮肤中，壳壳然而不坚；胆胀者，胁下痛胀，口苦，好太息。凡此诸胀，其道在一，明知逆顺，针数不失。泻虚补实，神去其室，致邪失正，真不可定，粗工所败，谓之夭命。补虚泻实，神归其室，久塞其空，谓之良工。

曰：胀者焉生，何因而有名？

曰：卫气之在身也，常并脉循分肉，行有逆顺，阴阳相随，乃得天和，五脏皆治，四时皆叙，五谷乃化。然而厥气在下，营卫留止，寒气逆上，真邪相攻，两气相薄，乃合为胀。

曰：何以解惑？

曰：合之于真，三合而得。

曰：无问虚实，工在疾泻，近者一下，远者三下，今有三而不下，其过焉在？

曰：此言陷于肉肓而中气穴者也。不中气穴而气内闭藏；不陷肓，则气不行；不越中肉则卫气相乱，阴阳相逆，其于胀也，当泻而不泻，故气不下。三而不下必更其道，气下乃止，不下复起，可以万全，恶有殆者乎。其于胀也，必审其诊，当泻则泻，当补则补，如鼓之应桴，恶有不下者乎。

心胀者，心俞主之，亦取列缺。

肺胀者，肺俞主之，亦取太渊。

肝胀者，肝俞主之，亦取太冲。

脾胀者，脾俞主之，亦取太白。

肾胀者，肾俞主之，亦取太溪。

胃胀者，中脘主之，亦取章门。

大肠胀者，天枢主之。

小肠胀者，中窌主之。

膀胱胀者，曲骨主之。

三焦胀者，石门主之

胆胀者，阳陵泉主之。

五脏六腑之胀，皆取三里。三里者，胀之要穴也。

【译文】

黄帝问道：寸口脉怎样时，是患了胀病呢？

岐伯回答说：脉象大、坚直而涩的，是患了胀病。

黄帝问道：如何辨别是脏还是腑的胀病呢？

岐伯答道：出现阴脉是脏的病变，出现阳脉是腑的病变。

黄帝问道：气使人产生的胀病，是在血脉之中呢？还是在脏腑之内呢？

岐伯回答说：二者均可出现胀病，但却不是胀病停留的地方。

黄帝问道：那请讲讲胀病停留在什么地方呢？

岐伯回答说：胀病都在脏腑之外，排挤脏腑而扩大胸胁，向外充胀皮肤，所以叫作胀。

黄帝问道：脏腑位于胸腔和腹腔之内，好像珍贵的物品要放在坚固严密的盒子中一样，各按顺序排放，名称不同而同在一处，同在一个区域之中而功能各不相同。这是什么道理呢？

岐伯回答说：胸腔和腹腔，就像是脏腑的城廓；膻中，像是心主的中宫；胃，像是水谷的仓库；咽喉和小肠，像是水谷和大气出入的通道；属于胃的咽门、贲门、幽门、阑门、魄门五个孔窍，像是巷门、邻里之间的通道；廉泉和玉英，像是津液分泌的道路。因此说，五脏六腑之间，各有界限，它们发生的疾病各有症状。营气循行于脉中，如果卫气逆而并行于脉中则便出现脉胀，卫气并行于脉中循环在分肉之间就会出现脉胀。在治疗这些胀病时取足三里穴用泻法，病程短的泻一次，病程长的泻三次，不论是虚证还是实证，都应采取急泻的治疗方法。

黄帝问道：请讲讲胀病的表现如何？

上篇 原文语译

针灸甲乙经卷八

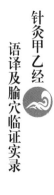
岐伯回答说：心的胀病，心烦气短，卧不安宁；肺的胀病，胸中虚满而气喘咳嗽；肝的胀病，胁下胀满而疼痛牵引少腹；脾的胀病，苦于干哕，四肢躁扰闷乱，身体沉重不能穿衣；肾的胀病，腹部胀满牵引背部不适，不愉快的样子，腰髀部疼痛；胃的胀病，腹部胀满，胃脘疼痛，鼻中常有焦臭气味，妨碍饮食，大便困难；大肠的胀病，肠鸣，腹痛，冬天再遇到寒邪则泄泻不消化的食物；小肠的胀病，小腹胀满，牵引腰部疼痛；膀胱的胀病，小腹胀满而小便不利；三焦的胀病，气充满皮肤之中，以手按压似实而不坚；胆的胀病，胁下胀满疼痛，口苦，好太息。以上这些胀病，其原因基本相同，即卫气逆乱，明确经气的顺逆，则能准确地运用针法治疗这些疾病。如果犯了泻虚补实的错误，就会使神气离去，邪气深入而正气损耗，真气不能安定，这是不高明的医生所犯的错误，使病人枉送性命而又说命该夭亡。如果能补其不足，泻其有余，使神气返还五脏，使肌肤腠理充实致密，这就是高明的医生。

黄帝问道：胀病是怎样产生的，为何叫作胀病？

岐伯回答说：人身上的卫气，经常循行脉外分肉之间，其循行有逆顺之分，即始终与经脉当中的营气相伴随而循行，从而达到自然健康的状态。此时五脏调和，随应四时阴阳的变化规律，五谷运化正常。然而如果厥逆向下部开始，营卫受到阻碍而留止不行，寒气上逆，正气与邪气相互攻击、搏结，就合而发生成胀病。

黄帝问道：怎样解释它们呢？

岐伯回答说：卫气留止，与上逆的寒邪相搏结而成为胀病，有的合于血脉，有的合于五脏，有的合于六腑，能把它们分辨清楚，便对胀病有了全面的认识。

黄帝问道：不管是虚证还是实证，都要用急泻的方法，新病泻一次，久病泻三次，如果泻三次胀不能消的，其错误在哪里呢？

岐伯回答说：这是指针刺时必须刺入肉肓而中在气穴以内，才能见效。若针不中气穴，邪气就闭藏在内；刺不进入肓膜，则卫气仍然不能运行。针如不穿越皮肤而中于分肉之内，则会使卫气和邪气相乱，阴气与阳气相逆。对于胀病，当泻而不用泻法，胀气是不会消除的。泻三次而胀仍不消的，必须更换穴位再刺，直到胀气消除为止。胀病不消除而更换穴位再刺的方法，是万全的方法，不会治不好胀病的。对于胀病，必须详细诊查辨清虚实，应该泻的就用急泻的方法，应当补时就用补的方法进行针刺，其效果就会像桴鼓一样，哪会有胀病不消失的道理呢？

心胀病，取心俞穴治疗，也可以取列缺穴。

肺胀病，取肺俞穴治疗，也可以取太渊穴治疗。

肝胀病，取肝俞穴治疗，也可以取太冲穴治疗。

脾胀病，取脾俞穴治疗，也可以取太白穴治疗。

肾胀病，取肾俞穴治疗，也可取太溪穴治疗。

胃胀病，取中脘穴治疗，也可取章门穴治疗。

大肠的胀病，取天枢穴治疗。

小肠的胀病，取中窌穴治疗。

膀胱的胀病，取曲骨穴治疗。

三焦的胀病，应取任脉的石门穴治疗。

胆胀病，应取阳陵泉治疗。

五脏六腑的胀病，都可以取足三里治疗。足三里穴，是治疗胀病的要穴。

水肤胀鼓胀肠覃石瘕第四

【原文】

黄帝问曰：水与肤胀、鼓胀、肠覃、石瘕，何以别之？

岐伯对曰：水之始起也，目窠上微肿，如新卧起之状，颈脉动，时咳，阴股间寒，足胫肿，腹乃大，其水已成也。以手按其腹，随手而起，如裹水之状，此其候也。

肤胀者，寒气客于皮肤之间，壳壳然不坚，腹大，身尽肿，皮肤厚，按其腹，腹陷而不起，腹色不变，此其候也。

鼓胀者，腹身皆肿大，如肤胀等，其色苍黄，腹筋起，此其候也。

肠覃者，寒气客于肠外，与卫气相搏，正气不得营，因有所系，癖而内著，恶气乃起，息肉乃生。其始生也，大如鸡卵，稍以益大，至其成也，如怀子状，久者离岁，按之则坚，推之则移，月事时下，此其候也。

石瘕者，生于胞中，寒气客于子门，子门闭塞，气不通，恶血当泻不泻，衃以乃留止，日以益大，状如怀子，月事不以时下，皆生于女子，可导而下之。

曰：肤胀、鼓胀可刺耶？

曰：先刺其腹之血络，后调其经，亦刺去其血脉，

曰：有病心腹满，旦食则不能暮食，此为何病？

曰：此名为鼓胀。治之以鸡矢醴，一剂知，二剂已。

曰：其时有复发者，何也？

曰：此食饮不节，故时有病也。虽然，其病且已时，故当病气聚于腹也。

风水肤胀，为五十七刺，取皮肤之血者，尽取之。徒水，先取环谷下三寸，以排针刺之而藏之，引而内之，入而复出，以尽其水；必坚束之，束缓则烦闷，束急则安静。间日一刺之，水尽乃止；饮闭药，方刺之时徒饮之，方饮无食，方食无饮，无食他食，百三十五日。

水肿，人中尽满，唇反者死，水沟主之。

水肿大脐平，灸脐中，腹无理不治。

水胀，水气行皮中，阴交主之。

水肿腹大，水胀，水气行皮中，石门主之。

石水，痛引胁下胀，头眩痛，身尽热，关元主之。

振寒大腹石水，四满主之。

石水，刺气冲。

石水，章门及然谷主之。

石水，天泉主之。

腹中气盛，腹胀逆，不得卧，阴陵泉主之。

水肿留饮，胸胁支满，刺陷谷，出血，立已。

水腹胀，皮肿，三里主之。

胞中有大疝瘕积聚，与阴相引而痛，苦涌泄上下出，补尺泽、太溪，手阳明寸口皆补之。

【译文】

黄帝问道：水病和肤胀、鼓胀、肠覃、石瘕这些病怎样区别呢？

岐伯回答说：水病刚发生时，眼睑微肿，像刚刚睡起的样子，颈部脉动可以觉察得到，时常咳嗽，大腿内侧发凉，足胫和小腿肿胀，腹部胀大，说明水病已经形成。用手按压病人腹部，随手而起，像面里包裹着水一样，这就是它的表现。

肤胀病，是因为寒气侵入皮肤之间，按压时像空壳一样不坚硬，腹部胀大，全身肿胀，皮肤厚，按压其腹部，凹陷不起，而皮色不变，这就是肤胀病的证候。

鼓胀病，表现为腹部和全身都肿大，和肤胀病相同但皮肤颜色苍黄，腹部青筋暴露，这就是鼓胀病的证候。

肠覃病，是寒气侵入到肠外，与卫气相互搏结，正气不能正常运行，因为有系结之处，故而形成积聚着留肠外，病邪逐渐滋长，生成了息肉。刚发生时，大小像鸡卵，逐渐变大，到病已形成，就像是怀孕了一样，病程长的一年以上，按压腹部很坚硬，推动时能够移动，月经按时来潮，这就是肠覃病的证候。

石瘕病，生在胞中，由于寒气客居在子门，使子门闭塞，气不流通，恶血不得排泄，血块于是停留并逐渐增大，就像怀孕了一样，月经不能按时来潮。这是石瘕病的证候，都发生在妇女身上，可用疏通利导使凝聚瘀血排下的方法治疗。

黄帝问：肤胀病和鼓胀病，可用针刺治疗吗？

岐伯答道：治疗肤胀和鼓胀时，先刺其腹部胀起的血络，再按经以调其虚实，也要刺它的血脉以祛除瘀血，通行其营卫之气。

黄帝问：有人患心腹胀满的疾病，早上吃了饭，晚上就不能再吃，这是什么病？

岐伯答道：这叫鼓胀病，可服鸡矢醴治疗，服一剂就能见效，服二剂病就会痊愈。

黄帝问：胀病时有复发的，这是为什么呢？

岐伯答道：这是因为饮食不节，因而反复发作。虽然病变已痊愈，但脾胃之气尚弱，饮食不节就会使病气复聚于腹而复发。

风水所致的肤胀，选取肾俞五十七穴用针刺治疗，针刺祛除皮肤上的结络瘀血，将其排出。对单纯的水病，先取脐下三寸的地方，用排针深刺，退出后再进入，再由内退出，这样反复操作，以排尽其水；水出尽后，要用布紧束其腰腹部，束的松缓，就会烦躁满闷，束的紧急则会安静。隔日治疗一次，直到水尽为止；同时服用化气行水的药物。在针刺前服用药物，但不要服饮药后吃饭，也不要在吃饭后服药。水肿消除后，不要食用伤脾助湿之品，共一百三十五天。

水肿病而致人中肿满，口唇外翻的，是脾气已绝，主死证，应取人中穴治疗。

水肿病而肚脐平腹，可灸脐中，若肿得看不到肌肤纹理的，是不治的死症。

水肿病，水气在皮中上下流动，应取任脉的阴交穴治疗。

水肿病，腹部胀大，水胀，水气在皮中上下流动，取石门穴治疗。

石水病，疼痛牵引胁下而胀满，头眩晕而痛，全身发热，取关元穴治疗。

身发寒栗，腹大，石水，取四满穴治疗。

石水病，刺气冲穴可以治疗。

石水病，取章门和然谷穴治疗。

石水病，天泉穴可以治疗。

腹中寒气过盛，以致腹中蓄水而胀满喘逆，不能睡卧应取足太阴经的阴陵泉治疗。

水肿病出现留饮，胸胁支撑胀满，刺足阳明胃经的陷谷穴出血，立即痊愈。

水肿痛而有腹胀，皮肿的，取足三里穴治疗。

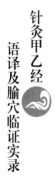

胞宫中有较大的疝瘕积聚，与前阴牵引疼痛，苦于上吐下泄，应补尺泽和太溪穴，寸口处的太渊和阳明经的偏历都用补法。

肾风发风水面胕肿第五

【原文】

黄帝问曰：少阴何以主肾，肾何以主水？

岐伯对曰：肾者，至阴也，至阴者，盛水也。肺者，太阴也。少阴者，冬脉也，其本在肾，其末在肺，皆积水也。

曰：肾何以聚水而生病？

曰：肾者，胃之关也。关门不利，故聚水而从其类；上下溢于皮肤，故为胕肿。胕肿者，聚水而生病也。

曰：诸水皆主于肾乎？

曰：肾者，牝脏也。地气上者，属于肾而生水液，故曰至阴。勇而劳甚则肾汗出，肾汗出逢于风，内不得入于腑脏，外不得越于皮肤，客于玄府，行于皮里，传为胕肿，本之于肾，名曰风水。

曰：有病肾风者，面胕痝然肿壅，害于言，可刺否？

曰：虚不当刺，不当刺而刺，后五日，其气必至。

曰：其至何如？

曰：至必少气，时热从胸背上至头，汗出，手热，口干苦渴，小便黄，目下肿，腹中鸣，身重难行，月事不来，烦而不能食，不能正偃，正偃则咳甚，病名曰风水。

曰：愿闻其说。

曰：邪之所凑，其气必虚，阴虚者，阳必凑之，故少气时热而汗出，小便黄。小便黄者，少腹气中有热也；不能正偃者，胃中不和也；正偃则咳甚，上迫肺也。诸有水气者，微肿先见于目下。

曰：何以言之？

曰：水者，阴也；目下，亦阴也；腹者，至阴之所居，故水在腹者，必使目下肿；真气上逆，故口苦舌干；卧不得正偃，正偃则咳出清水也。诸水病者，皆不得卧，卧则惊，惊则咳甚也。腹中鸣者，病本于胃也；薄脾则烦不能食；食不下者，胃脘膈也；身重难以行者，胃脉在足也；月事不来者，胞脉闭也。胞脉者，属心而络于胞中，今气上迫肺，心气不得下通，故月事不来也。

曰：有病痝然如水气状，切其脉大紧，身无痛者，形不瘦，不能食，食少，名为何病？

曰：病主在肾，名曰肾风。肾风而不能食，善惊不已。心气痿者死。

风水面肿，巨虚上廉主之。

面胕肿，上星主之。先取譩譆，后取天牖、风池。

风水面胕肿，冲阳主之。

风水面胕肿，颜黑，解溪主之。

【译文】

黄帝问道：少阴如何能够主肾？而肾为何能够主水？

岐伯答道：肾是至阴之脏，至阴和冬季的水为同一属性，所以能盛水。肺属太阳，主宣发肃降而通调水道。少阴肾水应冬，其经脉上贯肝膈而上肺，所以水液代谢其本在肾，其末在肺，都能使水液积聚而发病。

黄帝问：肾为什么能使水液积聚而发生疾病。

岐伯答道：肾脏是胃的关口。关口功能失调，故而使水液积聚水气停留，或上或下泛滥于皮肤之内，形成浮肿病。浮肿就是水气积聚停留而产生的疾病。

黄帝问道：各种水病都是由肾所产生的吗？

岐伯答道：肾是属阴的脏器。中焦的水气上升，由属气所化，才形成水液，所以肾又叫至阴。如果强恃勇力而劳作过度时，使肾汗外出，而又恰遇风邪外侵，汗液既不能返回到脏腑，又不能向外越出皮肤，故停留在汗孔之内，流动于皮肤之中，传遍周身形成浮肿，这种病本属于肾，又因感受邪而起，故叫作风水病。

黄帝问道：患肾风病的人，面部庞然臃肿，妨碍说话的，可以用针刺吗？

岐伯答道：肾气虚的不应当用针刺，如果用了针刺，则必然损伤脏气，五天后，病气必然复至。

黄帝问道：病气至时会怎样？

岐伯答道：病气至时必然会有气短，时常发热，热从胸背上至头部，汗出，手部发热，口干渴甚，小便黄，目下浮肿，腹中鸣响，身体沉重，行动困难，月经不行，烦闷而不能进食，不能仰卧，仰卧时咳嗽较甚，这种病叫作风水。

黄帝问道：愿听听这其中的原由。

岐伯答道：病邪之所以能侵犯，其正气必然亏虚，肾阴虚时，阳邪必然乘虚侵入，所以有气短，时时发热而汗出，小便黄。小便黄是因为少腹之气中有热邪；不

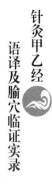
能仰卧，是因为胃中不和；仰卧时咳嗽剧烈，是邪气上迫于肺，凡是有水气病的，首先会在目下出现轻微浮肿。

黄帝问道：为什么这么说？

岐伯答道：水属阴，目下也属阴，而腹部又是至阴之所在，同类相从。腹部有水时，必使目下肿胀；水邪上凌于心，使心之真火上逆，故有口苦和舌干；不能正卧，是因为正卧时水气上逆，所以咳出清水。所有的水病，都使人不能安卧，卧则惊悸不安，惊悸则咳嗽加重。腹中鸣响，是水气流窜于胃的原因；水邪若迫于脾，运化失职则烦满不能进食；食不能下，是水邪阻膈胃脘；身体沉重难以行动，是因为受害的胃经脉循行在足部；月事不能按时运行，是因为水邪阻闭胞脉的缘故。胞中之脉，属于心而络于胞中，现水气上迫于肺，心气受阻不能下通胞脉，气血之源阻断，故月经不能按时运行。

黄帝问道：有的疾病，庞然肿大像水气病一样，切按脉搏，大而紧。身体不痛，形体也不消瘦，不能进食或食少，这叫作什么病呢？

岐伯答道：病的主脏在肾，叫作肾风病。由于水气乘脾，脾胃气衰，所以不能进食；水气凌心，心阳不振，所以善惊不已。若病情发展严重，到了心气痿弱的程度，就会死亡。

患风水面部浮肿的，取上巨虚穴治疗。

感受风热面部浮肿的，取上星穴治疗。但是先取譩譆，后取天牖和风池穴，使风热尽除，则面肿可消。

风水病面部浮肿的，取冲阳穴治疗。

风水病面部浮肿，颜面色黑的，取解溪穴治疗。

针灸甲乙经卷九

大寒内薄骨髓阳逆发头痛第一

【原文】

黄帝问曰：病头痛，数岁不已，此何病也？

岐伯对曰：当有所犯大寒，内至骨髓。骨髓者，以脑为主，脑逆，故令头痛齿亦痛。

阳逆头痛，胸满不得息，取人迎。

厥头痛，面若肿起而烦心，取足阳明、太阳。

厥头痛，头脉痛，心悲喜泣，视头动脉反盛者，乃刺之，尽去血，后调足厥阴。

厥头痛，噫善忘，按之不得，取头面左右动脉，后取足太阴。

厥头痛，员员而痛，泻头上五行，行五，先取手少阴，后取足少阴。

厥头痛，项先痛，腰脊为应，先取天柱，后取足太阳。

厥头痛，痛甚，耳前后脉骨热，先泻其血，后取足太阳，少阴。

厥头痛，痛甚，耳前后脉涌，有热，泻其血，后取足少阳。

真头痛，痛甚，脑尽痛，手足寒至节，死不治。

头痛不可取于俞。有所击坠，恶血在内，若内伤痛，痛未已，可即刺之，不可远取。

头痛不可刺者，大痹为恶，风日作者，可令少愈，不可已。

头半寒痛，先取手少阳、阳明，后取足少阳、阳明。

颔痛，刺手阳明，与颔之盛脉出血。

项痛不可俯仰，刺足太阳；不可顾，刺手太阳。

颔痛刺足阳明曲周动脉见血，立已；不已，按经刺人迎，立已。

头痛，目窗及天冲、风池主之。

厥头痛，孔最主之。

厥头痛，面肿起，商丘主之。

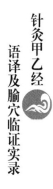
【译文】

黄帝问：有患头痛病的，数年不愈，这是什么原因？

岐伯回答道：这是因为感受大寒之邪，向内侵入骨髓。而全身的骨髓，由脑所主，寒邪由骨髓上逆于脑，就会导致头痛和齿痛。

阳邪逆入阳经而发生的头痛，胸部胀满，呼吸困难，取人迎穴治疗。

邪气上逆犯脑所致的头痛，伴有面部肿胀而心烦的，取足阳明、太阳经的俞穴治疗。

厥气上逆的头痛，头脉疼痛，悲伤哭泣的，先察其头部跳动而充盈的脉络，刺之使其出血，再调补足厥阴肝经。

厥头痛，噫气而善忘，用手按压又找不到疼痛部位，取足阳明在头两侧的动脉和足太阴经穴位针刺。

厥头痛，眩晕而痛，泻头上的五条经脉，每条有五个腧穴。先取手少阴，后取足少阴经的腧穴，以泻热散邪。

厥头痛，项部先痛，腰脊随之疼痛，应先取天柱穴，后取足太阳经的腧穴针刺。

厥头痛，头痛较甚，耳前耳后部发热且动脉搏动较甚，应先泻脉络出血，后取足太阳、足少阴经腧穴针刺。

邪气侵入于脑的真头痛，疼痛剧烈，整个大脑都痛，手足逆冷达肘膝关节，此为不治之症。

头痛的病人中有的不能取腧穴刺治的，如撞击或跌仆引起的头痛，瘀血留滞在经络之内，或内伤所致的疼痛，疼痛尚未停止，可以用针刺治疗，但应局部取穴，不可远取腧穴。

头痛有的针刺后不能痊愈的，是由于寒湿入脑所引起的恶性头痛，这种病遇到大风之日会发作或加剧，刺之只能使其症状减轻，但不能彻底根治。

头半侧冷痛的，先取手少阳、阳明经的腧穴刺治，后取足少阳、阳明经的腧穴刺治。

额部疼痛，应刺手阳明大肠经的腧穴，并刺额部充血的络脉出血，以散结止痛。

项部疼痛不能前后俯仰的，刺足太阳经的腧穴；头项不能左右旋转的，刺手太阳经的腧穴。

额部疼痛，刺足阳明胃经耳前下曲颊处的颊车穴见血，疼痛立止；若疼未止，再按经避开动脉浅刺人迎穴，疼痛立止。

头痛，刺足少阳经的目窗、天冲及风池穴。

厥头痛，取孔最穴治疗。

厥头痛，面部肿胀，取足太阴脾经的商丘穴治疗。

寒气客于五脏六腑发卒心痛胸痹心疝三虫第二

【原文】

厥心痛，与背相引，善瘈，如从后触其心，身伛偻者，肾心痛也。先取京骨、昆仑，发针立已，不已取然谷。

厥心痛，暴泄，腹胀满，心痛尤甚者，胃心痛也。取大都、太白。

厥心痛，如锥刺其心，心痛甚者，脾心痛也。取然谷、太溪。

厥心痛，色苍苍如死灰状，终日不得太息者，肝心痛也。取行间、太冲。

厥心痛，卧若徒居，心痛乃间，动作痛益甚，色不变者，肺心痛也。取鱼际、太渊。

真心痛，手足清至节，心痛甚，旦发夕死，夕发旦死。

心痛不可刺者，中有盛聚，不可取于俞。

肠中有虫瘕，有蛔咬，不可取以小针。

心腹痛，发作肿聚，往来上下行，痛有休止，腹中热，喜涎出，是蛔虫咬也。以手聚按而坚持之，无令得移，以大针刺之，久持之，虫不动，乃出针。

心痛引腰脊，欲呕，刺足少阴。

心痛腹胀，涩涩然，大便不利，取足太阴。

心痛引背不得息，刺足少阴。不已，取手少阴。

心痛引少腹满，上下无常处，溲便难，刺足厥阴。

心痛，但短气不足以息，刺手太阴。

心腹中卒痛而汗出，石门主之。

心痛有三虫，多美，不得反侧，上脘主之。

心痛身寒，难以俯仰，心疝气冲冒，死不知人，中脘主之。

心痛上抢心，不欲食，支痛引鬲，建里主之。

胸胁背相引痛，心下澹澹，呕吐多唾，饮食不下，幽门主之。

胸痹逆气，寒厥急烦心，善唾，哕噫，胸满嗽呼，胃气上逆，心痛，太渊主之。

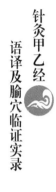

心膨膨痛，少气不足以息，尺泽主之。

心痛，咳干呕，烦满，侠白主之。

卒心中痛，瘈疭互相引，肘内廉痛，心敖敖然，间使主之。

心痛，衄哕呕血，惊恐畏人，神气不足，郄门主之。

心痛卒咳逆，曲泽主之。出血则已。

卒心痛，汗出，大敦主之。出血立已。

胸痹引背时寒，间使主之。

胸痹心痛，肩肉麻木，天井主之。

胸痹心痛，不得息，痛无常处，临泣主之。

心疝暴痛，取足太阴、厥阴，尽刺之血络。

喉痹舌卷，口干烦心，心痛，臂表痛不可及头，取关冲。在手小指次指爪甲去端如韭叶许。

【译文】

厥心痛，和背部相互牵引疼痛，时常抽搐，好像从背后触动心脏一样，身体弯曲不能伸直的，是肾心痛的表现。先取膀胱经的京骨穴和昆仑穴，针刺入立即痛止，如果不愈再取肾经的然谷穴刺治。

厥心痛，突然泄泻，腹部胀满，心痛非常剧烈，这是胃心痛的表现，取足太阴脾经的大都和太白穴刺治。

厥心痛，像用锥子刺其心一样，心痛很剧烈的，是脾心痛。取足少阴肾经的然谷和太溪穴治疗。

厥心痛，面色发青好像死灰一样，整天不能舒畅地长呼气，这是肝心痛的表现。应取本经的行间和太冲穴治疗。

厥心痛，在卧床或闲居时病情较轻，活动劳作时疼痛加重，疼时面色不变，这是肺心痛。应取鱼际和太渊穴治疗。

真心痛，手足寒冷到肘膝关节，痛的特别严重，这是邪气直犯心脏。心主神明，受邪则死，所以会早上发病晚上死亡，晚上发病，早上死亡。

心下痛有的不可用针刺治疗，是内部有大的积聚，积聚是脏的病变而不是经的病变，所以应在内部调治而不应取腧穴治疗。

肠中有寄生虫而致瘕聚，有的是蛔虫所致的心痛，不可用小针刺治。

心腹痛，发作时出现肿块积聚，来回上下移动，时痛时止，腹中热，喜流口水，这是蛔虫所致的疾病。治疗时先用手固定包块，不要让它移动，用大针刺之，久留针，直到虫不动时，再出针。

心痛牵引腰脊，想呕吐，刺足少阴肾经的腧穴。

心痛，腹胀满，涩滞不通的感觉，大便困难，这是病在脾经，取足太阴脾经的腧穴刺治。

心痛，疼痛牵引背部而呼吸困难，取足少阴肾经腧穴刺治，若不痊愈，再取手少阴心经腧穴刺治。

心痛，牵引少腹而使其胀满，或上或下痛无定处，大小便不利，取足厥阴肝经的腧穴刺治。

心痛，仅有气短呼吸困难的感觉，当取手太阴肺经的腧穴刺治。

心腹中突然疼痛而汗出，取三焦经的募穴石门穴治疗。

因寄生虫而发生的心痛，口中多唾液，不能翻身，取上脘穴治疗。

心痛，身寒，俯仰困难，心痛气上冲，眩冒如死，不知人事，应取任脉中脘穴治疗。

心下痛，气上冲心，食欲不振，支撑胀痛，牵引胸膈部，取建里穴治疗。

胸胁背相互牵引作痛，心下嘈杂不舒，呕吐，口中多唾涎，饮食不得下，取幽门穴治疗。

胸痹痛而呼吸气逆，四肢厥冷，心烦，喜吐涎，干哕嗳气，胸中胀满呼叫，胃气上逆，心痛，取太渊穴治疗。

心胸部膨胀疼痛，气短不能维持正常呼吸，取尺泽穴治疗。

心痛，咳嗽而干呕，烦闷，取侠白穴治疗。

突然心中疼痛，筋脉抽搐相互牵引，肘内侧疼痛，心中焦灼不安，取间使穴治疗。

心痛，衄血，呃逆，呕血，惊恐怕见人，神气不足，取心经的郄门穴治疗。

心痛突然咳嗽气上逆的，取尺泽穴治疗。刺出血即可痊愈。

突然心痛，汗出的，取大敦穴治疗。刺出血即可痊愈。

胸痹痛，痛引脊背，时常恶寒，取手厥阴心包的间使穴治疗。

胸痹心痛，肩部肌肉麻木，取天井穴治疗。

胸痹心痛，呼吸困难，痛无固定部位的，取足临泣穴治疗。

心疝而突然发作疼痛的，应取足太阴、足厥阴二经，将其有邪的络脉，尽刺出血。

喉痹痛，舌卷缩，口干，心烦，心痛，臂外侧痛不能高举到头的，取关冲穴治疗。关冲穴在无名指端尺侧去爪甲约一韭叶处。

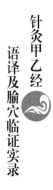
邪在肺五脏六腑受病发咳逆上气第三

【原文】

邪在肺，则病皮肤痛，发寒热，上气喘，汗出，咳动肩背，取之膺中外俞，背三椎之旁，以手疾按之，快然乃刺之，取缺盆中以越之。

黄帝问曰：肺之令人咳何也？

岐伯对曰：五脏六腑皆令人咳，非独肺也。皮毛者，肺之合也。皮毛先受邪气，邪气以从其合。其寒饮食入胃，从肺脉上至于肺，则肺寒，肺寒则内外合邪，因而客之，则为肺咳。五脏各以其时受病，非其时各传以与之。人与天地相参，故五脏各以治时，感于寒则受病也，微则为咳，甚则为泄为痛。乘秋则肺先受邪，乘春则肝先受之，乘夏则心先受之，乘至阴则脾先受之，乘冬则肾先受之。

肺咳之状：咳而喘息有音，甚则唾血。

心咳之状：咳则心痛，喉中喝喝如梗状，甚则咽肿喉痹。

肝咳之状：咳则肢痛，甚不可以转，转作两胁下满。

脾咳之状：咳则右肤下痛，阴阴引肩背，甚则咳涎，不可以动，动则咳剧。

肾咳之状：咳则腰背相引而痛，甚则咳涎。

五脏久咳，乃移于六腑。脾咳不已，则胃受之。胃咳之状，咳而呕，呕甚则长虫出。

肝咳不已，则胆受之。胆咳之状，咳呕胆汁。

肺咳不已，则大肠受之。大肠咳之状，咳而遗矢。

心咳不已，则小肠受之。小肠咳之状，咳而失气，气与咳俱失。

肾咳不已，则膀胱受之。膀胱咳之状，咳而遗尿。

久咳不已，则三焦受之。三焦咳之状，咳而腹满不欲饮食。此皆聚于胃，关于肺，使人多涕唾而面浮肿气逆。

治脏者，治其俞；治腑者，治其合；浮肿者，治其经。

秋伤于湿，冬生咳嗽。

曰：《九卷》言振埃，刺外经而去阳病，愿卒闻之。

曰：阳气大逆，上满于胸中，愤膜肩息，大气逆上，喘喝坐伏，病咽噎不得息，取之天容。其咳上气，穷诎胸痛者，取之廉泉。取之天容者，深无一里。取廉泉者，血变乃止。

咳逆上气，魄户及气舍、谚语主之。

咳逆上气，咽喉鸣喝喘息，扶突主之。

咳逆上气唾沫，天容及行间主之。

咳逆上气，咽喉痛肿，呼吸短气，喘息不通，水突主之。

咳逆上气，喘不能言，华盖主之。

咳逆上气，唾喘短气不得息，口不能言，膻中主之。

咳逆上气，喘不得息，呕吐胸满，不得饮食，俞府主之。

咳逆上气，美出多唾，呼吸喘悸，坐卧不安，或中主之。

胸满咳逆，喘不得息，呕吐，烦满，不得饮食，神藏主之。

胸胁楮满，咳逆上气，呼吸多喘，浊沫脓血，库房主之。

咳喘不得息，坐不得卧，呼吸气索，咽不得，胸中热，云门主之。

胸胁楮满，不得俯仰，癀痛，咳逆上气，咽喉喝有声，太溪主之。

咳逆不止，三焦有水气，不能食，维道主之。

咳逆烦闷不得卧，胸中满，喘不得息，背痛，太渊主之。

咳逆上气，舌干胁痛，心烦肩寒，少气不足以息，腹胀喘，尺泽主之。

咳，干呕烦满，侠白主之。

咳，上气，喘不得息，暴瘅内逆，肝肺相传，鼻口出血，身胀，逆息不得卧，天府主之。

凄凄寒嗽，吐血，逆气，惊，心痛，手少阴郄主之。

咳而胸满，前谷主之。

咳，面赤热，支沟主之。

咳，喉中鸣，咳唾血，大钟主之。

【译文】

邪气停留于肺，则会皮肤疼痛，恶寒发热，气上逆而喘，汗出，咳嗽牵引肩背振动，取胸外侧的中府、云门穴及背部第三胸椎两侧的肺俞穴，先用手按压，患者觉得有爽快的感觉时即刺入穴中，再浅刺缺盆穴以散越邪气。

黄帝问：为什么肺的疾病让人发生咳嗽呢？

岐伯回答说：五脏六腑都可以使人咳嗽，不单是肺。肺合皮毛，皮毛首先受邪，邪气从皮毛直接影响到肺。如果将寒冷的饮食吃进胃中，寒冷之邪气就会从肺的经脉传到肺，使肺寒，肺寒则与外感之邪气内外相合，邪气就客留于肺，形成肺咳。五脏皆在其主令的季节受病，若不是在其所主令的季节受病，那是因为肺先受

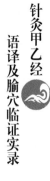

邪然后将邪气传给各个脏腑。人与自然天地相适应，五脏各在其主令的季节感受了寒邪就会发病，感邪轻的则咳嗽，严重的则发生泄泻、疼痛等病症。感邪时，感于秋则肺先受邪，感于春则肝先受邪，感于夏则心先受邪，感于长夏则脾先受邪，感于冬则肾先受邪。

肺咳的表现是咳而气喘，呼吸有声，甚则咳唾鲜血。

心咳的表现是咳嗽时心痛，喉中噎塞，甚则咽喉肿痛喉痹。

肝咳的表现是咳嗽时胁下痛，严重时不能转动，转动则两胁下胀满。

脾咳的表现是咳嗽时右胁下痛，疼痛深在缓慢牵引肩背，严重时咳唾痰涎，不能活动，活动时咳嗽加剧。

肾咳的表现是咳嗽时腰背相互牵引疼痛，病重时咳嗽吐涎沫。

五脏之咳日久不愈，就会转移到六腑，脾咳不愈，则胃会受邪。胃咳的表现是咳嗽兼有呕吐，呕吐严重就会呕吐蛔虫。

肝咳不愈，则胆受病。胆咳的症状是咳嗽呕吐胆汁。

肺咳不愈，则大肠受邪。大肠咳的症状是咳嗽且大便失禁。

心咳不愈，则小肠受邪。小肠咳的症状是放屁和咳嗽同时出现。

肾咳不愈，则膀胱受邪。膀胱咳的表现是咳嗽兼有遗尿。

咳嗽日久还不能痊愈，则三焦就会受病。三焦咳的表现是，咳嗽而腹部胀满不想吃饭。总之咳嗽的病变都是邪气聚集于胃而关连于肺，肺气不宣，使人多流涕唾而面部浮肿，呼吸气逆。

治疗脏咳时，刺输穴；治疗腑病咳嗽时，取合穴；有浮肿的，取其经穴针刺。

秋季如果被湿邪所伤，到了冬季就会发生咳嗽。

黄帝问：《九卷》上提到振埃的刺法，可以刺外经而治疗阳病，愿详细听听这个刺法。

岐伯回答说：阳气上逆严重，向上充满胸中，出现胸膺高起胀满而抬肩喘息，宗气上逆，喘息时只能伏坐，咽喉噎塞呼吸困难，应取手太阳的天容穴治疗。出现咳嗽气短，身体弯屈而胸痛的，取任脉的廉泉穴治疗。取天容穴针刺时，不要超过一寸。刺廉泉穴时，血色改变就停止用针。

咳嗽气上逆，取魄户和气舍、譩譆穴治疗。

咳嗽气上逆，咽喉中有痰鸣，喝喝气喘，取扶突穴治疗。

咳嗽气上逆而吐涎沫的，取天容穴和足厥阴经的行间穴治疗。

咳嗽气上逆，咽喉痈肿，呼吸气短，喘息而气不通利应取足阳明经的水突穴治疗。

咳嗽气上逆，气喘不能说话，取华盖穴治疗。

咳嗽气上逆，口吐涎沫，气喘短气而呼吸不利，口不能言语，取膻中穴治疗。

咳嗽气逆上气，气喘而呼吸困难，呕吐，胸中胀满，饮食不下，取俞府穴治疗。

咳嗽气上逆，吐涎较多，气喘心悸，坐卧不安，应取彧中穴治疗。

胸中胀满，咳嗽气逆，气喘呼吸困难，呕吐，心烦满闷，不能饮食，取足少阴经的神藏穴治疗。

胸胁支撑胀满，咳嗽气上逆，呼吸气喘，咯吐浊沫脓血，取库房穴治疗。

咳喘呼吸困难，坐不能卧，呼吸气少欲尽，咽喉不利，胸中有热的，取云门穴治疗。

胸胁支撑胀满，身体不能俯仰，以及痈肿溃破，咳嗽气逆，咽喉喝喝有声，应取足少阴的原穴太溪穴治疗。

咳嗽气上逆不止，三焦有水气蓄积，不能饮食，取维道穴治疗。

咳嗽气逆，心中烦闷不能安卧，胸中胀满，喘不得息，背部疼痛，取太渊穴治疗。

咳嗽气上逆，舌干胸胁疼痛，心烦而肩背寒冷，气短呼吸困难，腹胀而气喘，取尺泽穴治疗。

咳嗽，干哕，烦闷胀满，取手太阴经的侠白穴主治。

咳嗽上气，气喘呼吸困难，暴热之邪逆于内，肝肺邪热相传而致口鼻出血，全身肿胀，气上逆而不能安卧，取天府穴治疗。

凄凄恶寒咳嗽，吐血，气上逆，发惊，心痛，取手少阴经的郄穴阴郄穴治疗。

咳嗽而胸满，取手太阳经的荥穴前谷穴治疗。

咳而面赤发热，取支沟穴治疗。

咳嗽，喉中痰鸣，咳唾有血，取足少阴肾经的络穴大钟穴治疗。

肝受病及卫气留积发胸胁满痛第四

【原文】

邪在肝，则病两胁中痛，寒中，恶血在内，胻节时肿，善瘈。取行间以引胁下，补三里以温胃中，取血脉以散恶血，取耳间青脉以去其瘈。

黄帝问曰：卫气留于脉中，畜积不行，菀蕴不得常所，楢胁中满，喘呼逆息

339

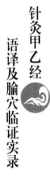

者，何以去之？

伯高对曰：其气积于胸中者，上取之；积于腹中者，下取之；上下皆满者，傍取之。积于上者，泻人迎、天突、喉中；积于下者，泻三里与气街；上下皆满者，上下皆取之，与季胁之下一寸；重者鸡足取之。

诊视其脉，大而强急，及绝不至者，腹皮绞甚者，不可刺也。

气逆上，刺膺中陷者，与胁下动脉。

胸满，呕无所出，口苦舌干，饮食不下，胆俞主之。

胸满呼吸喘喝，穷诎窘不得息，刺入人迎，入四分，不幸杀人。

胸满痛，璇玑主之。

胸胁榰满，痛引胸中，华盖主之。

胸胁榰满，痹痛骨疼，饮食不下，呕逆，气上烦心，紫宫主之。

胸中满，不得息，胁痛骨疼，喘逆上气，呕吐，烦心，玉堂主之。

胸胁榰满，膈塞饮食不下，呕吐食复出，中庭主之。

胸胁榰满，痛引膺，不得息，闷乱烦满，不得饮食，灵墟主之。

胸胁榰满，不得息，咳逆，乳痛，洒淅恶寒，神封主之。

胸胁榰满，膈逆不通，呼吸少气，喘息不得举臂，步廊主之。

胸胁榰满，喘逆上气，呼吸肩息，不知食味，气户主之。

喉痹，胸中暴逆，先取冲脉，后取三里、云门，皆泻之。

胸胁榰满，却引背痛，卧不得转侧，胸乡主之。

伤忧悁思气积，中脘主之。

胸满马刀，臂不得举，渊腋主之。

大气不得息，息即胸胁中痛，实则其身尽寒，虚则百节尽纵，大包主之。

胸中暴满，不得眠，辄筋主之。

胸胁榰满，瘈疭，引脐腹痛，短气烦满，巨阙主之。

胁下积气结痛，梁门主之。

伤食胁下满，不能转展反侧，目青而呕，期门主之。

胸胁榰满，劳宫主之。

多卧善唾，胸满肠鸣，三间主之。

胸满不得息，头颔肿，阳谷主之。

胸胁胀，肠鸣切痛，太白主之。

暴胀，胸胁榰满，足寒，大便难，面唇白，时呕血，太冲主之。

胸胁榰满，恶闻人声与木音，巨虚上廉主之。

胸胁楮满，寒如风吹状，侠溪主之。

胸满，善太息，胸中膨膨然，丘墟主之。

胸胁楮满，头痛，项内寒，外丘主之。

胁下楮满，呕吐逆，阳陵泉主之。

【译文】

病邪在肝经，就会有两侧胁肋疼痛，中焦虚寒，恶血留滞于内，胫骨关节时常肿胀，善筋脉抽搐。治疗时取行间穴以祛邪止胁痛，补足三里穴以温暖中焦脾胃，刺肝经有瘀血的络穴以散除在内的恶血，取足少阳经的瘛脉穴以止筋脉抽搐。

黄帝问：卫气与邪气相并停留于脉中，蓄积而不运行，郁结而又无固定的部位，使人胁肋支撑胀满，喘息气逆呼呼有声，应当怎样祛除呢？

伯高回答说：卫气与邪气相并而蓄积在胸部的，取上部的腧穴治疗；蓄积在腹部的，取下部的腧穴治疗；胸部积蓄和腹部积蓄同时并存的，除上下部的腧穴外，还要取旁边的腧穴。蓄积在胸部的，泻人迎、天突、廉泉穴；蓄积在腹部的，泻足三里、气街；胸腹上下都有蓄积的，应取上下的五个腧穴与季胁下的章门穴；病情重的，用鸡足刺法治疗。

诊察患者的脉象，脉大而强硬急疾的，以及脉象绝而不至的，腹部皮肤紧张较剧的，分别属阴虚邪盛，营气虚脱，脾气败坏，以上这些情况都在禁刺之列。

气上逆的，应刺胸膺中下陷处，以及胁下动脉处。

胸中胀满，干呕无物，口苦舌干，饮食不下，取胆俞穴治疗。

胸中胀满，呼吸喘息喝喝有声，身体卷屈憋闷呼吸困难，应刺人迎穴，刺入四分即可。如果刺入过深会造成死亡。

胸中胀满作痛，应取璇玑穴治疗。

胸胁支撑胀满，疼痛连及胸中的，取华盖穴治疗。

胸胁支撑胀满，痹痛胸胁骨疼，饮食不下，呕吐，气上逆，心烦，取紫宫穴治疗。

胸中胀满，呼吸困难，胸胁骨痛，喘息气上逆，呕吐心烦，取玉堂穴治疗。

胸胁支撑胀满，阻隔不通饮食不得下，呕吐，食入即出，取中庭穴治疗。

胸胁支撑胀满，疼痛牵连到胸膺，呼吸不畅，心中闷乱胀满而烦，不能饮食，取足少阴经的灵墟穴治疗。

胸胁支撑胀满，呼吸不畅，咳嗽气逆，乳痈，洒淅恶寒，取少阴肾经的神封穴治疗。

胸胁支撑胀满，膈气上逆不通，呼吸气短，喘息，臂上举困难，取步廊穴治疗。

胸胁支撑胀满，气喘上逆，呼吸抬肩，饮食无味，取足阳明经的气户穴治疗。

咽喉痹痛，胸中突然气逆，当先取气冲穴以降逆气，次取足三里穴以下胃气，再取云门穴以宣肺气，以上都用泻法。

胸胁支撑胀满，向后牵引背部疼痛，卧床不能翻身，取足太阴经的胸乡穴治疗。

伤于忧愁、郁怒及思虑，以致心脾气结而气积于中，应取中脘穴治疗。

胸胀满，腋下淋巴结肿大，使臂不能上举的，取渊腋穴治疗。

不能深呼吸，呼吸时胸胁中疼痛，邪气实则全身皆寒冷，正气虚则全身骨节弛缓，应取大包穴治疗。

胸中突然胀满，不得安睡，取足少阳经的辄筋穴治疗。

胸胁支撑胀满，筋脉抽搐，牵引脐及小腹疼痛，并有气短，心中烦闷胀满的，取巨阙穴治疗。

胁下积气聚集成块而疼痛，取梁门穴治疗。

因伤食而胁下胀满，不能翻身转侧，目发青而呕吐的取肝经的期门穴治疗。

胸胁支撑胀满的，取劳宫穴治疗。

嗜睡而多唾，胸胀满而肠鸣，取三间穴治疗。

胸满呼吸不利，头颌部肿胀，取阳谷穴治疗。

胸胁胀满，肠鸣腹中急痛，取太白穴治疗。

突然腹胀，胸胁支撑胀满，足部寒冷，大便困难，颜面和口唇色白，时常呕吐血，取太冲穴治疗。

胸胁支撑胀满，厌恶听到人的声音和木的响声，取上巨虚治疗。

胸胁支撑胀满，身寒象被风吹一样，取侠溪穴治疗。

胸满气胀，常常叹息，胸中膨膨胀满，取丘墟穴治疗。

胸胁部支撑胀满，头痛，项内寒冷，应取外丘穴治疗。

胁下支撑胀满，呕吐上逆，取阳陵泉穴治疗。

邪在心胆及诸脏腑发悲恐太息口苦不乐及惊第五

【原文】

黄帝问曰：有口苦取阳陵泉。口苦者，病名为何？何以得之。

岐伯对曰：病名曰胆瘅。夫胆者。中精之府；五脏取决于胆，咽为之使。此人者，数谋虑不决，胆气上溢，而口为之苦。治之以胆募俞。在阴阳十二官相使中。

善怒而不欲食，言益少，刺足太阴。

怒而多言，刺足少阳。

短气心痹，悲怒逆气，怒狂易，鱼际主之。

心痛善悲，厥逆，悬心如饥之状，心澹澹而惊，大陵及间使主之。

心澹澹而善惊恐，心悲，内关主之。

善惊，悲不乐，厥，胫足下热，面尽热，渴，行间主之。

脾虚令人病寒不乐，好太息，商丘主之。

色苍苍然，太息，如将死状，振寒，溲白，便难，中封主之。

心如悬，哀而乱，善恐，嗌内肿，心惕惕恐，如人将捕之，多美出，喘，少气，吸吸不足以息，然谷主之。

惊，善悲不乐，如堕坠，汗不出，面尘黑，病饥不欲食，照海主之。

胆眩寒厥，手臂痛，善惊，妄言，面赤，泣出，掖门主之。

大惊乳痛，梁丘主之。

邪在心，则病心痛，善悲，时眩仆，视有余不足，而调其俞。

胆病者，善太息，口苦，呕宿水，心下澹澹，善恐，如人将捕之，嗌中吤吤然，数唾，候在足少阳之本末，亦视其脉之陷下者灸之。其寒热者取阳陵泉。

邪在胆，逆在胃，胆液泄，则口苦，胃气逆则呕苦汁，故曰呕胆。取三里以下胃逆。刺足少阳血络以闭胆，调其虚实以去其邪。

【译文】

黄帝问：有人患有口苦时取阳陵泉穴治疗，口苦是什么病？又是怎样得的？

岐伯回答：病名叫作胆瘅。胆是奇恒之腑，中藏精汁。五脏皆靠胆作决断，咽喉为役使。患口苦的病人，肯定是反复谋虑而不能决断，使胆气上逆到咽喉，所以出现口苦，治疗时取胆的募穴和背俞穴。在阴阳十二官相使篇中有载。

善发怒而不想吃饭，说话越来越少，应刺足太阴脾经的腧穴治疗。

发怒而言语多的，取足少阳胆经的腧穴治疗。

呼吸气短，心中痹痛，时悲时怒，气逆而不降，或因发怒而引发狂病的，取鱼际穴治疗。

心痛常常悲伤，四肢厥冷，心中空虚如被悬起好像是饥饿了一样，心悸动不安常惊恐的，取大陵及间使穴治疗。

心中悸动不安，时常发生惊恐，悲伤，取内关穴治疗。

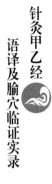
好惊恐，悲伤不快，厥逆，胫部和足下发热，面部尽热，口渴的，取行间穴治疗。

脾气虚，使人中焦虚寒，不高兴而好叹气，取商丘穴治疗。

面色发青，好叹气，像要快死的样子，振栗怕冷，小便白浊，大便困难，取中封穴治疗。

心中空虚如被悬挂，悲哀烦乱，常恐惧，咽嗌内肿，心中悸动不安，像有人将要捕捉他，口中多有涎液流出，气喘，气短，心中悲伤，一吸一顿地哭泣，取然谷穴治疗。

惊恐，时常悲伤不乐，时有从高处下坠的感觉，汗不得出，面部灰黑，感觉饥饿却不想进食，取照海穴治疗。

胆病引起的眩晕，手足寒冷厥逆，手臂疼痛，善惊，胡言乱语，面赤，泣出，取液门穴治疗。

大惊而致乳房疼痛，取梁丘穴治疗。

病邪在心，就会出现心痛，善悲伤，时常眩晕仆倒，诊察病变的虚和实，在心俞处调治。

患胆病的，时常太息，口中苦，呕吐宿存的水液，心下悸动不安，善恐惧，好像有人要捕捉他一样，咽喉中像有物梗塞，时常吐涎，证候表现在足少阳经的起始和终末端，也应根据脉有陷下不起的，当用灸法。对有恶寒发热的，取阳陵泉治疗。

邪气停留在胆，则胃气上逆，胆汁排泄则口苦，胃气上逆则呕吐胆汁，所以称做呕胆。取足三里穴以降胃气，刺足少阳经的血络瘀结以泻血，防止胆汁外泄，再在胆经上的俞穴上进行调节虚实的治法，以祛除邪气。

脾受病发四肢不用第六

【原文】

黄帝问曰：脾病而四肢不用何也？

岐伯对曰：四肢者，皆禀气于胃，而不得至经，必因脾乃得禀。今脾病，不能为胃行其津液，四肢不得禀水谷气，气日以衰，脉道不通，筋骨肌肉皆无气以生，故不用焉。

曰：脾不主时，何也？

曰：脾者，土也，土者，中央，常以四时长四脏，各十八日寄治，不独主时。脾者土脏，常著胃土之精也。土者生万物而法天地，故上下至头足不得主时。

曰：脾与胃以募相连耳，而能为之行津液何也？

曰：足太阴者，三阴也，其脉贯胃属脾络嗌，故太阴为之行气于三阴。阳明者表也，五脏六腑之海也，亦为之行气于三阳。脏腑各因其经而受气于阳明，故为胃行津液。

身重骨痿，不相知，太白主之。

【译文】

黄帝问：脾有病变四肢就不能正常活动，这是为什么？

岐伯答道：四肢都是从胃中获得各种营养的，但胃中的水谷精气不能直达于四肢经络，必须经过脾的运化才能使精气布达于四肢。现在脾有了病变，不能将胃的津液运化到各条经络，四肢得不到水谷精气的濡养，精气就日渐衰减，脉道也会不通畅，筋骨和肌肉都因为缺乏精气的濡养而失去活力，因而不能正常活动。

黄帝问：脾不独主某一时节，这是为什么？

岐伯答道：脾在五行中属土，位居中央，分属于四季中，又能生化其余四脏，在四时各寄治十八日，不单独主某一时节。脾脏属土，经常吸收蓄积于胃的精华，以运化营养全身。脾土具有生化万物和遵循天地自然变化规律的特点，所以人从头到脚无不依赖其滋养，不是专注于一时。

黄帝问：脾和胃仅以膜相连接，而脾能为胃运行津液，这是什么道理？

岐伯答道：足太阴经，属于三阴，它的经络胃属脾连系咽部，所以太阴经能为胃运行气血到三阴经。阳明经是太阴之表，为五脏六腑之海，也能为胃运行气血到达三阳经。五脏六腑都能借助脾经受纳来自阳明胃经的气血，所以说脾能为胃运行津液。

身体沉重，骨节软，没有知觉，这是脾经湿盛的缘故，取太白穴刺治。

脾胃大肠受病发腹胀满肠中鸣短气第七

【原文】

邪在脾胃，则病肌肉痛。阳气有余，阴气不足，则热中善饥；阳气不足，阴气有余，则寒中肠鸣腹痛；阴阳俱有余，若俱不足，则有寒有热。皆调其三里。

饮食不下，膈咽不通，邪在胃脘。在上脘则抑而下之；在下脘则散而去之。

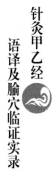

胃病者，腹𫐄胀，胃脘当心而痛，上楂两胁，膈咽不通，食饮不下，取三里。

腹中雷鸣，气上冲胸，喘，不能久立，邪在大肠也，刺肓之原、巨虚上廉、三里。

腹中不便，取三里。盛则泻之，虚则补之。

大肠病者，肠中切痛而鸣濯濯，冬日重感于寒则泄，当脐而痛，不能久立，与胃同候，取巨虚上廉。

腹满大便不利，腹大，上走胸嗌喝喝然，取足少阴。

腹满，食不化，向向然，不得大便，取足太阴。

腹痛，刺脐左右动脉。已刺，按之立已，不已，刺气街，按之立已。

腹暴痛满，按之不下，取太阳经络血者，则已。又刺少阴俞去脊椎三寸傍五，用员利针，刺已，如食顷久，立已。必视其经之过于阳者数刺之。

腹满不能食，刺脊中。

腹中气胀，引脊痛，食饮多身羸瘦，名曰食㑊。先取脾俞，后取季胁。

大肠转气，按之如覆杯，热引胃痛，脾气寒，四肢急，烦不嗜食，脾俞主之。

胃中寒胀，食多身体羸瘦，腹中满而鸣，腹𫐄风厥，胸胁楂满，呕吐，脊急痛，筋挛，食不下，胃俞主之。

头痛，食不下，肠鸣，胪胀，欲呕时泄，三焦俞主之。

腹满胪胀，大便泄，意舍主之。

胪胀水肿，食饮不下，多寒，胃仓主之。

寒中伤饱，食饮不化，𫐄胀，心腹胸胁楂满胀，脉虚则生百病，上脘主之。

腹胀不通，寒中伤饱，食饮不化，中脘主之。

食饮不化，入腹还出，下脘主之。

肠中常鸣，时上冲心，灸脐中。

心满气逆，阴都主之。

大肠寒中，大便干，腹中切痛，肓俞主之。

腹中尽痛，外陵主之。

肠鸣相逐，不可倾侧，承满主之。

腹胀善满，积气，关门主之。

食饮不下，腹中雷鸣，大便不节，小便赤黄，阳纲主之。

腹胀肠鸣，气上冲胸，不能久立，腹中痛濯濯，冬日重感于寒则泄，当脐而痛，肠胃间游气切痛，食不化，不嗜食，身肿，侠脐急，天枢主之。

腹中有大热不安，腹有逆气，暴腹胀满，癃，淫泺，气冲主之。

腹满痛，不得息，正仰卧，屈一膝，伸一股，并刺气冲，针上入三寸，气至泻之。

寒气腹满，癫，淫泺，身热，腹中积聚疼痛，冲门主之。

腹中肠鸣，盈盈然，食不化，胁痛不得卧，烦，热中不嗜食，胸胁榰满，喘息而冲，鬲呕，心痛及伤饱，身黄羸瘦，章门主之。

肠鸣而痛，温溜主之。

肠腹时寒，腰痛不得卧，手三里主之。

腹中有寒气，隐白主之。

腹满向向然，不便，心下有寒痛，商丘主之。

腹中热，若寒，腹善鸣，强欠，时内痛，心悲，气逆，腹满，漏谷主之。

已刺内踝上，气不止，腹胀而气快然引肘胁下，皆主之。

腹中气胀，嗑嗑不嗜食，胁下满，阴陵泉主之。

喘，少气不足以息，腹满，大便难，时上走胸中鸣，胀满，口舌干，口中吸吸，善惊，咽中痛，不可纳食，善怒，惊恐不乐，大钟主之。

嗌干，腹瘦痛，坐起目䀮䀮，善怒多言，复溜主之。

寒，腹胀满，厉兑主之。

腹大不嗜食，冲阳主之。

厥气上逆，太溪主之。

大肠有热，肠鸣腹满，侠脐痛，食不化，喘，不能久立，巨虚上廉主之。

肠中寒，胀满善噫，闻食臭，胃气不足，肠鸣腹痛泄，食不化，心下胀，三里主之。

腹满，胃中有热，不嗜食，悬钟主之。

大肠实则腰背痛，痹寒转筋，头眩痛；虚则鼻衄癫疾，腰痛濈濈然汗出，令人欲食而走，承筋主之。取脚下三折，横视盛者出血。

【译文】

脾主肌肉，邪在脾胃，就会发生肌肉疼痛。阳气有余阴气不足，则会内热而消谷善饥；阳气不足，阴气有余，则中焦内寒而肠鸣腹痛；阴阳俱有余，阴阳俱不足都会出现有寒有热的病变，应取足三里以调理脾胃的虚实。

饮食停滞不下，膈咽不通，这是邪在胃脘。若邪在上脘，则刺上脘穴以抑制食气，使之下降；若邪在下脘，则刺下脘以散停积而去寒滞。

胃有病变的，腹部胀满，胃脘正中当心处疼痛。向上支撑两胁，膈和食道也不

上篇　原文语译

针灸甲乙经卷九

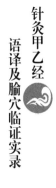

通利，以致饮食停滞不下，取足三里穴治疗。

腹中如雷鸣一样，气上冲胸，气喘，不能久立，是邪气停留在大肠的表现，应刺气海、上巨虚和足三里穴治疗。

胃肠功能失常的，应取足三里穴调治。邪气实的用泻法，正气虚的用补法。

大肠有病的，肠中急痛而鸣响，若冬季再感受寒邪则会泄泻，正当脐部疼痛，不能久立，和胃病的症状相似，取上巨虚穴治疗。

腹部胀满大便不利，腹部胀大，邪气上逆到胸和咽喉部则喝喝然喘息，这是肾经受邪，水邪停滞于腹的原因，应取少阴肾经的腧穴治疗。

腹胀满，食物不化，肠鸣有声，不能大便，这是脾经有邪的表现，取足太阴脾经的腧穴治疗。

足阳明经脉从膺胸而下夹脐，入于气街中，本经发病而腹痛，应刺脐两旁的天枢穴，刺后用手按压，可以立即止痛，若仍疼痛的，可再刺气街穴，刺后按压会立即痊愈。

腹突然疼痛胀满，用手按压也不能使其消失，取手足太阳经的结络出血，痛胀可立止。还可刺少阴肾的背俞肾俞，在十四椎两旁旁开一寸五分处，用圆利针针刺五次，刺毕，大约一顿饭的时间，痛胀可立止。但必须审察属于阳经所过之处的病变才可以这样反复针刺。

腹胀满不能食的，取脊中穴治疗。

腹中气胀，牵引脊背疼痛，饮食虽多却身体消瘦，病名叫食㑊。先取脾俞穴，后取季胁处的章门穴治疗。

大肠转之作响，按压时像有覆杯一样，大肠热涉及到胃则会胃痛，脾气虚寒则四肢拘急，心烦不想吃饭，取脾俞穴治疗。

腹满而腹皮发胀，大便溏泄，取意舍穴治疗。

腹皮发胀而有水肿，饮食不进，多恶寒，取胃仓穴治疗。

感受寒邪又为饱食所伤，出现水谷不能运化。发生胀满，心腹胸胁部都支撑胀满不舒，若脉象虚弱则正气不足，百病丛生，应取上脘穴治疗。

腹胀满不通畅，感受寒邪又为饱食所伤，以致饮食不化，取任脉的中脘穴治疗。

饮食不能消化，呕吐反胃，取下脘穴治疗。

肠中水气经常冲动作响，时常向上冲心，应灸任脉的神阙穴。

心中满气上逆，取阴都穴治疗。

大肠为寒邪所侵，大便干，腹中急痛，取肓俞穴治疗。

满腹疼痛，取外陵穴治疗。

肠中水气上下奔窜追逐而肠鸣，不能倾斜侧卧，取承满穴治疗。

腹中胀而容易满闷，有积气，取足阳明经的关门穴治疗。

饮食不下，腹中鸣响如雷声，大便不能节制，小便短而赤黄的，应取阳纲穴治疗。

腹胀肠鸣，气上冲胸，不能久立，腹中疼痛而水声濯濯，若在冬日又重感寒邪则必发生泄泻，脐部疼痛，肠胃之间气体走窜急痛，食物不化，不欲饮食，身发浮肿，脐两侧筋脉拘急等症状，应取天枢穴治疗。

腹中有大热，使人不适，腹中有逆气，突然腹部胀满小便不利，全身酸痛无力，取气冲穴治疗。

腹中胀满疼痛，不能深呼吸，让患者仰面正卧，屈一膝，伸另一腿，刺气冲穴，沿皮向上刺入三寸，待气至则用泻法。

寒气停留在内而致腹部胀满，小便不利，全身酸痛无力，并有身热，腹中积聚疼痛等症状，应取太阴、厥阴的会穴冲门治疗。

腹中盈盈然肠鸣，食物不能消化，胁痛不能卧床，心烦，胃中有热不想吃饭，胸胁支撑胀满，喘息而气上冲，隔食，呕吐，心痛以及为饱食所伤，身体发黄而消瘦，应取章门穴治疗。

肠鸣腹痛，应取手阳明的郄穴温溜穴治疗。

肠腹中常有寒冷的感觉，腰痛不能安卧，取手三里治疗。

腹中有寒气积聚，取隐白穴治疗。

腹部胀满鸣响，不解大便，心下胃脘有寒而作痛，取商丘穴治疗。

腹中有热，或者有寒，腹中常鸣响，强行哈欠，时常腹内疼痛，心中悲伤，气上逆，腹满等症状，取漏谷穴治疗。如果已针过内踝上的三阴交穴，而逆气不停止，腹部仍然胀满，而气很快地牵引到肘胁之下的，都可用此穴治疗。

腹中气胀，不想吃饭，胁下胀满，取阴陵泉穴治疗。

喘息，气短而呼吸困难，腹胀满，大便困难，气上行，胸中痰鸣而胀满，口舌干燥而舌吸吸而动，善惊恐，咽中疼痛不能进食，善怒，惊恐而郁闷不乐，取大钟穴治疗。

腹中掣痛，坐起时两目视物不清，常发怒，语言多，取复溜穴治疗。

身寒腹部胀满，取厉兑穴治疗。

腹胀大不想饮食，取冲阳穴治疗。

手足厥冷而气上逆，取太溪穴治疗。

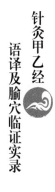

大肠中有热，肠鸣腹满，脐两侧腹痛，食物不消化，喘息，不能久立，取上巨虚治疗。

肠中有寒，以致腹胀满，嗳气频频可闻到不消化的食臭味，胃功能低下，肠鸣、腹痛、泄泻，食不消化，心下饱胀，取足三里穴治疗。

腹部胀满，胃中有热，不想吃饭，取悬钟穴治疗。

大肠邪气实就会引起腰背疼痛，寒冷痹痛而转筋，头眩晕疼痛；大肠气虚则会发生鼻衄和癫疾，腰痛而汗出，使人食欲亢进而想奔跑，取承筋穴治疗，取脚下三折处的血络瘀结使之出血。

肾小肠受病发腹胀腰痛引背少腹控睾第八

【原文】

邪在肾，则病骨痛阴痹。阴痹者，按之而不得，腹胀腰痛，大便难，肩背颈项强痛，时眩。取之涌泉、昆仑，视有血者，尽取之。

少腹控睾，引腰脊，上冲心肺，邪在小肠也。小肠者，连睾系，属于脊，贯肝肺，络心系。气盛则厥逆，上冲肠胃，动肝肺，散于肓，结于脐，故取肓原以散之，刺太阴以予之，取厥阴以下之，取巨虚下廉以去之，按其所过之经以调之。

小肠病者，少腹痛，腰脊控睾而痛，时窘之后，耳前热，若寒甚，若独肩上热甚，及手小指次指间热，若脉陷者，此其候也。

黄帝问曰：有病厥者，诊右脉沉坚，左脉浮迟，不知病生安在？

岐伯对曰：冬诊之，右脉固当沉坚，此应四时；左脉浮迟，此逆四时。左当主病，诊左在肾，颇关在肺，当腰痛。

曰：何以言之？

曰：少阴脉贯肾络肺，今得肺脉，肾为之病，故为腰痛。

足太阳脉，令人腰痛，引项脊尻背如重状。刺其郄中，太阳正经出血，春无见血。

少阳令人腰痛，如以针刺其皮中，循循然不可俯仰，不可以左右顾。刺少阳成骨之端出血。成骨在膝外廉之骨独起者。夏无见血。

阳明令人腰痛，不可以顾，顾如有见者，善悲。刺阳明于骭前三痏，上下和之出血，秋无见血。

足少阴令人腰痛，痛引脊内廉。刺足少阴于内踝上二痏，春无见血，若出血太多，虚不可复。

厥阴之脉，令人腰痛，腰中如张弓弩弦。刺厥阴之脉，在腨踵鱼腹之外，循之累累然乃刺之。其病令人言默默然不慧，刺之三痏。

解脉令人腰痛，痛引肩，目晥晥然，时遗溲，刺解脉在膝筋分肉间，在郄外廉之横脉出血，血变而止。

同阴之脉，令人腰痛，痛如小锤居其中，怫然肿。刺同阴之脉，在外踝上绝骨之端，为三痏。

解脉令人腰痛如裂，常如折腰之状，善怒。刺解脉，在郄中结络如黍米，刺之血射以黑，见赤血乃已。

阳维之脉，令人腰痛，痛上怫然肿。刺阳维之脉，脉与太阳合腨下间，去地一尺所。

衡络之脉，令人腰痛，得俯不得仰，仰则恐仆。得之举重伤腰，衡络绝伤，恶血归之。刺之在郄阳之筋间，上郄数寸衡居，为二痏出血。

会阴之脉，令人腰痛，痛上漐然汗出，汗干令人欲饮，饮已欲走。刺直阳之脉上三痏，在跷上郄下三寸所横居，视其盛者出血。

飞阳之脉，令人腰痛，痛上怫然，甚则悲以恐，刺飞阳之脉，在内踝上二寸，少阴之前与阴维之会。

昌阳之脉，令人腰痛，痛引膺，目晥晥然，甚则反折，口卷不能言。刺内筋为二痏，在内踝上大筋前太阴后，上踝二寸所。

散脉令人腰痛而热，热甚而烦，腰下如有横木居其中，甚则遗溲。刺散脉在膝前骨肉分间，络外廉束脉为三痏。

肉里之脉，令人腰痛，不可以咳，咳则筋挛。刺肉里之脉为二痏，在太阳之外，少阳绝骨之端。

腰痛侠脊而痛，至头几几然，目晥晥欲僵仆。刺足太阳郄中出血。

腰痛引少腹控䏚，不可以俯仰。刺腰尻交者，两髁肿上，以月死生为痏数，发针立已。

腰痛上寒，取足太阳、阳明；痛上热，取足厥阴；不可以俯仰，取足少阳；中热而喘，取足少阴，郄中血络。

腰痛上寒，实则脊急强，长强主之。

小腹痛控睪引腰脊，疝痛，上冲心，腰脊强，溺黄赤，口干，小肠俞主之。

腰脊痛强引背少腹，俯仰难，不得仰息，脚痿重，尻不举，溺赤，腰以下至足清不仁，不可以坐起，膀胱俞主之。

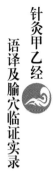

腰痛不可以俯仰，中膂内俞主之。

腰脊痛而清，善伛，睾跳骞，上髎主之。

腰痛快快不可以俯仰，腰以下至足不仁，入脊，腰背寒，次髎主之。先取缺盆，后取尾骶与八髎。

腰痛，大便难，飧泄，腰尻中寒，中髎主之。

腰痛脊急，胁中满，小腹坚急，志室主之。

腰脊痛，恶风，少腹满坚，癃闭下重，不得小便，胞肓主之。

腰痛骶寒，俯仰急难，阴痛下重，不得小便，秩边主之。

腰痛控睾，小腹及股，卒俯不得仰，刺气街。

腰痛不得转侧，章门主之。

腰痛不可以久立俯仰，京门及行间主之。

腰痛少腹痛，下髎主之。

腰痛，不可俯仰，阴陵泉主之。

腰痛，少腹满，小便不利如癃状，羸瘦，意恐惧，气不足，腹中快快，太冲主之。

腰痛，少腹痛，阴包主之。

腰痛大便难，涌泉主之。

腰脊相引如解，实则闭癃，凄凄腰脊痛嗜卧，口中热；虚则腰痛，寒厥烦心闷，大钟主之。

腰痛引脊内廉，复溜主之。春无见血，若太多，虚不可复。

腰痛，不能举足少坐，若下车踬地，胫中娇娇然，申脉主之。

腰痛如小锤居其中，怫然肿痛，不可以咳，咳则筋缩急，诸节痛，上下无常，寒热，阳辅主之。

腰痛不可举，足跟中踝后痛，脚痿，仆参主之。

腰痛侠脊至头，几几然，目䀮䀮，委中主之。

腰痛得俯不得仰，仰则恐仆，得之举重，恶血归之，殷门主之。

腰脊尻股臀阴寒大痛，虚则血动，实则热痛，痔篡痛，尻睢中肿，大便直出，承扶主之。

【译文】

邪气在肾，就会发生骨痛阴痹一类病变。阴痹的病变，没有固定部位，所以按压找不到病位，会有腹胀及腰痛，大便困难，肩背颈项等处疼痛强直，时有头眩等症状。可取涌泉、昆仑穴治疗。观察这两经有瘀血的络脉，都要刺其出血。

少腹牵引睾丸作痛，并牵引到腰脊，邪气上冲心肺，这是邪气在小肠的表现。小肠下连睾系，向后连属于脊，经脉贯连肝肺，络心系。邪气盛经气就会厥逆，上冲肠胃，扰动肝肺，散布到肓膜，聚结到脐部，所以要取肓膜之原气海穴以散邪，取厥阴以泻肝实，取下巨虚以去小肠邪气，根据病邪所在经脉进行调理。

小肠有病时，少腹疼痛，腰脊牵引睾丸作痛，痛时急迫好像要大便一样，耳前发热或寒冷较剧，或者只有肩上较热以及小指次指发热，或者其经脉有陷下的现象，这是它的证候。

黄帝问：有的厥病患者，诊其右脉沉而坚，诊其左脉浮而迟，不知病在何处？

岐伯答道：冬天诊察脉象，右脉应当沉紧，与四时相适应；左脉浮迟，这是和四时相逆。左侧为病脉，病位在肾，而与肺相关，腰为肾之腑，所以腰痛。

黄帝问道：为什么这样讲呢？

岐伯答道：少阴肾的经脉贯肾络肺，现在冬天诊得肺的浮迟脉，是肾气不足，虽与肺有关，但仍为肾病，所以会有腰痛。

足太阳经发病，使人腰痛，牵引到经脉所过的项、脊、尻、背部等处，像负担很沉重的东西一样。治疗时刺其合穴委中去除其恶血，但春天不要出血。

少阳经有病使人腰痛，好像用针刺入到皮肤中一样，渐渐地不能俯卧和左右旋转。应刺少阳经所过处的成骨之端出血。成骨即膝外侧高骨独起处。但夏天针刺不要使其出血。

阳明经有病，使人腰痛，不能左右回顾或回顾时因精神虚乱而见到虚幻之物，易悲伤。治疗时取胫骨前方的足三里针刺三次，以及上下巨虚穴使其调和，刺出其恶血。但秋天针刺时不要出血。

足少阴经的病变使人腰痛，痛时牵引脊内。应刺足少阴经内踝上的复溜穴两次，若在春季治疗就不要出血，如果出血过多，使人肾气虚损，不易恢复。

厥阴经有病，使人腰痛，腰中像张开的弓弦一样紧张。治疗时刺足厥阴经的俞穴，位于腿肚和足跟之间鱼腹外侧的蠡沟穴处，用手循摸好像串珠一样累累不平，就针刺该处。这种病使人言语稀少，精神不清，可以连刺三次。

解脉有病，使人腰痛。疼痛牵引肩部，双目视物不清，有时遗尿，应刺解脉在膝筋分肉之间，委中穴外侧的横脉（委阳）出血，血由紫变红后即止。

足少阳的同阴之脉发病，使人腰痛，疼痛好像有锥子在里面扎一样，并有郁积肿胀。应刺同阴之脉，在外踝上绝骨之端，即阳辅穴，刺三次。

解脉的病变使人腰痛像要裂开了一样，常常腰部弯曲不能伸直，时常发怒，应

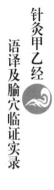
刺解脉，在郄中处有络脉瘀结如黍米大小的地方，刺之有黑色血液射出，等到血色变红而止。

阳维脉有病使人腰痛，痛处郁积肿胀。应刺阳维脉，其经脉与足太阳会合于小腿肚下，离地一尺左右的承山穴。

衡络之脉有病，使人腰痛，身体可以前俯不能后仰，后仰时害怕仆倒。这种病是由于举抬重物损伤而引起，使衡络受损，瘀血滞留于此。当刺郄中外侧阳筋之间，在郄上数寸处有血络横居的，刺两次，放出瘀血。

会阴脉有病变，使人腰病，痛处汗出，汗出又令人欲饮，饮水后又想走动。应刺直阳之脉上三次，其部位在阳跷脉之中脉穴以上，足太阳之委中穴以下，各去三寸左右有络脉横居处，察看其血络盛满的刺出血。

飞阳脉有病，使人腰痛，痛处郁结不通，严重时会出现悲哀和恐惧。当刺飞阳之脉，刺处在内踝上二寸，少阴脉前和阴维脉相交会处。

昌阳脉有病，使人腰痛，疼痛牵引到胸部，双目视物不清，甚则腰反折，舌卷缩不能说话。当刺大筋内侧的复溜穴两次，其穴在内踝上大筋的前面，太阴脉的后面，踝上两寸处。

散脉发病所致腰痛伴有发热，热甚则心烦，腰下好像有一根横木在里面牵连而痛，严重时会有遗尿。当刺散脉，刺处在膝前骨肉分间，络外侧束脉之处，可刺三次。

肉里之脉发病，使人腰痛，不敢咳嗽，咳嗽就引起筋脉拘挛。刺肉里之脉二次，其部位在太阳经之外，少阳经脉所过的绝骨之端处。

腰痛夹脊两侧也痛，头项部强直不舒，眼睛看东西不清楚，有时欲僵直仆倒。刺足太阳经的委中穴出血。

腰痛牵掣少腹及䏚部，不能俯仰。应刺腰尻交处，即下窌穴，其部位在两髁骨夹肌肉处，根据月的盈缺来增减用针的次数，针后可很快痊愈。

腰痛觉上部身体发冷，可刺足太阳、阳明经腧穴；疼痛时上部发热，可刺足厥阴经腧穴；不能俯仰的，取足少阳经腧穴；内部有热而气喘的，可刺足少阴经腧穴，或刺委中处的血络出血。

腰痛而上部发冷，邪气实的就会有脊背拘急强直不舒，取长强穴治疗。

小腹痛，牵引睾丸及腰脊部痛，疝痛，上冲于心，腰脊强直，小便黄赤，口中干燥，取小肠俞治疗。

腰脊疼痛强直牵引背和少腹，俯仰困难，不能仰卧呼吸，脚痿弱无力而感到沉重，尻部抬不起来，小便色赤，腰以下到足寒冷而麻木，身体不能坐起，应取足太阳经的膀胱俞治疗。

腰痛不能俯仰，取足太阳经的中膂内俞穴治疗。

腰脊疼痛而发凉，喜弯腰，睾丸上缩，取上窌穴治疗。

腰痛，不舒畅而俯仰困难，腰以下到足麻木，邪气入脊而腰背恶寒，取次窌穴刺治。刺时先取缺盆穴，后取长强和八窌穴。

腰痛，大便困难，泄泻完谷不化，腰尻中发冷，取中窌穴治疗。腰痛而脊背拘急，胁肋胀满，小腹坚硬拘急，应取志室穴治疗。

腰脊疼痛，恶风，少腹坚硬而胀满，小便不利而下坠，有时小便不通，取胞肓穴治疗。

腰痛腰骶部寒凉，俯仰非常困难，阴部疼痛下坠，小便不利，取秩边穴治疗。

腰痛牵引到睾丸、小腹及大腿，身既俯屈，就难以俯仰，应刺气街穴治疗。

腰痛不能转侧，取章门穴治疗。

腰痛不能长时间站立和俯仰，取京门和行间穴治疗。

腰痛牵引少腹作痛的，取下窌穴治疗。

腰痛，不能俯仰，取阴陵泉穴治疗。

腰痛，少腹胀满，小便不利像癃病一样，身体消瘦，心中时常恐惧，呼吸气不足，腹中闷闷不乐，取太冲穴治疗。

腰痛，少腹也疼痛，取阴包穴治疗。

腰痛而大便困难的，取涌泉穴治疗。

腰脊互相牵引如要裂开一样疼痛，邪气实就会出现小便不通，凄凄发冷，腰脊疼痛而嗜卧，口中热；正气虚则腰痛，手足厥冷，以及心中烦闷，取大钟穴调治。

腰痛牵引到脊里，取复溜穴治疗。但春天刺治不要出血，如果出血太多，会致身体虚弱不可恢复。

腰痛，不能把脚抬起少坐片刻，像是下车时被绊倒一样，胫内有火热的感觉，取申脉穴治疗。

腰痛如有小锤在内停留，怫郁肿痛，不敢咳嗽，咳嗽则会筋挛缩拘急，全身骨节疼痛，或上或下没有固定的部位，恶寒发热，应取足少阳经的阳辅穴治疗。

腰痛不能动，足跟正中和踝后疼痛，脚痿弱无力，取仆参穴治疗。

腰痛，夹脊两旁到头部都强直拘急不舒，眼睛看不清东西，取委中穴治疗。

腰痛能俯屈不能仰伸，仰则害怕仆倒，由举抬重物引起，瘀血滞留于内所致，应取足太阳经的殷门穴治疗。

腰、脊、尻、股、臀感受阴寒之气而剧痛，正气虚则血妄行，邪气实则热痛，痔及会阴部痛，尻与臀部痛，大便泻出，取承扶穴治疗。

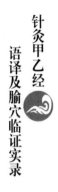

三焦膀胱受病发少腹肿不得小便第九

【原文】

少腹肿痛，不得小便，邪在三焦，约。取之足太阳大络，视其络脉与厥阴小络结而血者；肿上及胃脘，取三里。

三焦病者，腹胀气满，少腹尤坚，不得小便，窘急，溢则为水，留则为胀。候在足太阳之外大络，络在太阳、少阳之间，赤见于脉，取委阳。

膀胱病者少腹偏肿而痛，以手按之则欲小便而不得，眉上热，若脉陷及足小指外侧及胫踝后皆热者，取委中。

病在少腹痛，不得大小便，病名曰疝。得寒则少腹胀，两股间冷。刺腰髁间，刺而多之尽炅，病已。

少腹满大，上走胸至心，索索然身时寒热，小便不利，取足厥阴。

胞转不得溺，少腹满，关元主之。

小便难，水胀满，出少，胞转不得溺，曲骨主之。

少腹胀急，小便不利，厥气上头巅，漏谷主之。

溺难，痛，白浊，卒疝，少腹肿，咳逆呕吐，卒阴跳，腰痛不可以俯仰，面苍黑，热，腹中膜满，身热，厥痛，行间主之。

少腹中满，热闭不得溺，足五里主之。

少腹中满，小便不利，涌泉主之。

筋急身热，少腹坚肿，时满，小便难，尻股寒，髀枢痛引季胁，内控八窌，委中主之。

阴胞有寒，小便不利，承扶主之。

【译文】

少腹部肿痛，小便不利，是邪在三焦，使水道不利。应取足太阳经的大络委阳穴为主治疗，察看其络脉与厥阴经的小络有瘀血结聚的地方刺出血；如果肿胀向上连及胃脘，取足三里以培土制水。

三焦发生病变，会有腹胀气满，少腹部尤其硬满，小便不通，急迫，溢于内而成水病，停留某处就成胀病。其证候反映在足太阳经之外的大络，其络在足太阳和少阳之间，赤色反映在脉上，取委阳穴刺治。

膀胱有病的，会有手肿胀而疼痛，用手按压则想小便而又解不出来，眉上有热，有的还会有经脉陷下以及足小趾外侧，胫、踝的后侧等处发热的症状，取委中穴刺治疗。

病在少腹的，少腹疼痛而大小便不通，病叫作疝。遇到寒邪则少腹胀痛，两大腿内侧发冷。应刺腰部两髁之间的腧穴，多用针使其腹部发热，则病会痊愈。

少腹部胀满膨大，其气上逆至胸和心，索索的样子，身体时常恶寒发热，小便不利，取足厥阴肝经的腧穴。

胞系扭转不能小便，少腹胀满的，取关元穴治疗。

小便困难，水蓄而小腹胀满，排出水液较少，胞系扭转不能小便，取曲骨穴治疗。

少腹胀满拘急，小便不利，厥气上逆到巅顶部，应取足太阴脾经的漏谷穴治疗。

小便困难，尿痛，尿中有白浊，突然疝痛，少腹肿胀，咳嗽气逆而呕吐，突然阴囊回缩，腰部疼痛不能俯仰，面色青黑，发热，腹中胀满，或全身发热，厥逆疼痛，取行间穴治疗。

少腹胀满，热闭于内而小便不通，取足厥阴经的足五里穴治疗。

少腹胀满，小便不利，取涌泉穴治疗。

筋脉拘急，身体发热，少腹坚硬而肿，时常胀满，小便困难，尻和股部寒凉，股髋关节处疼痛牵引到季胁，向内牵引到八窌处，取委中穴治疗。

膀胱有寒邪留滞，小便不利，取足太阳膀胱经的承扶穴治疗。

三焦约内闭发不得大小便第十

【原文】

内闭不得溲，刺足少阴、太阳与骶上，以长针。气逆，取其太阴、阳明。厥甚，取少阴、阳明动者之经。

三焦约，大小便不通，水道主之。

大便难，中注及太白主之。

大便难，大钟主之。

【译文】

水气闭结于内不能小便而出，当刺足少阴、足太阳与骶尾之上的腧穴，并用长针深刺以利小便。如有水邪上逆则取足太阴与足阳明经的腧穴。若水邪上逆过甚，

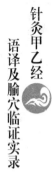

即取足太阴与足阳明的经穴刺治。

三焦的气化功能失常，大小便不通的，应取足阳明经的水道穴刺治。

大便困难，取肾经的中注与脾经的太白穴治疗。

大便难下，取肾经的大钟穴刺治。

足厥阴脉动喜怒不时发癫疝遗溺癃第十一

【原文】

黄帝问曰：刺节言去衣者，刺关节之支络者，愿闻其详。

岐伯对曰：腰脊者，人之关节；股胻者，人之趋翔；茎垂者，身中之机，阴精之候，津液之道路也。故饮食不节，喜怒不时，津液内流，而下溢于睾，水道不通，日大不休，俯仰不便，趋翔不能，荥然有水，不上不下。铍石所取，形不可匿，裳不可蔽，名曰去衣。

曰：有癃者，一日数十溲，此不足也；身热如炭，颈膺如格，人迎躁盛，喘息气逆，此有余也；太阴脉微细如发者，此不足者也。其病安在？

曰：病在太阴，其盛在胃，颇在肺，病名曰厥，死不治。此得五有余二不足。

曰：何谓五有余，二不足？

曰：所谓五有余者，病之气有余也；二不足者，亦病气之不足也。今外得五有余，内得二不足，此其不表不里，亦死证明矣。

狐疝惊悸少气，巨阙主之。

阴疝引睾，阴交主之。

少腹痛，溺难，阴下纵，横骨主之。

少腹疝，卧善惊，气海主之。

暴疝痛少腹大热，关元主之。

阴疝气疝，天枢主之。

癞疝，大巨及地机、中郄主之。

阴疝痿，茎中痛，两丸骞痛，不可仰卧，刺气街主之。

阴疝，冲门主之。

男子阴疝，两丸上下，小腹痛，五枢主之。

阴股内痛，气逆，狐疝走上下，引少腹痛，不可俯仰，商丘主之。

狐疝，太冲主之。

阴跳遗溺，小便难而痛，阴上入腹中，寒疝阴挺出，偏大肿，腹脐痛，腹中悒悒不乐，大敦主之。

腹痛上抢心，心下满，癃，茎中痛，怒瞋不欲视，泣出，长太息，行间主之。

癫疝，阴暴痛，中封主之。

疝，癃，脐少腹引痛，腰中痛，中封主之。

气癃，小便黄，气满，虚则遗溺，身时寒热，吐逆，溺难，腹满，石门主之。

气癃癫疝，阴急，股枢腨内廉痛，交信主之。

阴跳腰痛，实则挺长，寒热，挛，阴暴痛，遗溺，偏大，虚则暴痒，气逆，肿睾，卒疝，小便不利如癃状，数噫，恐悸，气不足，腹中悒悒，少腹痛，嗌中有热，如有瘜肉状，背挛不可俯仰，蠡沟主之。

丈夫癫疝，阴跳，痛引篡中，不得溺，腹中支胁下榰满，闭癃，阴痿，后时泄，四肢不收，实则身疼痛，汗不出，目䀮䀮然无所见，怒欲杀人，暴痛引腰下节，时有热气，筋挛膝痛，不可屈伸，狂如新发，衄，不食，喘呼，少腹痛引嗌，足厥痛，涌泉主之。

癃疝，然谷主之。

卒疝，少腹痛，照海主之。病在左，取右，右取左，立已。

阴暴起，疝，四肢淫泺，心闷，照海主之。

疝，至阴主之。

遗溺，关门及神门、委中主之。

胸满膨膨然，实则癃闭，腋下肿痛，虚则遗溺，脚急，兢兢然，筋急痛，不得大小便，腰痛引腹，不得俯仰，委阳主之。

气癃，中窌主之。

气癃溺黄，关元及阴陵泉主之。

气癃，小便黄，气满，虚则遗溺，石门主之。

癃，遗溺，鼠鼷痛，小便难而白，期门主之。

小便难，窍中热，实则腹皮痛，虚则痒搔，会阴主之。

小肠有热，溺赤黄，中脘主之。

溺黄，下廉主之。

小便黄赤，完骨主之。

小便黄，肠鸣相逐，上廉主之。

劳瘅，小便赤难，前谷主之。

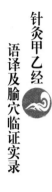

【译文】

黄帝问道：刺节中所说的去衣的方法，是刺关节支络处，愿闻其详。

岐伯回答说：腰和脊柱，是人体的大关节；股和胫是人体行走的根本；茎睾是身体的机窍，阴精的外候，津液排泄的道路。所以说饮食不节，或喜怒没有节度，都可以使津液不能正常排泄而内流，如果下溢到睾丸，水道不能通畅，日益增大而不停止，则人体俯仰即感不便，不能行走奔跑，水液积蓄于阴囊，气不能上通，水不能下泄。用铍针放出其中水液，使水液不能藏匿于内，也不再阻塞不通，好像去掉外面遮蔽的衣服，这就叫去衣的刺法。

黄帝问道：有癃病的患者，一日小便十次，这是不足的表现；身体发热如炭火一样，咽喉和胸膺之间如有物隔阻不通，人迎脉躁盛，喘息气逆，这些是有余的表现；太阴脉微细像头发一样，这是不足的表现。这种病到底在什么地方呢？

岐伯答道：这种病在太阴经，热邪炽盛在胃，而病根在肺，病名叫作厥，属不治的死证。这种病具有五有余和二不足的证候。

黄帝问道：什么叫五有余和二不足呢？

岐伯答道：所谓的五有余，是指上面所提到的身体发热如炭等五种病气有余的证候；二不足是指一日十溲及脉微细如发的两种正气不足的证候。现在外面有五种病气有余的证候，内部有二种正气不足的证候，这种病既不在表又不在里，所以明显属于不治的死证了。

狐疝而心中惊悸不宁，气短，取巨阙穴治疗。

阴疝，牵引睾丸作痛，应取任脉的阴交穴治疗。

少腹作痛而排尿困难，阴囊弛纵，取足少阴经的横骨穴治疗。

少腹疝痛，睡卧时常惊恐，取任脉的气海穴治疗。

突然发生疝病疼痛，少腹部有大热的感觉，取关元穴刺治。

阴疝病与气疝病，取天枢穴刺治。

癫疝病，取大巨、地机及中都穴治疗。

阴疝阴痿，阴茎中疼痛，睾丸上缩，疼痛，不能仰卧，刺气街穴治疗。

阴疝，取足太阴、厥阴经的会穴冲门穴刺治。

男子阴疝病，两睾丸时上时下，小腹疼痛，取五枢穴治疗。

大腿内侧疼痛，气上逆，狐疝时上时下，牵引少腹疼痛，身体不能俯仰，取商丘穴刺治。

狐疝病，应取太冲穴治疗。

睾丸上缩而遗溺，小便困难茎中疼痛，阴囊上缩到腹中，寒疝或阴挺出，睾丸偏侧肿大，脐腹疼痛，腹中不舒心情郁闷，取大敦穴治疗。

腹痛，气上冲心，心下胀满，小便不利，茎中疼痛，发怒瞪目而不欲视物，流泪，长声太息，应取行间穴刺治。

癫疝，阴囊突然疼痛，取中封穴治疗。

疝病，小便不利，脐和少腹牵引疼痛，腰部也痛，取足厥阴肝经的中封穴治疗。

气癃病，小便黄淋沥难出，少腹胀满，气虚则遗溺，身发寒热，呕吐气逆，溺出困难而少腹胀满，应取任脉的石门穴治疗。

气癃病和癫疝病，阴部拘急，股枢及小腿内侧疼痛，应取阴蹻脉的交信穴治疗。

阴囊上缩而腰痛，邪气实则阴器挺长，恶寒发热，筋脉拘挛，阴部剧痛，遗尿，睾丸偏侧肿大；正气虚则阴部奇痒，气上逆，睾丸肿胀，突然疝痛，小便不利像癃病，嗳气频数，恐惧心悸，呼吸气短，腹中不适，少腹疼痛，咽喉结热，如生有息肉一样，腰背挛不能俯仰，应取足厥阴肝经的蠡沟穴治疗。

男子患了癫疝病，阴器上缩，疼痛牵引到会阴部，不能小便，腹和胁下支撑胀满，或者癃闭，阴痿，常常腹泻，四肢弛缓无力，若邪气实就会身体疼痛，汗不得出，眼睛视物不清，发怒想要杀人，有的突然疼痛牵引到下腰部，有时有发热的感觉，筋脉拘挛，膝关节疼痛，不能屈伸，有的像是新发生的狂症，鼻衄，不进饮食，气喘而呼呼有声，少腹疼痛牵引到咽嗌，足厥冷疼痛，涌泉穴可以治疗。

小便淋沥并有疝痛，然谷穴可以治疗。

突然出现的疝病，少腹疼痛，取照海穴刺治。病在左侧，取右侧腧穴，病在右侧刺左侧腧穴，可立愈。

阴部突然胀大，发生疝病，四肢酸痛无力，心中烦闷，取照海穴治疗。

疝病，取足太阳经的至阴穴治疗。

遗溺病，取足阳明经的关门穴、手少阴心经的神门以足太阳经的合穴委中穴治疗。

胸中膨膨的样子而觉胀满，邪气实则会发生癃闭，腋下肿痛，正气虚则会遗尿，脚部拘急不安的样子，筋脉拘急疼痛，不能大小便，腰痛牵引至腹，不能俯仰，应取委阳穴刺治。

膀胱气化不行而致小便淋漓不通，应取中窌穴刺治。

气癃而见小便发黄的，取关元穴及阴陵泉穴治疗。

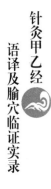

气癃病，小便发黄，气胀满，正气虚则会遗尿，取石门穴治疗。

小便淋沥不通，或者遗尿，腹股沟部位疼痛，小便困难而色白，取足厥阴肝经的期门穴治疗。

小便困难，尿道中发热，邪气实就会有腹皮疼痛，正气虚就会有痒的感觉，取任脉的会阴穴治疗。

小肠有热，移热于膀胱而见小便色赤黄，应取中脘穴治疗。

小便色黄，取小肠下合穴巨虚下廉治疗。

小便色黄而赤，是由于胆经有热所致，当取完骨穴治疗。

小便色黄，肠中水气互相追逐而鸣响，取大肠下合穴巨虚上廉治疗。

因劳伤而发黄瘅，小便色赤而溺出困难，应取足太阳经的荥穴前谷穴治疗。

足太阳脉动发下部痔脱肛第十二

【原文】

痔痛，攒竹主之。

痔，会阴主之。凡痔与阴相通者，死。阴中诸病，前后相引痛，不得大小便，皆主之。

痔，骨蚀，商丘主之。

痔，篡痛，飞扬、委中及承扶主之。

痔，篡痛，承筋主之。

脱肛，下利，气街主之。

【译文】

痔疮疼痛，应取足太阳经的攒竹穴治疗。

痔病，应取任脉的别络，督脉及冲脉的会阴穴治疗。凡是痔病溃疡与前阴相通的，属死证。阴部的各种病症，前后阴相互牵引疼痛的，大小便不通的，皆取会阴穴治疗。

痔病，以及骨蚀病，应取足太阴脾经的商丘穴治疗。

痔病，二阴之间疼痛，应取飞扬、委中、承扶三穴治疗。

痔病，二阴之间疼痛，应取足太阳经的承筋穴治疗。

肛门脱出，泄利，取足阳明经的气街穴治疗。

针灸甲乙经卷十

阴受病发痹第一 (上)

【原文】

黄帝问曰：周痹之在身也，上下移徙，随其脉上下，左右相应，间不容空。愿闻此痛在血脉之中耶？将在分肉之间乎？何以致是？其痛之移也，间不及下针；其蓄痛之时，不及定治而痛已止矣。何道使然？

岐伯对曰：此众痹也，非周痹也。此各在其处，更发更止，更居更起，以左应右，以右应左。非能周也，更发更休。刺此者，痛虽已止，必刺其处，勿令复起。

曰：周痹何如？

曰：周痹在于血脉之中，随脉以上，循脉以下，不能左右，各当其所。其痛从上下者，先刺其下以过之，后刺其上以脱之；其痛从下上者，先刺其上以过之，后刺其下以脱之。

曰：此病安生？因何有名？

曰：风、寒、湿气客于分肉之间，迫切而为沫。沫得寒则聚，聚则排分肉而分裂，分裂则痛，痛则神归之，神归之则热，热则痛解，痛解则厥，厥则他痹发，发则如是。此内不在脏，而外未发于皮，独居分肉之间，真气不能周，故名曰周痹。

故刺痹者，必先循切其上下之大经，视其虚实，及大络之血结而不通者，及虚而脉陷空者而调之，熨而通之，其瘈紧者，转引而行之。

曰：何以候人之善病痹者？

少俞对曰：粗理而肉不坚者善病痹。欲知其高下，视其三部。

曰：刺有三变，何也？

曰：有刺营者，有刺卫者，有刺寒痹之留经者。刺营者出血，刺卫者出气，刺寒痹者内热。

曰：营、卫、寒痹之为病奈何？

曰：营之生病也，寒热少气，血上下行。卫之生病也，气痛时来去，怫忾贲

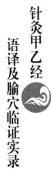
响，风寒客于肠胃之中。寒痹之为病也，留而不去，时痛而皮不仁。

曰：刺寒痹内热奈何？

曰：刺布衣者，用火焠之。刺大人者，药熨之。方用醇酒二十升、蜀椒一升、干姜一升、桂一升，凡四物，各细㕮咀，著清酒中。绵絮一斤，细白布四丈二尺，并内酒中。置酒马矢煴中，善封涂，勿使气泄，五日五夜，出布絮暴干，复渍之，以尽其汁。每渍必晬其日乃出布絮干之，并用滓与絮，布长六七尺为六巾。即用之生桑炭炙巾，以熨寒痹所乘之处，令热入至于病所；寒，复炙巾以熨之，三十遍而止；即汗出，炙巾以拭身，以三十遍而止。起步内中，无见风。每刺必熨，如此病已失，此所谓内热。

曰：痹将安生？

曰：风、寒、湿三气杂至合而为痹。其风气胜者为行痹；寒气胜者为痛痹；湿气胜者为著痹。

曰：其有五者何也？

曰：以冬遇此者为骨痹；以春遇此者为筋痹；以夏遇此者为脉痹；以至阴遇此者为肌痹；以秋遇此者为皮痹。

曰：内舍五脏六腑，何气使然？

曰：五脏皆有合，病久而不去者，内舍于合。故骨痹不已，复感于邪，内舍于肾；筋痹不已，复感于邪，内舍于肝；脉痹不已，复感于邪，内舍于心；肌痹不已，复感于邪，内舍于脾；皮痹不已，复感于邪，内舍于肺。所谓痹者，各以其时感于风、寒、湿之气也。

诸痹不已，亦益内也。其风气胜者，其人易已。

曰：其时有死者，或疼久者，或易已者，何也？

曰：其入脏者死，其留连筋骨间者疼久，其留连皮肤间者易已。

曰：其客六腑者何如？

曰：此亦由其饮食居处为其病本也。六腑各有俞，风、寒、湿气中其俞，而食饮应之，循俞而入，各舍其腑也。

曰：以针治之奈何？

曰：五脏有俞，六腑有合，循脉之分，各有所发。各治其过，则病瘳矣。

曰：营卫之气，亦令人痹乎？

曰：营者水谷之精气也，和调五脏，洒陈六腑，乃能入于脉。故循脉上下，贯五脏，络六腑。卫者水谷之悍气也，其气剽疾滑利，不能入于脉也。故循皮肤之中，分肉之间，熏于肓膜，聚于胸腹。逆其气则病，顺其气则愈，不与风、寒、湿气合，故不为痹也。

【译文】

黄帝问道：周痹在人身体引发的疼痛，上下移动，随著病邪所在的血脉上下、左右相应发作，几乎没有间隔的时间。请问这痛症是在血脉之中呢？还是在分肉之间呢？为何会这样？其疼痛的移动很快，相间还来不及下针；其聚积而作痛时，还来不及确定治法，疼痛就已经停止。这是什么导致的呢？

岐伯答道：这是众痹，不是周痹。此种痹证各有其疼痛部位，只是交替发作，交替停止。而且左侧和右侧相应发作，但却不能全身发作，只能是时发时止。刺治这种痹证时，疼痛虽然停止，但仍要针刺其处，不使其再发作。

黄帝问道：周痹又是怎样的呢？

岐伯答道：周痹是病邪侵入到血脉之中，随经脉上下，但不能左右相应而发作，也没有像众痹一样有固定的部位。对于疼痛由上而下移动的，应先刺下方以遏制病邪向下发展，再刺其上部以祛除病邪；对于疼痛是由下而上移动的，应先刺上方腧穴以遏制病邪，再刺下方腧穴祛除病邪。

黄帝问道：这种病是怎样产生的，因为什么叫周痹？

岐伯答道：风、寒、湿三种邪气客于分肉之间，迫使津液化为汁沫。汁沫遇寒就会凝聚，凝聚则会排挤分肉，使腠理裂开，分裂就会产生疼痛，疼痛就会使精神集中于痛处，精神集中于痛处就会产生热量，热量会使寒散而疼痛缓解，疼痛缓解而邪气未除就会出现气逆，气逆则别处的痹痛就发生了，发生后还会是这样。这种病邪气既不在内部的脏腑，也不在外部的皮肤，只停留在分肉之间，阻碍经气不能正常循行，所以叫作周痹。

所以说在刺治痹证时，必须先循按上下的经脉，诊察它的虚实，以及大络是否有血结而不通的地方，是否有经络空虚而陷下的地方进行调治，或用温熨的方法温通经脉，对于筋肉挛急的，用针刺的方法或导引按摩的方法以行其气。

黄帝问道：怎样诊察容易患痹病的人呢？

少俞答道：凡是腠理粗疏而肌肉脆弱不坚的人，就容易患痹病。同时要想知道患痹病的部位高低，要视察人体的上、中、下三部。

黄帝问道：刺治痹证有三种不同的方法是什么呢？

少俞答道：有刺营、刺卫、刺寒痹留结经脉等三种刺法。刺营分的病变应放血泻邪，刺卫分的病变应使邪气外散，刺寒痹应该温通经脉传热气入内。

黄帝问道：营卫、寒痹的病，都有什么特征？

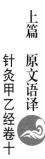

上篇　原文语译

针灸甲乙经卷十

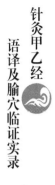

少俞答道：营分的病，恶寒发热而少气，血上下妄行。卫分的病变，由气滞而引起疼痛，其痛时发时止，并有气郁满闷和肠鸣的症状，这是风寒邪气客于肠胃之间所致。寒痹的病变，留著经脉凝滞不去，常常疼痛而皮肤麻木。

黄帝问道：刺寒痹时怎样纳热呢？

少俞答道：刺普通人的方法，是在刺完后用火针或艾灸以纳热。刺那些养尊处优的人要用药熨的方法。方用醇酒二十升、蜀椒一升、干姜一升、桂一升，以上四物，都要制成细块，浸泡于酒中。再用棉絮一斤，白细布四丈二尺，一并放入清酒中。再把酒放在马粪中微火煨烧，但要将酒瓶密封好，不要将酒气泄露。等五日五夜后，将布及棉絮取出暴晒干，干后再浸，直到把药汁完全浸干。每次都要浸一日一夜的时间，再拿出来将布絮晒干，并把药滓和棉絮放在药巾做的布袋内。布袋长约六七尺，共做六个布袋。然后再用生桑炭火烤炙布袋，熨热在寒痹停留的部位上，使热力直达病所，袋凉后再烤，如法再贴熨，共贴熨三十遍为止。这时病人会出汗，再用烤过的热袋擦拭身体，也要三十次为止。最后让患者在密室内散步，不要见风。每次针后都要用上法贴熨，这样病就会痊愈。这就是刺寒痹纳热的方法。

黄帝问道：痹痛是怎样发生的呢？

少俞答道：风、寒、湿三气杂合侵犯人体，便形成痹证。其中风邪偏胜的为行痹；寒邪偏胜的为痛痹；湿邪偏胜的为著痹。

黄帝问道：痹痛有五种，各指的是什么呢？

少俞答道：冬天主骨，在冬季遇到风寒湿三种邪气的侵袭而成痹的，叫骨痹；春天主筋，春季遇此三种邪气而成痹的，叫筋痹；夏主脉，在夏季遇此三种邪气而成痹的叫脉痹；长夏主肌肉，在长夏遇此三种邪气而成痹的，叫作肌痹；秋主皮毛，在秋季遇此三种邪气而成痹的，叫作皮痹。

黄帝问道：痹病向内侵入到五脏六腑是由什么促使？

少俞答道：五脏与外部的皮、肉、筋、骨、脉相应合，假若病在皮、肉、筋、骨、脉日久不愈，就会入侵到它们所合的脏腑。所以骨痹不愈，重感外邪，就会深入到肾脏；筋痹不愈，重感外邪，就会深入到肝脏；脉痹不愈，重感外邪，就会深入到心脏；肌痹不愈，重感外邪，就会深入到脾脏；皮痹不愈，重感外邪，就会深入到肺脏。这五种痹证，都是在各自相应的季节里，感受了风、寒、湿三种邪气所造成的。

各种痹证日久不愈，就会深入发展。其中风邪偏胜的，患者容易痊愈。

黄帝问道：其中常有死亡的，有的疼久不愈，有的容易痊愈，这是为什么呢？

少俞答道：痹病中传入五脏的，致使脏气闭结的就会死亡；如果病邪留连在筋骨之间，邪气不易出，就痛久难愈；如果留连在皮肤之间，邪浅易散，就容易痊愈。

黄帝问道：痹病客于六腑，是怎么形成的？

少俞答道：这也是由于饮食不节，起居失常为发病的内因而形成的。六腑各有其背俞穴，风、寒、湿三气外中其俞，饮食不节伤于内，内外相应，邪即乘虚顺著腧穴而入，侵入到各自的腑中。

黄帝问道：怎样用针刺治疗五脏六腑的痹病呢？

少俞答道：五脏痹取它们的俞穴，六腑痹取它们的合穴。这些穴位，都在各自经脉循行的部分，也都是各经脉气所发之处。因此能治疗该经的病变，使痹证尽快痊愈。

黄帝问道：营气和卫气，能使人发生痹病吗？

少俞答道：营是水谷所化的精气，上传入肺而和调五脏，营润六腑，然后才进入到脉中。故而循著经脉运行于上下，贯入到五脏，联络到六腑。卫气是水谷所化急疾的悍气，其气剽疾滑利，不能入于脉中。所以循行在皮肤之中，分肉之间，熏蒸于肓膜之间，聚合于胸腹。如果营卫之气逆乱就会发生疾病；调理它们使之顺行，病变就会痊愈。营卫之气不与风、寒、湿气相合，所以不能发生痹病。

阴受病发痹第一（下）

【原文】

黄帝问曰：痹或痛，或不痛，或不仁，或寒，或热，或燥，或湿者，其故何也？

岐伯对曰：痛者，其寒气多，有寒故痛。其不痛不仁者，病久入深，营卫之行涩，经络时疏，故不痛，皮肤不营，故不仁。其寒者，阳气少，阴气多，与病相益，故为寒。其热者，阳气多，阴气少，病气胜，阳乘阴，故为热。其多寒汗出而濡者，此其逢湿胜也。其阳气少，阴气盛，两气相感，故寒汗出而濡也。

夫痹在骨则重，在脉则血凝而不流，在筋则屈而不伸，在肉则不仁，在皮则寒，故具此五者则不痛。凡痹之类，逢寒则急，逢热则纵。

曰：或有一脉生数十病者，或痛，或痈，或热，或寒，或痒，或痹，或不仁，变化无有穷时，其故何也？

曰：此皆邪气之所生也。

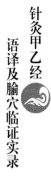
曰：人有真气，有正气，有邪气，何谓也？

曰：真气者，所受于天，与水谷气并而充身者也。正气者，正风，从一方来，非虚风也。邪气者，虚风也。虚风之贼伤人也。其中人也深，不得自去。正风之中人也浅而自去，其气柔弱，不能伤真气，故自去。

虚邪之中人也，凄索动形，起毫毛而发腠理，其入深。内薄于骨，则为骨痹；薄于筋，则为筋挛；薄于脉中，则为血闭而不通，则为痈；薄于肉中，与卫气相薄，阳胜则为热，阴胜则为寒，寒则真气去，去则虚，虚则寒；薄于皮肤，其气外发，腠理开，毫毛摇。气往来微行则为痒；气留而不去，故为痹；卫气不行，则为不仁。

病在骨，骨重不可举，骨髓酸痛，寒气至，名曰骨痹。深者，刺无伤脉肉为故。其道大、小分，骨热病已。

病在筋，筋挛节痛，不可以行，名曰筋痹。刺筋上为故。刺分肉间，不可中骨，病起筋热，病已止。

病在肌肤，肌肤尽痛，名曰肌痹。伤于寒湿，刺大分小分，多发针而深之，以热为故；无伤筋骨，筋骨伤，痈发若变。诸分尽热，病已止。

曰：人身非衣寒也，中非有寒气也，寒从中生者何？

曰：是人多痹，阳气少而阴气多，故身寒如从水中出。

曰：人有身寒，汤火不能热也，厚衣不能温也，然不为冻栗，是为何病？

曰：是人者，素肾气胜，以水为事，太阳气衰，肾脂枯不长。肾者，水也，而主骨，肾不生则髓不能满，故寒甚至骨。所以不能冻栗者，肝，一阳也，心，二阳也，肾，孤脏也，一水不能胜上二火，故不能冻栗。病名曰骨痹，是人当挛节。

着痹不去，久寒不已，为骭痹。

骨痹举节不用而痛，汗注，烦心，取三阴之经补之。

厥痹者，厥气上及腹，取阴阳之络，视主病者，泻阳补阴经也。

风痹注病，不可已者，足如履冰，时如入汤中，肢胫淫泺，烦心头痛，时呕时闷，久则目眩，眩已汗出，悲以喜怒，短气不乐，不出三年死。

足髀不可举，侧而取之，在枢阖中，以员利针，大针不可。

膝中痛，取犊鼻，以员利针，针发而间之。针大如牦，刺膝无疑。

足不仁，刺风府。

腰已下至足，清不仁，不可以坐起，尻不举，腰俞主之。

痹，会阴及太渊、消泺、照海主之。

嗜卧，身体不能动摇，大湿，三阳络主之。

368

骨痹烦满，商丘主之。

足下热，胫痛不能久立，湿痹不能行，三阴交主之。

膝内廉痛引髌，不可屈伸，连腹，引咽喉痛，膝关主之。

痹，胫肿，足跗不收，跟痛，巨虚下廉主之。

胫痛，足缓失履，湿痹，足下热，不能久立，条口主之。

胫苕苕痹，膝不能屈伸，不可以行，梁丘主之。

膝寒痹不仁，不可屈伸，髀关主之。

肤痛痿痹，外丘主之。

膝外廉痛，不可屈伸，胫痹不仁，阳关主之。

髀痹引膝股外廉痛，不仁，筋急，阳陵泉主之。

寒气在分肉间，痛攻上下，筋痹不仁，中渎主之。

髀枢中痛，不可举，以毫针，寒留之，以月生死为痛数，立已。长针亦可。

腰胁相引痛急，髀筋瘈，胫痛不可屈伸，痹不仁，环跳主之。

风寒从足小指起，脉痹上下，胸胁痛无常处，至阴主之。

足大指搏伤，下车挃地，通背指端伤，为筋痹，解溪主之。

【译文】

黄帝问道：痹病有的痛，有的不痛，有的肌肤麻木不知痛痒，有的感觉身寒，有的感觉身热，有的感觉皮肤干燥，有的感觉皮肤湿润，这是什么原因？

岐伯答道：疼痛的，是因为寒气偏多，有寒所以才会痛。不痛肌肤不仁的，是患病日久邪气深入，营卫之气运行涩滞，致使经络有时空虚，所以才不痛，皮肤得不到滋养，所以会不仁。身寒的，是由于阳气少，阴气多，感邪后阴气与病邪相并，所以会身寒。身热的，是由于平素阳气多，阴气少，感受邪气后，阳气与邪气相并，阳胜过阴，故会身热。患者多寒而汗出湿衣的，是因为感受湿邪太甚。患者体内的阳气少，阴气盛，寒湿两气相感，所以身寒汗出而湿衣。

凡是痹病在骨骼的，就觉身重；痹病在脉的则会血液凝滞流动不畅；在筋的就会屈伸不利或只能屈不能伸；在肉的就会麻木不仁；在皮肤的会觉得寒凉。所以说这五种痹病都不觉疼痛。凡是痹痛一类的病变，遇到寒邪则会拘急，遇到热则筋脉弛纵。

黄帝问道：有一脉受邪而能出现数十种病变的，有的疼痛，有的形成痈肿，有的发热，有的发冷，有的痒，有的成痹病，有的麻木不仁，变化无穷，这是为什么呢？

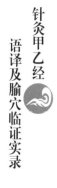

岐伯答道：这都是感受不同邪气所导致的不同病症。

黄帝问道：人有真气、有正气、有邪气，这都是指什么呢？

岐伯答道：真气是禀受先天的元气，吸收自然界的空气，与水谷之气合并而充养周身的。正气也叫正风，是从与季节相应方向而来的，不是虚风。邪气就是虚邪贼风。这种邪气伤人，侵入人体部位较深，不能自行消散。正风侵入人体较浅而能自行消散。这是因为正风之气柔弱，不能伤人真气，所以能自行消散。

虚邪贼风侵入人体后，开始先出现恶寒战栗，毫毛竖起，腠理开泄，继而逐步深入到体内。向内侵入到骨，就成为骨痹；侵入到筋，就成为筋挛；侵入到脉中，就成为血脉闭塞不通，因而成痈；侵入到肉中，与卫气相搏争，若阳气偏胜就出现热象，阴气偏胜则出现寒象；寒邪偏胜则真气衰，衰则气虚，气虚则寒；侵入到皮肤之间，邪气外发，使腠理开疏，毫毛动摇。邪气在皮肤之间轻微地来回流动，皮肤就作痒；若邪气留而不去，就成为痹证；卫气受阻不能流畅，就觉麻木不仁。

病变在骨，就会有骨重行动困难，骨酸痛，寒气到来的感觉，这叫骨痹。针刺要深，但不要损伤脉和肉。针应在大小分肉之间，等到骨感觉有热时，病即痊愈。

病变在筋，筋脉拘挛，关节疼痛，不能行动，叫作筋痹。针刺时刺到筋上即可。针应在分肉之间，但不要刺着骨，等到病变消散筋脉发热，病即痊愈，可以停针。

病变在肌肤的，肌肉和皮肤均感疼痛，叫作肌痹。是寒湿之邪侵袭所造成的，应刺大小分肉之间，必须多下针而深刺患处，以患处发热为度；不要损伤筋和骨，如果刺伤筋骨，就会发生病变而成为痈肿。等到大小分肉间都有热感，病就痊愈了，可以停用针。

黄帝问道：有的人并非衣着单薄，平素体内也没有为寒饮所伤，却总觉寒从中而生的，这什么病？

岐伯答道：这种人多患有痹病，体内阳气少而阴气多，因此身发寒冷像从水中出来一样。

黄帝问道：有的人身发寒冷，就是饮用热汤，用火烤也不能使身体发热，多穿衣服也不能温暖，但却不发生战栗，这是什么病？

岐伯答道：这种人平素肾气胜，常纵欲伤精或涉寒水以伤形，致使太阳气衰，肾精枯竭不生。肾为水脏，主骨，生髓，肾精不生则骨髓不能充满，所以寒冷至骨。其所以不发生战栗，是因为肝是一阳，心是二阳。肾是孤脏，一个独阴的肾水不能胜过心脏与肝脏的二火，所以身虽寒冷而不发生战栗，这种病叫作骨痹，患这种病的人必然骨节拘挛。

着痹为湿邪偏盛的病，多发于肌肉，如果寒湿日久不能被祛除，湿留关节，就成为骭痹。

骨痹病全身关节不能运动而觉疼痛。汗出如注，心中烦闷，当取三阴经用补法。

厥痹病，即厥逆兼有痹症。厥逆之气由下肢上至腹部，当取足太阴与足阳明经的络穴。诊察其何经主病，一般要泻阳经，补阴经。

风痹所导致的病变，逐渐加重到不能治愈的程度，双足像踏在冰上，有时又像浸在热水中，下肢胫骨酸痛无力，心烦、头痛，有时呕吐满闷，久则目眩，眩后继以汗出，悲哀喜怒无常，气短而不乐，此为阴阳表里俱病，不出三年就要死亡。

足及大腿部运动困难，治疗时取侧卧位，取环跳穴，用圆利针刺之，不可用大针。

膝关节疼痛，取犊鼻穴，用圆利针，隔一天刺一次。圆利针像牦牛毛一样，刺膝部无疑。

双足麻木不仁，应刺风府穴。

从腰以下至足，寒冷、麻木不仁，坐起困难，臀部不能活动，取腰俞穴治疗。

痹病，取会阴、太渊、消泺、照海穴治疗。

病人嗜卧，身体不能活动，是湿胜的缘故，应取三阳经的络穴为主治疗，振奋阳气而除阴湿。

骨痹而烦满的，应取商丘穴治疗。

足下发热，胫骨疼痛不能久立，以及湿痹行走困难的，应取三阴交穴治疗。

膝关节内侧疼痛，牵引到髌骨，膝关节不能屈伸，并向上累及腹，牵引咽喉疼痛，取足厥阴经的膝关穴治疗。

痹病，胫部肿，足背弛缓无力，跟骨疼痛，应取下巨虚治疗。

胫骨疼痛，足缓无力以至步态不正常，以及湿痹足下发热，不能久立的，取条口穴治疗。

胫部久患痹证，致膝部不能屈伸，妨碍行走，此属痹气留滞，筋失所养，应取足阳明经的梁丘穴治疗。

膝部发凉而又麻痹，难以屈伸的，应取足阳明经的髀关穴主治。

肌肤疼痛而又痿弱麻痹的，取足少阳经的外丘穴主治。

膝外侧疼痛，不能屈伸，及胫部麻痹的，应取足少阳经的膝阳关穴治疗。

髋关节痹痛向下牵引到股、膝外侧疼痛，肌肤麻木不仁，筋脉拘急，应取足少阳经的阳陵泉穴治疗。

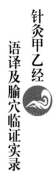
寒邪留著在分肉之间，上下攻痛，患者筋痹而麻木不仁应取中渎穴治疗。

髋关节中疼痛，不能运动，用毫针深刺久留，按月的盈亏为针刺的次数，病立即痊愈。使用长针也可以。

腰胁相引疼痛拘急，髀筋抽掣，胫骨疼痛不敢屈伸，或麻痹，取环跳穴治疗。

风寒从足小指部开始，沿着经脉上下作痛，胸胁疼痛无固定处，应取至阴穴治疗。

足大趾击伤，或下车撞在地上，使整个足背趾端损伤造成筋痹，取解溪穴治疗。

阳受病发风第二（上）

【原文】

黄帝问曰：风之伤人也，或为寒热，或为热中，或为寒中，或为厉风，或为偏枯。其为风也，其病各异，其名不同，或内至五脏六腑，不知其解，愿闻其说。

岐伯对曰：风气藏于皮肤之间，内不得通，外不得泄。风气者，善行而数变，腠理开则凄然寒；闭则热而闷；其寒也则衰食饮；其热也则消肌肉，使人解㑊，闷而不能食，名曰寒热。

风气与阳明入胃，循脉而上至目内眦。其人肥则风气不得外泄，则为热中而目黄；人瘦则外泄而寒，则为寒中而泣出。

风气与太阳俱入，行诸脉俞，散分肉间，卫气悍，邪时与卫气相干，其道不利，故使肌肉膹胀而有疡，卫气凝而有所不行，故其肉有不仁。厉者，有荣气热胕，其气不清，故使鼻柱坏而色败，皮肤疡以溃。风寒客于脉而不去，名曰厉风，或曰寒热。

以春甲乙伤于风者，为肝风。以夏丙丁伤于风者，为心风。以季夏戊己伤于风者，为脾风。以秋庚辛伤于风者，为肺风。以冬壬癸伤于风者，为肾风。

风气中五脏六腑之俞，亦为脏腑之风。各入其门户，风之所中则为偏风。

风气循风府而上则为脑风，入系头则为目风，眼寒，饮酒中风则为漏风，入房汗出中风则为内风，新沐中风则为首风，久风入中则为肠风飧泄，而外在腠理则为泄风。

故风者，百病之长也。至其变化，乃为他病，无常方，然故有风气也。

肺风之状，多汗恶风，色皏然白，时咳短气，昼日则差，暮则甚。诊在眉上，其色白。

心风之状，多汗恶风，焦绝善怒，色赤，病甚则言不快。诊在口，其色赤。

肝风之状，多汗恶风，善悲，色微苍，嗌干善怒，时憎女子。诊在目下，其色青。

脾风之状，多汗恶风，身体怠堕，四肢不欲动，色薄微黄，不嗜食。诊在鼻上，其色黄。

肾风之状，多汗恶风，面庞然浮肿，腰瘠痛，不能正立，色炲，隐曲不利。诊在颐上，其色黑。

胃风之状，颈多汗恶风，食饮不下，鬲塞不通，腹善满，失衣则膜胀，食寒则泄。诊形瘦而腹大。

首风之状，头面多汗恶风，先当风一日则病甚，头痛不可以出内，至其风日，则病少愈。

漏风之状，或多汗，常不可单衣，食则汗出，甚则身汗，喘息恶风，衣常濡，口干善渴，不能劳事。

泄风之状，多汗，汗出泄衣上，咽干，上渍，其风不能劳事，身体尽痛则寒。

曰：邪之在经也，其病人何如？取之奈何？

曰：天有宿度，地有经水，人有经脉。天地温和则经水安静；天寒地冻，则经水凝泣；天暑地热则经水沸溢；卒风暴起，则经水波举而陇起。夫邪之入于脉也。寒则血凝泣，暑则气淖泽。虚邪因而入客也，亦如经水之得风也，经之动脉，其至也亦时陇起，于脉中循循然，其至寸口中手也，时大时小，大则邪至，小则平。其行无常处，在阴与阳，不可为度，循而察之，三部九候，卒然逢之，早遏其路。吸则内针，无令气忤；静以久留，无令邪布。吸则转针，以得气为故；候呼引针，呼尽乃去。大气皆出，故名曰泻。

曰：不足者补之奈何？

曰：必先扪而循之，切而散之，推而按之，弹而怒之，抓而下之，通而取之，外引其门，以闭其神。呼尽内针，静以久留，以气至为故，如待所贵，不知日暮，其气已至，适以自护。候吸引针，气不得出，各在其处，推阖其门，令真气存，大气留止，故名曰补。

曰：候气奈何？

曰：夫邪去络，入于经，舍于血脉之中，其寒温未相得，如涌波之起也，时来时去，故不常在，故曰方其来也，必按而止之，止而取之，无迎其冲而泻之。真气者，经气也，经气太虚，故曰其气不可逢，此之谓也。故曰候邪不审，大气已过，泻之则真气脱，脱则不复，邪气复至而病益畜，故曰其往不可追，此之谓也。不可挂以发者，待邪之至时，而发针泻焉，若先若后者，血气已虚，其病不下。故曰知其可取如发机，不知其取如叩椎，故曰知机道者，不可挂以发，不知机者，叩之不发，此之谓也。

曰：真邪以合，波陇不起，候之奈何？

曰：审扪循三部九候之盛虚而调之。不知三部者，阴阳不别，天地不分。地以候地，天以候天，人以候人，调之中府，以定三部，故曰刺不知三部九候病脉之处，虽有太过且至，工不能禁也。诛罚无过，命曰大惑，反乱大经，真不可复。用实为虚，以邪为正，用针无义，反为气贼，夺人正气，以顺为逆，营卫散乱，真气已失，邪独内著，绝人长命，予人夭殃。不知三部九候，故不能久长。固不知合之四时五行，因加相胜，释邪攻正，绝人长命。邪之新客来也，未有定处，推之则前，引之则上，逢而泻之，其病立已。

曰：人之善病风，洒洒汗出者，何以候之？

曰：肉不坚，腠理疏者，善病风。

曰：何以候肉之不坚也？

曰：䐃肉不坚而无分理者，肉不坚；肤粗而皮不致者，腠理疏也。

【译文】

黄帝问道：风邪侵犯人体以后，有的恶寒发热，有的为热中，有的为寒中，有的成为厉风，有的成为偏枯。这种风邪侵犯人体，其病变各异，但病名不同，有的侵犯到五脏六腑，不知应如何解释，想听听其中的道理。

岐伯答道：当人体腠理开放时，风气侵犯人体，藏于皮肤腠理之间，使元真之气不得内通，风邪也不能外泄。风为阳邪，善行而数变，若腠理开则卫气不固，便凄然而寒；腠理闭则阳邪内郁，便发热而烦闷；其寒胜时则伤阳气，胃气不振，饮食衰减；其热胜时，阴气必亏，津液耗伤，故而肌肉消瘦，人感觉疲乏无力，烦闷而不能饮食，这叫作寒热。

风邪侵入阳明经并由阳明经进入胃，循着经脉上至目内眦。若其人体质肥胖则风邪郁于内而不能外泄，成为热中而出现目黄；瘦人则会阳气外泄而发为寒中，出现流泪的症状。

风邪由太阳经侵入人体，流行于十二经脉的腧穴之中，散布在分肉之间。卫气彪悍滑利，邪气时常与卫气相互抗争，使卫气通行的道路不畅，于是肌肉发生肿胀高起而成为疮疡，卫气凝聚不散不能正常运行，故其肌肉麻木不仁。厉风，就是由于风气侵入营血，与营气合而发热，腐坏血脉，使气也秽浊不清，因鼻主呼吸之气，所以鼻柱损坏而颜色衰败，皮肤也会出现肿疡溃烂。病由于风寒之邪侵入血脉稽留而不去，腐溃血脉而成，所以叫作厉风，也叫作寒热。

在春季甲乙日伤于风邪的，称为肝风。夏季丙丁日伤于风邪的，称为心风。季夏戊己日伤于风邪的，称为脾风。秋季庚辛日伤于风邪的，称为肺风。冬季壬癸日伤于风邪的，称为肾风。

风邪侵入五脏六腑的腧穴，就成了脏腑之风。如果侵入到一侧的孔穴，就成为偏风。

风邪循着风府上入于脑，就会成为脑风；向内侵入到头后进入目系，就成为目风；使眼睛有寒冷的感觉，饮酒之后，感受风邪的，称为漏风；入房汗出之后感受风邪的，称为内风；刚洗完头由于汗孔开放而中风的，称为首风；外中风邪日久不愈，内传入肠胃则成为肠风病，发生飧泄；风邪外中腠理，卫气不固，经常汗出而成为泄风。

所以说风邪为多种疾病始发的原因，为百病之长。至其变化，变成为各种疾病，没有一定的规律，但都有风的特征。

肺风的症状是，多汗而恶风，面色淡白，时时咳嗽而气短，白天减轻，傍晚则开始加重。诊察的外候在两眉之间，表现为白色。

心风的症状是，多汗而恶风，焦躁而善怒，面色赤，病情严重时语言缓慢。诊察的外候是口唇色赤。

肝风的症状是，多汗而恶风，易悲伤，面色发青，咽喉干燥而且善怒，时常厌见女人。诊察的外候在目下，皮色发青。

脾风的症状，多汗而恶风，身体倦怠懒惰，四肢无力，面色淡而微黄，不思饮食。诊察的外候在鼻上，皮色微黄。

肾风的症状，多汗而恶风，面部庞大浮肿，腰脊疼痛，不能直立，面色发黑，阴器功能减退。诊察的外候在颐部，皮色发黑。

胃风的症状是，颈部出汗较多而恶风，饮食不下，膈部阻塞不通，腹部时常胀满，衣单着凉就会腹胀，吃寒凉食物就会腹泻。诊察时会发现其人形体消瘦而腹部胀大。

首风的症状是头面部出汗较多而恶风，每当外界风气发动的前一天就会内风发动而病情加重，头痛不敢出屋，而到了外风发动之日病则会有所减轻。

漏风的症状是有的患者会多汗，常常不敢穿单薄的衣服，每当吃饭会有汗出，甚则全身出汗，气喘、气短而恶风，衣服经常潮湿，口干而善渴，不耐劳累。

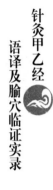

泄风的症状是多汗，汗出而浸湿衣服，咽干，上半身汗出像是水浸一样，这种风病也是不耐劳作，全身疼痛，汗出过多致使阳气衰少则会发冷。

黄帝问道：邪气侵入人的经脉之中，使人发生的病变会怎样？又怎样治疗呢？

岐伯答道：天上有二十八宿，三百六十五度，地上有经水，人体有经脉。天地之气温暖平和则地之经水安静；天寒地冻则地之经水凝互不通；天暑地热则经水沸腾流溢；如果突然有暴风，则经水就会波涛汹涌。而邪气侵犯经脉时也会发生类似情况。寒邪侵入则会血脉凝滞不通，暑热之邪侵入就会使气血流畅滑利。虚邪贼风侵犯人体，也好像江河之水遇到了风暴，所以经血在脉中涌动，到来时也会汹涌而起，虽然在脉中按次序循行，但到了寸口掌部，会时而较大时而平和，大的时候是邪气扰乱经血，小的时候是邪去脉平。邪气的流行没有固定的部位，有时在阴经，有时在阳经，不能预先测知，所以要仔细审察，通过三部九候的诊断，一旦发现邪气之所在，必须及早针刺，遏制住邪气将走之经脉。针刺时吸气进针，不要使邪气逆而深入；安静地留针，不要使邪气散布，等到病人吸气时捻转针柄，以得气为度，然后等患者呼气时起针，呼尽时针应全部拔出。这样针下所聚的邪气就会被祛除，所以叫作泻法。

黄帝问道：虚证应怎样用补法呢？

岐伯答道：针刺时先用手按压循摸经脉，找出要针刺的部位，用手指切按其处，使经气舒散，推按其处，使针道流利，弹动穴位，使脉气充盛，然后用左手固定穴位，右手进针，待脉气通畅再运用手法，祛除邪气。出针后随即按压针孔，使正气不得外泄。具体的刺法是：在患者呼气进针，然后安静地停留一段时间，以针下有得气感为度，好像侍奉贵客一样仔细，不管时间的早晚，气至之后，必须谨慎地守护，等到患者吸气时退针，这样真气就不得外泄而停留在体内各自应处的部位，出针后再按压针孔使之关闭，使真气内存，而针下所聚的气可以留住，这就是补法。

黄帝问道：针刺时怎样等邪气到来呢？

岐伯答道：邪气离开络脉，侵入经脉，居留于血脉之中时，尚未与人体之正气相合，故而是寒是热尚未确定，好像是波浪一样时来时去，所以说不会固定在一处，在其方来之时，必须用手按压阻止邪气，再用针刺，不要在邪气冲盛的时候用针泻之。真气是经脉的正气，经气太虚，此时邪气表现为冲盛，不可迎而泻之，这是原则。如果邪至的时间没有详细审查，在邪气已过时用泻法，则会使真气虚脱，不能很快恢复，邪气会再次侵犯而病情累积加重，所以说邪气已去不可追而泻之，这也是一条原则。而"不可挂以发"，是说等到邪气到来的时候，迅速下针用泻法，不可差之毫发。如果在邪气到来之前或邪气离去后进行针刺，这时血气已虚，病是不会痊愈的。所以说能够掌握用针的技巧，就会在用针时好像发动弩机一样迅速而准确；不知道用针的技巧，就会像叩打木椎一样顽钝难入。故而知道这个道理的人，在用针时不会差之毫发；不懂得这个道理，虽然也能叩之，却不能准确迅速地发针，就是这个意思。

黄帝问道：正气与邪气已经相合，不再有波浪式涌起时，应怎样诊候邪气呢？

岐伯答道：应当审察按摸三部九候脉象的盛衰进行调治。如果不知道上、中、下三部的诊察方法，则辨别不清邪气的在阴与在阳，也辨不清病在上还是在下。三部所主是：地部候下部病变，天部候上部病变，人部候中部病变，并且要结合内脏功能及胃气的情况，以确定三部有无病变。所以说针刺时不知道三部九候病脉之处，即使是有太过之邪气将要到来，医生也无法及时治疗它。而用针损伤了无病处的血脉，就是大惑，扰乱了经脉的正气，致使真气不可恢复。把实证当作虚证，把邪气当作正气，针刺非但没有意义，反而会使邪气妄行，损耗正气；把顺证变成逆证，使营卫之气散乱，正气散失不守，邪气独留于内，断送人的性命，使人遭受夭亡之灾。像这样不知道三部九候，所以不能治愈患者使其长寿。另外不懂得人与四时五行变化相关连，不知道其客主相加和虚实相胜的规律，放过邪气攻伐正气，也会断送人的性命。在邪气初入人体时，没有固定处所，推之则邪反增进，引之则邪气留止，必须迎其气而泻之，病变才会痊愈。

黄帝问道：有的人容易患风病，身寒栗却汗出，诊察时有什么特点呢？

岐伯答道：这种人肌肉不坚实，腠理疏松，所以容易患风病。

黄帝问道：怎样诊察肌肉不坚呢？

岐伯答道：凡是较大的肌肉不坚实而没有分理的，就是肌肉不坚；肌肤粗而皮肤不细致的，就是腠理疏松。

阳受病发风第二（下）

【原文】

黄帝问曰：刺节言解惑者，尽知调诸阴阳，补泻有余不足相倾移也，何以解之？

岐伯对曰：大风在身，血脉偏虚，虚者不足，实者有余，轻重不得，倾则宛伏，不知东西不知南北，乍上乍下，乍反乍复，颠倒无常，甚于迷惑。补其不足，

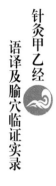
泻其有余，阴阳平复。用针如此，疾于解惑。

淫邪偏客于半身，其入深，内居营卫，营卫稍衰，则真气去，邪气独留，发为偏枯；其邪气浅者，脉偏痛。

风逆，暴四肢肿，身漯漯，唏然时寒，饥则烦，饱则善变。取手太阴表里，足少阴、阳明之经。肉清取营；骨清取井经也。

偏枯，身偏不用而痛，言不变，智不乱，病在分腠之间，温卧取汗，则巨针取之，益其不足，损其有余，乃可复也。

痱之为病也，身无痛者，四肢不收，智乱不甚，其言微知，可治；甚则不能言，不可治也。

病先起于阳，后入于阴者，先取其阳，后取其阴，必审其气之浮沉而取之。

病大风骨节重，须眉坠，名曰大风。刺肌肉为故，汗出百日，刺骨髓汗出百日，凡二百日，须眉生而止针。

曰：有病身热懈堕，汗出如浴，恶风少气，此为何病？

曰：名酒风，治之以泽泻、术各十分，麋衔五分，合以三指撮，为后饭。

身有所伤，出血多，及中风寒，若有所坠堕，四肢解㑊不收，名曰体解。取其小腹脐下三结交。三结交者，阳明、太阴脐下三寸关元也。

风眩善呕，烦满，神庭主之。如颜青者，上星主之，取上星者，先取譩譆，后取天牖、风池；头痛颜青者，囟会主之。

风眩引颔痛，上星主之。取上星亦如上法。

风眩目瞑，恶风寒，面赤肿，前顶主之。

顶上痛，风头重，目如脱，不可左右顾，百会主之。

风眩目眩，颅上痛，后顶主之。

头重顶痛，目不明，风眩脑中寒，重衣不热，汗出，头中恶风，刺脑户主之。

头痛项急，不得侧倒，目眩晕，不得喘息，舌急难言，刺风府主之。

头眩目痛，头半寒，玉枕主之。

脑风目瞑，头痛，风眩目痛，脑空主之。

颈颔楷满，痛引牙齿，口噤不开，急痛不能言，曲鬓主之。

头痛引颈，窍阴主之。

风头，耳后痛，烦心，及足不收失履，口㖞僻，头项摇瘛痛，牙车急，完骨主之。

眩，头痛重，目如脱，项似拔，狂见鬼，目上反，项直不可以顾，暴挛，足不任身，痛欲折，天柱主之。

378

腰脊强，不得俯仰，刺脊中。

大风汗出，膈俞主之，又譩譆主之。

眩，头痛，刺丝竹空主之。

口僻，颧髎，及龈交、下关主之。

面目恶风寒，颊肿臃痛，招摇视瞻，瘈疭口僻，巨髎主之。

口不能水浆，喎僻，水沟主之。

口僻禁，外关主之。

瘈疭，口沫出，上关主之。

偏枯，四肢不用，善惊，大巨主之。

大风逆气，多寒善悲，大横主之。

手臂不得上头，尺泽主之。

风汗出，身肿，喘喝，多睡，恍惚善忘，嗜卧不觉，天府主之。在腋下三寸臂内动脉之中。

风热善怒，中心喜悲，思慕歔欷，善笑不休，劳宫主之。

两手挛不伸及腋，偏枯不仁，手瘈偏小筋急，大陵主之。

头身风热，善呕吐、怵惕，寒中少气，掌中热，肘挛腋肿，间使主之。

足不收，痛不可以行，天泉主之。

足下缓失履，冲阳主之。

手及臂挛，神门主之。

痱、痿，臂腕不用，唇吻不收，合谷主之。

肘痛不能自带衣，起头眩，颔痛面黑，肩背痛不可顾，关冲主之。

嗌外肿，肘臂痛，五指痿不可屈伸，头眩，颔、额颅痛，中渚主之。

马刀肿瘘，目痛，肩不举，心痛榰满，逆气，汗出，口噤不可开，支沟主之。

大风默默，不知所痛，嗜卧善惊，瘈疭，天井主之。

偏枯，臂腕发痛，肘屈不得伸；又风头痛，涕出，肩臂颈痛，项急，烦满，惊，五指掣不可屈伸，战栗，腕骨主之。

风眩惊，手腕痛；泄风，汗出至腰，阳谷主之。

风逆，暴四肢肿，湿则唏然寒，饥则烦心，饱则眩，大都主之。

风入腹中，侠脐急，胸痛，胁榰满，衄不止，五指端尽痛，足不践地，涌泉主之。

偏枯不能行，大风默默，不知所痛，视如见星，溺黄，小腹热，咽干，照海主之。泻在阴跷，右少阴俞。先刺阴跷，后刺少阴。在横骨中。

379

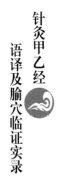

风逆四肢肿，复溜主之。

风从头至足，面目赤，口痛啮舌，解溪主之。

大风，目外眦痛，身热痱，缺盆中痛，临泣主之。

善自啮颊，偏枯，腰髀枢痛，善摇头，京骨主之。

大风，头多汗，腰尻腹痛，腨跟肿，上齿痛，脊背尻重不欲起，闻食臭，恶闻人音，泄风从头至足，昆仑主之。

痿厥风头重，頞痛，枢股腨外廉骨痛，瘈疭，痹不仁，振寒，时有热，四肢不举，跗阳主之。

腰痛，颈项痛，历节汗出而步失履，寒复不仁，腨中痛，飞扬主之。

【译文】

黄帝问道：刺节篇中说的解惑，都知道是调和阴阳，补其不足，泻其有余，使虚实的情况发生转变，阴阳得到平复，具体怎样解释呢？

岐伯答道：人患了中风一类的疾病，血脉会因此偏虚，虚即指正气不足，实指邪气有余，因而身体轻重发生变化，会出现倾倒仆伏，甚至神志不清而不辨东西南北，且其症状的发作会忽上忽下，反复颠倒无常，重的会神志昏迷。这种病治疗时要补其正气的不足，泻其有余的邪气，使阴阳恢复平衡。用这样的针法，其效果之快，就像是解除迷惑一样。

邪气侵袭人体的侧半身，邪气逐渐深入，内居于营卫之间，营卫之气衰弱，则会使真气离去，邪气独留于内，从而发为半身不遂的偏枯病；而邪气侵入较浅的，就会发生半身偏痛的症状。

外感风邪而厥气内逆的病变，会突然发生四肢肿胀，像是水湿积聚一样，时常唏嘘恶寒，饥饿时觉心烦，饱食后则不宁。治疗时取手太阴与手阳明表里两经，以清风邪，取足少阴经与足阳明经以调逆气。肌肉寒冷的，可取上述四经的荥穴；骨骼寒冷的，可取上述四经的井穴和经穴。

偏枯的症状，身体的一侧不能活动而感疼痛，但说话没有变化，神志也不混乱，这是疾病侵入到分腠之间的缘故。治疗时使病人温暖卧床取汗，再用巨针刺之，补其不足，泻其有余，就可以恢复正常。

痱病的表现是，身体不痛，但四肢不能活动，有轻微神志错乱，如果患者的语言能稍被听懂，还可以治疗；若病情严重以致不能说话的，就不可治疗了。

风病从阳分开始发生，后又传入阴分的，应先取其阳分，后治其阴分，还应审察风邪的浮沉情况，再确定其针刺的深浅。

大风病出现骨节沉重，须眉脱落，此病叫大风或厉风。当刺患部肌肉，令其汗出，共刺一百天；再刺骨髓令其汗出，也刺一百天。共刺二百天，到须眉长出以后就停止用针。

黄帝问道：有的病人周身发热，肌体懈怠无力，汗出像洗澡一样，恶风少气，这是什么病？

岐伯答道：病叫酒风，治疗时可用泽泻、白术各十分，麋衔五分，合研为末，每次约服三指撮取的量，饭后服用。

身体破伤，出血过多，又受到风寒的侵袭，就像从高处坠堕跌伤一样，四肢懈惰无力，名叫体惰病。在治疗时，应取其下腹部的三结交来针刺。三结交穴，即任脉与阳明、太阴在脐下三寸处交会的关元穴。

感受风邪而头眩、善呕，胸中烦满的，应取神庭穴治疗。如兼见颜面色青，取上星穴治疗。应先取譩譆穴，后取天牖、风池两穴；头痛而颜面色青的，应取囟会穴为主治疗。

风眩牵引额部疼痛的，取上星穴治疗。取上星针刺时方法同上。

风邪引起头眩眼不欲睁，恶风寒面色赤而肿起，应取督脉的前顶治疗。

头顶痛，受风而致头部沉重，眼睛好像要脱出一样，不能左右回顾，取督脉的百会穴治疗。

感受风邪而致头晕目眩，头顶部疼痛，应取督脉的后顶穴治疗。

头部沉重而顶部疼痛，目视不明，遇风眩晕而脑中发冷，多穿衣服也不觉热，头部怕风，应取督脉的脑户穴治疗。

头痛项强，不能转侧，头晕目眩，呼吸不利而气喘，舌挛急说话困难，刺风府穴治疗。

头眩晕而目痛，头一侧发冷，应取足太阳经的玉枕穴治疗。

患脑风而视物不清，头痛、眩晕而目痛，取足少阳经的脑空穴治疗。

颈颔部有胀满感，疼痛连及牙齿，口噤不开，拘急疼痛不能说话，应取曲鬓穴治疗。

头痛连及颈部，是邪由足太阳影响到足少阳所致，应取足太阳与足少阳之会头窍阴穴治疗。

头风病，耳后疼痛，心烦，双足弛缓而失鞋不觉，口歪斜，头项摇动而抽掣疼痛，牙车部位紧急，以上诸证都是邪客于足太阳、足少阳经脉所致，应取两经的会穴完骨穴治疗。

眩晕，头痛头重，眼珠痛如脱出，项部强直似拔，或狂躁如见鬼神，目上翻，

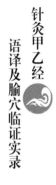
项部强直不能左右回顾，突然肢体拘挛，两足不能支持身体，疼痛像要折断一样，应取天柱穴治疗。

腰脊强直，不能俯仰的，是邪客督脉所致，应刺其脊中穴治疗。

感受大风而汗出的，取膈俞穴治疗，也可以取譩譆穴治疗。

眩晕而头痛的，应取丝竹空穴进行刺治。

口歪斜，是风邪侵犯了手太阳、督脉及足阳明等经脉所致，应取颧髎、龈交、下关三穴主治。

面及双目怕风寒，目眶下部肿胀而痛，肢体伸缩摇动两目直视或上视，筋脉抽搐而口眼歪斜，取巨髎穴治疗。

口歪斜而不能饮水浆的，取水沟穴刺治。

口歪斜而口噤不开的，取外关穴治疗。

四肢抽搐，口流涎沫的，应取手少阳、足阳明的会穴上关穴治疗。

偏枯病，四肢痿废不能运动，时常发惊，应取足阳明经的大巨穴治疗。

感受较重的风邪而致气上逆，且身多寒冷善悲的，应取足太阴经的大横穴治疗。

手臂不能举到头部的，应取手太阴经的尺泽穴治疗。

感受风邪而出汗，全身肿，喘息喝喝有声，神志恍惚而健忘，睡眠多又难醒，应取手太阴经的天府穴治疗，天府穴在腋前下三寸处，上臂内侧动脉中。

风热侵入肝经则善怒，在心则心虚而善悲，思慕悲伤而抽泣；心气实则喜笑不止，均可取心包经的荥穴劳宫穴治疗。

两手拘挛不伸，向上牵引到腋部，半身偏枯不仁，手指拘急，手臂内侧屈肌发紧，这是手厥阴经筋受邪所致，应取其大陵穴治疗。

头身感受风热，善呕吐和惊惧不安，中焦虚寒，呼吸少气，掌心发热，肘挛急而腋下肿胀，应取手厥阴经的间使穴治疗。

两足弛缓无力，疼痛不能行走，应取天泉穴治疗。

足下筋脉弛缓而不能正常行走的，应取足阳明胃经的冲阳穴治疗。

手和臂的筋脉拘挛，应取手少阴经的原穴神门穴治疗。

痹症和痿症，表现为臂和手腕痿软不能运动，口唇不能收紧，应取合谷穴治疗。

肘部疼痛不能自己穿衣，站起时会头目眩晕，额痛而面色黑，肩背疼痛不能左右回顾，应取手少阳三焦经的井穴关冲穴治疗。

咽喉外部肿胀，肘臂疼痛，五指拘急不能屈伸，头目眩晕，额及额颅等部疼痛，应取手少阳经的输穴中渚穴治疗。

颈部淋巴肿瘘，目痛，肩不能上举，心痛，胸中支满，气上逆，汗出，口噤不开等症，都应取手少阳经的经穴支沟穴主治。

感受大风，病人默默不语，不知痛处，嗜卧，易惊，筋脉抽搐，应取手少阳经的合穴天井穴治疗。

偏枯病，臂及手腕疼痛，肘关节屈伸不利或屈不能伸；或因风头痛，流涕，肩、臂、颈等处疼痛，项部拘急，胸中烦闷，发惊，或五指抽掣不能屈伸，战栗，应取手太阳小肠经的腕骨穴治疗。

因受风而致眩晕发惊，手腕作痛；或发泄风病，汗出一直到腰部，均应取手太阳经的阳谷穴治疗。

外感风寒而厥气内逆的风逆病，突然四肢肿胀，伴有湿邪而唏然发冷，饥饿时心烦不安，饱食则眩晕，取脾经的大都穴治疗以降其厥逆。

风邪侵入腹中，脐两侧拘急，胸痛，两胁支撑胀满，风邪在上则鼻衄不止，风邪在下则五趾之端皆疼痛，足不敢踏地，取涌泉穴治疗。

患偏枯病不能行走，或感受大风而沉默不语，不知痛处，或眼花视如见星，小便黄，小腹发热，咽喉发干，取阴跷脉的照海穴治疗。治疗时应泻阴跷及右侧足少阴腧穴横骨穴。在刺法上，应先刺阴跷脉，后刺少阴经，横骨穴在耻骨的上方。

外感风邪而厥气上逆，四肢肿满的，应取足少阴经的复溜穴治疗。

风邪从头到足侵入人体，以致面目发赤，口痛时常咬舌，取足阳明胃经的解溪穴治疗。

感受大风，外眼角痛，周身发热而生痱疮，缺盆部疼痛，应取足少阳经的输穴足临泣治疗。

时时自咬面颊，发生偏枯病，腰及髋关节作痛，善摇头，取足太阳经的原穴京骨穴治疗。

感受大风，头部出汗较多，腰、尻、腹部皆痛，腨和足跟肿痛，上齿痛，脊背和尻部感觉沉重不想起立，闻到食物觉得味臭，厌恶听到人声，或发泄风病汗出从头到足，取昆仑穴刺治。

痿证和厥证，以及因受风而头部沉重，鼻根处疼痛，髋关节、大腿及小腿外侧骨痛，痹痛麻木不仁，恶寒战栗，时常发热，四肢不能活动，取跗阳穴治疗。

腰痛，颈项疼痛，厉节汗出而步态不稳，或寒冷而麻木不仁，腿肚内作痛，取足太阳经的别络飞扬穴治疗。

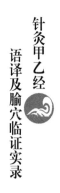

八虚受病发拘挛第三

【原文】

黄帝问曰：人有八虚，各以何候？

岐伯对曰：肺心有邪，其气留于两肘；肝有邪，其气留于两腋；脾有邪，其气留于两髀；肾有邪，其气留于两腘。凡此八虚者，皆机关之室，真气之所过，血络之所游，是八邪气恶血，因而得留，留则伤筋骨机关不得屈伸，故拘挛。

暴拘挛，痫眩，足不任身，取天柱主之。

腋拘挛，暴脉急，引胁而痛，内引心肺，譩譆主之。从颈至脊，自脊已下至十二椎，应手刺之，立已。转筋者，立而取之，可令遂已。痿厥者，张而引之，可令立快矣。

【译文】

黄帝问道：人体的八虚部位，各诊察什么病呢？

岐伯答道：肺和心两脏有了邪气，邪气则留于两肘；肝脏有了邪气，邪气就留于两腋；脾脏有了邪气，邪气就留于两髀部；肾脏有了邪气，邪气就留于两腘。这八个邪气容易留止的部位，都是人体活动的枢纽，也是真气所过和血络游行的所在，所以邪气恶血容易停留在这些部位，如果停留就会损伤筋脉骨节，以致关节不能屈伸，而成拘挛的证候。

突然发生筋脉拘挛，或癫痫眩晕，足痿弱不能站立，应取足太阳经的天柱穴治疗。

腋部拘挛，突然筋脉拘急，牵引胁部作痛，向内牵连心肺，取譩譆穴治疗。从项至脊以下十二椎两旁的膀胱经按压应手而痛的地方，用针刺之，可立愈。如果下肢转筋而发拘挛，应站立取穴刺治，可使立即痊愈。痿厥的病人，四肢废痿不用，应仰卧位四肢伸展时刺治，可使其立即感觉轻松。

热在五脏发痿第四

【原文】

黄帝问曰：五脏使人痿，何也？

岐伯对曰：肺主身之皮毛，心主身之血脉，肝主身之筋膜，脾主身之肌肉，肾主身之骨髓。故肺气热则叶焦，焦则皮毛虚弱急薄，著则生痿躄矣。

故心气热则下脉厥而上，上则下脉虚，虚则生脉痿，枢折挈，胫纵而不任地。

肝气热则胆泄口苦，筋膜干，筋膜干则筋急而挛，发为筋痿。

脾气热则胃干而渴，肌肉不仁，发为肉痿。

肾气热则腰脊不举，骨枯而髓减，发为骨痿。

曰：何以得之？

曰：肺者，脏之长也，为心之盖，有所亡失，所求不得，则发为肺鸣，鸣则肺热叶焦，发为痿躄。

悲哀太甚，则胞络绝，胞络绝则阳气内动，发则心下崩，数溲血。故本病曰：大经空虚，发为脉痹，传为脉痿。

思想无穷，所愿不得，意淫于外，入房太甚，宗筋弛纵，发为筋痿，及为白淫。故《下经》曰：筋痿生于肝，使内也。

有渐于湿，以水为事，若有所留，居处伤湿，肌肉濡渍，痹而不仁，发为肉痿。故《下经》曰：肉痿者，得之湿地。

有所远行劳倦，逢大热而渴，渴则阳气内伐，内伐则热合于肾。肾者水脏，今水不胜火，则骨枯而髓空，故足不任身，发为骨痿。故《下经》曰：骨痿生于大热。

曰：何以别之？

曰：肺热者，色白而毛败；心热者，色赤而络脉溢；肝热者，色苍而爪枯；脾热者，色黄而肉蠕动；肾热者，色黑而齿槁。

曰：治痿者，独取阳明，何谓也？

曰：阳明者，五脏六腑之海，主润宗筋。宗筋者，主束骨而利机关。冲脉者，经脉之海，主渗灌溪谷，与阳明合于宗筋，阴阳总宗筋之会，会于气冲，而阳明为之长，皆属于带脉，而络于督脉，故阳明虚则宗筋纵，带脉不引，故足痿不用。治之，各补其荥而通其俞，调其虚实，和其逆顺，则筋脉骨肉，各以其时受月则病已矣。

痿厥，为四支束闷，乃疾解之，日二；不仁者十日而知，无休，病已止。

口缓不收，不能言语，手足痿躄不能行，地仓主之。

痿不相知，太白主之。

痿厥，身体不仁，手足偏小。先取京骨，后取中封、绝骨，皆泻之。

痿厥寒，足腕不收，躄，坐不能起，髀枢脚痛，丘墟主之。

虚则痿躄，坐不能起；实则厥，胫热时痛，身体不仁，手足偏小，善啮颊，光明主之。

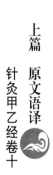

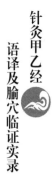
【译文】

黄帝问道：五脏有病使人发生痿病，这是什么道理呢？

岐伯答道：肺主一身的皮毛，心主一身的血脉，肝主一身的筋膜，脾主一身的肌肉，肾主一身的骨髓。所以肺中有热则伤津而使肺叶先焦，肺叶焦则不能输精于皮毛而使皮毛虚弱而拘急不舒，留著肺脏不去则导致下肢痿软不能行走。

所以说心气热则下部之脉厥逆于上，逆于上则下部脉虚，下脉虚则发生脉痿，使膝腕等关节弛缓，不能提举，足胫弛缓不能站立。

肝气热则胆汁上逆而口苦，致筋膜失养而干燥，从而使筋膜拘急挛缩，发为筋痿。

脾气热则会耗伤胃中津液，故而口干而渴，津液不足而肌肉失养，所以肌肉麻木不仁，成为肉痿症。

肾气热则会出现腰脊活动困难，骨枯痿骨髓不充实，从而发为骨痿症。

黄帝问道：五脏痿是怎样发生的呢？

岐伯答道：肺为五脏之长，心的华盖，如果有失意之事，或达不到个人的目的，就会使肺气郁而不畅，发生肺气喘鸣，喘鸣则气郁而发热，使肺热而叶干焦，发生痿躄病。

悲哀过度，则会使胞络之脉阻绝不通，使阳气不能外达而内郁而动，发为心气崩损，血液妄行而尿血。所以本病篇上说：大的经脉空虚，就会发生脉痹，传变成为脉痿。

思想贪欲无穷，又不能达到目的，思想为外界美色所动，又因入房过度，致使宗筋弛缓，发生筋痿病以及白淫病。所以说《下经》上说：筋痿是肝脏所发的病，由于房劳过度所致。

经常被湿邪侵袭，或者工作环境有水湿的，水湿滞留体内，或居处地方潮湿，使肌肉被湿气浸渍，久则麻痹不仁，发生肉痿。故《下经》上说，肉痿病是由于湿邪侵犯所致。

由于远行过于劳累，又逢暑热伤津而口渴，阳气内伐，侵扰阴气，热气又内合于肾。肾为水脏，现水不能胜火，则会骨枯而髓空，故而足痿弱不能站立，形成骨痿病。所以《下经》上说，骨痿病是由于大热所致。

黄帝问道：五种痿病怎样区别呢？

岐伯答道：肺热而痿的，则颜面色白而毛发败坏；心有热的，则会有面色赤红而络脉充盈；肝有热的，则颜面色青而爪甲干枯；脾有热的，则颜面色黄而肌肉蠕动；肾热的，则颜面色黑而牙齿枯槁。

黄帝问道：治疗痿证，独取阳明经是什么原因？

岐伯答道：阳明经是五脏六腑之海，又输送水谷精华滋养全身的筋脉。所说的宗筋能够约束骨骼而使关节滑利。冲脉是十二经脉之海，能够输送营养以渗灌于骨骼的间隙中，并阳明经会合于宗筋，所以说阳明经是宗筋之会。其相会之处为气冲部，而阳明为经脉之长，它们都与带脉相连系，也连络到督脉，所以阳明经空虚则宗筋弛缓，带脉不能收引，会引起足痿软不能活动。治疗时，补其荣穴通其输穴以行气，再以不同的手法调其正邪的虚实和病情的顺逆，那样筋脉、骨骼、肌肉就会在其所主脏腑及所主季节里得到及时治疗而痊愈。

四肢痿软厥逆的痿厥病，治疗时将其四肢用布束缚，使其有满闷的感觉，再迅速解开，每日早晚各做一次；麻木不仁的，用十天便会有知觉，但不要停止，到病愈为止。

口唇弛缓不收，不能说话，以及手足痿软不能行走的，取胃经地仓穴治疗。

痿病又失去知觉的，取脾经的太白穴治疗。

痿厥病，身体麻木不仁，手足萎缩偏小，是经络不通，荣卫不行而导致的病症。先取足太阳经的京骨穴，后取足厥阴经的中封穴及骨少阳经的绝骨穴，都用泻法。

四肢痿废发凉，足腕弛缓不能运动，足痿软无力，坐下后不能站起，髀枢至脚疼痛，取足少阳经的原穴丘墟穴治疗。

足少阳经的络脉下络足跗，若经气虚则会发生痿躄病，坐而不能起；邪气实则会发生热厥，使胫热而时痛，身体麻木不仁，手足萎缩偏小，经常咬面颊，均应取本经的络穴光明穴治疗。

手太阴阳明太阳少阳脉动发
肩背痛肩前臑皆痛肩似拔第五

【原文】

肩痛不可举，天容及秉风主之。

肩背痹痛，臂不举，寒热凄索，肩井主之。

肩肿不得顾，气舍主之。

肩背痹不举，血瘀肩中，不能动摇，巨骨主之。

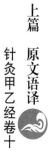

肩中热，指臂痛，肩髃主之。

肩重不举，臂痛，肩窌主之。

肩重、肘臂痛不可举，天宗主之。

肩胛中痛，而寒至肘，肩外俞主之。

肩胛周痹，曲垣主之。

肩痛不可举，引缺盆痛，云门主之。

肘痛，尺泽主之。

臂瘈引口，中寒颔肿，肩痛引缺盆，商阳主之。

肩肘中痛，难屈伸，手不可举重，腕急，曲池主之。

肩肘节酸重，臂痛不可屈伸，肘窌主之。

肩痛不能自举，汗不出，颈痛，阳池主之。

肘中濯濯，臂内廉痛，不可及头，外关主之。

肘痛引肩不可屈伸，振寒热，颈项肩背痛，臂瘘痹不仁，天井主之。

肩不可举，不能带衣，清冷渊主之。

肘臂腕中痛，颈肿不可以顾，头项急痛，眩，淫泺，肩胛小指痛，前谷主之。

肩痛不可自带衣，臂腕外侧痛不举，阳谷主之。

臂不可举，头项痛，咽肿不可咽，前谷主之。

肩痛欲折，臑如拔，手不能自上下，养老主之。

肩背头痛时眩，涌泉主之。

【译文】

肩关节疼痛不能举臂，应取手少阳经的天容及手太阳经的秉风穴治疗。

肩背疼痛，臂不能举，恶寒发热战栗的，这是邪侵于少阳经脉所致，应取本经的肩井穴治疗。

肩部肿胀，头项不能左右回顾的，应取足阳明经的气舍穴治疗。

肩背疼痛不能活动，肩部有瘀血，不能运动和摇晃，应取阳明经的巨骨穴治疗。

肩中发热，手指和臂部疼痛，这是邪客于手阳明经所致，取本经的肩髃穴治疗。

肩部沉重不能抬举，臂部疼痛，取手阳明经的肩窌治疗。肩部沉重，肘与臂疼痛不能抬举，取手太阳经的天宗穴治疗。

肩胛内疼痛，觉寒冷到肘部，取本经的肩外俞治疗。

肩胛周围麻痹疼痛的，应取曲垣穴治疗。

肩部疼痛不能抬举，牵引缺盆部疼痛，这是邪侵手太阴经而滞留于肩部所致，应取本经的云门穴治疗。

肘部疼痛，是邪侵手太阴肺经所致，应取本经的合穴尺泽来治疗。

臂部抽掣牵引到口，以及中寒后目下肿胀，肩部疼痛牵引到缺盆，这是邪侵手阳明经而循经发病，应取本经的井穴商阳治疗。

肩和肘部疼痛，难以屈伸，手不能举重，腕部拘急，这是手阳明经的病变，应取本经的合穴曲池来治疗。

肩和肘部骨节酸重，臂痛不能屈伸，应取手阳明经的肘窌穴治疗。

肩痛不能自己上举，不出汗，颈部疼痛，应取手少阳经的阳池穴治疗。

肘部肿胀，臂内侧痛，不能举到头的，取外关穴治疗。

肘部疼痛牵引到肩，致臂不能屈伸，战栗而恶寒发热，颈、项、肩、背疼痛，臂痿弱无力和麻木不知痛痒，这是风寒侵入手少阳经所致，应取其合穴天井治疗。

肩不能上举，自己不能穿衣，是邪侵手少阳经所致，应取本经的清冷渊穴治疗。

肘、臂、腕俱痛，颈部肿胀不能回顾，头项强急疼痛，眩晕，四肢酸痛，肩胛骨到手小指部都痛，这是风寒之邪损伤到手太阳经所致，取本经的荥穴前谷治疗。

肩痛以致不能自己穿衣结带，臂腕外侧疼痛不能抬举取阳谷穴治疗。

肩臂疼痛不能上举，头项疼痛，咽喉肿痛不能吞咽，取太阳经的前谷穴治疗。

肩痛如像要折断了一样，臑痛像要被拔开一样，手不能自己上下活动，取手太阳经的养老穴治疗。

头痛时常眩晕，应取足少阳经的涌泉穴治疗。

水浆不消发饮第六

【原文】

溢饮胁下坚痛，中脘主之。

腰清脊强，四肢懈堕，善怒，咳，少气，郁然不得息，厥逆，肩不可举，马刀瘘，身眴，章门主之。

溢饮，水道不通，溺黄，小腹痛里急肿，洞泄，体痛引骨，京门主之。

饮渴，身伏，多唾，隐白主之。

腠理气，臑会主之。

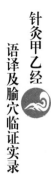

【译文】

溢饮出现胁下坚痛的，是水溢胁下所致，应取任脉的中脘穴主治。

腰发冷而腰脊强直，四肢无力，易怒，咳嗽，气短，郁闷而呼吸不利，以及厥气上逆，肩不能上举，颈腋瘰疬生瘘疮，全身肌肉跳动，取脾的募穴章门穴治疗。

溢饮病，水道不通畅，小便黄，小腹疼痛而拘急肿胀，洞泄，身体疼痛牵扯到骨，是肾气不化，水气不行所致，取肾之募穴京门治疗。

饮而口仍渴，身体伏而蜷曲，口中多唾，这是水饮停留脾经所致，取脾的井穴隐白治疗。

水溢于皮肤，使腠理气滞不通，应取手阳明与手少阳之会臑会穴治疗。

针灸甲乙经卷十一

胸中寒发脉代第一

【原文】

脉代不至寸口，四逆脉鼓不通，云门主之。

胸中寒，脉代时不至，上重下轻，足不能安地，少腹胀，上抢心，胸胁榰满，咳唾有血，然谷主之。

【译文】

寸口脉出现代脉，脉搏不畅，四肢厥冷，应选取手太阴肺经的云门穴主治。

胸中有寒，心阳不振，频频出现代脉，患者感觉头重脚轻，站立不稳，少腹胀满，气上逆冲心，胸部支满，咳嗽、痰中带血，应选取足少阴肾经的然谷穴主治。

阳厥大惊发狂痫第二

【原文】

黄帝问曰：人生而病癫疾者，安所得之？

岐伯对曰：此得之在母腹中时，其母数有大惊，气上而不下，精气并居，故令子发为癫疾。

病在诸阳脉，且寒且热，诸分且寒且热，名曰狂；刺之虚脉，视分尽热，病已止。病初发岁一发，不治月一发，不治月四、五发，名曰癫疾；刺诸分其脉尤寒者，以针补之。

曰：有病狂怒者，此病安生？

曰：生于阳也。

曰：阳何以使人狂也？

曰：阳气者，因暴折而难决，故善怒，病名曰阳厥。

391

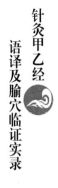
曰：何以知之？

曰：阳明者常动，太阳、少阳不动。不动而动大疾，此其候也。

曰：治之奈何？

曰：夺其食即已。夫食入于阴，气长于阳，故夺其食即已。使人服以生铁落，为后饭。夫生铁落者，下气候也。

癫疾，脉搏大滑，久自已；脉小坚急，死不治。

癫疾，脉虚可治，实则死。厥成为癫疾。

贯疽，暴病厥，癫疾狂，久逆之所生也。五脏不平，六腑闭塞之所生也。

癫疾始生，先不乐，头重痛，视举目赤，其作极已而烦心。候之于颜。取手太阳、阳明、太阴，血变而止。

癫疾始作，而引口啼呼喘悸者，候之手阳明、太阳，左强者，攻其右，右强者，攻其左，血变而止。

治癫疾者，常与之居，察其所当取之处，病至，视之有过者，即泻之，置其血于瓠壶之中，至其发时，血独动矣；不动，灸穷骨三十壮。穷骨者，尾骶也。

骨癫疾者，颌齿诸俞分肉皆满，而骨倨强直，汗出烦闷。呕多涎沫，气下泄，不治。

脉癫疾者，暴仆，四肢之脉皆胀而纵。脉满，尽刺之出血；不满，灸之侠项太阳，又灸带脉于腰相去三寸，诸分肉本俞。呕多涎沫，气下泄，不治。

筋癫疾者，身卷挛急，脉大，刺项大经之大杼。呕多涎沫，气下泄，不治。

狂之始生，先自悲也，善忘善怒善恐者，得之忧饥，治之先取手太阴、阳明，血变而止，及取足太阴、阳明。

狂始发，少卧不饥，自高贤也，自辨智也，自尊贵也，善骂詈，日夜不休。治之取手阳明、太阳、太阴，舌下少阴，视脉之盛者，皆取之，不盛者释之。

狂，善惊善笑，好歌乐，妄行不休者，得之大恐。治之取手阳明、太阳、太阴。

狂，目妄见耳妄闻，善呼者，少气之所生也。治之取手太阳、太阴、阳明，足太阴及头两颔。

狂，多食，善见鬼神，善笑而不发于外者，得之有所大喜。治之取足太阴、阳明、太阳，后取手太阴、阳明、太阳。

狂而新发，未应如此者，先取曲泉左右动脉及盛者，见血立顷已，不已以法取之，灸骶骨二十壮。

癫疾呕沫，神庭及兑端、承浆主之。其不呕沫，本神及百会、后顶、玉枕、天冲、大杼、曲骨、尺泽、阳溪、外丘、当上脘旁五分通谷、金门、承筋、合阳主之。

癫疾，上星主之。先取谵譆，后取天牖、风池。

癫疾呕沫，暂起僵仆，恶见风寒，面赤肿，囟会主之。

癫疾狂走，瘛疭摇头，口喎戾颈强，强间主之。

癫疾瘛疭，狂走，颈项痛，后顶主之。

癫疾，骨酸，眩，狂，瘛疭，口噤，羊鸣，脑户主之。

狂易多言不休，及狂走欲自杀，及目妄见，刺风府。

癫疾僵仆，目妄见，恍惚不乐，狂走瘛疭，络却主之。

癫疾大瘦，脑空主之。

癫疾僵仆，狂易，完骨及风池主之。

癫疾互引，天柱主之。

癫疾，怒欲杀人，身柱主之。

狂走癫疾，脊急强，目转上插，筋缩主之。

癫疾发如狂走者，面皮厚敦敦，不治；虚则头重，洞泄，淋癃，大小便难，腰尻重，难起居，长强主之。

癫疾憎风，时振寒，不得言，得寒益甚，身热狂走，欲自杀，目反妄见，瘛疭泣出，死不知人，肺俞主之。

癫疾，膈俞及肝俞主之。

癫疾互引，水沟及龈交主之。

癫疾，狂瘛疭，眩仆；癫疾，喑不能言，羊鸣沫出，听宫主之。

癫疾互引，口喎喘悸者，大迎主之，及取阳明、太阴，候手足变血而止。

狂癫疾，吐舌，太乙及滑肉门主之。

太息善悲，少腹有热，欲走，日月主之。

狂易，鱼际及合谷、腕骨、支正、少海、昆仑主之。

狂言，大陵主之。

心悬如饥状，善悲而惊狂，面赤目黄，间使主之。

狂言笑见鬼，取之阳溪及手、足阳明、太阴。

癫疾，多言耳鸣，口僻颊肿，实则聋，喉痹不能言，齿龋痛，鼻鼽衄；虚则痹，鬲俞、偏历主之。

癫疾，吐舌鼓颌，狂言见鬼，温溜主之。

目不明，腕急，身热，惊狂，躄痿痹重，瘛疭，曲池主之。

癫疾吐舌，曲池主之。

393

狂疾，掖门主之；又侠溪、丘墟、光明主之。

狂，互引头痛，耳鸣，目痛，中渚主之。

热病汗不出，互引颈嗌外肿，肩臂痠重，胁腋急痛，四肢不举，痂疥，项不可顾，支沟主之。

癫疾，吐舌沫出，羊鸣戾颈，天井主之。

热病汗不出，狂互引癫疾，前谷主之。

狂互引癫疾数发，后溪主之。

狂，癫疾，阳谷及筑宾、通谷主之。

癫疾，狂，多食，善笑不发于外，烦心渴，商丘主之。

癫疾，短气，呕血，胸背痛，行间主之。

痿厥癫疾，洞泄，然谷主之。

狂仆，温溜主之。

狂癫，阴谷主之。

癫疾发寒热，欠，烦满，悲泣出，解溪主之。

狂，妄走善欠，巨虚上廉主之。

狂易，见鬼与火，解溪主之。

癫狂，互引僵仆，申脉主之。先取阴跷，后取京骨、头上五行。目反上视，若赤痛从内眦始，踝下半寸各三痏，左取右，右取左。

寒厥癫疾，噤龈痪疭，惊狂，阳交主之。

癫疾，狂，妄行，振寒，京骨主之。

身痛，狂，善行，癫疾，束骨主之。

癫疾，僵仆，转筋，仆参主之。

癫疾，目䀮䀮，鼽衄，昆仑主之。

癫狂疾，体痛，飞扬主之。

癫疾，反折，委中主之。

凡好太息，不嗜食，多寒热，汗出，病至则善呕，呕已乃衰，即取公孙及井俞。实则肠中切痛，厥，头面肿起，烦心，狂，多饮，不嗜卧；虚则鼓胀，腹中气大满，热痛不嗜食，霍乱，公孙主之。

【译文】

黄帝问道：有人生来就有癫痫病，这是怎么得的呢？

岐伯回答说：得此病是因为母亲在怀孕期间，多次受到了惊吓，使气机上逆而不下，精也随之上逆，不能养胎，故使孩子发生癫痫。

　　疾病在手足诸阳经，且患者分肉间有或寒或热的感觉，这是狂病的一种症状。应该使用泻法，刺邪盛的经脉。如若针刺后，患者感到诸分肉皆热，则是正胜邪退，疾病向愈之象，可以停止针刺治疗。发病初期每年发作一次，如果不及时治疗，疾病逐渐加重，则每月发作一次；若还未及时治疗，发展为每月发作四、五次，这时就叫作癫疾。应在经脉分肉中寒冷感最明显的部位用补法针刺。

　　黄帝问道：有一种怒狂病是怎么发生的呢？

　　岐伯答道：这种病生于阳分。

　　黄帝问道：生于阳分怎样能使人发狂呢？

　　岐伯答道：阳气受挫不舒畅，阳逆躁极则患者善怒发狂，这种病叫作阳厥。

　　黄帝问道：怎样才能知道病生于阳呢？

　　岐伯答道：阳明经有些腧穴平常就是动的，而太阳经与少阳经的腧穴是不动的，若平素不动的反大动且急，这就是病生于阳的表现。

　　黄帝问道：怎样治疗这种病呢？

　　岐伯答道：减少病人的饮食，疾病就可好转乃至痊愈。由于食入胃后，主要依靠脾的运化，将其精微物质转化为人体所需的血和气，故而助长了阳气。因此，减少患者的饮食，以此阻断气的化源，病就可以痊愈了；然后在饭后服用生铁落饮，用以镇静、平肝、降逆。

　　癫病，脉象大而滑者，慢慢的可以自愈；脉小且坚急者，属于不可治愈的死症。

　　癫病，脉象虚软的，是邪气轻微，为可治之象；脉象坚实的，为死证。气机厥逆，上实下虚，故患者可能突然仆倒，发生癫病。

　　黄疸病、癫病、狂病，以及突发厥病，均是由于气机逆乱，日久不愈，导致五脏之气不调。六腑壅塞不通而引起的疾病。

　　癫病开始发作时，患者闷闷不乐，头重且痛，两眼直视或上视而红赤，剧烈发作后则心烦不安。四诊时可观察天庭的变化。治疗时，可取手太阳经的支正、小海，手阳明的偏历、温溜以及手太阴经的太渊、列缺等穴，待天庭气色恢复正常后止针。

　　癫病开始发作时，发生口角歪斜，惊啼呼叫，气喘心悸等症，应观察手阳明经、太阳经病之所在，用巨刺法治疗，左侧牵引的，刺其右侧；右侧牵引的刺其左侧，待血色恢复正常方可止针。

　　治疗癫病时，应常与病人住在一起，以便观察患者的发病情况，从而确定针刺

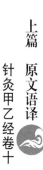

上篇　原文语译

针灸甲乙经卷十一

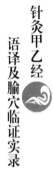

的经脉腧穴。待病发作时，对有病的经脉刺泻出血，并将刺出的血装在葫芦中，病发时其血自动，若不动，可以灸穷骨三十壮，穷骨就是骶尾处的长强穴。

骨癫病发作时，由于邪气壅滞，使腮、齿部的分肉胀满，骨骼强直，出汗，胸中烦闷，若呕吐很多涎沫且气泄于下，为脾肾俱败。这是不能治愈的死症。

脉癫病发作时，患者突然仆倒，四肢胀满弛纵。若脉胀满的，均要刺其出血；脉不满的，可灸足太阳膀胱经的天柱穴，以及足少阳经的带脉穴，此穴在距腰间三寸左右的部位，也可选用诸经分肉之间和四肢部的俞穴。若呕吐很多涎沫且气泄于下，是脾肾俱败，多为难以治愈之症。

筋癫病发作时，患者身体蜷屈拘挛，若脉大，应刺足太阳经的大杼穴。若呕吐很多涎沫且气泄于下，则脾肾两衰，多为难以治愈之症。

狂病初发时，患者先有悲哀，善忘事，善恼怒，善惊恐。这种病多由忧愁和饥饿所致，治疗时应先取手太阴经和手阳明经的腧穴，待患者血色变为正常，方可停止针刺治疗。还可取足太阴经及足阳明经的腧穴治疗。

狂病开始发作时，患者睡眠少，无饥饿感，患者自命清高，自以为聪明、尊贵，经常骂人，日夜吵闹不休。治疗时应取手阳明经、手太阳经、手太阴经的腧穴，及舌下足少阴肾经的络脉，观察上述经络，邪盛的皆刺之，不盛的可不刺。

狂病，善惊善笑，喜欢歌唱，乱跑乱动无休止，是由于大惊大恐伤神所致，治疗时，可取手阳明经、手太阳经及手太阴经的腧穴。

狂病，幻视幻听，时常呼叫，是由于气衰神怯所致。治疗时，可取手太阳经、手太阴经、手阳明经、足太阳经及头两额部的腧穴。

狂病，饮食量多，经常幻视见到鬼神，喜笑但不在人前显露的，是由于大喜伤心所致。治疗时，应先刺足太阴、足阳明、足太阳经的腧穴，然后再刺手太阴经、手阳明经，以及手太阳经的穴位。

新发的狂病，没有上述所说的各种症状。治疗时，先取刺双侧曲泉穴及经脉充盛之处。要求刺之出血，疾病便可立即痊愈，不愈的，可依上述方法治疗，并灸尾骶骨二十壮。

癫疾，有呕吐涎沫的，应取神庭、兑端、承浆穴主治。若不呕吐涎沫的，取本神、百会、后顶、玉枕、天冲、大杼、曲骨、尺泽、阳溪、外丘、通谷、金门、承筋、合阳穴治疗。

癫疾，取上星穴主治。针刺时可先取譩譆穴，后取天牖、风池穴。

癫病，呕吐涎沫，刚站起便僵硬仆倒，恶风畏寒，脸部红肿的，应取囟会穴主治。

癫病，狂走乱跑，轻微抽搐，摇头，口歪斜，颈项扭曲发硬，可取强间穴主治。

癫病，抽搐摇头，狂跑乱走，颈项疼痛，可取后顶穴主治。

癫病，骨节酸弱无力，眩晕，发狂，抽搐，牙关紧闭，声如羊鸣，应针刺脑户穴治疗。

发狂且言语不休，狂奔乱走，想自杀及有幻视等症状的，应取风府穴治疗。

癫病，患者僵硬仆倒，幻视，神情恍惚，郁闷不乐，狂走乱跑，筋脉拘挛，应取络却穴主治。

癫病，身体极度消瘦，取脑空穴主治。

癫病，患者僵仆，言行狂痴，应取完骨及风池穴主治。

癫病，发作时肢体相互掣引，刺天柱穴主治。

癫病，狂怒想要杀人，应取身柱穴主治。

癫病狂走，脊柱拘急强直，双目上视，应取筋缩穴主治。

癫病发作如狂病的，若面部皮肤很厚，为邪深病重，是不易治愈的病症；若正气亏虚，出现头重，大便洞泄，小便淋沥不畅，或大小便困难，腰骶部沉重，起立坐卧困难的，可取长强穴主治。

癫病恶风，时有战栗畏寒，不能说话，遇到寒则病情加重，周身发热且狂奔乱跑，想自杀，幻视，浑身抽搐，流泪，或神志昏迷不醒人事，如死人一般，应取肺俞穴主治。

癫病，可取膈俞及肝俞穴主治。

癫病，肢体相互掣引，可取水沟及龈交穴主治。

癫病发作如狂，筋脉抽搐，眩晕仆倒；癫病，喑哑，不能说话，发作时，声如羊鸣，口吐涎沫，可取听宫穴主治。

癫病，肢体相互掣引，口歪，气喘心悸，可取大迎穴主治。也可取手足阳明及太阴经的腧穴治疗，待手足的气色转为正常，方可停止针刺治疗。

狂癫病，舌吐出口外，可取太乙及滑肉门穴主治。

若患者时常悲伤太息，少腹有热，常想外出行走，可取日月穴主治。

狂痴病，可取鱼际、合谷、腕骨、支正、少海及昆仑穴主治。

狂言，可取大陵穴主治。

心中空虚像饥饿的样子，易惊善悲发狂，颜面红赤，双目发黄，可取间使穴主治。

狂言乱笑，说见鬼神，可取阳溪穴及手、足阳明经、太阴经的腧穴治疗。

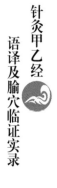

癫病，发作时话多，耳鸣，口歪颊肿，若邪气盛实的，则耳聋且易生龋齿，咽喉疼痛或麻木，不能说话，龋齿疼痛，鼻塞或出血；正气亏虚则风寒湿邪容易侵犯人体而生痹痛，以上诸症，可取膈俞及偏历穴主治。

癫病，患者吐舌于口外，鼓腮，狂言乱语，幻视怪异，可取温溜穴主治。

视物不明，腕部拘急，身热，惊恐发狂，腿痿脚瘸不能行走，筋脉抽搐，应取曲池穴主治。

癫病，患者吐舌于口外，取曲池穴主治。

狂病，应取液门穴主治。也可取侠溪、丘墟、光明穴治疗。

狂病，肢体掣引，头痛，耳鸣目痛，取中渚穴主治。

热病不出汗，筋脉互引，颈项咽喉部肿胀，肩臂痠重，胁肋及腋部拘急疼痛，四肢不能举动，皮肤生痂疥，颈项强痛不能转侧，可取支沟穴主治。

癫病，患者吐舌，口流涎沫，发作时，声如羊鸣，颈项强痛，可取天井穴主治。天井穴位于肘后。

热病不出汗，狂病引发癫病的，前谷穴主治。

狂病引致癫病频频发作的，可取后溪穴主治。

狂病和癫病，可选阳谷、筑宾和通谷穴。

癫病发狂，多食好笑但不外露，心烦口渴，可取商丘穴主治。

癫病气短，呕血，胸背疼痛，可取行间穴主治。

肢厥痿痹兼发癫病，大便洞泄，可取然谷穴主治。

狂病仆倒，温溜穴主治。

狂癫病，阴谷穴主治。

癫病，恶寒发热，哈欠，心烦，悲伤流泪，可取解溪穴主治。

发狂乱走，哈欠频作，可取上巨虚主治。

狂病，幻想，眼见鬼怪与火，可取解溪穴主治。

癫病与狂病相互引发，患者僵直仆倒，申脉穴主治。治疗时应先取阳跷脉之申脉穴，后取京骨穴以及头上五行的穴位。两目上视、眼睛红肿疼痛从目内眦开始，应取外踝下半寸处的申脉穴，各刺三次，用左病刺右、右病刺左的方法。

寒厥兼发癫病，牙关紧闭，惊狂抽搐，可取阳交穴主治。

癫病，狂妄，行为不能自我约束，寒战，可取京骨穴主治。

若身痛，发狂，行走不停，取束骨穴主治。

癫病僵直仆倒，筋脉挛急，可取仆参穴主治。

癫病，视物不清，鼻塞不通或鼻出血，可取昆仑穴主治。

癫狂病，周身疼痛，飞扬穴主治。

癫病脊强反折，委中穴主治。

凡是病人善太息，不思饮食，恶寒发热，出汗，发作时频频呕吐，吐后病即减轻，可取足太阴脾经的公孙穴及井穴隐白主治。若实证，则肠腹剧痛，清气不升，浊气厥逆，头面肿胀，心烦，发狂，多饮；虚则腹中胀满，多由气虚运化无力，中气阻滞所致，或热痛坐卧不宁，或病发霍乱吐泻，应选用公孙穴主治。

阳脉下坠阴脉上争发尸厥第三

【原文】

尸厥，死不知人，脉动如故，隐白及大敦主之。

恍惚尸厥，头痛，中极及仆参主之。

尸厥暴死，金门主之。

【译文】

尸厥，昏死不醒人事，但脉象和平常一样，为阳脉之气下坠，阴脉之气上逆所致，应取隐白和大敦穴主治。

神志恍惚，突发尸厥，头痛，可取中极与仆参穴主治。

尸厥突发如死人一般，可取金门穴主治。

气乱于肠胃发霍乱吐下第四

【原文】

霍乱，刺俞傍五，足阳明及上傍三。

呕吐烦满，魄户主之。

阳逆霍乱，刺人迎，刺入四分，不幸杀人。

霍乱，泄出不自知，先取太溪，后取太仓之原。

霍乱，巨阙、关冲、支沟、公孙、解溪主之。

霍乱泄注，期门主之。

厥逆霍乱，府舍主之。

胃逆霍乱，鱼际主之。

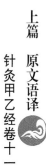

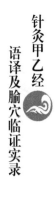

霍乱逆气，鱼际及太白主之。

霍乱，遗矢失气，三里主之。

暴霍乱，仆参主之。

霍乱转筋，金门、仆参、承山、承筋主之。

霍乱，胫痹不仁，承筋主之。

转筋于阳，理其阳，转筋于阴，理其阴，皆卒刺之。

【译文】

霍乱，可取少阴肾俞旁志室穴、胃俞穴及胃仓穴针刺。

呕吐烦闷，取魄户穴主治。

阳邪上逆所致的霍乱，可针刺人迎穴治疗，直刺四分。针刺时应注意避开动脉，若误刺伤及动脉，可造成患者死亡。

霍乱，大便泄出不能自制，可先刺太溪，后取胃经原穴冲阳，以补气固摄。

霍乱，可取巨阙、关冲、支沟、公孙、解溪穴主治。

霍乱暴泄如注，可取期门穴主治。

厥气上逆所致的霍乱，可取府舍穴主治。

胃气上逆而致的霍乱，可取鱼际穴主治。

霍乱，浊气上逆，可取鱼际及太白穴主治。

霍乱吐泻放屁，可取足三里穴主治。

病情重，发病急的霍乱，可取仆参穴主治。

霍乱吐泻，筋脉抽搐的，可取金门、仆参、承山、承筋穴主治。

霍乱吐泻，小腿麻痹的，可取承筋穴主治。

若筋脉抽搐，部位在四肢外侧的，当调理三阳经的经脉；若抽搐部位在四肢内侧的，当调理三阴经的经气，随病而刺。

足太阴厥脉病发溏泄下痢第五

【原文】

春伤于风，夏生飧泄肠澼。久风为飧泄。飧泄而脉小，手足寒者难已。飧泄而脉大，手足温者易已。

黄帝问曰：肠澼便血何如？

岐伯对曰：身热则死，寒则生。

曰：肠澼下白沫何如？

曰：脉沉则生，浮则死。

曰：肠澼下脓血何如？

曰：悬绝则死，滑大则生。

曰：肠澼之属，身不热，脉不悬绝，何如？

曰：脉滑大皆生，悬涩皆死，以脏期之。

飧泄补三阴交，上补阴陵泉，皆久留之，热行乃止。

病泄下血，取曲泉、五里。腹中有寒，泄注肠澼便血，会阳主之。

肠鸣澼泄，下窌主之。

肠澼泄切痛，四满主之。

便脓血，寒中，食不化，腹中痛，腹哀主之。

绕脐痛，抢心，膝寒，泄利，腹结主之。

溏瘕，腹中痛，脏痹，地机主之。

飧泄，太冲主之。

溏泄不化食，寒热不节，阴陵泉主之。

肠澼，中郄主之。

飧泄，大肠痛，巨虚上廉主之。

【译文】

春天若伤于风邪，夏天就会出现完谷不化的泄泻或痢疾。肠胃虚弱或伤风日久不愈，与肝气内合而乘胃，即可发生完谷不化的泄泻或痢疾，叫作飧泄。飧泄而脉细弱，手足寒的，其病难愈。飧泄但脉搏有力，手足温暖的，其病易愈。

黄帝问：怎样根据痢疾便血的脉证来判断其病的预后及转归呢？

岐伯回答说：痢疾便血兼身热的，则难以治愈；兼身寒的，为可以治愈之证。

黄帝问道：痢疾下泄白沫会怎样呢？

岐伯答道：脉沉的为可治愈之证；脉浮无根的，为难以治愈的死证。

黄帝问道：痢疾下泄脓血怎么样呢？

岐伯答道：脉象悬绝的，为脏气已绝的死证；脉滑大的，为血盛气充的可治之证。

黄帝问道：泄泻、痢疾这一类病，身不发热，脉不悬绝，病的预后是怎样的呢？

岐伯答道：脉象滑大的，均为可治之证；脉象悬涩的则为不治之证。疾病的死

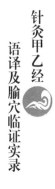

期，当在本脏之气所不胜的日子。

完谷不化的泄泻或痢疾，可以取三阴交、阴陵泉两穴主治，行补法并久留针，待针下气至，有热的感觉即可止针。

泄痢下血，可取曲泉及五里穴主治。肠中有寒热而致的泄泻或下痢便血，可取会阴穴主治。

泄痢肠鸣，可取下窌穴主治。

痢疾下泄，腹中切痛，可取四满穴主治。

泄痢脓血，脘腹寒痛，食不消化，可取腹哀穴主治。

腹痛绕脐，气上冲心，泄痢下注，膝部寒冷，可取腹结穴主治。

大便溏泄，腹中有结块且痛，为脏气痹阻，应取地机穴主治。

飧泄，可取太冲穴主治。

大便溏泄，食不消化，是由于饮食寒热不节所致，应取阴陵泉穴主治。

泄痢，可取中郄穴主治。

飧泄，大肠疼痛，可取上巨虚穴主治。

五气溢发消渴黄瘅第六

【原文】

黄帝问曰：人之善病消瘅者，何以候之？

岐伯对曰：五脏皆柔弱者，善病消瘅。夫柔弱者，必刚强，刚强多怒，柔者易伤也。此人薄皮肤而目坚固以深者，长衡直扬，其心刚，刚则多怒，怒则气上逆，胸中畜积，血气逆留，腹皮充胀，血脉不行，转而为热，热则消肌，故为消瘅。此言其刚暴而肌肉弱者也。

面色微黄，齿垢黄，爪甲上黄，黄瘅也。安卧，小便黄赤，脉小而涩者，不嗜食。

曰：有病口甘者，病名何如？何以得之？

曰：此五气之溢也，名曰脾瘅。夫五味入口，藏于胃脾，脾为之行其精气，津液在脾，故令人口甘，此肥美之所发也。此人必数食甘美而多肥，肥令人内热，甘令人中满，故其气上溢，转为消瘅。治之以兰，除陈气也。

凡治消瘅，治仆击偏枯，厥气逆满，肥贵人则膏粱之病也；鬲塞闭绝，上下不通，暴忧之病也。

消瘅脉实大，病久可治；脉悬绝小坚，病久不可治也。

曰：热中消中，不可服膏粱芳草石药。石药发疽，芳草发狂。夫热中消中者，皆富贵人也，今禁膏粱，是不合其心，禁芳草石药，是病不愈，愿闻其说。

曰：夫芳草之气美，石药之气悍，二者其气急疾坚劲，故非缓心和人，不可以服此二者。夫热气慓悍，药气亦然，二者相遇，恐内伤脾。脾者，土也，而恶木；服此药也，至甲乙日当愈甚。

瘅成为消中。

黄瘅，刺脊中。

黄瘅善欠，胁下满欲吐，脾俞主之。

消渴身热，面目黄，意舍主之。

消渴嗜饮，承浆主之。

黄瘅目黄，劳宫主之。

嗜卧，四肢不欲动摇，身体黄，灸手五里，左取右，右取左。

消渴，腕骨主之。

黄瘅，热中善渴，太冲主之。

身黄，时有微热，不嗜食，膝内廉内踝前痛，少气，身体重，中封主之。

消瘅，善噫，气走喉咽而不能言，手足清，溺黄，大便难，嗌中肿痛，唾血，口中热，唾如胶，太溪主之。

消渴黄瘅，足一寒一热，舌纵烦满，然谷主之。

阴气不足，热中，消谷善饥，腹热身烦，狂言，三里主之。

【译文】

黄帝问道：有的人容易患消瘅，怎么样辨证呢？

岐伯答道：五脏均虚弱的人，阴津耗竭，所以容易患消瘅。因为此类人，性格必然刚强，刚强则多怒，柔弱的五脏就容易受到损伤。这种人，大多皮肤薄，视力好，能直视深远。由于这类人心性刚烈，故而多怒，怒则肝气上逆，使血气蓄积于胸中，气机逆乱，血流滞涩，则腹皮充胀，经脉气血不畅，壅积为热，热为阳邪，伤津耗气，肌肉消烁而发为消瘅。这是指性情刚暴但形体瘦弱的那类人而言。

面色微黄，齿垢发黄，指甲也黄，这是黄疸病的症状。若困倦安卧，小便黄赤，脉小而涩的患者，肯定不思饮食。

黄帝问道：有的患者口中发甜，这叫什么病？是怎么得的？

岐伯答道：这是五谷之气泛溢上逆所致，名叫脾瘅。饮食五味从口吃入，由胃

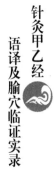
受纳，脾主运化水谷精微，为胃行其津液，若脾虚不能运化水谷津液，反而向上泛溢，就会使人口中发甜。这是由于饮食肥美而滋生的疾病。这种人必然是常吃甘美肥腻的食物，肥能助阳生热，甜则性缓不散助湿中满，使脾不运化，气反上溢，转化为消渴病。治疗时可用兰草，味辛气香以除陈久甘肥不化之气。

凡是治疗消渴、偏瘫及厥气逆满，若是胖人或达官贵人，多由于滋食肥甘厚味之品，使脾不健运造成的。若是上下隔绝，使水谷之气不能通利的，则是由于突受刺激，情志忧郁所导致的疾病。

消渴病，脉象实大的，虽病程较长，但属可治之证；若脉象悬绝小坚且病程长的，为不治之证。

黄帝问道：患热中和消中病，不能吃膏粱厚味和芳草石药。石药性烈容易生疽；芳草辛香，容易使人发狂。而患热中及消中病的患者，都是富贵之人，若不让其吃膏粱厚味，则不合他们的心理，不用芳草石药，也不能治愈他们的疾病。遇到这种情况，该怎么办？

岐伯答道：芳草的气味香美，石药之性烈悍，这两类药物都是急疾坚劲之品，所以，不是性情和缓的人，是不能服用这类药物的。因为病气是炽热的，药物的性味也是这样，病与药相遇，恐会伤及脾阴。脾属土，土畏木克；用了这些药，能助阳伤阴，使肝气盛而克伐脾土，如果再遇上肝木主令的甲、乙日，则病情更加严重。

瘅病也可转化为消中病。

黄疸病，可取脊中穴主治。

黄疸病，哈欠频频，胁下满闷，恶心欲吐，可取脾俞穴主治。

消渴病，身热面黄，可取意舍穴主治。

消渴病多饮，可取承浆穴主治。

黄疸病目黄，可取劳宫穴主治。

乏困嗜睡，四肢不愿活动，身体发黄，可灸手五里穴治疗，用左病取右、右病取左的方法。

消渴病，可取腕骨穴主治。

黄疸病，口渴多饮，多尿，可取太冲穴主治。

身体发黄，经常低热，食欲差，膝关节内侧和内踝前疼痛，气短，身体困重，可取中封穴主治。

消瘅病，时常气喘，气冲咽喉而说话困难，手足发冷，小便发黄，大便困难，咽喉肿痛，唾血，口中热，唾液稠粘如胶，可取太溪穴主治。

消渴病兼有黄疸，两脚一热一寒，心烦舌缓，可取然谷穴主治。

阴气不足，虚热郁中，患者消谷善饥，腹中发热，心烦意乱，狂言，可取足三里穴主治。

动作失度内外伤发崩中瘀血呕血唾血第七

【原文】

黄帝问曰：人年半百而动作皆衰者，人将失之耶？

岐伯对曰：今时之人，以酒为浆，以妄为常，醉以入房，以欲竭其精，以好散其真，不知持满，不时御神，务快其心，逆于生乐，起居无节，故半百而衰矣。夫圣人之教也，形劳而不倦，神气从以顺，色欲不能劳其目，淫邪不能惑其心，智愚贤不肖，不惧于物，故合于道数。年度百岁而动作不衰者，以其德全不危故也。

久视伤血，久卧伤气，久坐伤肉，久立伤骨，久行伤筋。

曰：有病胸胁楮满，妨于食，病至则先闻腥臊臭，出清涕，先唾血，四肢清，目眩，时时前后血，何以得之？

曰：病名曰血枯，此得之少年时，有所大夺血，若醉以入房，中气竭，肝伤，故使月事衰少不来也。治之以乌贼鱼骨，藘茹，二物并合，丸以雀卵，大如小豆，以五丸为后饭，饮以鲍鱼汁，利伤中及伤肝也。

曰：劳风，为病何如？

曰：劳风法在肺下，其为病也，使人强上而瞑视，唾出若涕，恶风而振寒，此为劳风之病也。

曰：治之奈何？

曰：以救俯仰。太阳引精者三日，中若五日，不精者七日。咳出青黄涕，其状如脓，大如弹丸，从口中若鼻空出，不出则伤肺，伤肺则死矣。

少气，身漯漯也，言吸吸也，骨痠体重，懈惰不能动，补足少阴。

短气，息短不属，动作气索，补足少阴，去血络。

男子阴端寒，上冲心中佷佷，会阴主之。

男子脊急目赤，支沟主之。

脊内廉痛，溺难，阴痿不用，少腹急引阴，及脚内廉痛，阴谷主之。

善魇梦者，商丘主之。

丈夫失精，中极主之。

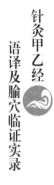

男子精溢，阴上缩，大赫主之。

男子精不足，太冲主之。

崩中，腹上下痛，中郄主之。

胸中瘀血，胸胁榰满，隔痛，不能久立，膝痿寒，三里主之。

心下有隔，呕血，上脘主之。

呕血，肩息，胁下痛，口干，心痛与背相引，不可咳，咳则引肾痛，不容主之。

唾血，振寒，嗌干，太渊主之。

呕血，大陵及郄门主之。

呕血上气，神门主之。

内伤不足，三阳络主之。

内伤唾血不足，外无膏泽，刺地五会。

凡唾血，泻鱼际，补尺泽。

【译文】

黄帝问道：现在的人年龄到了五十岁左右，身体就开始衰弱，这是不是因为人们不懂得养生之道呢？

岐伯回答道：现在的人，嗜酒无度，肆意妄行，醉酒后同房，以淫欲来消竭自身的阴精，因而耗散了自身的精气，不懂得保存阴精，从而使其满而不溢的养生道理。不能根据四时阴阳的变化来调摄自身的精、气、神，只贪图一时的享乐，违背了养生之道，饮食起居没有节制，因此，年近半百身体便衰弱了。按照懂得养生之人的经验，身体虽然劳动但不要过度疲倦，精神调和，真气从顺。不为美色所动，淫念邪说不能迷惑他的心志，不论聪慧、愚笨、贤良或不贤，对外界事物无所动心，所以符合养生之道。因此，尽管年龄已到百岁，而动作并不衰退，这就是他们完全掌握了养生保健的规律，不会对身体形成危害的缘故。

久视劳心而伤血，久卧伤肺而气虚，久坐劳脾而伤肉，久立劳肾而伤骨，久行劳肝而伤筋。

黄帝问道：有的患者胸胁支满，有碍饮食，发病时先闻到腥臊气味，鼻流清涕，先唾血，四肢清冷，头晕目眩，前阴及大便时常出血，这种病是怎么得的呢？

岐伯答道：这种病叫"血枯"。是由于患者在少年时期患过大失血的病，或是醉酒后同房，使肾中气竭，肝血受伤，故而使月经量少或经闭不来。治疗时可以用乌贼鱼骨和藘茹两药混合，研成粉末，用雀卵调拌，做成小豆大的药丸，每次饭后服五丸，然后再饮以鲍鱼汁，能养精活血通经，有利于伤中及伤肝的病。

黄帝问道：劳风是怎么一回事？

岐伯答道：劳风病多发于肺下，发病以后，患者头项强痛，视物不清，吐出如鼻涕一样的痰液，恶风寒战，这就是劳风病。

黄帝问道：怎样治疗呢？

岐伯答道：先要制止不能俯仰的症状。太阳之脉吸引精气上攻于肺的三日可愈，中年患者五日可愈，精气虚弱的七日可愈，将愈时，有青黄色像脓一样的痰液从口鼻中排出，若不能咯出青黄色脓痰，则会热郁于肺而伤肺，伤肺为不治之证。

患者倦怠少气，身寒而栗，言语虚怯，骨节痠重，身体懈惰无力不能动作，治疗时，应补足少阴肾经。

患者气短，呼吸急促，上气不接下气，活动后，呼吸更加不足。治疗时，应补足少阴肾经，祛除血络中的瘀血。

男子阴部发凉，气上冲心如扭转一般，可取会阴穴主治。

男子脊强拘挛，目赤，可取支沟穴主治。

脊柱内疼痛，小便困难，阳痿，少腹挛急痛引睾丸，以及脚内侧痛，可取阴谷穴主治。

好做恶梦的，可取商丘穴主治。

男子遗精，中极穴主治。

男子精液外溢，阴器上缩，可取大赫穴主治。

男子精液不足，可取太冲穴主治。

女子崩漏，腹部上下疼痛，可取中郄穴主治。

胸中瘀血，胸胁支满，膈痛，不能长久站立，膝关节寒凉痿弱，可取足三里穴主治。

心下膈阻，呕血，可取上脘穴主治。

气喘呕血，喘息抬肩，胁下疼痛，口干，心痛掣背，不敢咳嗽，咳嗽则牵扯肾区疼痛，可取不容穴主治。

唾血，寒颤，咽喉发干，可取太渊穴主治。

咳血，可取大陵及郄门穴主治。

气逆呕血，神门穴主治。

由于内伤而致脏器虚弱，气血不足的，可取三阳络主治。

内伤唾血而致气血不足，肌肤无光泽，可刺地五会穴主治。

治疗唾血的患者，应采用泻鱼际、补尺泽的方法。

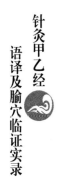
邪气聚于下脘发内痈第八

【原文】

黄帝问曰：气为上膈。上膈者，食入而还出，余已知之矣。虫为下膈，下膈者，食晬时乃出，未得其意，愿卒闻之。

岐伯对曰：喜怒不适，食饮不节，寒温不时，则寒汁留于肠中，留则虫寒，虫寒则积聚守于下脘，守下脘则肠胃充郭，卫气不营，邪气居之。人食则虫上食，虫上食则下脘虚，下脘虚则邪气胜，胜则积聚以留，留则痈成，痈成则下脘约。其痛在脘内者，则沉而痛深；其痛在脘外者，则痛外而痛浮，痛上皮热。微按其痛，视气所行，先浅刺其傍，稍内益深，还而刺之，无过三行，察其浮沉以为浅深，已刺必熨，令热入中，日使热内，邪气益衰，大痛乃溃。互以参禁，以除其内，恬澹无为，乃能行气，后服酸苦，化谷乃下矣。

曰：有病胃脘痈者，诊当何如？

曰：诊此者，当候胃脉，其脉当沉涩。沉涩者气逆。气逆者则人迎甚盛，甚盛则热。人迎者，胃脉也，逆而盛则热聚于胃口而不行，故胃脘为痈。

肝满肾满肺满皆实，则为瘇。肺痈喘而两胠满；肝痈而胁下满，卧则惊，不得小便；肾痈胠下至少腹满，胫有大小，髀胫跛，易偏枯。

【译文】

黄帝问道：由于气机壅滞于上而导致的食入即吐的上膈病，我已经知道了。那么，由于虫积而发生的下膈病，其症状为，食后经过二十四小时仍复吐出，我还没有弄明白其中的意义，想听你详尽地讲讲。

岐伯回答说：情志不遂，饮食不节，寒温不随季节气候调摄，则脾胃受伤，纳运不健，致寒湿留滞于肠中，肠中的寄生虫感到寒凉，便集聚于下脘，从而使肠胃充实胀满，壅塞不通，脾胃传输运化失常，而邪气留居不去。进食时，虫闻到气味便上行求食，因此下脘空虚。下脘气虚则邪气尤胜，邪胜则积聚留滞，壅久成痈。成痈则下脘狭窄而不能畅通。若痛在脘内的，则沉痛而深；若痛在脘外的，则痛的部位浮浅，并且痛上的皮肤发热。治疗时，用手轻按疼痛部位，以观察病气发展的方向，然后先浅刺痛的周围，继之稍微向下插针。逐渐加深，后提至浅层再刺，不能超过三次。治疗时，要注意根据病气的深浅来决定针刺的深度，针刺后加用温熨的方法，使热向内透达，每日使热气入内，邪气便逐渐衰退，大痛即可溃散。再适当地调摄饮食起居，不要犯禁，消除内伤，清心寡欲，才能使脾胃健运，经气通畅。并服以酸苦之药，以帮助消化，使饮食下传而不会上逆吐出了。

黄帝问道：有一种病叫胃脘痈，应当如何诊断呢？

岐伯答道：诊断这种病，应当诊察胃脉。胃痈的患者，脉象应当沉涩。沉涩脉主胃气逆而上行，故而人迎脉很盛，人迎脉盛则热。人迎脉即胃脉，胃气逆、人迎脉盛则热壅结积聚于胃口而不行，因此发生胃脘痈。

肝满、肾满、肺满皆为邪气郁滞壅实，因此发为痈肿。肺痈的患者气喘且两小腿胀满；肝痈的患者两胁下胀满，睡觉时惊悸不安，并兼有小便困难；肾痈的患者腋下至少腹部胀满，两侧小腿大小粗细不一，患侧下肢走起路来不平衡，且易发生偏枯病。

寒气客于经络之中发痈疽风成发厉浸淫第九（上）

【原文】

黄帝问曰：肠胃受谷，上焦出气，以温分肉，以养骨节，通腠理。中焦出气如露，上注溪谷而渗孙脉，津液和调，变化而赤为血。血和则孙络先满，乃注于络脉，络脉皆盈，乃注于经脉。阴阳乃张，因息而行，行有经纪，周有道理，与天合同，不得休止。切而调之，从虚去实，泻则不足，疾则气减，留则先后；从实去虚，补则有余，血气已调，神气乃持，余已知血气之平与不平，未知痈疽之所从生，成败之时，死生之期，或有远近，何以度之？

曰：经脉流行不止，与天同度，与地合纪，故天宿失度，日月薄蚀，地经失纪，水道流溢，草萓不成，五谷不植，径路不通，民不往来，巷聚邑居，别离异处。血气犹然，请言其故。夫血脉营卫，周流不止，上应星宿，下应经数。寒邪客于经络之中则血泣，血泣则不通，不通则卫气归之不得复反，故痈肿也。寒气化为热，热胜则肉腐，肉腐则为脓，脓不泻则筋烂，筋烂则骨伤，骨伤则髓消，不当骨空，不得泄泻，则筋骨枯空，枯空则筋骨肌肉不相营，经脉败漏，熏于五脏，脏伤则死矣。

【译文】

黄帝问：肠胃受纳饮食水谷，由脾传输运化成精微物质，上输与肺，与肺吸入的清气相合，称之为卫气，卫气从上焦发出，向人体的体表布散，以温煦分肉，濡养筋骨，开通腠理。营气出于中焦，像雨露一样灌溉分肉之间的会合处，并逐渐地渗注入细小的孙络，从而使津液调和，变化而成为红色的血液。血脉调和，首先充满孙络，然后注于络脉，络脉满则流注于经脉。于是阴阳经脉、营卫气血则充盛，并随呼吸而运行全身。营卫的运行有一定的秩序，循环符合天体运动周而复始的自然规律，流行不止。若气血运行失常，就要用手指切循探查其虚实情况，从而对证调理。治疗虚中夹实之证，应注意不可急用泻法，以免损伤人体正气，疾刺则正气益衰减，须留针以待气至，方可行施补泻手法。用补法治疗虚证，也应注意不可补之太过，以免助邪。经过适当的补泻后，达到气血调和，神气才能守持于内。我已经知道了血气调和与否的情况，但还不知道痈疽是怎样发生的，其顺症与逆证的情况，死生日期的远近，应该怎样判断呢？

岐伯答道：经脉循环往复，流行不止，与天地自然的运行规律相同，所以天体星宿的运行失度，就会出现日蚀及月蚀；河流溃决四溢，泛滥成灾，以致草木不长，五谷不生，道路不通，民众不能往来，分离散居在不同的地方。血气的运行也是一样的，下面我来讲讲其中的原由。人体血脉营卫，周流不息，上应天体星宿的运行，下合大地河水的流行。寒邪侵入经络则血行凝滞，血行凝涩不通则蕴积不畅，血气不得反复周流运行，从而发生痈疽。寒气久郁化热，热毒炽盛则肌肉腐烂化为脓液，如果脓液不能及时的被排泄出来，则会使筋脉腐烂，骨骼受伤。髓液也随之消耗，不能充实骨空，骨中的热毒则不得外泄，髓液也不得泄泻，而使筋骨枯痿空虚，与肌肉也不能相互营养，使经络损伤，热毒内熏五脏而使五脏受伤，脏伤人即死亡。

寒气客于经络之中发痈疽风成发厉浸淫第九（下）

【原文】

黄帝问曰：病之生时，有喜怒不测，饮食不节，阴气不足，阳气有余，营气不行，乃发为痈疽；阴阳气不通，两热相搏，乃化为脓，小针能取之乎？

岐伯对曰：夫致使身被痈疽之疾，脓血之聚者，不亦离道远乎？痈疽之生，脓血之成也，积微之所生；故圣人自治于未形也，愚者遭其已成也。

曰：其已有形，脓已成，为之奈何？

曰：脓已成，十死一生。

曰：其已成有脓血，可以小针治乎？

曰：以小治小者，其功小；以大治大者，其功大；以小治大者，多害。故其已成脓血者，其惟砭石铍锋之所取也。

曰：多害者，其不可全乎？

曰：在逆顺焉耳。

曰：愿闻顺逆？

曰：已为伤者，其白睛青黑，眼小，是一逆也；内药而呕，是二逆也；腹痛渴甚，是三逆也；肩项中不便，是四逆也；音嘶色脱，是五逆也。除此五者为顺矣。

邪之入于身也深，其寒与热相薄，久留而内著，寒胜其热，则骨疼肉枯；热胜其寒，则烂肉腐肌为脓；内伤骨为骨蚀。

有所结，筋屈不得伸，气居其间而不反，发为筋瘤也。

有所结，气归之，卫气留之不得复反，津液久留，合而为肠瘤。留久者，数岁乃成，以手按之柔。

有所结，气归之，津液留之，邪气中之，凝结日以易甚，连以聚居为昔瘤，以手按之坚。

有所结，气深中骨，气因于骨，骨与气并息，日以益大，则为骨疽。

有所结，气中于肉，宗气归之，邪留而不去，有热则化为脓，无热则为肉疽。凡此数气者，其发无常处而有常名。

曰：病痈肿颈痛，胸满腹胀，此为何病？

曰：病名曰厥逆，灸之则喑，石之则狂，须其气并，乃可治也，阳气重上，有余于上，灸之则阳气入阴，入则喑，石之则阳气虚，虚则狂；须其气并而治之，使愈。

曰：病颈痛者，或石治之，或以针灸治之，而皆已，其治何在？

曰：此同名而异等者也。夫痈气之息者，宜以针开除去之；夫气盛血聚者，宜石而泻之。此所谓同病而异治者也。

曰：诸痈肿筋挛骨痛，此皆安在？

曰：此皆寒气之肿也，八风之变也。

曰：治之奈何？

曰：此四时之病也，以其胜，治其俞。

暴痛筋緛，随分而痛，魄汗不尽，胞气不足，治在其经俞。腋痛大热，刺足少阳五，刺而热不止，刺手心主三，刺手太阴经络者、大骨之会各三。

痈疽不得顷回。痛不知所，按之不应手，乍来乍已，刺手太阴傍三，与缨脉各二。

治痈肿者，刺痈上，视痈大小深浅刺之，刺大者，多而深之，必端内针为故

411

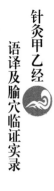
止也。

项肿不可俯仰，颊肿引耳，完骨主之。

咽肿难言，天柱主之。

颔肿唇痛，颧髎主之。

颊肿痛，天窗主之。

颈项痛肿不能言，天容主之。

身肿，关门主之。

胸下满痛，膺肿，乳根主之。

马刀肿瘘，渊腋、章门、支沟主之。

面肿目痈肿，刺陷谷出血立已。

犊鼻肿，可刺其上，坚勿攻，攻之者死。

疽，窍阴主之。

厉风者，索刺其肿上，已刺以吮其处，按出其恶血，肿尽乃止，常食方食，无食他食。

脉风成为厉，管疽发厉，窍阴主之。

头大浸淫，间使主之。

管疽，商丘主之。

瘩蛘欲呕，大陵主之。

痂疥，阳溪主之。

黄帝问曰：愿尽闻痈疽之形与忌日名？

岐伯对曰：痈发于嗌中，名曰猛疽，不急治化为脓，脓不泻塞咽，半日死；其化为脓者，脓泻已，则含豕膏，无冷食，三日已。

发于颈者，名曰天疽。其状大而赤黑。不急治则热气下入渊腋，前伤任脉，内熏肝肺，熏则十余日死矣。

阳气大发，消脑溜项，名曰脑烁。其色不乐，项痛如刺以针。烦心者，死不治。

发于肩及臑，名曰疵疽。其状赤黑，急治之，此令人汗出至足，不害五脏，痈发四五日逆焫之。

发于腋下赤坚者，名曰米疽。治之以砭石，欲细而长，疏砭之，涂以豕膏，六日已，勿裹之。其痈坚而不溃者，为马刀挟瘿，以急治之。

发于胸，名曰井疽。其状如大豆，三四日起，不早治，下入腹；不治，七日死。

发于膺，名曰甘疽。色青，其状如谷实瓜蒌，常苦寒热。急治之，去其寒热；不急治，十岁死，死后出脓。

痈发于胁，名曰败疵。此言女子之病也，久之，其状大痈脓，其中乃有生肉大如赤小豆，治之以蓤翘草根及赤松子根各一升，以水一斗六升，煮之令竭，得三升，即强饮，厚衣坐于釜上，令汗至足已。

发于股胫，名曰股胫疽。其状不甚变色，痈脓内薄于骨。急治之，不急治三十日死。

发于尻，名曰锐疽。其状赤坚大，急治之，不治三十日死。

发于股阴，名曰赤弛。不治六十日死；在两股之内，不治十日死。

发于膝，名曰疵疽，其状大痈色不变。寒热而坚者，勿石，石之者即死；须其色异，柔乃石之者生。

诸痈之发于节而相应者，不可治。发于阳者，百日死；发于阴者，四十日死。

发于胫，名曰兔啮。其状如赤豆至骨，急治之，不急治杀人。

发于内踝，名曰走缓。其状痈色不变。数石其俞，而止其寒热，不死。

发于足上下，名曰四淫。其状大痈，不急治之，百日死。

发于足旁，名曰厉痈。其状不大，初从小指发，急治之，去之其状黑者，不可消辄益，不治，百日死。

发于足指，名曰脱疽。其状赤黑者，死不治；不赤黑者不死；治之不衰，急斩去之，不去则死矣。

黄帝问曰：何为痈？

岐伯对曰：营气积留于经络之中，则血泣而不行，不行则卫气归之，归而不通，壅遏而不得行，故热；大热不止，热胜则肉腐，肉腐则为脓，然不能陷于骨髓，骨髓不为焦枯，五脏不为伤，故名曰痈。

曰：何谓疽？

曰：热气纯盛，下陷肌肤筋髓骨肉，内连五脏，血气竭绝，当其痈下筋骨良肉皆无余，故名曰疽。疽者，其上皮夭以坚，状如牛领皮；痈者其皮上薄以泽，此其候也。

曰：有疽死者奈何？

曰：身有五部：伏兔一，腨二，背三，五脏之俞四，项五。此五部有疽死也。

曰：身形应九野奈何？

曰：请言身形之应九野也：左足应立春，其日戊寅己丑；左胁应春分，其日乙卯；左手应立夏，其日戊辰己巳；膺喉头首应夏至，其日丙午；右手应立秋，其日

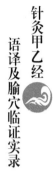
戊申己未；右胸应秋分，其日辛酉；右足应立冬，其日戊戌己亥；腰尻下窍应冬至，其日壬子；六腑及膈下三脏应中州，其日大禁，太乙所在之日，及诸戊己。

凡此九者，善候八正所在之处，主左右上下身体有痈肿者，欲治之，无以其所直之日溃治之，是谓天忌日也。

五子夜半，五丑鸡鸣

五寅平旦，五卯日出

五辰食时，五巳禺中

五午日中，五未日映

五申晡时，五酉日入

五戌黄昏，五亥人定

以上此时得疾者皆不起。

【译文】

黄帝问道：疾病开始发生的时候，有的由于喜怒无常，有的则因饮食不节，从而使人体阴气不足，阳气有余，营卫运行受阻而发为痈肿；体内有余的阳热与营卫郁滞日久所化生之热相互搏结，而化为脓，这种病能用小针治疗吗？

岐伯答道：等到身体已经得了痈疽病，脓血已经形成，这时还用小针治疗就不行了。因为痈疽的发生，脓血的形成，是由于气血壅滞，积结日久而发生的，所以高明的医生是在未成脓以前治疗，而技术差的医生是在成脓以后方才治疗。

黄帝问道：痈肿已经形成，又应该如何处理呢？

岐伯答道：如果脓已形成，往往是十死一生。

黄帝问道：已经有了脓血，可以用小针治疗吗？

岐伯答道：用小针治疗小的痈肿，功效较小；以大针治大痈，作用就大；用小针治了大痈，往往耽误了治疗时机就会对人体造成危害。所以，痈肿已形成而有脓血的，只有用砭石或铍针排脓放血，方可治愈。

黄帝问道：多害的，就不能挽救了吗？

岐伯答道：要看病证是逆还是顺了。

黄帝问道：什么是逆顺？

岐伯答道：已经受了伤的，如果白睛青黑，眼睛变小的是一逆；服药后呕吐的是二逆；腹痛，口渴严重的是三逆；肩、项部关节强痛，活动不便是四逆；声音嘶哑，肤无光泽的是五逆。除上述五种情形之外，是顺证。

邪气侵入人体部位较深，则寒热相互搏结，久留不去而停留于内，寒胜于热则骨节疼痛，肌肉枯萎；热胜于寒则会使肌肉腐烂化为脓液，若向深部发展伤及骨骼，便成为骨蚀。

如果邪气结聚于筋，则筋脉屈伸不利，邪气留居于其中不去，便成为筋瘤。

邪气结聚气归于内，则卫气也留滞于内而不能复出，津液久留于内，不能向外输布，留于肠胃与邪气相合而发为肠瘤。如果邪留日久发展较慢的，得要数年才能形成，用手按之是柔软的。

邪气结聚气归于内，津液停留，若又感受邪气，凝结不散而日益加重，相互连聚便成为昔瘤，用手按之是坚硬的。

邪气结聚深达骨部并停留于骨，邪气与骨相合，其结聚之部位日渐增大，便发为骨疽。

邪气结聚中于肌肉，宗气归藏于内，邪气停留不去，如果遇热则化为脓液；无热则发生肉疽。

以上这几种邪气致病，发作部位不定，但却有一定的名称。

黄帝问道：患者有痈肿颈痛，胸满腹胀症状，这是什么病？

岐伯答道：这种病叫作厥逆。若用灸法治疗，患者则会失音；若用砭石开破的方法治疗，患者就会发狂，须待阴阳之气相合，经气渐通时方可治疗。因为其病机是阳气上逆，故有余于上，若用灸法助阳伤阴，使阴液被伤而不能上承，则患者失音。若用砭石破之则阳气随刺而去，阳气虚则神失所守，因此患者发狂。须待阴阳之气和合，然后治疗，方可治愈。

黄帝问道：颈痈病，用砭石治疗，或用针灸治疗，均可以治愈，这是什么道理呢？

岐伯答道：这是因为病名相同而证不相同，所以治法各异。颈痈属于气聚不行的，宜用针法疏导祛除结聚不行的病气；若属于邪气壅盛血液结聚的，宜用砭石破血排脓消痈。这就是所说的"同病异治"。

黄帝问道：各种痈肿，筋脉拘挛，骨节疼痛等病，是怎么发生的呢？

岐伯答道：这都是由于感受了寒气及四时八风的侵袭而化生的疾病。

黄帝问道：怎样治疗呢？

岐伯答道：这都是四时八风的邪气所致，可根据五行相克的理论，取相应的腧穴治疗。

急性痈肿所致的筋脉挛缩，病变部位的肌肉疼痛，汗出不止，是由于膀胱经气不足，应该取足太阳本经腧穴治疗。腋痈的患者，高热，应刺足少阳经穴，若针刺五次后，热仍不退，可刺天池穴三次，或刺手太阴经的络穴列缺及肩井穴各

415

三次。

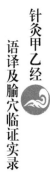

治疗痈疽病，应注意不能使脓毒顷刻间回转，使毒气攻脏。不然就会对身体产生较大的危害。痈肿初发，部位尚不清楚，用手按之也不觉肿，时痛时止，治疗时，可针刺手太阴之旁三次及结缨两旁之脉各两次。

治疗痈肿脓已成的，应直刺痈上，并根据痈肿的大小深浅针刺，刺大痈应多刺深刺，必须直入针，达到治疗目的后出针。

项肿不能俯仰，颊肿牵引到耳，可取完骨穴主治。

咽喉肿痛，说话困难，可取天柱穴主治。

眼下肿胀，口唇有痈，可取颧窌穴主治。

面颊肿痛，天窗穴主治。

头项部痈肿，说话困难，可取天容穴主治。

身肿，关门穴主治。

胸下胀满疼痛或胸肿，可取乳根穴主治。

腋下瘰疬肿瘘，可取渊腋、章门、支沟穴主治。

面目痈肿，可刺陷谷穴使之出血，病能很快痊愈。

犊鼻处肿胀，可在局部针刺，若肿胀而坚硬的，不可强刺，否则会致邪毒内陷，患者死亡。

疽病，可取窍阴穴主治。

麻风病患者，应循着肿块，在其上针刺。刺后吮吸局部，再用手挤出恶血，待肿块消失，方可停止治疗。治疗后还应注意饮食调养，平常吃的东西才吃，不可随便乱吃其他东西。

风中于脉而发的麻风病，或鼻管败坏的麻风病，可取窍阴穴主治。

头部肿大的浸淫疮，可取间使穴主治。

鼻管败坏的麻风病，可取商丘穴主治。

患者恶心欲呕，肿块瘙痒，可取大陵穴主治。

疮痂瘙痒，可取阳溪穴主治。

黄帝问道：我想详尽地听你讲讲痈疽的症状和死生的忌日。

岐伯答道：发生在咽喉部的痈疽，叫作猛疽。若不急早治疗，则会化为脓液，若已成脓，应急泻其脓，不泻则脓液会堵塞咽喉，半日内患者就会死亡；如果能及时泻除脓液。然后口含冷豕膏，三天后即可痊愈。

发生在颈部的叫作夭疽，它的外形大而颜色赤黑。若不抓紧治疗，则热毒向下发展达渊腋穴处，向前发展伤及任脉，向内发展则熏灼肝肺，如果这样，患者十余日便会死亡。

由于阳热亢盛，消烁脑髓的叫作脑烁。如果患者神情不乐，项部刺痛如针扎一样，为热毒内攻。若出现烦躁不安的症状，即为不治的死症。

发生在肩臂部的痈疽叫作疵痈。其色赤黑，应抓紧治疗。治疗后使患者全身汗出透彻，才不会伤及五脏，若痈已发四五日的，可用灸法泻之。

痈肿发生于腋下，色赤而坚硬的，叫作米疽。应该用细长的砭石稀疏地砭刺患部，然后涂上炼净的猪油，不必包扎，六天左右便可痊愈。如若痈疽坚硬但没有溃破的，是马刀挟瘿，应当急速治疗。

发生于胸部的痈疽，叫作井疽。其外形如大豆。若发病后三四天内不及早治疗，邪毒就会向下发展入腹；若再不治疗，患者七天就会死亡。

生于胸部两侧的叫甘疽，其形状像枳实和瓜蒌，色青。患者时常恶寒发热。应当急速治疗，清热除寒；若未及时治疗，迁延十年也不免于死，死后破溃出脓。

痈疽发于两胁的，叫作败疵，属于妇科病。若经久迁延不愈，就会形成大脓疡，其中生有赤小豆大的肉芽。治疗可用连翘的草与根以及赤松子根各一升，用水一斗六升煎至三升，乘热强饮，然后令患者将衣服穿厚，坐在盛有热汤的锅上，熏熨使其全身汗出，即可治愈。

痈疽发生在大、小腿部的，叫作股胫疽。其外形与色泽没有明显的变化，痈脓靠近于骨部，这种病邪盛毒深，应当及时治疗，否则四十天死。

痈疽发生在骶尾部尖端的，叫作锐疽，其外形大而坚硬红赤。应当立即治疗。若未及时治疗，三十日死。

痈疽发生在股部内侧的，叫作赤弛。不及时治疗六十日死；若两大腿内侧同时发病而未及时治疗，十天死。

痈疽发生于膝部的，叫作疵痈。外形肿大，皮色不变。若局部寒热坚硬的，不能砭刺治疗，误用砭刺治疗，患者就会死亡；须待患处柔软成脓，颜色改变，方可用砭石刺破以排脓泄毒。

发生于关节部位的各种痈疽，且上下左右相应的，均是不可治愈之症。发于四肢外侧等阳部的，一百天死；生于四肢内侧等阴部的，四十天死。

痈疽发生在胫部的，叫作兔啮。外形好像红豆而深至骨部。应急速治疗。若不及时治疗就会危及生命。

痈疽发生于内踝的，名叫走缓。外形如痈但皮色不变。治疗时，可用砭石多次砭刺患部，使热清寒除，则患者可愈。

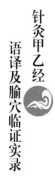
痈疽发生于足背上下的，叫作四淫。其外形是大痈，若不急速治疗，一百天死。

痈疽生于足旁的，叫作厉痈。其外形不大，始发于足小指部，应抓紧治疗，若其色黑不退的，为病情逐渐加重，将成为不治之症，一百天死亡。

痈疽生于足趾的，叫作脱疽。其外形颜色赤黑的，为不可治愈的死证；不赤黑的，是毒气还轻，尚可救治。若治疗后病势仍不衰退的，应立即截去足趾，否则毒气内攻于脏则必然死亡。

黄帝问道：什么叫痈呢？

岐伯答道：营气积聚留滞于经络之中，则血液凝滞不行，卫气也因之不能畅通，阳气既不能运行于外，从而壅积于内，故而发热；若大热不止，热毒炽盛则肌肉腐烂化脓，但脓毒较浅，不致从浅表部位内陷至骨髓，因此，骨髓不会消烁焦枯，五脏也不会受到伤害，这就叫痈。

黄帝问道：什么叫疽？

岐伯答道：热邪极盛，脓毒深陷于筋髓骨肉，内攻五脏，使血气枯竭，患处下部的筋骨肌肉也溃烂无余，这就叫作疽。疽与痈的区别是：疽的皮色晦暗无光泽且坚硬，像牛颈项部的皮一样；痈的皮薄而有光泽。

黄帝问道：有的患者因疽病而死，这是为什么？

岐伯答道：人的身体有五处重要部位：一是伏兔，二是腨部，三是背部，四是五脏的背俞处，五是项部。这五处生疽往往可致患者死亡。

黄帝问道：人的身体外形是怎样与九野相对应的呢？

岐伯答道：下面我就谈谈身形与九野相对应的情况。左足应立春，其日应在戊寅己丑；左胸应春分，其日应在乙卯；左手应立夏，其日应在戊辰己巳；胸、喉、头部应夏至，其日应在丙午；右手应立秋，其日应在戊申己未；右胁应秋分，其日应在辛酉；右足应立冬，其日应在戊戌己亥；腰、骶尾部及前后二阴应冬至，其日应在壬子；六腑及膈下肝、脾、肾三脏应中州，针刺人身各部位时，应注意禁忌日。如果是"太乙所在之日"，即正交八节（立春、立夏、立秋、立冬；春分、秋分；夏至、冬至）的那一天，以及各个戊日及己日，均为禁忌日。

掌握了上述九个相应关系，并善于测候八方当令节气的所在，及其相应身体左右上下的各部位，若某个部位发生痈肿，治疗时，不要在该部位相应的那个日子采取破溃排脓法治疗，因为这一天是该部位根据时令节气，不宜针刺的日期，也叫天忌日。

五子日的子时，五丑日的丑时

五寅日的寅时，五卯日的卯时

五辰日的辰时，五巳日的巳时

五午日的午时，五未日的未时

五申日的申时，五酉日的酉时

五戌日的戌时，五亥日的亥时

以上这些时间内病发痈肿的，均不能治愈。

针灸甲乙经卷十二

欠哕唏振寒噫嚏軃泣出太息涎下耳鸣啮舌善忘善饥第一

【原文】

黄帝问曰：人之欠者，何气使然？

岐伯对曰：卫气昼行于阳，夜行于阴，阴主夜，夜主卧。阳主上，阴主下，故阴气积于下，阳气未尽，阳引而上，阴引而下，阴阳相引，故数欠。阳气尽，阴气盛，则目瞑；阴气尽，阳气盛，则寤。肾主欠，故泻足少阴，补足太阳。

曰：人之哕者何？

曰：谷入于胃，胃气上注于肺。今有故寒气与新谷气俱还入于胃，新故相乱，真邪相攻，气并相逆，复出于胃，故为哕。肺主哕，故补手太阴，泻足太阴；亦可以草刺其鼻，嚏而已；无息而疾迎引之立已；大惊之亦可已。

曰：人之唏者何？

曰：此阴气盛而阳气虚，阴气疾而阳气徐，阴气盛而阳气绝，故为唏。唏者，阴盛阳绝，故补足太阳，泻足少阴。

曰：人之振寒者何？

曰：寒气客于皮肤，阴气盛阳气虚，故为振寒寒栗，补诸阳。

曰：人之噫者何？

曰：寒气客于胃，厥逆从下上散，复出于胃，故为噫，补足太阴、阳明。

曰：人之嚏者何？

曰：阳气和利，满于心，出于鼻，故为嚏，补足太阳荣、眉本。

曰：人之軃者何？

曰：胃不实则诸脉虚，诸脉虚则筋脉懈惰，筋脉懈惰，则行阴用力，气不能复，故为軃，因其所在补分肉间。

曰：人之哀而泣涕者何？

曰：心者，五脏六腑之主也；目者，宗脉之所聚也，上液之道也；口鼻者，气之门户也。故悲哀愁忧则心动，心动则五脏六腑皆摇，摇则宗脉感，宗脉感则液道开，液道开故涕泣出焉。液者所以灌精濡空窍者也，故上液之道开则泣，泣不止则液竭，液竭则精不灌，精不灌则目无所见矣，故命曰夺精。补天柱经侠颈，侠颈者，头中分也。

曰：有哭泣而泪不出者，若出而少涕，不知水所从生，涕所从出也？

曰：夫心者，五脏之专精也，目者其窍，华色其荣。是以人有德，则气和于目，有亡忧知于色。是以悲哀则泣下，泣下水所由生也。众精者，积水也；积水者，至阴也；至阴者，肾之精也。宗精之水所以不出者，是精持之也，辅之裹之，故水不行也。夫气之传也，水之精为志，火之精为神，水火相感，神志俱悲，是以目之水生也。故谚言曰：心悲又名曰志悲。志与心精共凑于目也，是以俱悲则神气传于心，精上不传于志而志独悲，故泣出也。泣涕者，脑也；脑者，阴也；髓者，骨之充也，故脑渗为涕。志者，骨之主也；是以水流涕从之者，其类也。夫涕之与泣者，譬如人之兄弟，急则俱死，生则俱生，其志以摇悲，是以涕泣俱出而相从者，所属之类也。

曰：人哭泣而泣不出者，若出而少，涕不从之，何也？

曰：夫泣不出者，哭不悲也。不泣者，神不慈也。神不慈则志不悲，阴阳相持，泣安能独来？夫志悲者惋，惋则冲阴，冲阴则志去目，志去目则神不守精，精神去目，涕泣出也。

夫经言乎，厥则目光无所见。

夫人厥则阳气并于上，阴气并于下，阳并于上，则火独光也，阴并于下，则足寒，足寒则胀。夫一水不能胜五火，故目眦。是以气冲风泣下而不止，夫风之中目也，阳气内守于精，是火气燔目，故见风则泣下也。有以比之夫疾风生，乃能雨，此之类也。

曰：人之太息者何？

曰：忧思则心系急，心系急则气道约，约则不利，故太息以伸出之。补手少阴心主，足少阳留之。

曰：人之涎下者何？

曰：饮食皆入于胃，胃中有热，热则虫动，虫动则胃缓，胃缓则廉泉开，故涎下，补足少阴。

曰：人之耳中鸣者何？

曰：耳者，宗脉之所聚也。故胃中空则宗脉虚，虚则下溜，脉有所竭者，故耳鸣。补客主人，手大指爪甲上，与肉交者。

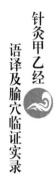
曰：人之自啮舌者何？

曰：此厥逆走上，脉气皆至也。少阴气至则自啮舌，少阳气至则啮颊，阳明气至则啮唇矣，视主病者补之。

曰：人之善忘者何？

曰：上气不足，下气有余，肠胃实而心肺虚。虚则荣卫留于下，久不以时上，故善忘也。

曰：人之善饥不嗜食者何也？

曰：精气并于脾，则热留于胃，胃热则消谷，消谷故善饥，胃气逆上，故胃脘塞，胃脘塞故不嗜食。

善忘及善饥，先视其腑脏，诛其小过，后调其气，盛则泻之，虚则补之。

凡此十四邪者，皆奇邪走空窍者也。邪之所在，皆为不足。故上气不足，脑为之不满，耳为之善鸣，头为之倾，目为之瞑。中气不足，溲便为之变，肠为之善鸣。下气不足，则乃为痿厥，心闷。补之足外踝下留之，急刺足大指上二寸留之。一曰补足外踝下留之。

【译文】

黄帝问道：人打哈欠，是什么原因呢？

岐伯回答说：卫气白天行于阳分，夜间行于阴分，夜属阴，阴主静，所以夜晚人就要睡觉。阳气升发而向上，阴气主降而向下，所以当阴气留积于下，阳气开始入于阴分，但还没有尽入，阳引阴气向上，阴欲引阳向下，阴阳之气上下相引，因此哈欠频作。等到阳气尽入阴中，阴气盛，则闭目睡眠；若阴气渐退，阳气充盛时，人就清醒。对于哈欠连连这样的病，应该从肾上主治，当泻足少阴肾经，补足太阳膀胱经。

黄帝问道：人患呃逆是什么原因呢？

岐伯答道：食物入胃，经过胃的腐熟，脾的运化，将精微物质上注于肺。胃中原有的寒气与新入的谷气都积聚于胃中，相互混杂，胃气与寒邪相互搏击，使气不下行，逆出于胃，因而发生呃逆。气病于胃而主在肺，因此，治疗时可补手太阴肺经，以增强其主气与主宣发肃降的功能；可以泻足太阴脾经，脾与胃相表里，泻脾以达到降胃气的目的；也可用草刺激鼻孔，使患者打喷嚏便可止住呃逆；或快吸一口气，屏住呼吸，以吸入之气，迎其上逆之气，引其下行，也可奏效；或突然惊吓患者，惊则气下，也可以止住呃逆。

黄帝问道：人有时候泣而抽息，是什么原因？

岐伯答道：这是由于阴气盛而阳气虚，阴气疾急而阳气徐缓，甚至阴气充盛而阳气衰微造成的。唏的病机是阴气充盛而阳气阻绝，所以在治疗时，补足太阳以宣发阳气，泻足少阴以抑制阴气。

黄帝问道：人发生恶寒战栗，是什么原因？

岐伯答道：寒邪侵犯肌肤，阴寒之气偏胜，体表阳气偏虚，不能发挥温煦作用，所以出现恶寒战栗的症状。治疗时，应当取诸阳经的穴位行补法。

黄帝问道：嗳气是什么原因呢？

岐伯答道：寒气侵入胃中，阻遏中阳，胃气不能顺降而厥逆，逆气从下而上散，复从胃中出，便发生嗳气。治疗时，可取足太阴及足阳明经腧穴，行补法，以振奋中焦阳气。

黄帝问道：人打喷嚏是什么原因？

岐伯答道：阳气和利，布满心胸而上出于鼻，成喷嚏。治疗时应补足太阳膀胱经的荥穴通谷，以及眉根部的攒竹穴。

黄帝问道：人发生全身无力、肢体下垂的軃病，是什么原因呢？

岐伯答道：胃气虚，不能受纳及腐熟水谷精微以充养，以致全身经脉皆虚，经脉空虚则筋失所养而疲困无力，在这种情况下，若再费力强行房事，元气必然受损而不易恢复，因此发生肢体疲困下垂的軃病。治疗时，应根据病变所在部位，在分肉间施行补法。

黄帝问道：人悲哀而涕泣俱出，是什么原因引起的呢？

岐伯答道：心是五脏六腑的主宰，目是五脏六腑精气上注聚会之处，也是眼泪出来的道路，口和鼻，是呼吸之气出入的门户，所以悲哀忧愁则心神不宁，心神不宁则五脏六腑都随之而动，脏腑动则宗脉也必然产生感应，于是液道开启，涕泪就由此而出。津液是渗灌孔窍的，具有濡润的作用。如果头面部液道开放，泪流不止，就会使津液枯竭，液竭则不能上注空窍，津液不能上注于目，则双目失明，这种情况就叫作"夺精"。治疗时应补足太阳膀胱经的天柱穴，该穴在夹颈项的两旁，即在头部中线的两侧。

黄帝问道：有的人在哭泣的时候不流泪，或虽有流泪，但鼻涕却少，不知水液是何处产生，鼻涕又是哪里来的？

岐伯答道：五脏的精气，均为心所主持，心藏神，神外现于目，因此双目为心之外窍，面部的色泽是心的外荣。因而人在得意的时候，可以从眼睛反应出来；失意的时候，可以从面部的气色观察到。所以悲哀则流泪，泪是水液所生的。人体所有的精气，都是由水液积聚化生；水液积聚之处是至阴，所谓至阴，是指肾中的精

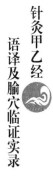
气。水液化生的各种精气是由于肾中精气的主持，才不会随便溢出；辅之裹之，水液才不至于妄行。人体精气的传化是，肾属水，水之精为志；心属火，火之精为神。水火相互感应，则神与志均可生悲，所以双目才会有泪。因此俗话说：心悲又叫作志悲。肾与心的精气都上注于目，所以当神志俱悲时神气内传于心，精气随即向上不传于志，则肾志独悲失去了主持水液的功能，故而流出眼泪。哭泣时流涕，是由于脑的关系。脑，位于头部，部位上属阳；脑又为髓海，髓属阴，充满于骨空，藏于脑，鼻窍通脑，所以脑中水液渗入鼻中为涕。肾主骨生髓，髓是由水液来补充的，肾之阴又为元阴，因而水液骨髓都是由肾来主持的。流泪的时候鼻涕也随之外出，是因为涕泪是属于同类的关系。涕与泪好像兄弟一样，急则同死，生则同生，当志悲时涕泪同出，就是因为它们都是水液，同类相从的缘故。

黄帝问道：有的人在哭泣时不流泪，或虽然流泪但却很少，也不流涕，这是什么原因呢？

岐伯答道：哭泣时不流泪，是由于不悲伤。不流泪的，是心不慈。心不慈则肾志不悲，肾阴与心阳各持己位，眼泪怎么能够流出来呢？悲哀的时候，冲动于脑，因而肾志不守于目，志不守目，则神也不能守精，精与神均不能输注于目，所以眼泪和鼻涕都流出来了。

经书上说，厥气上逆，则眼睛看不到东西。

当人有厥逆之气的时候，则阳气偏聚于上，阴气偏聚于下。阳聚于上，则上部之火独亢，阴偏聚于下，则足部寒冷。足部寒冷亦为阳虚于下，气不运化而生胀满。由于目这一水不能胜过五脏的逆阳，所以失明。迎风流泪不止的，是由于风邪侵入目中，阳气内守于精，风为阳邪，两阳相煽，火气煽目，所以迎风流泪。有这样的比喻，满天阴云，大风骤起，才能够下雨，与这类似。

黄帝问道：人叹息是什么原因呢？

岐伯答道：忧愁思虑，会使维系于心脏的脉络拘急，心的脉络拘急，气道就会受到约束，从而使气机不能通利，所以要长叹息，使约束抑郁之气得以伸展。治疗时应补手少阴经、手厥阴心包经、足少阳胆经，采用留针的方法。

黄帝问道：人流口涎是什么原因？

岐伯答道：饮食皆入于胃中，如果胃中有热，则肠中的寄生虫因热扰骚动不安，虫动则胃弛缓，胃弛缓则廉泉开，不能摄纳口液，因而口涎流出。肾脉系于舌，所以治疗时应补足少阴肾经，壮水以制火，胃热得清，流涎便止。

黄帝问道：人发生耳鸣，是什么原因？

岐伯答道：耳是手足各经脉的会聚之处。胃为水谷之海，其与脾所受纳运化的水谷精微是人体赖以生存的物质基础。因此胃中水谷不足，则宗脉必虚，虚则阳气不升而下溜，致使上部脉中气血衰竭，所以发生耳鸣。治疗时可补足少阳胆经的客主人穴，以及手大指爪甲角的少商穴。

黄帝问道：人自己咬舌，是什么原因？

岐伯答道：这是由于厥逆之气上行，影响到各种脉气分别上逆所致。如少阴之脉抵于舌本，脉气上逆就会咬舌；少阳之脉循耳颊，脉气上逆就会咬颊；阳明之脉环口唇，脉气上逆就会咬口唇。治疗时可根据所咬部位归经，施行补法。

黄帝问道：有的人健忘，是什么原因？

岐伯答道：上部脏气不足，下部脏气有余，亦即肠胃之气实，心肺之气虚。心肺之气虚，则营卫留滞于肠胃较久，不能按时循行于上，因此健忘。

黄帝问道：有的人容易饥饿但又不想吃东西，是什么原因？

岐伯答道：如果水谷的精气都聚于脾，则胃中阴液不足，不足则生内热，胃热则易腐熟水谷，所以容易饥饿；胃喜润恶燥，胃热生燥则气逆不降，使胃脘滞塞不通，所以又不想吃东西。

健忘与善饥，首先应辨明脏腑的寒热虚实，祛除微邪，然后调整脏腑气机，邪气盛的用泻法，正气不足的用补法。

上述这十四种邪气，都是奇邪侵入空窍所引起的。凡是邪气留居的部位，正气都是不足的。所以，上部的正气不足，则脑髓空虚，就会出现耳鸣，头重不支，视物不明。中部的正气不足，脾失健运，就会出现大小便失常的肠鸣，可取足太阳膀胱经的昆仑穴行补法并留针。下部的正气不足，就会出现肢体痿弱清冷，心中满闷不舒的症状，应急刺足大指上二寸处，足厥阴肝经的太冲穴，并留针。另一种说法是：可以补外踝后足太阳膀胱经的昆仑穴，并留针。

寒气客于厌发喑不能言第二

【原文】

黄帝问曰：人之卒然忧恚而言无音者，何气不行？

少师对曰：咽喉者，水谷之道路也。喉咙者，气之所以上下者也。会厌者，音声之户也。唇口者，音声之扇也。舌者，音声之机也。悬雍垂者，音声之关也。颃颡者，分气之所泄也。横骨者，神气之所使，主发舌者也。故人之鼻洞涕出不收者，颃颡不闭，分气失也。其厌小而薄，则发气疾，其开合利，其出气易；其厌大

425

上篇 原文语译

针灸甲乙经卷十二

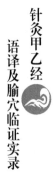
而厚，则开阖难，其出气迟，故重言也。所谓吃者，其言逆，故重之，卒然无音者，寒气客于厌，则厌不能发，发不能下至其机扇，机扇开合不利，故无音。足少阴之脉上系于舌本，络于横骨，终于会厌，两泻血脉，浊气乃辟；会厌之脉，上络任脉，复取之天突，其厌乃发也。

暴瘖气哽，刺扶突与舌本出血。

瘖不能言，刺脑户。

暴瘖不能言，喉嗌痛，刺风府。

舌缓，瘖不能言，刺瘖门。

喉痛瘖不能言，天突主之。

暴瘖气哽，喉痹咽痛，不得息，食饮不下，天鼎主之。

食饮善呕，不能言，通谷主之。

瘖不能言，期门主之。

暴瘖不能言，支沟主之。

瘖不能言，合谷及涌泉、阳交主之。

【译文】

黄帝问道：有的人由于突然忧虑或愤怒，说话发不出声音，这是什么气阻塞不行？

少师答道：咽部是饮食水谷入胃的道路。喉咙通于肺，是呼吸之气上下出入的要道。会厌在咽喉之间，能开能合，是声音的门户。口唇开合，是发音的门扇。舌动能协助发音，是发音的枢机。悬雍垂是发音成声的关键所在。颃颡是口鼻二窍相通之处，故能将气从此分出于口鼻。舌骨是受神气的支配，为控制舌体运动的枢机。所以，人流涕不止，是由于颃颡不闭，分气失职的缘故。凡是会厌小而薄的，则发气快，开合通畅流利，出气容易；会厌若是大而厚，则开合不利，出气迟缓，因此说话口吃。所谓口吃，是言语逆而不顺，所以反复重复。突然不能发音的人，是由于会厌受了风寒，气道不利，使会厌不能发动，或虽然能动但不能引动声门，使声门开合不利，所以不能发音。足少阴肾经的经脉上系于舌根，络于舌骨，终止于会厌。治疗时，当取足少阴肾经的经穴，泻两次，浊气才能排除；会厌之脉，又络于任脉，可再取任脉的天突穴，会厌就能恢复开合，发出声音。

突然失音，是气机梗塞，应刺扶突与廉泉穴出血。

失音不能说话，可针刺脑户穴。

突然失音，不能说话，咽喉疼痛，可刺风府穴。

舌弛缓失音，不能说话，可刺哑门穴。

喉痛失音，不能说话，可刺天突穴。

突然失音，气机阻塞。喉痹咽痛，呼吸困难，饮食难以咽下，可刺天鼎穴治疗。

进食后时常呕吐，不能说话，可取通谷穴治疗。

肝火上逆而致的失音，不能说话，可取期门穴主治。

突然失音，不能说话，可刺支沟穴治疗。

失音不能说话，可取合谷、涌泉及阳交穴，滋肾水，降燥火。

目不得眠不得视及多卧卧不安
不得偃卧肉苛诸息有音及喘第三

【原文】

黄帝问曰：夫邪气之客于人也，或令人目不得眠者，何也？

伯高对曰：五谷入于胃也，其糟粕津液宗气，分为三隧。故宗气积于胸中，出于喉咙，以贯心肺，而行呼吸焉。营气者，泌其津液，注之于脉，化而为血，以营四末，内注五脏六腑，以应刻数焉。卫气者，出其悍气之慓疾，而先行于四末、分肉、皮肤之间，而不休息也，昼行于阳，夜行于阴，其入于阴也，常从足少阴之分间，行于五脏六腑。今邪气客于五脏，则卫气独卫其外，行于阳，不得入于阴。行于阳则阳气盛，阳气盛则阳跷满；不得入于阴，阴气虚，故目不得眠。治之，补其不足，泻其有余，调其虚实，以通其道，而去其邪。饮以半夏汤一剂，阴阳已通，其卧立至。此所以决渎壅塞，经络大通，阴阳得和者也。其汤方以流水千里以外者八升，扬之万遍，取其清五升，煮之，炊以苇薪火，沸煮秫米一升，治半夏五合，徐炊令竭为一升半，去其粗，饮汁一小杯，日三，稍益，以知为度。故其病新发者，覆杯则卧，汗出则已矣；久者，三饮而已。

曰：目闭不得视者何也？

曰：卫气行于阴，不得入于阳。行于阴则阴气盛，阴气盛则阴跷满；不得入于阳则阳气虚，故目闭焉。

曰：人之多卧者何也？

曰：此人肠胃大而皮肤涩，涩则分肉不解焉。肠胃大则卫气行留久，皮肤涩，分肉不解，则行迟。夫卫气者，昼常行于阳，夜常行于阴，故阳气尽则卧，阴气尽则瘠。故肠胃大，卫气行留久，皮肤涩，分肉不解，则行迟，留于阴也久，其气不精，则欲瞑，故多卧矣。其肠胃小，皮肤滑以缓，分肉解利，卫气之留于阳也久，故少卧焉。

曰：其非常经也，卒然多卧者何也？

曰：邪气留于上焦，上焦闭而不通，已食若饮汤，卫气久留于阴而不行，故卒然多卧。

曰：治此诸邪奈何？

曰：先视其腑脏，诛其小过，后调其气，盛者泻之，虚者补之，必先明知其形志之苦乐，定乃取之。

曰：人有卧而有所不安者，何也？

曰：脏有所伤，及情有所倚，则卧不安，故人不能悬其病也。

曰：人之不得偃卧者何也？

曰：肺者脏之盖也。肺气盛则脉大，脉大则不得偃卧。

曰：人之有肉苛者何也？是为何病？

曰：营气虚，卫气实也。营气虚则不仁，卫气虚则不用，营卫俱虚，则不仁且不用，肉加苛也。人身与志不相有也，三十日死。

曰：人有逆气不得卧而息有音者，有不得卧而息无音者，有起居如故而息有音者，有得卧行而喘者，有不得卧不能行而喘者，有不得卧，卧而喘者，此何脏使焉？

曰：不得卧而息有音者，是阳明之逆也。足三阳者，下行，今逆而上行，故息有音也。阳明者，胃脉也，胃者六腑之海也，其气亦下行。阳明逆不得从其道，故不得卧。《下经》曰：胃不和则卧不安，此之谓也。夫起居如故而息有音者，此肺之络脉逆，不得随经上下，故留经而不行；脉络之病人也微，故起居如故，而息有音也。夫不得卧，卧则喘者，水气客也。夫水气循津液而留者也，肾者，水脏，主津液，主卧与喘也。

惊不得眠，善龂水气上下，五脏游气也，阴交主之。

不得卧，浮郄主之。

身肿皮痛不可近衣，淫泺胻疭，久则不仁，屋翳主之。

【译文】

黄帝问道：邪气侵犯人体，使人不能睡眠，是什么原因？

伯高答道：饮食水谷进入胃中，经过消化后，糟粕被排出体外，津液走于中焦，宗气出于上焦，分别为三条道路。所以宗气是积于胸中，出于喉咙，贯通心肺，推动心血的运动和呼吸功能。营气出自于中焦，泌别津液，渗注于脉中，化生为血，在外营养四肢，在内灌注于五脏六腑，循行于周身，与昼夜时间刻数相应。卫气剽悍滑利，首先运行于四肢、分肉和皮肤之间，而不休止，白天行于阳分，夜晚行于阴分；卫气进入阴分，是以足少阴肾经为起点，然后行五脏六腑。现在由于邪气侵入五脏，迫使卫气只能行于阳分，而不能入于阴分。由于卫气仅行于阳分，则使在表之阳气偏胜，阳气偏胜则阳跷脉气充满，而不能入于阴分，阴虚阳盛，阴不敛阳，所以不能合目入睡。治疗时，应补其不足，泻其有余，调整阴虚阳盛的病理状况，疏通营卫运行的道路，从而祛除病邪。可饮服半夏汤一副，使阴阳之气交通，就可立即入睡。这好比是决开了壅塞的水道，使经络畅通，阴阳相和。半夏汤方，是用千里长流水八升，煮的过程中频繁搅扬，取其轻浮在上的清水五升，用芦苇做燃料，大火煮沸后，加入秫米一升，制半夏五合，文火煎煮浓缩成一升半时，去掉药渣服用，一日三次，一次一小杯。逐渐加量，以见效为度。如果是新病，服药后很快可以睡着，出了汗病就会好；若是病程较长的，服三副就可以痊愈。

黄帝问道：闭目而不能看东西，是什么原因？

伯高答道：是由于卫气只能行于阴分，不能入于阳分。卫气仅行于阴分则阴气偏盛，阴气偏盛则阴跷脉气充满，卫气不得入于阳分则阳经的卫气虚少，所以目闭不能视物。

黄帝问道：有的人嗜睡是什么原因？

伯高答道：这种人胖而皮肤涩，皮肤涩则分肉间不滑利。身体胖就使卫气在内运行的时间长，皮肤涩则使分肉不滑利，卫气在表运行迟缓。卫气的循行，是白天行于阳分，夜晚行于阴分，所以在阳分的卫气行尽而入于阴分时人就入睡。在阴分的卫气行尽而入于阳分时，人就会醒来。因此，体胖的人，由于卫气在阴分运行时间长，皮肤涩滞，分肉不滑利，就使卫气在表运行迟缓，停留于阴分的时间较长，则阳气不振，人就想闭目，因而多睡；那种体瘦，皮肤滑利舒缓的人，分肉通利，则卫气留于阳分的时间较久，所以睡眠较少。

黄帝问道：有的人并不是经常多睡，而是偶尔多卧，这是什么原因？

伯高答道：这是由于邪气滞留于上焦，使上焦之气闭塞不通，已经进食或再喝汤，卫气久留于阴分而不外行于阳分，所以突然多卧。

黄帝问道：怎样治疗这几种病呢？

伯高答道：首先要了解脏腑的病理变化，驱除患者体内的微邪，然后调理营卫

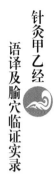
之气，盛的用泻法，虚的用补法，必须先明确患者形体和精气的变化，然后根据具体情况，采取相应的治疗措施。

黄帝问道：有的人睡不踏实，是什么原因？

伯高答道：是五脏有所损伤，或情志思虑，因而睡眠不能安宁。因为这种人在睡眠时，不能抛开自己的疾病或心事搁置不论。

黄帝问道：有的人不能仰卧，是什么原因？

伯高答道：肺为五脏六腑的华盖，邪盛犯肺，肺实则脉大，肺气不利，因而不能仰卧。

黄帝问道：有的人肌肉顽麻沉重，是什么原因？属于什么病？

伯高答道：这是由于营卫失调所致。营气虚则皮肉麻木，卫气虚则肢体不能举动，如果营卫两虚，那么知觉与运动都会出现障碍，这属于肉苛病，等到形体不受意志支配的时候，三十天左右就要死亡。

黄帝问道：有的人气逆不能安卧而呼吸有声；有的虽不能安卧，但呼吸无声；有的起居如常，仅呼吸时有声；有的能安卧，但行动就喘；有的不能安卧，不能行动，仍然气喘；有的不能安卧，卧下就喘。这是什么脏腑发生的病变呢？

伯高答道：不能安卧而呼吸有声音的，是阳明气逆所致。二足三阳经从头走足，其气应当下行，现在却逆而上行，使肺气受迫，故呼吸不利而有声。阳明是指胃的经脉而言，胃主受纳水谷，为六腑之海，胃气以降为顺。现在阳明经气上逆，胃气不能循常道下行，所以不能安卧，周易《下经》中说的"胃不和则卧不安"就是这个道理。有的人起居如常而呼吸有音的，这是由于肺的络脉之气逆乱，不能随经脉之气上下，因而留滞不行；络脉比较浅在，其病也较轻微，所以能够起居如常，仅是呼吸时有声。那些不能安卧，卧下就喘的，是由于水气犯肺的缘故。水气是循着津液运行的道路而流动的，肾为水脏，主津液，如果肾病，就不能正常地发挥主津液的功能，则水气上犯，客于肺脏而导致不能安卧和气喘，所以说不能安卧和气喘的病变是在肾。

心中惊悸，不能安眠，是水气凌心，脏腑之气游行不散的缘故，可取足三阴经的交会穴三阴交主治。

不能安卧，可取足太阳膀胱经的浮郄穴主治。

身体肿，皮肤痛而不能着衣，是邪气浸淫的缘故。病久肌肉顽麻则失去感觉，可取足阳明胃经的屋翳穴主治。

足太阳阳明手少阳脉动发目病第四

【原文】

黄帝问曰：余尝上青霄之台，中陛而惑，独瞑视之，安心定气，久而不解，被发长跪，俯而复视之，久不已，卒然自止，何气使然？

岐伯对曰：五脏六腑之精气，上注于目而为之精，精之裹者为眼。骨之精为瞳子，筋之精为黑睛，血之精为其络，气之精为白睛，肌肉之精为约束。裹契筋骨血气之精而与脉并为系，上属于脑，后出于项中。故邪中于头目，逢身之虚，其入深，则随眼系以入于脑，入则脑转，脑转则引目系急，目系急则目眩以转矣。邪中其精，则其精所中者不相比，不相比则精散，精散则视歧，故见两物也。目者，五脏六腑之精也，营卫魂魄之所常营也，神气之所生也。故神劳则魂魄散，志意乱，是故瞳子黑睛法于阴，白睛赤脉法于阳，故阴阳合揣而精明也。目者，心之使也，心者神之所舍也，故神分精乱而不揣，卒然见非常之处，精神魂魄散不相得，故曰惑。

曰：余疑何其然也，余每之东苑，未尝不惑，去之则复。余惟独为东苑劳神乎，何其异也？

曰：不然，夫心有所喜，神有所恶，卒然相感，则精气乱，视误故惑，神移乃复，是故间者为迷，甚者为惑。

目眦外决于面者为兑眦，在内近鼻者，上为外眦，下为内眦。

目色赤者，病在心；白色者，病在肺；青色者，病在肝；黄色者，病在脾；黑色者，病在肾；黄色不可名者，病在胸中。

诊目痛赤脉从上下者，太阳病；从下上者，阳明病；从外走内者，少阳病。

夫胆移热于脑，则辛頞鼻渊。鼻渊者，浊涕下不止，传为衄蔑瞑目，故得之气厥。

足阳明有侠鼻入于面者，名曰悬颅，属口，对入系目本。头痛引颔取之，视有过者取之，损有余，补不足，反者益甚。

足太阳有通项入于脑者，正属目本，名曰眼系。头目苦痛，取之在项中两筋间。入脑乃别，阴跷阳跷，阴阳相交，阳入阴出，阴阳交于兑眦，阳气盛则瞋目，阴气盛则瞑目。

目中赤痛，从内眦始，取之阴跷。

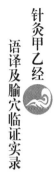

目中痛不能视，上星主之。先取譩譆，后取天牖、风池。

青盲，远视不明，承光主之。

目瞑，远视䀮䀮，目窗主之。

目䀮䀮，赤痛，天柱主之。

目眩无所见，偏头痛，引目外眦而急，颔厌主之。

目不明，恶风，目泪出憎寒，目痛目眩，内眦赤痛，目䀮䀮无所见，眦痒痛，淫肤白翳，睛明主之。

青盲无所见，远视䀮䀮，目中淫肤，白膜覆瞳子，目窗主之。

目不明，泪出，目眩懵，瞳子痒，远视䀮䀮，昏夜无见，目眴动，与项口参相引，㖞僻口不能言，刺承泣。

目痛口僻，泪出，目不明，四白主之。

目赤黄，颧窌主之。

睊目，水沟主之。

目痛不明，龈交主之。

目瞑身汗出，承浆主之。

青盲瞳目恶风寒，上关主之。

青盲，商阳主之。

瞙目，目䀮䀮，偏历主之。

眼痛，下廉主之。

瞙目，目䀮䀮，少气，灸手五里，左取右，右取左。

目中白翳，目痛泣出，甚者如脱，前谷主之。

白膜覆珠，瞳子无所见，解溪主之。

【译文】

黄帝问道：我曾经攀登非常高的台阶，走到台阶中部的时候，忽然视觉迷乱失常，我便闭上一侧眼睛看东西，并安心定气，经过很长时间，仍然不能解除。于是我又披散着头发，久久地跪在地上，低下头重新看看，也是很久不好，后来这种现象却突然自动消失。这是什么原因呢？

岐伯回答说：五脏六腑的精气，都上注于目，滋养眼睛，使眼能视物精明，因而眼就是五脏六腑精气汇聚之处。肾精濡养瞳子，肝精滋养黑睛，心精上注于血络，肺精滋养白睛，脾精上输于上下眼睑，它包裹网罗了筋骨血气之精与脉络相合构成了目系。目系向上连属于脑，向后出于项中。所以，当邪气侵入头目，遇到患者身体虚弱，邪气浸淫弥漫较深，就循着目系进入到脑，而发生头晕，头晕则引动目系，使目系拘急而出现目眩天转的症状。邪气影响到眼睛，眼看东西就不一致，则精气散乱，失去了滋养眼睛的作用而发生视歧，把一个东西看成为两个。眼睛是五脏六腑的精气汇聚之处，也是营卫魂魄经常营居的场所，又是精神、思维、意识活动外现的地方。所以，人的精神过度操劳，就会魂魄分散，意志紊乱。因为瞳子黑眼为肝肾之精气所注，属于阴，白睛赤脉为心肺精气所注，属于阳。如果阴阳相持，平衡协调，视物就能清晰明亮。眼睛是受心神支配的，心是主管精神意识思维活动的，所以神分精乱，则阴阳诸经之精气就不能相持协调，突然见到不同于一般的地方，精气魂魄不协调而散乱，因而发生视觉迷乱失常的惑症。

黄帝问道：我还有疑惑不解之处，比如我每次去东苑登高游览，没有一次不发生视觉迷乱的，离开那里就恢复正常。难道说我只有在东苑才劳神吗？不然，为什么会出现这种异常情况？

岐伯答道：不是这样。心神有喜恶的变化，突然交织在一起，就使精气散乱，因而视觉迷乱，离开之后，注意力一转移，就能恢复正常。所以症状轻的叫作迷，重的叫作惑。

目眦向外裂于面颊的是锐眦，在内靠近鼻的，上边为外眦，下边为内眦。目色赤的是病在心，目色白的是病在肺，目色黄的是病在脾，目色黑的是病在肾，目色黄而不适，不可名状的是病在胸中。

患者目痛，若赤脉自上向下的，属太阳经病；自下向上的，是阳明经病；从外向内的，是少阳经病。

如果胆积热于脑，则患者鼻梁有辛辣的感觉，而且发生鼻渊病。鼻渊病的症状是，鼻流浊涕不止，鼻渊日久可以发生鼻塞和视物不明，这是由于肝胆火盛，厥气上逆所致。

足阳明经脉有一支夹鼻进入面部，并与足少阳胆经交会于悬颅穴处，经脉下行连属于口，上行的对口入于目，系于目本。头痛牵引额部疼痛的，可以取本经局部腧穴治疗，颜面、五官疾患，也可取本经腧穴治疗。泻其有余，补其不足，反之就会加重病情。

足太阳经脉有一支通过项部入于脑中，直接连属于目本，名叫眼系。如果头目疼痛，可以取本经项中两筋间的玉枕穴。此脉由项部入脑后，分别连属阴跷阳跷两脉，两脉阴阳相交，阳气内入，阴气外出，阴跷与阳跷交会于目内眦，所以，当阴出于外阳跷脉满时，则阳气盛而目开；当阳入于内而阴跷脉满时，则阴气盛而目闭。

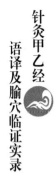

阴跷脉上达目内眦，因此，目赤肿痛，先从目内眦开始，可取与阴跷脉气相通的照海穴主治。

目痛，不能视物，治疗时，主穴取上星，配穴可先取譩譆，后取天牖和风池，以宣泄诸阳风热。

青盲，远视不清，可取足太阳膀胱经的承光穴主治。

双目不明，远视不清，可取足少阳胆经的目窗穴主治。

双目视物不清，赤痛，可取足太阳膀胱经的天柱穴主治。

目眩，看不见东西，偏头痛，牵引目外眦拘急，应取足少阳胆经的颔厌穴主治。

双目视物不清，恶风怕光，流泪憎寒，目痛目眩，目内眦赤痛，两眼昏花，视物不清，或眼角痒痛，眼皮湿润，睛生白翳，应取足太阳膀胱经的睛明穴主治。

青盲看不见东西，远看模糊不清，或眼中湿润，白翳遮盖瞳子，可取足少阳胆经的目窗穴主治。

视物不清，流泪，头昏目眩，瞳子发痒，远视不清，夜盲，眼睑跳动，与项、口相互牵引跳动，口眼歪斜，言謇语涩，应刺足阳明胃经的承泣穴。

目痛口歪，流泪，视物不清，可取足阳明胃经的四白穴主治。

目赤黄，可取手太阳小肠经的颧髎穴主治。

斜视，可取水沟穴主治。

目痛，视物不清，可取督脉的龈交穴主治。

视物不清，身体出汗，可取任脉的承浆穴主治。

青盲以及眼病恶风畏寒，可取足少阳经的上关穴主治。

青盲，可取手阳明大肠经的井穴商阳穴主治。

眼病，视物不清，可取手阳明大肠经的偏历穴主治。

眼痛，可取手阳明大肠经的下廉穴主治。

眼病，视物不清，呼吸气短，可以灸手阳明大肠经的手五里穴，用左病取右、右病取左的方法。

眼中生白翳，目痛流泪，病重的则有眼球好像要脱出的感觉。治疗时，可取手太阳小肠经的前谷穴主治。

目中白翳膜遮盖眼珠，看不到瞳孔，可取足阳明胃经的解溪穴主治。

手太阳少阳脉动发耳病第五

【原文】

暴厥而聋，耳偏塞闭不通，内气暴薄也。不从内外中风之病，故留瘦著也。

头痛耳鸣，九窍不利，肠胃之所生也。

黄帝问曰：刺节言发蒙者，刺腑俞以去腑病，何俞使然？

岐伯对曰：刺此者，必于白日中刺其听宫，中其眸子，声闻于外，此其俞也。

曰：何谓声闻于外？

曰：已刺以手坚按其两鼻窍，令疾偃，其声必应其中。

耳鸣，取耳前动脉。

耳痛不可刺者，耳中有脓，若有干揸抵，耳无闻也。

耳聋，取手、足小指次指爪甲上与肉交者，先取手，后取足。

耳鸣，取手中指爪甲上。左取右，右取左；先取手，后取足。

聋而不痛，取足少阳；聋而痛，取手阳明。

耳鸣，百会及颔厌、颅息、天窗、大陵、偏历、前谷、后溪皆主之。

耳痛聋鸣，上关主之，刺不可深。

耳聋鸣，下关及阳溪、关冲、掖门、阳谷主之。

耳聋鸣，头颔痛，耳门主之。

头重，颔痛引耳中，瞶瞶嘈嘈，和髎主之。

聋，耳中颠飕风，听会主之。

耳聋填填，如无闻，瞶瞶嘈嘈，若蝉鸣，鸡鹆鸣，听宫主之。下颊取之，譬如破声，刺此。

聋，翳风及会宗、下关主之。

耳聋无闻，天窗主之。

耳聋嘈嘈无所闻，天容主之。

耳鸣无闻，肩贞及腕骨主之。

耳中生风，耳鸣耳聋时不闻，商阳主之。

聋，耳中不通，合谷主之。

耳聋，两颞颥痛，中渚主之。

耳焞焞浑浑聋无所闻，外关主之。

435

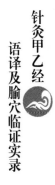

卒气聋，四渎主之。

【译文】

突然逆气上冲发生的耳聋，或一侧耳朵闭塞不通，是由于内气相互搏击而不协调所致。这种病既不是内风所致，也不是感受外风所发，所以患者肯定是消瘦露骨。

凡是头痛耳鸣，九窍不利，多是由于肠胃痞塞不通，腑气不降，逆气上冲导致。

黄帝问道：刺节篇中指出，发蒙，应该刺六腑的腧穴，以便祛除在腑的病邪，什么样的腧穴有这样的作用呢？

岐伯回答说：针刺这种病，必须是在白天，午间阳气正盛的时候，刺听宫穴，使针刺感应传达到瞳子，声闻于外，这就是刺腑腧的作用。

黄帝问道：什么叫声闻于外？

岐伯答道：针刺入穴位后，用手紧按两侧鼻孔，快速地屏住呼吸，耳内就会在针刺的同时相应地出现声响。

耳鸣，可取耳前动脉治疗。

耳痛而不可针刺的病症有：耳中有脓，或耳中有耵聍而听不到声音。

耳聋，应取手、足少阳经的井穴，先取手少阳，后取足少阳。

耳鸣，应取手中指爪甲附近的中冲穴治疗，采用左病刺右、右病刺左的方法；或先取手少阳三焦经腧穴，后取足少阳胆经的腧穴治疗。

耳聋而不痛的，可取足少阳胆经的腧穴治疗；耳聋而痛的，取手阳明大肠经的腧穴治疗。

耳鸣可取百会、颔厌、颅息、天窗、大陵、偏历、前谷、后溪主治。

耳痛、耳聋、耳鸣，应取上关穴主治，但不可深刺。

耳聋耳鸣，可取下关、阳溪、关冲、液门及阳谷穴主治。

耳聋耳鸣，头颔部疼痛，可取耳门穴主治。

头重，颔部疼痛牵引到耳中，耳鸣，可取和窌穴主治。

耳聋，耳中如风声作响，可取听会穴主治。

耳聋，耳中震响，听不到声音；或耳中声如蝉鸣鸟叫，可取听宫穴主治（"下颊取之，譬如破声，刺此"这十字《外台》无此，意义亦不详，故不译）。

耳聋，可取翳风、会宗及下关穴主治。

耳聋听不到声音，可取手太阳经的天窗穴主治。

耳聋耳鸣听不到声音，可取手太阳经的天容穴主治。

耳鸣听不到声音，可取手太阳经的肩贞和腕骨穴主治。

耳中如有风声，耳聋耳鸣，有时听不到声音，可取手阳明大肠经的井穴商阳穴主治。

耳聋，耳中闭塞不通，可取手阳明大肠经的合谷穴主治。

耳聋，双侧颞颥部疼痛，可取手少阳三焦经的中渚穴主治。

耳聋听不到声音，可取手少阳三焦经的外关穴主治。

突然逆气上冲而发生的耳聋，可取手少阳三焦经的四渎穴主治。

手足阳明脉动发口齿病第六

【原文】

诊龋痛，按其阳明之来，有过者独热。在左者左热，在右右热，在上上热，在下下热。

臂之阳明，有入頄遍齿者，名曰大迎，下齿龋取之臂。恶寒补之，不恶泻之。

足太阳有入頄遍齿者，名曰角孙，上龋齿取之在鼻与頄前。方病之时，其脉盛，脉盛则泻之，虚则补之。一曰取之出鼻外，方病之时，盛泻虚补。

齿动痛，不恶清饮，取足阳明；恶清饮，取手阳明。

舌缓漾下，烦闷，取足少阴。

重舌，刺舌柱以铍针。

上齿龋肿，目窗主之。

上齿龋痛，恶风寒，正营主之。

齿牙龋痛，浮白及完骨主之。

齿痛，颧窌及二间主之。

上齿龋，兑端及耳门主之。

齿间出血者，有伤酸，齿床落痛，口不可开，引鼻中，龈交主之。

颊肿，口急，颊车骨痛，齿不可以嚼，颊车主之。

上齿龋痛，恶寒者，上关主之。

厥，口僻，失欠，下牙痛，颊肿恶寒，口不收，舌不能言，不得嚼，大迎主之。

失欠，下齿龋，下牙痛，頷肿，下关主之。

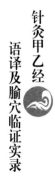

齿牙不可嚼，龈肿，角孙主之。

口僻不正，失欠脱颔，口噤不开，翳风主之。

舌下肿，难言，舌纵，喎戾不端，通谷主之。

舌下肿，难以言，舌纵，涎出，廉泉主之。

口僻，刺太渊，引而下之。

口中肿腥臭，劳宫主之。

口干下齿痛，恶寒颊肿，商阳主之。

齿龋痛，恶清，三间主之。

口僻，偏历主之。

口齿痛，温溜主之。

下齿龋，则上齿痛，掖门主之。

齿痛，四渎主之。

上牙龋痛，阳谷主之。

齿龋痛，合谷主之，又云少海主之。

舌纵，漾下，烦闷，阴谷主之。

【译文】

诊察龋齿痛，应切按手、足阳明经脉的搏动，搏动太过的是热邪侵犯阳明，邪在左则左热，邪在右则右热，邪在上则上热，邪在下则下热。

手阳明经脉，入于颛部而遍络于齿的叫作大迎。下齿龋痛，应取手阳明大肠经腧穴治疗。若恶寒的用补法，不恶寒的用泻法。

足太阳经脉有入于颛部而遍络于齿的，叫作角孙。上齿龋痛，应取鼻部及颛前的穴位治疗。正在疼痛的时候，其脉必盛，盛则泻之，虚则补之。一种说法是，当取眉外的穴位，正在疼痛的时候，盛则泻之，虚则补之。

牙齿松动、疼痛，不恶冷饮，应取足阳明胃经穴位治疗；恶冷饮，应取手阳明大肠经穴位治疗。

舌体弛缓，口边流涎，心中烦闷，可取足少阴肾经腧穴治疗。

重舌，可用铍针刺舌柱治疗。

上齿龋痛，肿胀，可取目窗穴主治。

上齿龋痛，恶风畏寒，可取正营穴主治。

牙齿龋痛，可取浮白及完骨穴主治。

牙痛，可取颛窌及二间穴主治。

上齿龋痛，可取兑端及耳门穴主治。

牙缝出血，因过食酸味而牙根疼痛，张口困难，痛引鼻中，可取龈交穴主治。

颊肿，口部拘急，下颌角痛，不能嘴嚼东西，可取足阳明胃经的颊车穴主治。

上齿龋痛，恶寒，可取手少阳与足阳明的交会穴上关主治。

四肢厥冷，口眼歪斜，不能张口，下牙疼痛，颊部肿胀，身体恶寒，口边流涎，舌不能言，牙不能嚼，可取手足阳明的交会穴大迎主治。

不能张口，下齿龋痛，眼眶下部肿胀，可取足少阳、足阳明的会穴下关主治。

齿痛不可嘴嚼，牙龈肿胀，可取手足太阳与手足少阳之交会穴角孙主治。

口歪，不能张口，可取手足少阳的交会穴翳风主治。

舌下肿胀，言语困难，舌纵缓，口歪斜，可取冲脉与足少阴的交会穴通谷主治。

舌下肿胀，说话困难，舌纵缓，口流涎，可取任脉的廉泉穴主治。

口歪斜，可刺太渊，以引邪而泻之。

口中肿胀，口臭，可取劳宫穴主治。

下齿疼痛，身体恶寒，眼眶下肿，可取手阳明大肠经的井穴商阳主治。

龋齿疼痛，恶饮清冷，可取手阳明大肠经的三间穴主治。

口歪斜，可取手阳明大肠经的偏历穴主治。

牙痛，可取手阳明大肠经的温溜穴主治。

下齿龋痛，上齿也痛，可取手少阳经的液门穴主治。

牙痛，可取手少阳经的四渎穴主治。

上牙龋痛，可取手太阳经的阳谷穴主治。

龋齿疼痛，可取手阳明经的合谷穴主治，又一说可以取手少阳经的少海穴主治。

舌体纵缓，口边流涎，胸中烦闷，可取足少阴经的合穴阴谷主治。

血溢发衄第七

【原文】

暴痹内逆，肝肺相薄，血溢鼻口，取天府，此为胃之大腧五部也。

衄而不衃，血流，取足太阳；衃，取手太阳。不已刺腕骨下，不已刺腘中出血。

鼻鼽衄，上星主之；先取譩譆，后取天牖、风池。

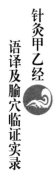

鼻管疽，发为厉，脑空主之。

鼻鼽不利，窒洞气塞，喎僻多洟鼽衄有痈，迎香主之。

鼻鼽洟出，中有悬痈，宿肉，窒洞不通，不知香臭，素窌主之。

鼻窒口僻，清洟出，不可止，鼽衄有痈，禾窌主之。

鼻中息肉不利，鼻头额頞中痛，鼻中有蚀疮，龈交主之。

鼻鼽不得息，不收洟，不知香臭，及衄不止，水沟主之。

衄血不止，承浆及委中主之。

鼻不利，前谷主之。

衄，腕骨主之。

【译文】

突发热病而热结于内，使气机逆乱，肝肺之气交迫，而口鼻流血，应取手太阴经的天府穴，这是胃的大腧五部之一。

鼻衄，出血不止，带有血块的血直流，应取足太阳膀胱经的腧穴治疗。若带有血块的血大流不止，应取手太阳小肠经的腧穴治疗。若针刺后未愈，可刺腕骨下的腕骨穴；再不愈，可刺委中出血。

鼻塞及出血，可取督脉的上星穴主治；治疗时，先取譩譆，后取天牖及风池穴。

鼻管疽，发为厉风的，可取足少阳胆经的脑空穴主治。

鼻塞不利，口歪多涕，或鼻塞流血而有痈肿，可取手足阳明经的交会穴迎香主治。

鼻塞、鼻衄或流涕，鼻生痈肿或息肉，以致鼻孔窒塞不通，嗅觉失灵，可取督脉的素窌穴主治。

鼻塞口歪，清涕不止；或鼻塞、鼻衄，鼻中生痈，可取手阳明经的禾窌穴主治。

鼻中生有息肉，以致呼吸不利，鼻头、鼻梁及额部疼痛，或鼻中生疮若虫食一般，可取督脉的龈交穴主治。

鼻塞不得呼吸，鼻涕自流，嗅觉失灵，或衄血不止，可取督脉的水沟穴主治。

衄血不止，可取任脉的承浆及足太阳经的合穴委中主治。

鼻不通利，可取手太阳经的荥穴前谷主治。

鼻出血，可取手太阳经的原穴腕骨主治。

手足阳明少阳脉动发喉痹咽痛第八

【原文】

喉痹不能言，取足阳明；能言，取手阳明。

喉痹，完骨及天容、气舍、天鼎、尺泽、合谷、商阳、阳溪、中渚、前谷、商丘、然谷、阳交悉主之。

喉痹咽肿，水浆不下，璇玑主之。

喉痹食不下，鸠尾主之。

喉痹咽如哽，三间主之。

喉痹不能言，温溜及曲池主之。

喉痹气逆，口㖞，喉咽如扼状，行间主之。

咽中痛，不可内食，涌泉主之。

【译文】

喉痹，不能言语的，应取足阳明胃经的腧穴治疗；能言语的，则取手阳明大肠经的腧穴治疗。

喉痹，下列各穴都可选为主治穴位：完骨、天容、气舍、天鼎、尺泽、合谷、商阳、阳溪、中渚、前谷、商丘、然谷及阳交穴。

喉痹咽肿，以致水浆不能咽下，可取任脉的璇玑穴主治。

喉痹不能进食，可取任脉的鸠尾穴主治。

喉痹，咽中如有物梗塞，可取手阳明经的三间穴主治。

喉痹不能言语，可取手阳明大肠经的温溜及曲池穴主治。

喉痹，气机上逆，口歪斜，咽喉如有用手掐住的感觉，可取足厥阴肝经的荥穴行间治疗。

咽痛，不能进食，应取足少阴肾经的井穴涌泉治疗。

气有所结发瘤瘿第九

【原文】

瘿，天窗及臑会主之。

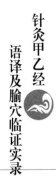

瘤瘿,气舍主之。

【译文】

瘿病,可取手太阳经的天窗穴及手阳明大肠经的臑会穴主治。

瘤病,可取足阳明胃经的气舍穴主治。

妇人杂病第十

【原文】

黄帝问曰:人有重身,九月而瘖,此为何病?

岐伯对曰:胞之络脉绝也。胞络者,系于肾,少阴之脉贯肾,系舌本,故不能言。无治也,当十月复。《刺法》曰:无损不足,益有余,以成其辜。所谓无损不足者,身羸瘦,无用镵石也。无益其有余者,腹中有形而泄之,泄之则精出而病独擅中,故曰成辜。

曰:何以知怀子且生也?

曰:身有病而无邪脉也。

诊女子,手少阴脉动甚者,妊子也。乳子而病热脉悬小,手足温则生,寒则死。

乳子中风,病热喘渴,肩息,脉实大。缓则生,急则死。

乳子下赤白,腰俞主之。

女子绝子,阴挺出,不禁白沥,上窌主之。

女子赤白沥,心下积胀,次窌主之。

腰痛不可俯仰次窌主之,先取缺盆,后取尾骶。

女子赤淫时白,气癃,月事少,中窌主之。

女子下苍汁,不禁赤沥,阴中痒痛,引少腹控䏚,不可俯仰,下窌主之。刺腰尻交者,两胂上,以月死生为痏数,发针立已。

肠鸣泄注,下窌主之。

妇人乳余疾,肓门主之。

乳痈,寒热短气,卧不安,膺窗主之。

乳痈,凄索寒热,痛不可按,乳根主之。

绝子,灸脐中,令有子。

女子手脚拘挛,腹满,疝,月水不通,乳余疾,绝子阴痒,阴交主之。

442

腹满疝积，乳余疾，绝子阴痒，刺石门。

女子绝子，衃血在内不下，关元主之。

女子禁中痒，腹热痛，乳余疾，绝子内不足，子门不端，少腹苦寒，阴痒及痛，经闭不通，中极主之。

妇人下赤白沃，阴中干痛，恶合阴阳，少腹膜坚，小便闭，曲骨主之。

女子血不通，会阴主之。

妇人子脏中有恶血内逆满痛，石关主之。

月水不通，奔豚泄气，上下引腰脊痛，气穴主之。

女子赤淫，大赫主之。

女子胞中痛，月水不以时休止，天枢主之。

小腹胀满痛，引阴中，月水至则腰脊痛，胞中瘕，子门有寒，引髋髀，水道主之。

女子阴中寒，归来主之。

女子月水不利，或暴闭塞，腹胀满癃，淫泺身热，腹中绞痛，癞疝阴肿，及乳难，子上抢心，若胞衣不出，众气尽乱，腹满不得反复，正偃卧，屈一膝，伸一膝，并气冲，针上入三寸，气至泻之。

妇人无子，及少腹痛，刺气冲主之。

妇人产余疾，食饮不下，胸胁楮满，目眩足寒，小便难，心切痛，善噫，闻酸臭，酸痹，腹满，少腹尤大，期门主之。

妇人少腹坚痛，月水不通，带脉主之。

妇人下赤白，里急瘛疭，五枢主之。

妒乳，太渊主之。

绝子，商丘主之，穴在内踝前宛宛中。

女子疝瘕，按之如以汤沃其股，内至膝，飧泄，灸刺曲泉。

妇人阴中痛，少腹坚急痛，阴陵泉主之。

妇人漏下，月闭不通，逆气腹胀，血海主之。

月事不利，见血而有身反败，阴寒，行间主之。

乳难，太冲及复溜主之。

女子疝，及少腹肿，溏泄，癃，遗溺，阴痛，面尘黑，目下眦痛，太冲主之。

女子少腹大，乳难，嗌干，嗜饮，中封主之。

女子漏血，太冲主之。

女子侠脐疝，中封主之。

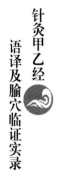

大疝绝子，筑宾主之。

女子疝，小腹肿，赤白淫，时多时少，蠡沟主之。

女子疝瘕，按之如以汤沃两股中，少腹肿，阴挺出痛，经水来下，阴中肿，或痒，漉青汁若葵羹，血闭无子，不嗜食，曲泉主之。

妇人绝产，若未曾生产，阴廉主之。刺入八分，羊矢下一寸是也。

妇人无子，涌泉主之。

女子不字，阴暴出，经水漏，然谷主之。

女子不下月水，照海主之。

妇人淋漓，阴挺出，四肢淫泺，心闷，照海主之。

月水不来而多闭，心下痛，目䀮䀮不可远视，水泉主之。

妇人漏血，腹胀满，不得息，小便黄，阴谷主之。

乳痈有热，三里主之。

乳痈惊痹，胫重，足跗不收，跟痛，巨虚下廉主之。

月水不利，见血而有身则败，及乳肿，临泣主之。

女子字难，若胞不出，昆仑主之。

【译文】

黄帝问道：妇女怀孕到九个月时，有的出现声音嘶哑或不能发音，这是什么病？

岐伯回答说：这是由于胞中的络脉阻塞不通的缘故。胞中的络脉连系于肾脏，少阴肾脉属于肾脏，上系于舌本。由于妊娠九个月左右，胎体膨大，胞脉被阻，水液不能上荣舌本，所以不能言语。这种症状不需要治疗，等到十个月分娩以后，胞络畅通，自然可以恢复。《刺法》说：不要损不足，益有余，以免因误治而造成疾病。所谓"不足"，是指身体瘦弱，不可用针刺的方法治疗，以免损伤人体的正气。"无益其有余"，是指已有身孕，如果再用针刺治疗，就会使精气外泄而损伤胎气，使胎死腹中，留着不去，而病独居于胞中，这就是误治而导致的病变。

黄帝问道：怎么能够知道是怀孕和生育呢？

岐伯答道：身体有闭经、呕吐，腹部变大等与疾病相似的症状，而脉象正常，就可诊为怀孕。

诊断妇女是否怀孕，可以察手少阴经的脉动情况，若搏动比较明显，是已怀孕。哺乳期间的妇女发生热病，脉悬小，若手足温的是元气未绝，主生；手足寒的是元阳衰败，主死。

哺乳期间的妇女病发中风，发热、气促、喘息而肩动，口渴，脉象实大。若脉实大而缓，主生；脉实大而急，主死。

哺乳期间的妇女赤白带下，应取督脉上的腰俞穴主治。

女子不孕，子宫脱垂，白带淋漓不止，可取足太阳经的上髎穴主治。

女子赤白带下，淋漓不止，心下积聚胀满，可取足太阳膀胱经的次髎穴主治。

腰痛不可俯仰，治疗时先取缺盆，后取尾骶。

女子阴道流出赤色分泌物，有时流出白色浊物，膀胱气虚而小便癃闭，月经少，可取足太阳膀胱经的中髎穴主治。

女子阴道流出苍青色分泌物，带下色赤，淋漓不止，阴中痒痛，少腹拘急牵引至胁下，不能俯仰，可取足太阳膀胱经的下髎穴主治。针刺腰骶臀部及髂嵴以下肌肉丰厚处的穴位，要以月的盈亏为针刺的次数，出针后，疾病立即痊愈。

肠鸣，泄痢如注，可取足太阳膀胱经的下髎穴主治。

妇女哺乳期间的其他疾病，均可取足太阳经脉肓门穴主治。

乳痈，恶寒发热，呼吸气短，睡眠不安，可取足阳明胃经的膺窗穴主治。

乳痈，恶寒发热，疼痛拒按，可取足阳明胃经的乳根穴主治。

女子不孕，灸任脉的神阙穴，可使其怀孕。

女子手脚拘挛，腹部胀满，寒疝疼痛，闭经，以及哺乳期间的其他疾病和不孕症，阴中作痒，可取任脉的阴交穴主治。

或腹部胀满，寒疝积聚，以及哺乳期间的其他疾患和不孕症，阴中作痒，也可刺任脉的石门穴主治。

女子不孕，有血块聚集在体内不能排出，可以取任脉的关元穴治疗。

女子阴中作痒，腹部热痛，及哺乳期间的其他疾患，或正气衰败，子宫外口不正，少腹寒冷，阴部痒痛，经闭不通，可取任脉的中极穴主治。

妇女赤白带下，量多；或阴道干痛，厌恶性交，少腹胀满坚硬，小便闭塞不通，可取任脉的曲骨穴主治。

女子闭经，应取会阴穴主治。

妇女子宫中有瘀血留着在内，小腹胀满疼痛，应取冲脉与足少阴肾经的交会穴石关主治。

女子经闭，逆气上冲如奔豚，上下牵引腰脊疼痛，应取冲脉与足少阴肾经的交会穴气穴治疗。

女子带下色赤，量多，应取冲脉与足少阴肾经的交会穴大赫治疗。

女子子宫中疼痛，月经不按时停止，可取足阳明胃经的天枢穴主治。

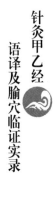

小腹胀满，疼痛，牵引到阴中，月经来时则腰脊疼痛，子宫中有包块，子宫外口有寒邪，寒痛牵引到髋骨和股骨，可取足阳明胃经的水道穴主治。

女子阴部寒冷，可取足阳明胃经的归来穴主治。

女子经来不畅，或突然闭经，腹部胀满，小便不利，困乏身热，腹中绞痛，癞疝而前阴肿胀，以及乳汁不下，胞宫之气上逆冲心，或胎儿娩出后，胎盘留滞不出，以致诸经气机逆乱，腹满不能翻身，正面仰卧，须屈一膝，伸一膝，上述病，均可刺足阳明经的气冲穴，沿皮平刺，针尖向上刺入三寸，等到针下有得气的感觉后，行泻法。

妇女不孕，少腹疼痛，可刺足阳明胃经的气冲穴主治。

妇女产后的各种疾病，食饮不进，胸胁支满，目眩，脚冷，心绞痛，时常嗳气，能闻到酸臭气味，四肢痹痛，肿胀，腹满，少腹部尤甚，应取期门穴主治，以调和肝脾。

妇女少腹坚硬疼痛，闭经，应取足少阳与带脉的交会穴带脉穴主治。

妇女带下赤白，腹内拘急抽搐，可取足少阳与带脉之会五枢穴主治。

因乳汁蕴结而发的妒乳疮，可取手太阴肺经的太渊穴主治。

不孕，应取足太阴脾经的商丘穴主治，商丘穴在内踝前下方凹陷中。

女子疝瘕病，用手按之，就如用热汤浇灌其股部一样，内侧至膝部，兼有飧泄，可取足厥阴肝经的合穴曲泉治疗，采用温针灸的方法。

妇女阴中疼痛，少腹坚硬拘急疼痛，可取足太阴脾经的合穴阴陵泉主治。

妇女患崩漏病，或经闭不通、气逆腹胀，可取足太阴脾经的血海穴主治。

月经不调，或妊娠因下血而流产，阴部寒冷，可取足厥阴肝经的荥穴行间主治。

乳痈，可取足厥阴肝经的太冲及足少阴肾经的复溜穴主治。

女子患疝病，少腹肿，大便溏泄，小便不利，遗尿，阴中疼痛，面色灰黑，下眼睑痛，可取足厥阴肝经的太冲穴主治。

女子少腹大，产后乳少或不下，咽干，喜饮水，可取足厥阴肝经的中封穴主治。

女子前阴下血不止，可取太冲穴主治。

女子夹脐疝痛，可取中封穴主治。

妇女因大疝病而致的不孕症，可取足少阴经的筑宾穴主治。

女子疝病，小腹肿胀，赤白带下，量时多时少，可取足厥阴肝经的络穴蠡沟主治。

女子患疝瘕病，按之若用热汤浇灌两股中一样，少腹肿，子宫脱垂而痛，行经时阴中肿胀，或痒，或有青色菜汤样水液自阴道流出，或经闭不孕，不欲饮食，可取足厥阴肝经的合穴曲泉主治。

妇人不孕，若从未生育过，可取足厥阴肝经的阴廉穴主治（后"刺入八分，羊矢下一寸是也"义不通，故不译）。

妇人不孕，可取足少阴肾经的井穴涌泉主治。

女子不孕，卒然子宫脱垂，月经漏下不止，可取足少阴肾经的然谷穴主治。

女子闭经，可取足少阴肾经的照海穴主治。

妇女子宫脱垂，四肢酸痛无力，心中烦闷，可取照海穴主治。

女子月经延期不来，或者经闭，心下痛，双目昏花不能远视，应取足少阴肾经的水泉穴主治。

妇女漏血不止，腹胀满，呼吸气短，小便色黄，可取足少阴肾经的阴谷穴主治。

乳痈发热，应取足阳明胃经的足三里穴主治。

乳痈，惊痹，下肢沉重，足背弛缓，脚跟疼痛，可取小肠经的下合穴，即足阳明胃经的下巨虚主治。

行经不畅，或妊娠因下血而流产，以及乳房肿胀，可取足少阳胆经的足临泣穴主治。

女子难产，或分娩后胎盘不下，可取足太阳膀胱经的昆仑穴主治。

小儿杂病第十一

【原文】

婴儿病，其头毛皆逆上者死。

婴儿耳间青脉起者，瘛，腹痛。大便青瓣，飧泄，脉大，手足寒，难已；飧泄，脉小，手足温者，易已。

刺惊痫脉五，针手、足太阴各五，刺经，太阳者五，刺手少阴经络傍者一，足阳明一，上踝五寸，刺三针。

小儿惊痫，本神及前顶、囟会、天柱主之；如反视，临泣主之。

小儿惊痫，瘛疭，脊急强，目转上插，缩筋主之。

小儿惊痫，瘛疭脊强，互相引，长强主之。

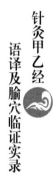
小儿食晦头痛，譩譆主之。

小儿痫发，目上插，攒竹主之。

小儿脐风，目上插，刺丝竹空主之。

小儿痫瘈，呕吐泻注，惊恐失精，瞻视不明，眵瞢，瘈脉及长强主之。

小儿痫喘，不得息，颅息主之。

小儿惊痫，如有见者，列缺主之，并取阳明络。

小儿口中腥臭，胸胁榰满，劳宫主之。

小儿咳而泄，不欲食者，商丘主之。

小儿痫瘈，手足扰，目昏，口噤，溺黄，商丘主之。

小儿痫瘈，遗清溺，虚则病诸瘕癫，实则闭癃，小腹中热，善寐，大敦主之。

小儿脐风，口不开，善惊，然谷主之。

小儿腹满，不能食饮，悬钟主之。

小儿马痫，仆参及金门主之。

风从头至足，痫瘈，口闭不能开，每大便腹暴满，按之不下，噫，悲，喘，昆仑主之。

【译文】

婴儿病，患儿头发均向上竖起、干枯，是肾阴枯竭，不能上荣所致，多属死证。

婴儿病，耳间出现青脉、抽搐、腹痛的，多主肝胆疾患。大便色青，其中夹有乳瓣，或泻痢完谷不化，脉象虽大，但手足发凉的，为阳气将脱，病难治愈。泻痢完谷不化，脉虽细小，但手足温的，是脾阳未败，病易治愈。

治疗小儿惊痫病，可针刺手、足太阴脉各五次，刺经脉，针刺太阳经五次，刺手、足少阴经旁络脉各一次，足阳明一次，在踝上五寸处刺三针。

小儿惊痫病，应取足少阳经的本神穴，督脉的前顶、囟会穴，以及足太阳经的天柱穴。若兼见目反上视的症状，可加刺足少阳胆经的足临泣穴治疗。

小儿惊痫病，四肢抽搐，角弓反张，目转上视，可取督脉的筋缩穴主治。

小儿惊痫病，四肢抽搐，脊背强直，肢体相互牵引，可取督脉的长强穴主治。

小儿食晦病，头痛，可取足太阳经的譩譆穴主治。

小儿痫病发作，目转上视，可取足太阳经的攒竹穴主治。

小儿脐风，目转上视，可取足少阳经的丝竹空穴主治。

小儿惊痫，筋脉抽搐，呕吐，泻痢如注，惊恐不安，双目失神，视物不清，眼中有黄色分泌物，应取手少阳经的瘈脉穴和督脉的长强穴主治。

小儿惊痫病，喘促呼吸不利，可取颅息穴主治。

小儿惊痫病，发病时患儿妄见怪异，可取手太阴肺经的列缺穴主治，同时可取手阳明经的络穴偏历。

小儿口中腥臭，胸胁支撑胀满，为邪热在心肺，当取手厥阴经的荥穴劳宫穴主治。

小儿咳嗽，泄泻，不想进食，可取足太阴脾经的商丘穴主治。

小儿痫病，筋脉抽搐，手足相互牵引、躁扰，双目昏花，牙关紧闭，小便色黄，可取商丘穴主治。

小儿痫病，筋脉抽搐，遗清尿，正气亏虚则发生惊痫，抽搐；邪气盛实则小便闭塞或不利，以及小腹中热，嗜睡，可取足厥阴肝经的大敦穴主治。

小儿脐风，口噤不开，易惊，可取足少阴肾经的荥穴然谷穴主治。

小儿腹部胀满，不能进食，可取足少阳经的悬钟穴主治。

小儿马痫，可取足太阳与阳跷的交会穴仆参，以及足太阳之郄穴金门主治。

风邪侵入太阳经，从头到足，病发惊痫，抽搐，口噤不开；或每当大便时，腹部突然胀满，按之不下；或者嗳气，易哭，喘促，可取足太阳经的昆仑穴主治。

下 篇

腧穴临证

◉ 神庭

不寐：高频电针神庭、印堂穴为主。［新中医，2001，33（10）：46-47］

呆僵：针灸神庭透上星穴为主。［中医杂志，2001，42（2）：86-87］

失眠：针刺百会、神庭穴为主。［针灸临床杂志，2006，22（9）：38-39］

抑郁症：针刺百会、神庭、神门穴。［新中医，2007，39（8）：64-65］

原发性失眠：电针百会、神庭穴。［四川中医，2014，32（5）：154-156］

脑卒中后认知障碍：针刺百会、神庭联合康复训练治疗。［中国针灸，2016，36（8）：803-806］

慢性鼻窦炎：神庭透印堂、迎香、鼻通、风池、合谷穴。［中国社区医师，2016，32（3）：101-101］

带状疱疹：针刺神庭、头维，头临泣、合谷，百会穴。

颅脑损伤后遗症：针刺神庭、头维、百会、左曲池、手三里、合谷、足三里、三阴交、悬钟、太冲、太溪穴。［针灸临床杂志，2000，16（10）：52-53］

◉ 曲差

偏头痛：曲差、头临泣、风池穴，针刺加电刺激；**腰背扭伤**：曲差、头临泣、委中穴，针刺加电刺激。［四川中医，1999，17（1）：53-54］

左上睑提肌麻痹：曲差、攒竹、阳白、丝竹空穴，针刺加电刺激。［山东医药，1993，（7）：16］

◉ 本神

血管性痴呆：针刺四神聪、本神、人中、丰隆、三阴交、太溪、肾俞穴。［陕西中医，2005，26（4）：360］

血管性痴呆：针刺神庭、本神、四神聪穴。［上海针灸杂志，2005，24（6）：12-15］

◉ 头维

气血瘀滞型经行头痛：头维穴三棱针放血。［按摩与康复医学，2015，6（7）：28-29］

偏头痛：针刺头维、厉兑穴。［上海中医药杂志，2012，46（3）：61-61］

经前头痛：头维穴点刺放血。［中国针灸，2014，34（10）：945-945］

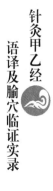
偏头痛：头维穴十字刺。［陕西中医，2007，28（8）：1067－1068］

带状疱疹遗留痛：针刺神庭、头维、头临泣、百会、合谷。

颅脑损伤后遗症：针刺神庭、头维、百会、曲池、手三里、足三里、三阴交、悬钟、太冲、太溪、合谷穴。［针灸临床杂志，2000，16（10）：51－52］

偏头痛：电针翳风、风池、太阳、头维穴。［针灸临床杂志，1992，8（6）：45－46］

◉上星

脑卒中偏瘫：上星透囟会穴。［中国医药指南，2009，（12）：65－66］

聚星障：艾灸上星穴。［中国针灸，1994，14（S1）：235－236］

毛发衰老：针刺上星、百会、风池穴。［甘肃中医学院学报，2003，20（2）：47－47］

荨麻疹：上星配风池穴；**支气管哮喘**：上星配人中穴；**输液反应**：上星配少商；**过敏性结肠炎**：上星配关元穴。［中国针灸，1993，13（1）：25－26］

中风偏瘫：针刺百会、上星为主。［上海针灸杂志，2009，28（5）：285－286］

慢性咽炎：上星留针。［医学信息，2013，26（8）：570－570］

失眠：上星穴透百会穴。［针灸临床杂志，1997，13（11）：13－14］

◉囟会

脑卒中偏瘫：上星透囟会穴。［中国医药指南，2009，7（12）：65－66］

紧张性头痛：灸囟会加中药外敷。［山东中医杂志，2001，20（8）：479－480］

新生儿破伤风：灸神阙、囟会穴。［中国针灸，1999，19（12）：724－724］

◉前顶

原发性高血压：百会透刺前顶穴。［世界中医药，2014，9（12）：1616－1618］

顽固失眠：百会透前顶穴。［中国针灸，1993，13（3）：50－50］

◉百会

眩晕：灸百会穴。［中国民间疗法，2013，21（8）：11－12］

椎动脉型颈椎病：针刺百会穴。［实用中医药杂志，2009，25（3）：196－198］

原发性高血压：针刺开"四关"加百会穴温针灸。［中国针灸，2003，23（4）：193－195］

失眠症：杵针百会穴八阵结合足疗。［辽宁中医杂志，2009，36（4）：617 – 618］

小儿肺虚感寒型过敏性鼻炎：百会穴隔物灸。［辽宁中医药大学学报，2016，18（10）：194 – 196］

功能性经期紊乱：针百会穴、灸关元穴。［现代中医临床，2016，23（2）：21 – 23］

急救：针灸人中、涌泉、百会、十宣急救要穴。［实用中医内科杂志，2013，27（8S）：77 – 78］

遗尿症：针灸百会穴。［针灸临床杂志，1995，11（Z1）：20 – 21］

毛发衰老：针刺上星、百会、风池穴。［甘肃中医学院学报，2003，20（2）：47 – 47］

便秘：长强、百会、大肠俞、会阴穴针刺，然后于会阴穴注射消痔灵。［中国针灸，2003，23（11）：649 – 650］

缺血性中风：艾灸百会穴。［现代中西医结合杂志，2014，23（13）：1369 – 1371］

失眠：艾灸百会、三阴交穴。［世界中医药，2016，11（B03）：1096 – 1096］

输液发热反应：艾灸百会穴。［齐齐哈尔医学院学报，2004，25（7）：799 – 799］

椎动脉型颈椎病：百会穴压灸。［按摩与康复医学，2012，3（21）：181 – 181］

抑郁性失眠症：强刺百会穴。［中华中医药学刊，2011，29（12）：2608 – 2609］

抑郁症：电针百会、印堂穴。［天津中医，1998，15（3）：124 – 125］

椎动脉型颈椎病：百会压灸联合针刺。［实用医学杂志，2012，28（11）：1905 – 1908］

老年性眩晕：针刺配合艾灸百会穴。［中国疗养医学，2016，25（5）：477 – 478］

颈性眩晕：针刺百会穴。［中医学报，2010，25（1）：180 – 182］

抑郁症：针刺百会、神门穴。［针灸临床杂志，2007，28（7）：52 – 54］

眩晕症：艾灸百会穴。［黑龙江中医药，1989，（1）：30 – 31］

降血压：灸百会穴。［针灸学报，1991，7（3）：33 – 34］

失眠症：长时间刺激百会穴。［中国中医药科技，2017，24（1）：115 – 116］

中风后失语症：重灸百会穴。［时珍国医国药，2016，27（5）：1136 – 1138］

老年性痴呆：针灸百会、涌泉穴。［中国老年学杂志，2016，36（12）：2916 - 2917］

血管性痴呆：针刺百会、人中、神门穴。［云南中医中药杂志，2005，26（1）：41 - 43］

颈性眩晕：艾灸百会穴加磁贴。［世界医学杂志，2001，5（4）：80 - 81］

中风偏瘫：针刺百会、上星为主。［上海针灸杂志，2009，28（5）：285 - 286］

颈性眩晕：压灸百会穴为主。［针刺研究，2000，25（2）：124 - 126］

中风后失语症：百会穴埋线为主。［中国医药学报，2001，16（3）：78 - 78］

中风后抑郁症：针刺百会穴。［中华中医药学刊，2007，25（2）：275 - 277］

椎动脉型颈椎病：百会压灸配合针刺。［现代养生，2014，（2）：197 - 197］

中风后抑郁：电针百会、印堂穴。［中医药学报，1996，24（2）：33 - 34］

急性脑出血：百会、太阳穴配伍针刺。［中医杂志，1994，35（5）：276 - 277］

脑卒中后认知障碍：电针百会、神庭穴配合康复训练。［中医学报，2013，28（4）：608 - 610］

慢性脑供血：艾灸百会结合推拿。［针灸临床杂志，2011，27（10）：31 - 33］

中风后抑郁：电针百会、印堂穴。［中国针灸，1996，16（8）：23 - 24］

失眠症：百会穴温盒灸。［浙江中医杂志，2014，49（10）：755 - 755］

椎动脉型颈椎病：压灸百会穴。［内蒙古中医药，2013，32（22）：62 - 62］

抑郁症：灸百会穴。［医药世界，2006，（6）：72 - 73］

颈性眩晕：压灸百会穴为主。［针灸临床杂志，2000，16（6）：50 - 51］

脑梗塞后神经功能障碍：电针百会、风府穴。［针灸临床杂志，2015，31（6）：17 - 20］

颈性眩晕：压灸百会穴。［新中医，2000，32（3）：21 - 21］

中风后轻度认知功能损害：针刺百会穴和风府穴。［中医药学报，2012，40（2）：116 - 117］

颈性头痛：百会穴指压振颤推拿手法。［中国保健营养：下半月，2012，（8）：3517 - 3518］

脑梗塞：针刺百会穴。［上海中医药杂志，2006，40（6）：19 - 20］

眩晕：多头火针刺百会穴。［中国民间疗法，2013，21（6）：18 - 18］

颈性眩晕：压灸百会穴结合陈氏仰卧位整复手法。［实用医学杂志，2005，21（14）：1593 - 1594］

脑卒中后失眠症：针刺百会穴。[实用中西医结合临床，2010，10（5）：21 - 22]

脑卒中后便秘：指叩百会穴联合指梳发法。[内科，2016，11（5）：729 - 730]

眩晕：百会穴无瘢痕灸配合葛根素。[上海针灸杂志，2009，28（7）：401 - 402]

感音神经性耳聋：温针灸百会穴为主。[湖北中医杂志，2014，36（2）：63 - 63]

高血压病：百会穴放血。[北京中医，2001，20（2）：44 - 44]

中风后抑郁症：加强扬刺百会穴。[国际中医中药杂志，2012，34（3）：281 - 282]

颈性眩晕：加味半夏白术天麻汤配合艾灸百会穴。[吉林中医药，2011，31（3）：240 - 241]

脾胃失和型失眠：针刺脐周穴与百会穴。[慢性病学杂志，2016，17（2）：198 - 199]

早中期帕金森病：针刺舞蹈震颤控制区、四关穴、百会穴。[云南中医学院学报，2014，37（6）：27 - 29]

失眠：刺五加片口服与按摩百会穴。[中国中医药现代远程教育，2010，8（15）：47 - 47]

急性腰扭伤：百会穴透刺。[针灸临床杂志，2002，18（6）：48 - 48]

椎动脉型颈椎病：百会压灸配合针刺。[亚太传统医药，2014，10（8）：63 - 64]

老年性痴呆：针刺百会、大椎穴。[针灸临床杂志，2007，23（9）：42 - 43]

原发性失眠：电针百会、神庭穴为主。[四川中医，2014，32（5）：154 - 156]

缺血性眩晕：百会实按灸结合针刺。[中医药临床杂志，2015，27（1）：53 - 55]

颈源性眩晕：针刺风池、颈夹脊、百会穴。[世界中医药，2016，11（12）：2774 - 2777]

失眠症：针刺百会、神庭穴为主。[针灸临床杂志，2006，22（9）：38 - 39]

低血压：针灸百会穴为主。[上海针灸杂志，1998，17（4）：8 - 8]

中风后抑郁：电针百会、印堂配合背俞穴走罐。[现代中医临床，2016，23（4）：36 - 38]

急性期脑梗死合并认知功能障碍：梅花针叩刺百会、四神聪穴。[针灸临床杂

下篇 腧穴临证

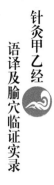

志，2014，30（1）：26－28]

儿童神经官能症：针刺百会、四神聪穴为主。[暨南大学学报：自然科学与医学版，1993，14（4）：85－88]

◉后顶

颈肩腰腿痛：针刺后顶穴。[针灸临床杂志，2008，24（4）：28－29]

椎动脉型颈椎病：齐刺后顶穴。[天津中医，2000，17（1）：32－32]

颈肩腰腿疼：针刺后顶穴。[健康导报：医学版，2015，20（5）：39－39]

尾骨痛：针刺后顶穴。[中国针灸，2002，22（10）：696－696]

项背痛：后顶穴针刺，搓针导气；**腰痛**：后顶、太溪穴，温补手法留针30分钟；**下肢疼**：后顶、复溜穴，搓针导气；**胸痛**：后顶、大陵、郄门穴留针30分钟。[中国针灸，1993，13（5）：30－32]

腰椎后关节紊乱症：针刺后顶穴配合"背晃法"。[中国针灸，1997，17（8）：511－511]

美尼尔病：百会透后顶穴为主。[吉林中医药，2002，22（5）：48－48]

腰椎间盘突出症：后顶透刺运动针法。[长春中医学院学报，2000，16（1）：35－36]

尾骨痛：针刺后顶穴。[西藏医药杂志，2003，（3）：1]

◉强间

原发性高血压病：针刺"头三针"——百会、强间、脑户穴。[上海针灸杂志，2000，19（2）：30－30)

眩晕症：针刺百会、强间、脑户穴。[陕西中医，2008，29（3）：344－345]

◉脑户

腰突症术后复发：针刀松解下脑户穴。[中国中医药现代远程教育，2017，15（7）：109－111]

原发性高血压病：针刺"头三针"——百会、强间、脑户穴。[上海针灸杂志，2000，19（2）：30－30]

眩晕症：针刺百会、强间、脑户穴。[陕西中医，2008，29（3）：344－345]

◎风府

口干舌燥症：针刺风府穴。［中国民间疗法，1999，7（2）：9－10］

踝关节疼：针刺风府穴。［中医研究，1996，9（4）：39－39］

精神病：针刺风府穴。［中国中医药信息杂志，1998，5（1）：37－37］

心理性头痛：风府穴注射利多卡因、醋酸强的松龙、维生素 B_1。［新中医，1996（4）：34—35］

肌收缩性头痛：合刺风府穴。［针灸临床杂志，1995，11（Z1）：75－75］

腰腿痛：动刺风府穴。［现代中西医结合杂志，2011，20（4）：78－79］

面肌痉挛：针刺风府配风池为主；**球麻痹**：风池、风府穴为主；针刺**帕金森氏病**：风池配风府为主针刺。［四川中医，2000，18（10）：57－57］

外伤性颅内血肿后遗症：针刺风府、风池穴为主。［中国中医急症，2013，22（9）：1609－1610］

中风后遗症：针刺风池、风府穴。［中国针灸，1998，18（12）：39－40］

周围性面瘫：针刺风府、风池穴。［上海针灸杂志，2013，32（3）：57－58］

中风后遗症：针刺风府、哑门穴。［针灸临床杂志，2005，21（1）：54－55］

中风后遗症：针刺风府、哑门穴。［山西中医，2006，22（1）：35－37］

眩晕：深刺风府穴，艾灸百会穴。［针灸临床杂志，1997，13（8）：13－14］

中风后遗症：针刺风府、哑门穴。［针灸临床杂志，2005，21（1）：52－53］

脑梗塞后神经功能障碍：电针百会、风府穴。［针灸临床杂志，2015，31（6）：17－20］

假性球麻痹：风池、廉泉、通里、风府穴。［上海针灸杂志，2005，24（2）：9－10］

血管神经性头痛：头针配合风府穴注射。［河北医学，2001，7（4）：380－381］

中风及后遗症：针刺风府、哑门穴为主。［现代中医药，2003，23（4）：63－64］

帕金森病：针刺风府、太冲穴。［湖北中医杂志，2011，33（4）：65－65］

脑性瘫痪：风府、哑门穴为主针刺。［中国针灸，1999，19（S1）：13－15］

小儿痉挛型脑瘫：以风府、哑门为主穴针刺。［世界中西医结合杂志，2013，8（3）：272－274］

肝阳上亢型眩晕：针刺风府、风池配合天麻钩藤饮。［吉林中医药，2013，33（1）：89－90］

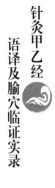

颈型颈椎病：针刺承浆、风府穴。［中国针灸，1999，19（S1）：167－168］

颈性眩晕：风池、风府穴位注射结合针刀。［针灸临床杂志，2014，30（6）：30－32］

肌收缩性头痛：合刺风府穴为主。［针灸临床杂志，1995，11（Z1）：75－75］

耳鸣：针刺风府穴为主。［中国针灸，2004，24（1）：20－20］

假性球麻痹：针刺风府穴。［中医杂志，2004，45（11）：847－848］

重型颅脑外伤恢复期：风府、哑门穴穴位注射纳络酮局部按摩。［按摩与导引，2004，20（4）：13－15］

脑卒中失语：针刺风府、哑门穴为主。［江西中医药，2015，46（10）：57－58］

椎动脉型颈椎病：针刺外风府穴。［光明中医，2013，28（2）：326－327］

颈源性眩晕：重力弹拨风池和风府穴。［中国医药指南，2014，12（34）：273－273］

周围性面瘫：针刺风府、风池为主。［上海针灸杂志，2013，32（3）：209－210］

假性球麻痹吞咽障碍：深刺风府配合芒针透刺。［针灸临床杂志，2014，30（6）：51－53］

脑血栓：针刺风府、哑门穴。［广州中医药大学学报，1996，13（2）：20－24］

失眠：针刺风府，搭配补泻手法；哈欠：针刺风府。［中国社区医师，2016，32（22）：160－161］

帕金森病：针刺风府、太冲穴。［上海针灸杂志，2013，32（6）：461－463］

◉ 五处

中风后轻度认知障碍：五处透承光、通天透络却（均双侧），神庭透囟会、前顶透百会、后项透强间穴。［中国针灸，2016，36（4）：337－341］

脑血管病之失语证：头十五针。［上海针灸杂志，1996，15（S1）：98－100］

◉ 承光

中风后轻度认知障碍：五处透承光、通天透络却（均双侧），神庭透囟会、前顶透百会、后项透强间穴。［中国针灸，2016，36（4）：337－341］

脑血管病之失语证：头十五针。［上海针灸杂志，1996，15（S1）：98－100］

◉ 通天

中风后小便失禁：通天透络却穴。［针灸学报，1989，（1）：13－14］

鼻炎：针刺通天穴。［针灸临床杂志，2001，17（9）：30－30］

闪腰：针刺通天穴；**中风**：巨刺法刺通天；**坐骨神经痛**：巨刺通天、秩边、环跳、承山、飞扬拔罐；**头痛**：针灸通天（双）、百会穴；**阳痿**：电针通天，再灸百会穴；**遗尿**：电针通天穴。［河北中医学院学报，1995，10（4）：22－24］

◉ 络却

中风后小便失禁：针刺通天透络却穴。［针灸学报，1989，（1）：13－14］

◉ 玉枕

偏瘫：玉枕透天柱穴。［针灸学报，1988，（2）：12－13］

颈性眩晕：针刺双侧颈夹脊、风池，强间透刺脑户、玉枕透刺天杼，并结合按摩点穴。［世界针灸杂志（英文版），2013，23（2）：8－8］

枕大神经痛：风池、风府、天柱、肩井、天宗、太阳穴、角孙、玉枕、阿是穴推拿。［实用中医内科杂志，2012，26（1）：17－17］

椎－基底动脉供血不足性眩晕：百会、四神聪、玉枕、天柱、风池长久留针刺激。［中西医结合心脑血管病杂志，2013，11（5）：23－24］

颈椎病：针刺百会、玉枕、天柱、颈夹脊、肩外俞、阿是穴、曲池穴。［河南中医，2016，36（10）：22－23］

◉ 临泣

偏头痛：曲差、头临泣、风池穴，针刺加电刺激；**腰背扭伤**：曲差、头临泣、委中穴，针刺加电刺激。［四川中医，1999，17（1）：53－54］

急性腰扭伤：针刺头临泣穴。［陕西中医，1993，14（5）：225－225］

◉ 目窗

单纯性青光眼：针刺目窗穴为主。［云南中医杂志，1990，11（4）：31－32］

神经衰弱：针刺头四针、腹三针、安眠透风池神门等穴。［陕西中医，2004，25（3）：261－262］

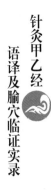

◎ 正营

视神经萎缩: 针灸晴明、瞳子髎、正营、风池穴等。［黑龙江医刊, 1958, (1): 28 – 28］

带状疱疹: 百会透通天（双侧）、前顶透承光（双侧）、正营透承灵（双侧）等。［新中医, 2012, 44 (4): 104 – 105］

偏头痛: 透刺治疗, 主穴取患侧头临泣透正营, 头维透悬厘, 太阳透率谷。［中国针灸, 1993, 13 (5): 28 – 28］

◎ 承灵

枕大神经痛: 针刺风池、承灵、悬钟、阿是穴。［中国针灸, 2005, 25 (S1): 17 – 18］

带状疱疹: 百会透通天（双侧）、前顶透承光（双侧）、正营透承灵穴（双侧）等。［新中医, 2012, 44 (4): 104 – 105］

失眠症: 按揉阳白、本神、头临泣、正营、承灵、率谷、天冲、浮白、头窍阴、风池等穴。［广州中医药大学学报, 2015, 32 (2): 247 – 250］

◎ 脑空

颈源性头痛: 齐刺颈夹脊穴 C1 ~ C7, 以及百会、强间、脑空、风池、风府、天柱等穴。［中国针灸, 2016, 36 (1): 29 – 32］

椎动脉型颈椎病: 针刀双侧脑空、魄户穴、风池, 天宗, 肩井穴、风府, 大椎, 胸 1 – 5 夹脊穴。［吉林中医药, 2013, 33 (7): 733 – 734］

小儿脑瘫: 针刺四神聪、脑户、脑空、神庭、本神、廉泉、地仓、颊车、脾俞、肾俞、曲池、外关、合谷、中渚、风市、伏兔、血海、足三里、三阴交、太冲穴。［按摩与康复医学, 2011, 2 (11): 180 – 180］

痉挛性构音障碍: 针刺风池、供血、翳明、脑空、廉泉、旁廉泉等穴, 除廉泉外, 其余均双侧取穴。［河南中医, 2016, 36 (11): 1929 – 1930］

颈源性头痛: 针刺脑空透风池、脑户透风府穴, 排针法。［江苏中医药, 2015, 47 (7): 70 – 71］

帕金森病: 前神聪透悬厘、百会透曲鬓、脑空透风池穴电针。［光明中医, 2007, 22 (1): 38 – 39］

颈源性头痛: 脑空透风池、脑户透风府。［中医杂志, 2014, 55 (6): 478 –

481]

◉天冲

三叉神经痛：第Ⅰ支，患侧悬颅、率谷、天冲、阳白穴；第Ⅱ支，患侧下关、颧髎、合谷、迎香穴；第Ⅲ支，下关、翳风，颊车穴。〔吉林中医药，2011，31（12）：1210 – 1211〕

失眠症：按揉阳白、本神、头临泣、正营、承灵、率谷、天冲、浮白、头窍阴、风池等穴。〔广州中医药大学学报，2015，32（2）：247 – 250〕

普通型偏头痛：深刺风池、率谷、天冲穴。〔中国医药指南，2013，11（21）：305 – 306〕

◉率谷

三叉神经痛：第Ⅰ支，患侧悬颅、率谷、天冲、阳白穴；第Ⅱ支，患侧下关、颧髎、合谷、迎香穴；第Ⅲ支，下关、翳风，颊车穴。〔吉林中医药，2011，31（12）：1210 – 1211〕

失眠症：按揉阳白、本神、头临泣、正营、承灵、率谷、天冲、浮白、头窍阴、风池等穴。〔广州中医药大学学报，2015，32（2）：247 – 250〕

普通型偏头痛：深刺风池、率谷、天冲穴。〔中国医药指南，2013，11（21）：305 – 306〕

美尼尔氏病：率谷透曲鬓穴。〔内蒙古中医药，1993，12（4）：27 – 27〕

顽固性失眠：丝竹空透率谷穴。〔中国针灸，2001，21（7）：407 – 408〕

偏头痛：丝竹空透率谷穴。〔河北医学，1998，4（2）：65 – 66〕

偏头痛：针刺风池、丝竹空透率谷穴。〔浙江中医学院学报，2005，29（4）：64 – 64〕

顽固性头痛：丝竹空透率谷。〔云南中医中药杂志，2010，31（4）：43 – 44〕

偏头痛：率谷透角孙穴。〔中国民间疗法，2002，10（5）：15 – 15〕

头痛：针刺率谷、风池。〔云南中医中药杂志，2003，24（2）：30 – 31〕

偏头痛：丝竹空透率谷。〔中国针灸，1994，14（S1）：193 – 193〕

偏头痛：灸率谷。〔中国针灸，2005，25（2）：106 – 106〕

偏头痛：苍龟探穴法针刺率谷穴。〔中医药学刊，2005，23（4）：723 – 724〕

呕吐：针刺率谷穴。〔山西中医，2014，30（9）：55 – 55〕

中风偏瘫：针刺率谷穴。〔湖北中医杂志，1995，17（2）：44 – 44〕

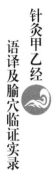

头痛：针刺率谷百会。［云南中医中药杂志，1999，20（6）：29－30］

偏头痛：针刺风池、丝竹空透率谷、头维、合谷穴。［中国针灸，1994，14（S1）：192－192］

血管神经性头痛：太阳透率谷、中渚穴（患侧）。［中华中医药学刊，1993，11（5）：25－250］

偏头痛：针刺风池、丝竹空透率谷穴为主。［浙江中医学院学报，2005，29（4）：64－64］

顽固性头痛：针刺丝竹空透率谷穴。［云南中医中药杂志，2010，31（4）：43－44］

术后胃排空障碍：针刺率谷穴。［广西中医药，2010，33（6）：30－310］

偏头痛：四关穴配曲鬓透率谷。［四川中医，2012，30（6）：113－115］

偏头痛：丝竹空透率谷，选配外关和风池穴。［中医药临床杂志，2006，18（6）：536－537］

肝胆不合之偏头痛、呕吐、抑郁：率谷向下透角孙穴；中风后遗症：耳尖直上2寸向下透率谷穴；言语功能障碍、眩晕、耳鸣：率谷穴向前向后透刺2寸。［中国民间疗法，2012，20（10）：7－7］

偏头痛：太阳透率谷，配合谷、风池穴（患侧）。［云南医药，2006，27（3）：300－300］

无先兆偏头痛：针刺风池、率谷、阳陵泉、外关穴，加电针治疗。［中医药信息，2014，31（2）：81－84］

◉ 曲鬓

急性脑出血：百会透曲鬓。［中医临床研究，2014，6（29）：44－45］

美尼尔氏病：针刺率谷透曲鬓。［内蒙古中医药，1993，12（4）：27－27］

小儿脑瘫：百会透曲鬓穴。［针灸临床杂志，2011，27（11）：41－43］

偏头痛：四关穴配曲鬓透率谷穴。［四川中医，2012，30（6）：113－115］

小儿抽动症：百会透曲鬓、前神聪透悬厘、内关、三阴交、照海、太冲穴（双侧取穴）。［亚太传统医药，2015，11（17）：113－114］

经行头痛：太阳透曲鬓、三阴交穴。［中国针灸，1994，14（S1）：193－193］

◉ 浮白

胆囊炎疼痛：单刺右侧浮白穴。［中国针灸，2002，22（11）：762－762］

甲亢症：针刺浮白穴合星状神经节阻滞。[上海针灸杂志，2006，25（7）：34－34]

●窍阴

失眠症：按揉阳白、本神、头临泣、正营、承灵、率谷、天冲、浮白、头窍阴、风池等穴。[广州中医药大学学报，2015，32（2）：247－250]

偏头痛：太阳向后方斜刺头维，八字针：即颔厌透悬颅，悬厘透曲鬓（取痛侧），率谷透头窍阴（痛侧），风池（双侧），针向对侧目内眦：阿是穴（痛最剧烈处），加推拿操作。[针灸临床杂志，1994，10（3）：58－58]

●完骨

急性面瘫：完骨穴刺络拔罐疗法。[陕西中医，2011，32（3）：332－333]

周围性面瘫：针刺完骨、列缺穴为主。[实用中医内科杂志，2008，22（2）：62－64]

周围性面瘫：急性期和恢复期都以针刺患侧完骨穴为主。[上海针灸杂志，1992，11（1）：3－4]

急性面神经炎：梅花针叩刺完骨穴放血。[浙江中医药大学学报，2008，32（2）：242－243]

周围性面神经麻痹：地塞米松注射完骨穴配合针灸、中药。[贵阳中医学院学报，2013，35（6）：1－2]

偏头痛：完骨穴穴位注射。[中国针灸，2006，26（6）：430－430]

周围性面神经麻痹：地塞米松注射完骨穴。[上海中医药杂志，2008，42（3）：59－59]

急性面神经炎：梅花针完骨穴叩刺后放血。[中国中医急症，2008，17（4）：540－541]

脑梗死运动功能障碍：双侧完骨穴电针。[中国实用医药，2014，9（15）：251－252]

近视：针刺完骨为主穴，配太冲或三阴交。[河北中医，2008，30（12）：1310－1312]

面瘫：完骨穴温针灸。[上海针灸杂志，1996，15（S1）：135－136]

急性面神经炎：梅花针在完骨穴区叩刺放血。[云南中医学院学报，2008，31（4）：41－44]

下篇　腧穴临证

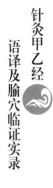
周围性面瘫：针刺翳风、完骨穴。［上海针灸杂志，2004，23（10）：26－26］

抑郁症：电针完骨、太冲穴。［江苏中医药，2006，27（9）：62－63］

颈性眩晕：针刺风池、完骨、天柱穴。［中国社区医师：医学专业，2012，14（15）：233－233］

急性面神经炎：梅花针叩刺完骨穴放血。［慢性病学杂志，2006，7（S2）：154－155）

椎动脉型颈椎病：针刺风池、天柱、完骨穴。［中医学报，2012，27（5）：638－639］

面瘫：针刺配合重灸完骨穴。［四川中医，2008，26（1）：121－121］

颈性眩晕：针刺风池、完骨、天柱、颈部夹脊穴。［内蒙古中医药，2016，35（13）：135－135］

紧张型头痛：针刺风池穴、完骨穴。［中国医学创新，2011，8（31）：141－142］

枕神经痛：完骨穴放血。［针灸临床杂志，2004，20（4）：40－40］

失眠：小醒脑腧穴针刺法配合完骨、神门穴。［针灸临床杂志，2004，20（9）：35－36］

◉哑门

中风及后遗症：针刺风府、哑门穴。［现代中医药，2003，23（4）：63－64］

脑系科重症：针刺风府、哑门穴。［中国中医药信息杂志，1999，6（11）：77－77］

脑性瘫痪：风府、哑门穴为主针刺。［中国针灸，1999，19（S1）：13－15］

小儿痉挛型脑瘫：以风府、哑门为主穴针刺。［世界中西医结合杂志，2013，8（3）：272－274］

中风后吞咽障碍：针刺哑门穴。［江西中医药，2014，45（2）：53－54］

脑梗死单纯性运动性失语：哑门刺血结合语言康复治疗。［中国针灸，2011，31（11）：979－982］

癫痫：针刺副哑门、腰奇穴。［中国民间疗法，1996，4（1）：15－15］

顽固性头痛：深刺哑门穴。［安徽中医学院学报，1995，14（4）：52－52］

癫痫：深刺哑门单穴。［中国民间疗法，1994，2（4）：17－17］

中风偏瘫：针刺风府、哑门穴。［湖南中医学院学报，1996，16（3）：61－64］

血管神经性头痛：针刺哑门穴。［青海医药杂志，1995，25（9）：52－52］

脑卒中后假性球麻痹：以哑门为主穴针刺。［吉林中医药，2011，31（9）：882 - 883］

中风后遗症：针刺风府、哑门穴。［针灸临床杂志，2005，21（1）：52 - 53］

经前期紧张综合征：针灸风池、哑门穴。［中国针灸，2000，26（S1）：35 - 36］

经前期紧张综合征：针灸风池、哑门穴。［上海针灸杂志，2008，27（4）：23 - 23］

人工流产综合征：捏拿哑门穴。［中国计划生育学杂志，1999，7（6）：277 - 277］

失眠：针刺哑门穴。［河北中医学院学报，1995，10（1）：42 - 42］

脑卒中失语：针刺风府、哑门穴。［江西中医药，2015，46（10）：57 - 58］

中风后遗症：针刺风府、哑门穴。［山西中医，2006，22（1）：33 - 35］

假性球麻痹：针刺哑门穴。［中国针灸，1998，18（12）：725 - 726］

◉天柱

急性腰扭伤：针刺天柱穴加局部叩刺拔罐。［河北中医，2003，25（1）：73 - 73］

急性胸腰椎扭伤：斜刺天柱、内关穴。［中国针灸，2001，21（8）：476 - 476］

腰痛：针刺天柱穴。［四川中医，2002，20（1）：74 - 75］

小儿外感发热：独推天柱穴。［浙江中医杂志，2005，40（8）：346 - 346］

偏瘫：针刺天柱穴。［针灸临床杂志，1996，12（1）：36 - 36］

颈源性头痛：苍龟探穴法针刺患侧天柱穴，先直刺，再依次向同侧的风池、风府及下方的颈夹脊、同侧枕骨粗隆方向透刺。［中国针灸，2006，26（11）：796 - 798］

颈性偏头痛：天柱穴傍针刺。［云南中医学院学报，1999，22（1）：49 - 50］

颈性眩晕：天柱穴穴位注射复方当归注射液。［实用医学杂志，2005，21（2）：120 - 120］

眩晕：天柱穴加头部按摩。［针灸临床杂志，1998，14（10）：57 - 57］

急性腰扭伤：针刺天柱穴。［中国中医急症，2007，16（12）：1498 - 1498］

急性腰扭伤：针刺配合穴位注射天柱穴。［实用中西医结合临床，2002，2（2）：29］

椎动脉型颈椎病：施灸天柱穴。［中国中医药现代远程教育，2010，8（5）：43 -

下篇　腧穴临证

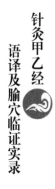

43］

急性腰扭伤：天柱、养老穴互动式针刺法。［中国中医急症，2010，19（6）：1041－1041］

颈性眩晕：傍刺天柱穴为主。［中国针灸，2003，23（11）：665－667］

椎动脉型颈椎病：针刺风池、天柱、完骨穴。［中医学报，2012，27（5）：638－639］

颈性眩晕：风池、天柱穴注射丹参液。［针灸临床杂志，2007，23（3）：34－35］

颈性眩晕：针刺风池、完骨、天柱、颈部夹脊穴。［内蒙古中医药，2016，35（13）：135－135］

◎ 风池

偏头痛：深刺风池穴，针刺深度45～55mm。［中国针灸，2002，22（10）：661－662］

周围性面瘫：针刺风池穴。［黑龙江中医药，2015，（2）：55－56］

偏头痛：川芎嗪注射液与利多卡因进行风池穴位注射。［中西医结合心脑血管病杂志，2005，3（1）：22－22］

美尼尔氏综合征：针刺风池穴为主。［现代中西医结合杂志，1995，4（4）：124－124］

抗毛发衰老：针刺上星、百会、风池穴。［甘肃中医学院学报，2003，20（2）：47－47］

枕神经痛：针刺风池穴为主。［针灸临床杂志，2004，20（10）：22－22］

周围性面瘫：针刺翳风加风池穴。［今日健康，2015，14（6）：57－57］

血管性认知障碍：电针四神聪和风池穴。［上海针灸杂志，2013，32（4）：245－247］

颈性眩晕：风池穴注射。［光明中医，2010，25（7）：1246－1246］

焦虑性失眠：风池穴注射生理盐水。［实用中西医结合临床，2010，10（1）：16－17］

原发性高血压：针刺风池穴。［中西医结合心脑血管病杂志，2007，5（11）：1130－1131］

偏头痛：风池穴穴位注射。［中医药学报，2003，31（4）：34－34］

偏头痛：风池穴穴位注射醋酸泼尼松龙和利多卡因混合液。［中西医结合心脑

血管病杂志，2010，8（6）：688 - 689]

椎动脉型颈椎病：按压风池穴加体针。[北京中医药大学学报：中医临床版，2008，15（6）：17 - 180]

脑梗死：针刺肩髃、曲池、合谷等穴后，使用电致孔透皮风池穴给正清风痛宁针。[中医药导报，2014，20（15）：83 - 85]

颈椎后纵韧带骨化症：横刺3组风池穴（包括风池穴、中风池穴、下风池穴）。[河北中医药学报，2007，22（4）：36 - 37]

偏头痛：以风池、太阳穴为主，风池穴施以温通针法。[中国中医药咨讯，2011，3（22）：55 - 56]

椎 - 基底动脉供血不足性眩晕：电针双侧风池穴联合天麻素注射液。[中医学报，2013，28（9）：1421 - 1422]

顽固性呃逆：强刺激手法针刺攒竹和风池穴。[针灸临床杂志，2008，24（7）：24 - 250.

椎动脉型颈椎病：电针夹脊穴，加刺双侧风池穴。[针灸临床杂志，2011，27（11）：36 - 37]

原发性三叉神经痛：针刺风池穴为主。[针灸临床杂志，2009，25（3）：26 - 27]

椎动脉型颈椎病：电针风池穴、供血穴。[针灸临床杂志，2009，25（7）：41 - 42]

颈性头痛：手法按揉风池穴。[浙江中医杂志，2010，45（2）：131 - 132]

急性腰扭伤：重拿风池穴按摩。[江汉大学学报，1995，12（2）：110 - 111]

颈源性头痛：电针傍刺风池配合头针阿是穴。[当代医药论丛：下半月，2013，11（4）：148 - 149]

颈源性眩晕：重力弹拨风池和风府穴。[中国医药指南，2014，12（34）：273 - 273]

视神经萎缩：刺眼周三穴（睛明、承泣、上明）联合风池穴。[北京中医药大学学报，2014，37（6）：420 - 423]

椎动脉性颈椎病：电针供血、风池、颈百劳穴。[中医研究，2015，28（1）：48 - 50]

椎动脉型颈椎病：头清胶囊联合针刺风池穴。[国际中医中药杂志，2015，37（10）：883 - 886]

原发性高血压病：针刺行间、风池穴。[天津中医学院学报，2001，20（1）：

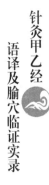

17 – 17]

失眠症： 电针风池穴。[中国中医药现代远程教育，2008，6（12）：16 – 16]

椎动脉型颈椎病： 八珍汤加针刺风池、百会穴。[昆明医学院学报，2010，31（4）：151 – 152]

偏头痛： 柴胡注射液穴注风池穴。[中华临床医药杂志（北京），2002，3（3）：11 – 11]

枕神经痛： 针刺风池、率谷、颈2~3夹脊穴、外关、后溪穴，苍龟探穴法针刺风池穴，其余腧穴平补平泻法。[针灸临床杂志，2015，31（7）：56 – 580]

偏头痛： 针刺太阳、风池穴。[实用中医内科杂志，2003，17（5）：433 – 434]

椎动脉型颈椎病： 针刺风池、天柱、完骨穴。[中医学报，2012，27（5）：638 – 639]

椎动脉型颈椎病： 针刺风池穴为主。[北京中医药大学学报：中医临床版，2003，10（4）：38 – 40]

颈性眩晕： 风池穴与颈椎挟脊刺合用。[针灸临床杂志，1999，15（12）：33 – 34]

焦虑障碍： 针刺百会、风池、四神聪、太阳、印堂、内关、合谷穴，泻血疗法加曲舍林。[中医学报，2012，27（8）：1069 – 1070]

紧张型头痛： 自拟舒天汤内服配合灯盏细辛注射液风池穴穴位注射。[辽宁中医药大学学报，2006，8（4）：73 – 74]

椎动脉型颈椎病： 风池穴电针结合高压氧。[中医药导报，2013，19（7）：70 – 71]

落枕： 透刺风池穴。[中医药导报，2007，13（6）：75 – 75]

颈性眩晕： 齐刺风池穴。[浙江中医杂志，2012，47（11）：826 – 826]

◉大椎

感冒高热： 针刺大椎穴。[中国城乡企业卫生，2006，（1）：57 – 60]

阳虚症： 温针灸大椎、命门穴。[中国医药导报，2008，5（22）：83 – 83]

感冒： 大椎穴三点式放血加火罐。[宁夏医学杂志，1991，13（1）：45 – 45]

失眠症： 大椎穴倒马针法。[求医问药：下半月刊，2012，10（4）：585 – 586]

神经根型颈椎病： 热敏灸热敏化大椎穴治疗。[上海针灸杂志，2015，34（6）：559 – 561]

感冒高热： 针刺大椎穴。[中国针灸，2007，27（3）：169 – 172]

感冒高热：针刺大椎穴。［中国针灸，2006，26（8）：554－556］

颈椎病：大椎穴刺络拔罐结合针刺颈夹脊穴。［上海针灸杂志，2003，22（8）：20－21］

椎动脉型颈椎病：掌振大椎穴结合牵引治疗。［上海中医药杂志，2011，45（9）：54－55］

术后寒战：雀啄灸大椎穴。［天津护理，2000，8（4）：190－191］

颈椎病：杵针大椎八阵穴。［中国针灸，2001，21（2）：94－96］

疱疹后神经痛：大椎、阳陵泉穴放血治疗。［杭州医学高等专科学校学报，2001，22（4）：243－243］

中风后前臂屈肌痉挛：功能针法配合大椎穴埋线治疗。［中国民间疗法，2010，18（2）：15－16］

小儿外感发热：大椎穴点刺放血佐治疗。［辽宁中医药大学学报，2007，9（5）：146－147］

颈椎综合征：大椎穴放血治疗。［针灸临床杂志，1995，11（1）：44－44］

颈源性眩晕：中药封包大椎穴。［内蒙古中医药，2013，32（5）：11－12］

椎动脉型颈椎病：大椎穴刺络拔罐。［河南中医，2014，34（6）：1093－1094］

慢性湿疹：大椎穴敷贴联合氯雷他定。［湖南中医杂志，2016，32（6）：103－105］

椎动脉型颈椎病：温针大椎穴配以针刺后溪、百会、风池穴。［按摩与导引，2008，24（7）：5－7］

颈性眩晕病：麝香合当归注射液大椎穴注射。［湖南中医学院学报，2005，25（1）：46－48］

小儿发热：石膏贴敷曲池、大椎穴治疗。［湖南师范大学学报：医学版，2009，6（3）：53－54］

预防创伤后应激障碍：电针百会、大椎穴。［上海针灸杂志，2014，33（4）：314－316］

子宫内膜异位症：隔药饼灸大椎穴与命门穴。［亚太传统医药，2017，13（5）：121－123］

颈椎间盘突出症：电针大椎、大杼、后溪穴。［上海针灸杂志，2013，32（12）：1035－1036］

肺胃蕴热型粉刺：公氏皮针加大椎放血拔罐。［中国针灸，2007，27（S1）：45－45］

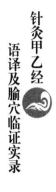
支气管哮喘：生物陶磁片敷大椎、膻中、神阙。［福建中医学院学报，1997，7（2）：34－36］

速降血沉：艾灸大椎、阳陵泉穴。［中国针灸，1994，14（3）：11－12］

老年性痴呆：针刺百会、大椎穴。［针灸临床杂志，2007，23（9）：42－43］

过敏性鼻炎：隔姜温针灸大椎穴。［针灸临床杂志，2015，31（7）：3－6］

感冒：回医眉心刺血法配合大椎拔法。［宁夏医科大学学报，2015，37（12）：1373－1374］

◉陶道

麦粒肿：陶道透身柱穴。［浙江中医杂志，2006，41（9）：533－533］

交感型颈椎病：针刺陶道、风池（双侧）、肩井穴（双侧），并予风池、肩井穴接电针治疗。［浙江中医药大学学报，2012，36（2）：197－198］

睑腺炎：陶道透身柱。［上海针灸杂志，2006，25（11）：18－19］

神经根型颈椎病：推拿风池、天柱、陶道、肩井、天宗、曲池、小海、合谷、后溪、阿是穴。［实用中医内科杂志，2012，26（6）：68－69］

◉身柱

痤疮：三棱针挑刺身柱穴。［中国针灸，2002，22（7）：476－476］

血管神经性头痛：身柱穴刺血拔罐。［新疆中医药，2007，25（5）：51－52］

背寒肢冷症：隔姜灸身柱穴。［实用中医药杂志，1998，14（1）：27－27］

帕金森病：身柱穴粗针治疗。［上海针灸杂志，2011，30（11）：770－771］

小儿反复呼吸道感染：艾灸身柱穴。［吉林中医药，2014，（5）：483－486］

麦粒肿：陶道透身柱穴。［浙江中医杂志，2006，41（9）：533－533］

睑腺炎：陶道透身柱穴。［上海针灸杂志，2006，25（11）：18－19］

易患感冒：身柱穴经皮给药。［现代中医药，2004，24（6）：46－47］

帕金森病肌僵直：粗针身柱穴透刺。［中华中医药学刊，2013，31（12）：2745－2747］

寻常性痤疮：大椎、身柱穴刺血拔罐配合耳穴贴压。［新疆中医药，2006，24（6）：26－27］

血管性痴呆：粗针从身柱穴沿督脉向下平刺。［中华中医药学刊，2011，29（3）：530－531］

帕金森病肌僵直：粗针身柱穴平刺结合美多巴口服。［浙江中医药大学学报，

2013, 37 (9): 1113 - 1116]

◉ 神道

荨麻疹： 神道—至阳穴区反应点点穴加埋针。[针灸临床杂志，1994，10 (3)：36 - 37]

失眠症： 温针灸神道穴。[针灸临床杂志，2016，32 (5)：5 - 7]

心脏早搏： 电针灵台、神道穴。[中国针灸，2013，33 (5)：385 - 387]

胃脘痛： 指压神道穴。[成都中医学院学报，1995，18 (1)：33 - 34]

心肌缺血： 神道穴指压法。[浙江中医学院学报，1998，22 (4)：39 - 39]

牛皮癣： 针刺神道、灵台穴。[天津中医，1993，10 (4)：38 - 390]

胃脘痛： 按压神道穴。[中国自然医学杂志，2002，4 (4)：215 - 216]

面神经炎： 神道穴粗针平刺。[浙江医学教育，2012，11 (1)：33 - 36]

面神经炎： 神道穴粗针平刺。[上海针灸杂志，2004，23 (7)：30 - 300]

失眠症： 手法按摩神道穴配合电针。[按摩与康复医学，2010，1 (16)：17 - 190]

◉ 至阳

带状疱疹相关性疼痛： 井穴点刺合至阳穴埋针治疗。[湖南中医杂志，2013，29 (6)：72 - 73]

老年性便秘： 温针灸至阳穴。[中国中医药科技，2016，23 (3)：368 - 369]

寒性胃痛： 针刺至阳、灵台穴。[养生保健指南：医药研究，2016，(6)：39 - 39]

寒性胃脘痛： 温针灸至阳穴。[北京中医药大学学报：中医临床版，2005，(5)：31 - 32]

顽固性呃逆： 按压至阳穴。[中国社区医师：医学专业，2010，12 (9)：108 - 108]

带状疱疹： 至阳穴埋元利针。[健康必读：乡村医生，2011，10 (10)：13 - 13]

虚寒型胃痛： 隔姜灸至阳穴。[上海针灸杂志，2015，34 (4)：331 - 332]

乳痈郁乳期： 点刺至阳穴结合局部围刺。[环球中医药，2012，5 (12)：943 - 944]

胆道蛔虫症： 针刺至阳穴。[中国针灸，1998，18 (1)：22 - 22]

下篇　腧穴临证

心肾不交型不寐：艾灸至阴穴，同时至阳穴刺络拔罐治疗。［上海针灸杂志，2014，33（2）：156－156］

寒性胃痛：针刺至阳、灵台穴。［上海针灸杂志，2015，34（10）：921－922］

嵌顿性腹股沟斜疝：针刺至阳穴。［辽宁中医杂志，1989，13（11）：29－29］

心绞痛：按压至阳穴。［中华养生保健，2004，（23）：32－32］

心脏神经症：至阳穴位注射。［中国针灸，2005，25（12）：884－884］

诊断冠心病：按压至阳穴。［中国针灸，1995，15（S2）：193－194］

乳腺炎初期：点刺至阳穴。［上海针灸杂志，2005，24（1）：27－27］

带状疱疹疼痛：至阳穴埋针法。［中医药学报，2004，32（3）：32－33］

乳痛：点刺至阳穴。［针灸临床杂志，2005，21（5）：54－54］

胃脘痛：指压至阳穴。［现代中西医结合杂志，2006，15（8）：1072－1073］

带状疱疹后遗神经痛：电针夹脊穴合至阳穴刺血治疗。［针灸临床杂志，2007，23（9）：35－36］

胆道蛔虫症：针刺至阳穴。［上海针灸杂志，1997，16（3）：12－12］

带状疱疹：针刺配合至阳穴埋针。［医学信息：下旬刊，2010，23（11）：155－156］

急性胃痉挛：至阳穴刺络放血治疗。［中医药临床杂志，2015，27（6）：777－778］

冠心病心绞痛：硝石雄黄散贴敷至阳穴。［甘肃中医学院学报，2000，17（2）：43－46］

荨麻疹：神道—至阳穴区反应点点穴加埋针治疗。［针灸临床杂志，1994，10（3）：36－37］

冠心病心绞痛：敦煌医方——硝石雄黄散贴敷至阳穴。［中医杂志，2001，42（3）：153－155］

顽固性呃逆：至阳配气舍穴针刺。［新中医，1992，24（10）：32－32］

急性胃痉挛：傍刺至阳配合悬灸足三里穴。［中国中医急症，2013，22（5）：808－809］

小儿急性腹痛：按压至阳、大陵穴治疗。［中国中医急症，2007，16（8）：1016－1016］

◉ 筋缩

痉挛症：针刺筋缩穴。［上海针灸杂志，1998，17（2）：34－34］

胃脘痛：针刺筋缩穴。[世界最新医学信息文摘，2016，16（A4）：228－229]

◉ 脊中

腹痛：针灸接脊，脊中穴。[中国运动医学杂志，1998，（4）：371－372]

腰肌劳损：针灸腰夹脊穴、委中穴。[针灸临床杂志，2002，18（6）：30－30]

腰椎间盘突出症：直刺腰夹脊穴与委中穴配合拔罐。[国医论坛，2009，（6）：26]

◉ 悬枢

腰椎退行性骨关节病：督脉悬枢至长强、夹脊穴、双秩边穴，三伏天内中药隔姜泥艾灸。[中医临床研究，2016，8（14）：25－26]

腰椎间盘突出症：针刺悬枢、命门、腰阳关联合牵引治疗。[中外医疗，2012，31（2）：127－127]

◉ 命门

顽固性失眠：重灸关元、命门穴。[中国针灸，2015，35（3）：274－274]

过敏性鼻炎：命门穴隔姜灸。[上海针灸杂志，2011，30（6）：394－394]

风寒感冒：外用温灸命门穴。[中国民族民间医药，2010，19（15）：152－152]

慢性非特异性溃疡性结肠炎：温脐化浊散外敷神阙穴、命门穴。[中医外治杂志，2003，12（5）：20－20]

阳痿：中药外敷命门穴。[中医外治杂志，2003，12（4）：53－53]

急性腰扭伤：命门穴注射治疗。[中国针灸，2000，20（S1）：174－174]

急性腰扭伤：针刺命门穴。[上海针灸杂志，1996，15（S1）：223－223]

更年期综合症：命门穴化脓灸。[针灸临床杂志，1995，11（9）：49－50]

慢性前列腺炎：会阴、命门穴注射穿心莲液。[江西中医药，1995，26（3）：18－18]

小儿遗尿：针刺命门穴。[长春中医学院学报，1994，10（1）：43－43]

输液发热反应：艾灸命门穴。[实用中医药杂志，1993，9（1）：39－39]

输液发热反应：艾灸命门穴。[中国针灸，1992，12（5）：12－12]

慢性腰痛：维脑路通命门穴注射。[福建中医药，1990，21（4）：44－44]

湿疹、玫瑰糠疹：针刺命门穴。[中国农村医学，1981，9（4）：13－13]

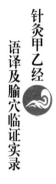
出血热：艾灸肾俞，命门穴。［中国中医急症，1996，5（5）：214－214］

慢性腰椎间盘突出症：传统配穴加取命门、肓俞穴。 ［光明中医，2013，28（4）：751－753］

子宫内膜异位症：隔药饼灸大椎穴与命门穴。［亚太传统医药，2017，13（5）：121－123］

腰椎间盘突出症：透灸法配合针刺腰阳关、命门、肾俞、夹脊穴。［中医学报，2013，28（10）：1594－1595］

原发性骨质疏松症：针刺悬钟、肾俞、命门穴。［湖北中医学院学报，2004，6（4）：82－83］

◎ 腰俞

肛肠手术：腰俞穴麻醉。［新疆中医药，2003，21（5）：38－39］

根性坐骨神经痛：电针结合腰俞穴注射。［中国实用医药，2015，10（28）：151－152］

肛肠科麻醉镇痛：电针腰俞穴、长强穴。 ［长春中医药大学学报，2009，25（4）：511－512］

腰椎间盘脱出：经腰俞穴注入胶原酶。［河南中医，2000，20（3）：59－59］

腰椎间盘突出症：腰俞穴灌注。［河北中医药学报，2012，27（1）：40－41］

肛肠科手术：腰俞穴麻醉。［河南中医，2009，29（8）：809－810］

腰椎间盘突出症：腰俞穴位注射。［河北中医，2002，24（5）：366－366］

肛肠手术：腰俞穴麻醉。［临床医药文献杂志（电子版），2014，1（6）：46－46］

痔瘘手术：腰俞穴麻醉。［大肠肛门病外科杂志，1998，4（1）：34－350.

腰腿痛：腰俞穴位注射。［针灸临床杂志，2001，17（10）：42－42］

腰椎间盘突出症：腰俞穴位注射。［按摩与康复医学，2010，1（5）：43－44］

肛肠疾病：复方薄荷脑腰俞穴麻醉。［成都医药，2002，28（4）：202－203］

腰椎间盘突出症：腰俞穴药物注射。［河南中医药学刊，2000，15（6）：18－19］.

尿失禁：针刺腰俞穴。［吉林中医药，1999，19（3）：40－40］

肛肠科手术：腰俞穴麻醉。［中国中医急症，2010，19（1）：150－150］

慢性前列腺炎及慢性盆腔疼痛综合征：腰俞穴封闭治疗。［中华男科学杂志，2004，10（11）：874－875］

外阴、肛门瘙痒病：腰骶俞穴点刺。［吉林中医药，2000，20（5）：50－50］

腰椎间盘突出症：腰俞、关元俞、环跳穴位注射配合汤药。［河北中医药学报，2010，25（3）：42－42］

肛门病手术：腰俞穴麻醉配合长效止痛剂。［中医杂志，2003，44（z1）：296－297］

原发性痛经：腰俞穴位为主配合关元、中极穴位注射。［陕西中医，2008，29（7）：36－36］

◉ 长强

功能性小便失禁：电针长强、曲骨穴。［内蒙古中医药，2014，33（35）：104－104］

痉挛性出口梗阻：长强穴注射。［中医外治杂志，1997，6（4）：34－34］

婴幼儿腹泻：长强穴温和灸。［中国针灸，2000，20（S1）：212－212］

腰痛：针刺长强穴。［内蒙古中医药，2003，22（1）：25－25］

肛裂：针刺长强穴。［现代中医，1997，10（1）：48－48］

肛门神经症：针刺长强穴。［四川中医，1996，14（5）：51－51］

疳积：长强穴挂线。［湖北中医杂志，2009，31（2）：51－51］

会阴部湿疹：长强穴药物注射。［广西中医药，1994，17（2）：21－21］

婴幼儿腹泻：针刺长强穴。［中国民间疗法，2002，10（2）：9－10］

肛裂：长强穴注射。［中医研究，1999，12（4）：51－52］

排便障碍：长强穴挂线切开。［中国针灸，2003，23（2）：74－74］

便秘：指压长强穴。［实用中西医结合临床，2010，10（5）：73－74］

痔术后疼痛：长强穴位药线植入。［中国针灸，2012，32（4）：313－315］

骶结节韧带综合征：长强穴刺络放血加艾灸。［中国针灸，2006，26（9）：640－640］

分娩时宫颈水肿：长强穴封闭。［黑龙江医学，1999，23（9）：74－74］

大小便失禁：电针长强、会阴穴。［中国针灸，1997，17（2）：78－78］

痔疮疼痛：电针承山、长强穴。［中国针灸，2008，28（11）：792－794］

盆底肌痉挛综合征：长强穴注射。［湖南中医杂志，1997，13（4）：27－27］

痔疮术后疼痛：龈交挑刺配合灸长强穴。［中国实用医药，2015，10（4）：233－234］

中风后平衡功能障碍：长强穴埋线治疗。［上海针灸杂志，2006，25（6）：28－28］

肛裂：长强穴封闭加中药熏洗。［中医药学刊，2002，20（4）：527－527］

儿童智力残疾：针刺长强穴。［中华中医药杂志，2011，26（5）：1238－1240］

小儿泄泻：以长强穴为主推拿。［针灸临床杂志，2010，26（11）：24－24］

急性胃肠痉挛：针刺长强上三穴。［中国民间疗法，2003，11（8）：17－17］

腰痛：指压长强穴。［云南中医杂志，1989，10（2）：3－3］

混合痔术后疼痛：长强穴埋线。［中医药信息，2015，32（1）：87－88］

功能性肛门直肠痛：温针灸长强穴。［实用中医药杂志，2016，32（8）：818］

习惯性便秘：深刺长强穴。［中国针灸，1994，14（S1）：231－231］

痔疮：针刺长强、百会穴。［中国针灸，2004，24（9）：626－626］

婴幼儿腹泻：针刺长强穴。［内蒙古中医药，1994，13（3）：32－32］

排便障碍：长强穴切挂加中药。［四川中医，2002，20（11）：56－57］

婴幼儿腹泻：半刺长强穴。［中国针灸，1997，17（12）：751－752］

小儿泄泻：针刺四缝、长强穴。［针灸临床杂志，1995，11（8）：15－15］

急性腰扭伤：针刺长强穴。［按摩与康复医学，2013，4（11）：8－8］

便秘：长强穴埋线。［上海针灸杂志，2003，22（8）：14－15］

痔术后疼痛：长强穴埋线。［辽宁中医杂志，2011，38（9）：1771－1772］

肛周湿疹：长强穴注加中药熏洗。［现代医药卫生，2007，23（15）：2316－2317］

肛裂：长强穴封闭加中药熏洗。［中医外治杂志，2002，11（4）：44－44］

肛裂：长强穴埋线。［中国针灸，1996，16（7）：5－6］

癫痫：长强穴埋线。［实用中医内科杂志，1996，10（1）：48－48］

小儿遗尿症：长强穴埋揿针。［实用中医药杂志，2016，32（2）：159－159］

肛裂：针刺长强穴。［上海针灸杂志，2004，23（9）：21－21］

肛周湿疹：长强穴注射。［针灸临床杂志，1997，13（3）：14－15］

前列腺痛：长强穴注射埋线。［中国针灸，1999，19（3）：155－156］

肛门周围瘙痒症：长强、会阴穴封闭治疗。［中国针灸，1994，14（3）：25－26］

肛门瘙痒症：长强穴封闭注射加中药坐浴。［山东中医杂志，2007，26（12）：828－829］

脱肛：艾灸百会穴配合针刺长强穴。［内蒙古中医药，1994，13（1）：34－34］

痔瘘术后疼痛：维生素B_{12}长强穴注射。［甘肃中医，2006，19（9）：34－35］

◎ 大杼

神经根型颈椎病： 大杼穴刺络拔罐。[陕西中医，1994，15（2）：77–77]

颈性眩晕： 针刺艾灸大椎、双大杼穴。[包头医学，1994，18（3）：33–33]

膝关节痛： 大杼穴刺络拔罐。[中国针灸，2003，23（1）：35–35]

骨折愈合： 针灸大杼、膈俞、肾俞及断端局部穴位。[四川中医，2005，23（11）：103–104]

腰椎间盘突出症： 针刺大杼、委中穴。[针灸临床杂志，2008，24（9）：27–27]

腰痛： 针刺阳陵泉及大杼穴。[人民军医，2008，51（6）：385–385]

牙痛： 针刺大杼穴配合按压眼穴下焦。[按摩与导引，2008，24（12）：21–21]

胫骨下段骨折： 丹参注射液对大杼、膈腧穴交替穴位注射。[医药，2016，（6）：231–231]

绝经后骨质疏松： 大杼穴注射密盖息针。[上海针灸杂志，2014，33（4）：337–338]

颈椎病： 风池、大椎、肩井、大杼、肩外俞、颈臂、颈夹脊穴梅花针加中药贴敷。[安徽中医学院学报，1993，0（S1）：83–83]

◎ 风门

慢性鼻炎： 针挑风门穴。[湖南中医杂志，1996，12（2）：25–25]

变态反应性鼻炎： 风门穴药物注射。[中医杂志，1990，31（7）：43–44]

慢性支气管炎： 宣肺膏药贴于风门、膻中、肺俞、脾俞穴治疗。[陕西中医，2008，29（10）：35]

◎ 肺俞

支气管哮喘急性发作： 喘可治注射液注射定喘、肺俞穴。[健康之路，2016，（10）：49–49]

上感后咳嗽： 肺俞、定喘、天突穴位注射。[辽宁中医杂志，2009，36（7）：1209–1210]

喘证： 肺俞穴隔姜灸。[亚太传统医药，2015，11（1）：93–94]

小儿肺炎支原体感染： 经肺俞穴导入阿奇霉素。[临床医学工程，2015，22

下篇　腧穴临证

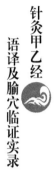

（5）：614 – 615］

小儿咳喘症：肺俞穴位注射。［岭南急诊医学杂志，2003，8（2）：146 – 146］

阴暑症：灸肺俞，刺四关。［上海中医药杂志，2012，46（7）：60 – 61］

慢性心衰：艾灸肺俞、心俞穴。［上海针灸杂志，2012，31（2）：91 – 93］

小儿哮喘：肺俞穴、足三里穴位注射喘可治。［中医药导报，2013，19（4）：65 – 66］

小儿风寒咳嗽：按揉天突与肺俞穴为主。［浙江临床医学，2017，19（5）：868 – 869］

老年慢性阻塞性肺疾病急性加重期：艾灸肺俞穴联合机械辅助排痰。［当代护士：学术版（中旬刊），2016，（6）：57 – 58］

小儿急性支气管炎风热犯肺证：推拿加肺俞穴拔罐法。［中国中医基础医学杂志，2016，22（8）：1103 – 1104］

支气管哮喘（急性发作期）：电针肺俞穴。［针灸临床杂志，2010，26（1）：43 – 43］

◉心俞

不寐：灸心俞穴。［针灸临床杂志，1997，13（12）：33 – 34］

痤疮：心俞穴蜂疗。［中医药导报，2011，17（3）：72 – 73］

心阳不振型早搏：心俞、厥阴俞穴烧山火。［上海针灸杂志，2014，33（11）：1008 – 1010］

急性缺血性脑卒中：针刺心俞、厥阴俞穴结合药物治疗。［针刺研究，2003，28（3）：203 – 209］

缓慢性心律失常：内关、心俞穴贴敷中药。［中国针灸，2010，30（3）：192 – 194］

失眠：针刺心俞、肾俞穴。［内蒙古中医药，2011，30（16）：38 – 39］

原发性低血压：心俞穴温针灸。［世界最新医学信息文摘（电子版），2015，（88）：193 – 194］

慢性心衰：艾灸肺俞、心俞穴。［上海针灸杂志，2012，31（2）：91 – 93］

不寐：隔姜灸心俞穴。［北京中医，1998，17（3）：37 – 37］

脾胃虚寒型胸痹心痛：心俞四花穴隔姜灸。［四川中医，2017，35（3）：198 – 200］

冠心病心绞痛：心俞穴外敷通心贴。［中国中医药科技，2005，12（1）：47 –

心绞痛：硝酸甘油贴膜贴心俞穴。[临床荟萃，1996，11（6）：281-281]

冠心病：厥阴俞透心俞穴埋线。[针灸临床杂志，2002，18（7）：43-44]

慢性心力衰竭：经心俞穴中药离子导入。[中医药临床杂志，2015，27（10）：1433-1436]

冠心病心绞痛：通心贴外敷心俞与内关穴。[山西中医，2007，23（4）：62-63]

◉膈俞

更年期抑郁症：针刺五脏俞加膈俞穴。[北京中医，2007，26（8）：491-492]

骨折愈合：针灸大杼、膈俞、肾俞及断端局部穴位。[四川中医，2005，23（11）：103-104]

中枢性呃逆：经膈俞穴注射药物。[解放军护理杂志，2006，23（5）：87-87]

脑血管病顽固性呃逆：膈俞穴注射氯丙嗪。[针灸临床杂志，2002，18（1）：34-35]

顽固性呃逆：膈俞穴封闭。[山东中医杂志，1999，18（11）：502-503]

呃逆：隔姜按揉膈俞穴。[护理研究：中旬版，2008，（1）：153-153]

偏头痛：电针加膈俞穴放血。[针灸临床杂志，2000，16（11）：13-13]

顽固性呃逆：膈俞穴埋针。[山西中医，2002，18（5）：51-51]

呃逆：穴位注射膈俞穴。[中国中医急症，2007，16（5）：565-565]

胆囊炎疼痛：推拿膈俞穴。[山东中医杂志，1997，16（12）：554-554]

颈椎病：针刺阳陵泉加弹拨膈俞穴。[针灸临床杂志，1997，13（12）：39-40]

偏头痛：膈俞穴刺络拔罐。[长春中医药大学学报，2015，31（3）：579-581]

术后膈肌痉挛：按摩配合隔姜灸膈俞穴。[护理研究：中旬版，2005，19（7）：1269-1269]

胆绞痛：膈俞穴按摩。[河北中医药学报，1994，9（4）：42-42]

呃逆：膈俞穴位注射。[四川中医，2002，20（6）：73-74]

更年期综合征：五脏俞加膈俞穴针刺。[上海针灸杂志，1999，18（6）：19-19]

慢性疲劳综合征：针刺五脏俞加膈俞穴。[光明中医，2014，29（10）：2126-2127]

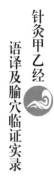
支气管炎、支气管哮喘：膈俞穴穴位埋植。［泸州医学院学报，1989，（4）：266－267］

反复感冒：针刺五脏俞加膈俞穴。［辽宁中医杂志，2010，37（12）：2352－2352］

顽固性呃逆：膈俞穴刺络拔罐。［中医外治杂志，2016，25（4）：17－17］

顽固性呃逆：膈俞穴位注射。［江苏中医药，2011，43（2）：69－69］

老年抑郁症：针刺五脏俞加膈俞穴。［国际中医中药杂志，2010，32（4）：339－340］

顽固性呃逆：闪罐合膈俞刺络放血。［中国针灸，2008，28（2）：136－136］

冠心病：膈俞穴注射川芎嗪。［中国针灸，1996，16（6）：3－5］

老年性全身性瘙痒症：血海、膈俞穴位注射或加埋线。［实用医学杂志，1993，9（3）：28－29］

气滞兼胃寒型呃逆：艾灸膈俞穴。［吉林中医药，2007，27（5）：45－45］

顽固性呃逆：膈俞、膻中注射东莨菪碱注射液。［中国现代医药科技，2004，4（2）：36－37］

寒凝气滞型顽固性呃逆：艾灸中脘、膈俞、一侧足三里，另一侧内关穴。［陕西中医，2012，33（6）：725－726］

◎肝俞

重度抽搐症：针挑肝俞穴。［湖南中医杂志，2002，18（5）：45－45］

中风恢复期：穴位敷贴肝俞、肾俞穴。［针灸临床杂志，2007，23（7）：54－55］

内眼病：肝俞穴化脓灸。［浙江中医杂志，1995，30（1）：22－22）

流行性出血性结膜炎：肝俞穴位注射板兰根注射液。［中国针灸，1998，18（2）：72－72］

急性卡他性结膜炎：点肝俞穴配合中药内服，外洗。［按摩与导引，1995，（2）：29－29］

春季卡他性结膜炎：肝俞穴注射曲安缩松。［中国针灸，2002，22（5）：323－323］

妊娠腹痛：肝俞穴按摩封闭。［临床和实验医学杂志，2006，5（8）：1141－1141］

2型糖尿病：针刺肾俞、肝俞、胰俞穴。［中国民间疗法，2004，12（11）：15－16］

胆绞痛：肝俞透三焦俞加滞针术。[江西中医药，1995，26（S2）：129－130]

非酒精性脂肪性肝纤维化：电针肝俞、足三里、丰隆、太冲穴。[湖北中医药大学学报，2011，13（6）：18－20]

肝郁不疏型阳痿：柴胡注射液、当归注射液注射秩边、肝俞、肾俞穴。[按摩与康复医学，2016，7（12）：17－17]

乳癖：针刺肝俞、脾俞、乳根等穴，配合中药口服。[陕西中医，2009，30（7）：875－876]

顽固性呃逆：电针肺俞、膈俞、肝俞等穴。[陕西中医，2006，27（12）：1563－1564）

跟腱炎：推拿肾俞、肝俞、阳陵泉穴，中药外洗。[陕西中医，2008，29（12）：1659－1659]

◎ 胆俞

胆绞痛：胆俞穴按摩。[中国中医急症，1995，4（1）：14－14）

胆绞痛：按摩胆俞穴。[广西中医药，1996，19（2）：36－36]

胆绞痛：点胆俞穴。[中医外治杂志，1993，2（2）：18－18）

胆绞痛：胆囊穴和胆俞穴推拿。[中医外治杂志，1998，7（6）：15－15]

胆心综合征：针刺肝俞（双侧）、胆俞（双侧）、日月（右侧）、期门（右侧）、内关（双侧）、阳陵泉（双侧）。[陕西中医，2008，28（10）：1373－1374]

急慢性胆囊炎：针刺期门、日月、胆囊穴、胆俞、阳陵泉、丘墟、太冲等穴。[针灸临床杂志，2004，20（11）：6－7]

胆绞痛：双侧胆囊穴，右侧胆俞，胆囊底穴位复方丹参注射液封闭。[针灸临床杂志，1992，8（6）：24－24]

◎ 脾俞

白细胞降低：针刺、艾灸大椎、脾俞、足三里穴。[针灸临床杂志，2003，19（9）：12－13]

小儿慢性腹泻：艾灸脾俞穴。[上海针灸杂志，2016，35（6）：697－699]

麦粒肿：脾俞穴埋皮内针。[黑龙江医药科学，2002，25（4）：118－118]

麦粒肿：以脾俞穴为主刺络法。[中国针灸，2011，31（9）：782－782]

呃逆：针刺内关、合谷、太冲、中脘、足三里、膈俞、胃俞、脾俞等穴。[吉林中医药，2011，31（8）：784－784]

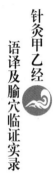
急性腹痛：按揉（合谷、天枢）、拿（曲池、尺泽）、指推或将（手三阳经、手三阴经）、一指禅推或按揉（脾俞、胃俞、三焦俞、肾俞、大肠俞）、掐十宣等。［海南医学院学报，2004，10（6）：406－408］

胃脘痛：食疗药粥、药饼，加上脘透中脘，脾俞透胃俞（双侧）埋线。［陕西中医，2008，29（11）：1522－1523］

神经性皮炎：针刺四神聪、心俞、肝俞、脾俞、肾俞、三阴交、太冲穴。［中国针灸，2000，20（S1）：193－193］

乳癖：针刺肝俞、脾俞、乳根等穴，配合中药口服。［陕西中医，2009，30（7）：875－876］

失眠：针刺神道、心俞、肝俞、脾俞、膈俞穴。［中医学报，2011，26（10）：1264－1266］

痤疮：肺俞、膈俞、脾俞、胃俞埋线。［中医学报，2014，29（11）：1695－1696］

产后咳嗽变异性哮喘：针刺脾俞、肺俞、足三里等穴并配合服用清燥救肺汤。［吉林中医药，2013，33（7）：729－730］

◎胃俞

糖尿病胃轻瘫：胃俞穴注射甲钴胺。［环球中医药，2011，4（2）：141－142］

胃肠神经官能症：胃俞穴药物注射。［今日应用医学，1997，2（4）：33－33］

难治性消化性溃疡：加味陷胸汤合胃俞穴封闭。［北京中医，2004，23（6）：349－350］

呃逆：针刺内关、合谷、太冲、中脘、足三里、膈俞、胃俞、脾俞。［吉林中医药，2011，31（8）：784－784］

中度急性胰腺炎：胃俞穴和足三里穴注射山莨菪碱。［世界华人消化杂志，2015，23（20）：3304－3307］

小儿泄泻：背俞穴、胃俞、三焦俞推法。［陕西中医，2001，22（5）：295－295］

胃脘痛：针刺胃俞穴。［中国中西医结合脾胃杂志，2000，8（5）：311－311］

痤疮：肺俞、膈俞、脾俞、胃俞穴位埋线。［中医学报，2014，29（11）：1695－1696］

胃溃疡：中脘、双侧胃俞穴，埋植羊肠线。［宁夏医科大学学报，2011，33（7）：694－695］

◉ 三焦俞

小儿泄泻：推拿背俞穴（胃俞、三焦俞）。[陕西中医，2001，22（5）：295－295]

胆绞痛：肝俞透三焦俞加滞针术。[江西中医药，1995，26（S2）：129－130]

急性腰扭伤：肾俞、委中、三焦俞、人中穴快针疗法。[现代临床医学，1999，25（3）：161－161]

疲劳综合征：肺俞、脾俞、三焦俞、肾俞、命门、百会、膻中、关元、足三里、三阴交穴位埋线。[中国针灸，2007，27（S1）：112－112]

◉ 肾俞

高血压病：肾俞穴注射川芎嗪。[中国实用医药，2009，4（15）：38－40)

绝经后骨质疏松症临床疼痛：肾俞穴位埋线。[中国针灸，2005，25（12）：844－846]

绝经后骨质疏松症：肾俞穴位埋线。[针灸临床杂志，2006，22（4）：1－3]

肾绞痛：肾俞穴位注射。[江西中医药，1995，0（S2）：117－118]

脊髓损伤性尿潴留：针刺肾俞、次髎穴。[内蒙古中医药，2014，33（7）：59－59]

输尿管结石、肾绞痛：肾俞穴注射654－2液。[长春中医药大学学报，2012，28（4）：666－666]

缺血性中风：针刺肾俞穴为主。[湖北中医杂志，2008，30（4）：52－53]

出血热少尿期：艾灸肾俞，命门穴。[中国中医急症，1996，5（5）：214－214]

肾绞痛：肾俞穴注射间苯三酚。[湖北中医杂志，2016，38（5）：1－3]

慢性疲劳综合征：足三里、肾俞烧山火针法。[四川中医，2011，29（1）：124－125]

原发性骨质疏松症：针刺悬钟、肾俞、命门穴。[湖北中医学院学报，2004，6（4）：82－83]

面肌痉挛：针刺五脏俞穴及膈俞配合自拟解痉散。[河北中医，2008，30（2）：183－183]

肾虚腰痛：申时循经取穴针刺肾俞、委中、阴谷穴。[广州中医药大学学报，2016，33（4）：505－508]

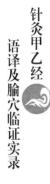

慢性肾衰患者腰酸痛：肾俞及神阙穴贴敷。［临床医药文献杂志（电子版），2016，3（41）：8151－8152］

慢性盆腔炎：肾俞穴注射地塞米松。［实用医学杂志，1994，10（7）：677－677］

良性前列腺增生症：650nm激光穴位照射会阴、关元、肾俞等穴。［新中医，2008，40（1）：60－61］

腰肌劳损：肾俞、气海俞、大肠俞、志室、腰眼、阿是穴电针配合温和灸。［吉林中医药，2012，32（8）：839－841］

放疗所致白细胞减少症：足三里、肾俞穴位注射当归注射液。［湖南中医药大学学报，2006，26（6）：53－54］

腰椎间盘突出症：腰阳关、命门、肾俞、夹脊穴透灸法配合针刺。［中医学报，2013，28（10）：1594－1595］

◉ 大肠俞

急性腰扭伤：针刺大肠俞。［中医外治杂志，2005，14（6）：42－42］

急性腰扭伤：针刺大肠俞。［辽宁中医学院学报，2005，7（6）：610－610］

急性腰扭伤：针刺大肠俞。［中国民间疗法，2005，13（8）：15－15］

坐骨神经痛：针刺大肠俞。［社区医学杂志，2008，6（4）：64－64］

单纯性便秘：电针大肠俞。［贵阳中医学院学报，2010，32（4）：58－58］

痔疮疼痛：大肠俞挑治。［中国针灸，2002，22（3）：194－194］

坐骨神经痛：三才刺法针刺大肠俞。［国际中医中药杂志，2014，36（12）：1132－1133］

脾虚便秘：针刺大肠俞。［新中医，2003，35（1）：65－65］

根性坐骨神经痛：深刺大肠俞为主。［中国针灸，2002，22（7）：451－452］

腰椎间盘突出症：大肠俞深刺为主。［辽宁中医药大学学报，2009，11（8）：178－180］

腰椎间盘突出症：按摩杠杆点按大肠俞、关元俞。［按摩与导引，2002，18（4）：38－39］

肠易激综合征：天枢、大肠俞子午捣臼法。［河北中医，2010，32（10）：1527－1528］

腰椎间盘突出症：针刺大肠俞、委中穴为主。［云南中医中药杂志，2003，24（3）：30－31］

神经源性下肢肌肉痉挛：深刺大肠俞穴。［上海针灸杂志，1998，17（6）：19 -19］

肠易激综合征：天枢、大肠俞子午捣臼法。［辽宁中医杂志，2011，38（4）：720 - 721］

急性腰扭伤：针刺大肠俞穴。［中医外治杂志，2005，14（6）：42 - 42］

便秘：大肠俞放血拔罐配合耳穴贴压。［吉林中医药，2010，30（11）：984 - 984］

功能性便秘：针刺双侧天枢、大肠俞。［广州中医药大学学报，2014，31（3）：394 - 397］

腰椎间盘突出症：大肠俞傍刺配合牵引。［上海针灸杂志，2012，31（5）：337 - 338］

腰痛：肾俞、大肠俞、委中腰三针为主。［针灸临床杂志，1995，11（2）：9 - 10］

虚秘：艾灸大肠俞配合中药。［四川中医，2012，30（2）：121 - 122］

小儿腹泻：艾灸止痢穴配合大肠俞拔罐。［中国中医急症，2010，19（11）：1968 - 1969］

流行性肌张力障碍综合征：葛根汤合氢溴酸东莨菪碱大肠俞穴注射。［中级医刊，1989，24（2）：57 - 57］

腰椎间盘突出症：深刺大肠俞、关元俞为主。［中医药通报，2004，3（6）：30 - 31］

功能性便秘：大肠俞募配穴针刺。［实用医院临床杂志，2015，12（4）：57 - 59］

◉ 小肠俞

痛风：针刺小肠俞镇痛。［上海针灸杂志，2004，23（1）：34 - 35］

痛风：针刺小肠俞镇痛。［四川中医，1994，12（10）：54 - 54］

单纯性肥胖：脾俞、胃俞、胃管下俞、大肠俞、小肠俞、三焦俞埋线。［陕西中医，2011，32（10）：1370 - 1371］

遗尿：关元、三阴交、足三里、小肠俞、肾俞和膀胱俞电针治疗。［上海针灸杂志，1992，11（2）：45 - 45］

◉ 膀胱俞

马尾神经损伤后尿潴留：电针膀胱俞、八髎穴。［辽宁中医药大学学报，2007，

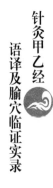
9（5）：144－144]

预防肛门病术后尿潴留：电针白环俞、膀胱俞。[长春中医药大学学报，2007，23（6）：68－68]

肛门病术后尿潴留：电针白环俞、膀胱俞。[中国医学工程，2011，19（7）：154－154]

产后尿潴留：膀胱俞穴位注射。[中国社区医师（医学专业），2010，（20）：144－144]

绝经后妇女慢性尿路感染：电针膀胱俞联合抗生素。[上海医药，2015，36（22）：30－31]

遗尿：针刺膀胱俞、中极、肾俞、三阴交加穴位注射阿托品。[针灸临床杂志，1992，8（6）：25－25]

慢性腰腿痛：针刺肾俞、膀胱俞、阿是穴加穴位注射。[中国美容医学，2012，21（7）：264－265]

尿潴留：针刺膀胱俞、次髎、中膂俞、会阳穴。[河北中医，2015，37（1）：89－90]

前列腺增生合并尿潴留：导尿术配合艾灸中极穴、膀胱俞、三阴交穴。[深圳中西医结合杂志，2015，25（10）：150－151]

◉中膂俞

产后尿潴留：深刺会阳、中膂俞穴为主。[中国针灸，1997，17（4）：236－236]

下尿路功能性疾病：针刺会阳、中膂俞穴。[针灸临床杂志，2004，20（11）：41－42]

排尿功能障碍：深刺会阳、中膂俞穴为主。[上海针灸杂志，1993，12（2）：64－65]

尿潴留：针刺膀胱俞、次髎、中膂俞、会阳穴。[河北中医，2015，37（1）：89－90]

◉白环俞

慢性前列腺炎：深刺白环俞为主。[中国针灸，2001，21（2）：73－74]

慢性前列腺炎：电针白环俞、会阳穴。[世界中西医结合杂志，2016，11（1）：49－51]

慢性非细菌性前列腺炎：电针白环俞、会阳穴。［上海针灸杂志，2014，33（12）：1102－1104］

肛肠病术后尿潴留：针刺白环俞穴。［中国肛肠病杂志，2003，23（3）：41－41］

环状混合痔术后疼痛：白环俞穴埋线术。［湖南中医药大学学报，2009，29（5）：72－74］

尿潴留：白环俞加电针。［长春中医学院学报，1998，14（2）：22－22］

功能性阳痿：长针针刺白环俞。［现代中西医结合杂志，2005，14（10）：1262－1262］

盆底失弛缓综合征：泻法针刺白环俞穴配合电针。［中国医药指南，2011，9（29）：150－150］

混合痔术后疼痛：电针白环俞穴。［长春中医学院学报，2003，19（3）：60－61］

慢性前列腺炎：电针白环俞、会阳穴。［上海针灸杂志，2014，33（10）：913－915］

混合痔术后疼痛：电针白环俞穴。［吉林中医药，2003，23（4）：35－35］

◉上髎

尿潴留：针刺关元俞、上髎穴。［中国针灸，1994，14（S1）：91－92］

原发性夜间遗尿症：肾俞、膀胱俞隔药饼灸结合针刺上髎、次髎穴。［甘肃中医学院学报，2013，30（6）：46－48］

◉次髎

小儿遗尿：头皮针配合次髎穴留针拔罐。［山西中医，2010，26（2）：33－33］

退行性腰椎管狭窄症：银质针斜透刺次髎穴为主。［上海针灸杂志，2012，31（5）：332－334］

产后尿潴留：次髎穴针刺。［中国保健营养：临床医学学刊，2008，17（3）：118－118］

腰椎间盘突出症：次髎穴深刺为主。［中国针灸，2007，27（3）：182－184］

原发性痛经：针刺次髎。［实用中医内科杂志，2012，26（5）：101－101］

慢性前列腺炎：次髎、至阴穴刺血。［上海针灸杂志，2013，32（10）：871－871］

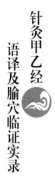

分娩镇痛：耳穴刺激及次髎穴注射。［医学理论与实践，2003，16（12）：1392 - 1393］

中风后便秘：速刺次髎加温针灸。［新中医，2016，48（7）：43 - 44］

分娩镇痛：次髎穴位注射配合导乐。［中国保健营养：临床医学学刊，2009，18（7）：80 - 82］

盆腔炎：双侧次髎穴位注射。［微量元素与健康研究，2003，20（4）：15 - 16］

痛经：针刺次髎穴。［广西中医药，1989，12（3）：29 - 29］

原发性痛经：曲骨次髎穴前后配合针刺法。［中医临床研究，2015，7（32）：20 - 21］

中风后便秘：速刺次髎穴配合常规针刺。［针灸临床杂志，2013，29（9）：7 - 10］

原发性痛经：针刺次髎穴配合耳压。［长春中医药大学学报，2010，26（4）：558 - 559］

脊髓损伤便秘：次髎穴深刺结合电针。［现代实用医学，2017，29（2）：255 - 257］

原发性痛经：针刺次髎穴为主。［湖北中医杂志，2003，25（8）：47 - 47］

分娩镇痛：次髎穴位注射。［临床医学，2006，26（1）：59 - 60］

腰椎管狭窄症：电针次髎穴为主。［湖北中医杂志，2011，33（7）：69 - 70］

原发性痛经：针刺次髎穴为主。［湖北中医杂志，2010，32（10）：68 - 68］

痛经：单刺次髎穴配合单指推拿术。［中国民间疗法，2013，21（3）：24 - 24］

前列腺增生致尿潴留：电针次髎、中髎穴配合超短波。［针灸临床杂志，2008，24（9）：24 - 25］

尿潴留：针刺膀胱俞、次髎、中膂俞、会阳穴。［河北中医，2015，37（1）：89 - 90］

中风后尿失禁：水针配合电针次髎穴。［中西医结合心脑血管病杂志，2014，12（3）：327 - 328］

中风后尿失禁肾气不固证：电针次髎、会阳穴。［湖南中医药大学学报，2016，36（A01）：104 - 105］

尿潴留：电针次髎穴为主。［浙江中医杂志，2009，44（4）：306 - 306］

◉中髎

女性压力性尿失禁：电针中髎、会阳穴。［中国中医基础医学杂志，2016，22（7）：955 - 957］

失眠：针灸中髎穴。［湖南中医杂志，2013，29（11）：75 – 77］

女性压力性尿失禁：电针会阳、中髎穴结合头针。［上海针灸杂志，2015，34（12）：1159 – 1161］

膀胱过度活动症：电针中髎穴为主。［针灸临床杂志，2007，23（1）：35 – 36］

脊髓损伤后逼尿肌无力型膀胱功能障碍：电针中髎穴。［中国针灸，2015，35（9）：905 – 906］

良性前列腺增生症：电针中髎穴。［针灸临床杂志，2011，27（7）：1 – 4］

盆底失弛缓型便秘：深刺中髎、下髎穴。［针灸临床杂志，2010，26（1）：12 – 13］

前列腺增生致尿潴留：电针次髎、中髎穴配合超短波。［针灸临床杂志，2008，24（9）：24 – 25］

良性前列腺增生症：电针中髎、会阳穴。［河北中医，2008，30（8）：850 – 852］

◉下髎

盆底失弛缓型便秘：深刺中髎、下髎穴。［针灸临床杂志，2010，26（1）：13 – 14］

肛门坠胀：电针下髎穴。［中国卫生产业，2012，（28）：23 – 24］

骶髂关节错动：巨刺下髎穴。［右江民族医学院学报，2013，35（3）：393 – 394］

肛提肌综合征：穴位注射下髎穴。［上海针灸杂志，2016，35（9）：1115 – 1118］

混合痔 PPH 术后肛门坠胀：针刺下髎、长强穴。［中国针灸，2016，36（6）：603 – 606］

肛提肌综合征：下髎穴注射。［浙江中医药大学学报，2016，40（8）：625 – 628］

女性腰痛少腹痛：缪刺下髎穴。［中国针灸，2012，32（12）：1085 – 1086］

◉会阳

女性压力性尿失禁：电针中髎、会阳穴。［中国中医基础医学杂志，2016，22（7）：955 – 957］

慢性前列腺炎：电针白环俞、会阳穴。［世界中西医结合杂志，2016，11（1）：

49 - 51]

前列腺增生尿潴留：电针次髎和会阳穴结合感应电。[上海中医药杂志，2008，42（8）：38 - 39]

阳痿：针刺横骨、会阳穴。[天津中医学院学报，2000，19（1）：34 - 36]

产后尿潴留：深刺会阳，中膂俞穴为主。[中国针灸，1997，17（4）：236 - 236]

遗尿症：申时会阳穴注射。[中医外治杂志，2003，12（5）：37 - 37]

排尿功能障碍：深刺会阳、中膂俞穴为主。[上海针灸杂志，1993，12（2）：64 - 65]

女性压力性尿失禁：电针会阳、中髎穴结合头针。[上海针灸杂志，2015，34（12）：1159 - 1161]

脊髓损伤性尿潴留：电针八髎、会阳穴。[中国针灸，2006，26（4）：237 - 239]

小儿秋季腹泻：点刺四缝、会阳穴为主。[河北中医，2010，32（5）：727 - 727]

慢性前列腺炎：电针白环俞、会阳穴。[上海针灸杂志，2014，33（10）：913 - 915]

慢性非细菌性前列腺炎：电针白环俞、会阳穴。[上海针灸杂志，2014，33（12）：1102 - 1104]

神经源性二便失禁：电针次髎、会阳穴。[新中医，2001，33（12）：43 - 43]

良性前列腺增生症：电针中髎、会阳穴。[河北中医，2008，30（8）：850 - 852]

勃起障碍：深刺中膂俞、会阳穴。[中国针灸，1991，11（6）：11 - 12]

尿潴留：针刺膀胱俞、次髎、中膂俞、会阳穴。[河北中医，2015，37（1）：89 - 90]

产后尿潴留：会阳穴子午捣臼法。[中国针灸，1994，14（5）：11 - 12]

中风后尿失禁肾气不固证：电针次髎、会阳穴。[湖南中医药大学学报，2016，36（A01）：104 - 105]

尿潴留：芒针会阳、三阴交穴。[陕西中医，1996，17（11）：512 - 512]

◉附分

急性乳腺炎：针刺附分、魄户、神堂、譩譆穴针刺放血拔罐。[中国初级卫生保健，1994，8（3）：28 - 28]

急性乳腺炎：附分、魄户、膏肓等穴三棱针点刺放血。［陕西中医，2007，28（3）：330－330］

◉魄户

椎动脉型颈椎病： 脑空、魄户、风府、大椎、胸 1～5 夹脊穴、风池、天宗、肩井穴针刀松解。［吉林中医药，2013，33（7）：733－734］

急性乳腺炎： 附分、魄户、膏肓等穴三棱针点刺放血。［陕西中医，2007，28（3）：330－330］

中风后抑郁症： 针刺"五志"穴。［针灸临床杂志，2006，22（12）：25－26］

夜游症： 魄户、魂门、神门、三阴交、太冲、百会穴五行磁吸针治疗。［中国针灸，1997，17（10）：626－626］

急性乳腺炎： 膏肓俞，附分、魄户、神堂、譩譆穴针刺放血拔罐。［中国初级卫生保健，1994，8（3）：28－28］

◉神堂

支气管哮喘发作： 肺俞穴和神堂穴注射喘定 0.25g、山莨菪碱 2mg、地塞米松 5mg、2% 利多卡因 2mL 的混合溶液。［中国现代医生，2010，48（21）：63＋65］

乳腺炎： 点揉膏肓，神堂，譩譆，极泉穴。［宜春医专学报，1996，（Z2）：27－27］

◉譩譆

急性乳腺炎： 膏肓俞、附分、魄户、神堂、譩譆穴针刺放血拔罐。［中国初级卫生保健，1994，8（3）：28－28］

乳腺炎： 点揉膏肓，神堂，譩譆、极泉穴。［宜春医专学报，1996，（Z2）：27－27］

◉膈关

肩胛肋骨综合征： 天髎、神堂、膈关穴齐刺法配合电针。［光明中医，2016，31（16）：2389－2390］

◉魂门

颈淋巴结结核： 针挑百会、魂门、阳陵泉穴。［针灸临床杂志，1992，8（6）：26－26］

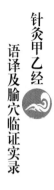

夜游症：魄户、魂门、神门、三阴交、太冲、百会穴等五行磁吸针。［中国针灸，1997，17（10）：626 – 626］

●阳纲

间日型疟疾：针刺联合阳纲穴刺血拔罐。［今日健康，2015，14（11）：392 – 393］

●意舍

胆道蛔虫症：肝俞、胆俞、脾俞、胃俞及魂门、阳纲、意舍、胃仓穴位注射。［陕西中医，1988，9（10）：463 – 463］

●胃仓

胆道蛔虫症：肝俞、胆俞、脾俞、胃俞及魂门、阳纲、意舍、胃仓穴位注射。［陕西中医，1988，9（10）：463 – 463］

胆道蛔虫症：针刺第 7 胸椎夹脊穴或至阳，胆俞、脾俞、胃仓穴。［福建中医药，1985，16（6）：57 – 57］

●肓门

泌尿系结石疼痛：右肾结石取志室为主，左肾结石取肓门为主，针刺。［上海针灸杂志，2008，27（8）：21 – 22］

●志室

泌尿系结石疼痛：右肾结石取志室为主，左肾结石取肓门为主，针刺。［上海针灸杂志，2008，27（8）：21 – 22］

肾绞痛：黄体酮志室穴注射。［中国社区医师，1999，15（3）：22 – 23］

肾绞痛：志室穴封闭。［针灸临床杂志，1995，11（2）：35 – 35］

肾绞痛：针刺志室穴。［中国针灸，1996，16（12）：44 – 45］

超敏反应：蜂刺志室穴。［滨州医学院学报，1996，（5）：501 – 501］

第三腰椎横突综合症：志室穴电针。［贵州医药，1983，（6）：47 – 47］

急性腰扭伤：长针平透命门、肾俞、志室穴。［江苏中医杂志，1986，（6）：31 – 31］

◉胞肓

梨状肌综合征：针刺并加用电针膀胱俞、胞肓等穴。［北京中医药大学学报，2004，27（2）：31－32］

脉管炎：脉根穴（相当于胞肓）针刺。［辽宁中医杂志，1988，15（3）：37－37）

◉秩边

前列腺增生症：秩边透水道穴。［山东中医杂志，2011，30（1）：64－64］

急性腰部伤筋：针刺秩边穴。［内蒙古中医药，2001，20（1）：25－25］

前列腺炎：针刺关元、秩边穴为主。［针灸临床杂志，1995，11（Z1）：27－28］

急性腰部伤筋：针刺秩边穴。［河北中医，2000，22（12）：929－929］

慢性前列腺炎：傍针刺中极、秩边穴。［针灸临床杂志，1999，15（5）：26－27］

产后尿潴留：针刺秩边穴为主。［针灸临床杂志，2001，17（5）：43－43］

术后尿潴留：芒刺秩边透水道穴。［陕西中医，2003，24（5）：452－452］

功能性阳痿：针刺"内秩边穴"为主。［贵阳中医学院学报，1993，15（2）：51－52］

功能性阳痿：芒针针刺代秩边穴。［中国中医药信息杂志，2003，10（2）：69－69］

原发性痛经：针刺秩边穴。［针灸临床杂志，2012，28（1）：22－22］

肾阳虚型阳痿：针刺秩边穴加中药治疗。［中医研究，2009，22（5）：61－62］

产后尿潴留：秩边穴芒针。［上海针灸杂志，1996，15（S1）：292－293］

继发性闭经：醒经丸配合针刺秩边穴。［中国医药导报，2008，5（9）：63－63］

慢性前列腺炎：傍针刺中极穴和秩边穴。［南京部队医药，1999，1（4）：31－32］

尿失禁尿频：芒针深刺秩边穴。［中国针灸，2013，33（S1）：46－46］

中风后尿失禁：秩边透水道穴。［光明中医，2017，32（4）：545－547］

急性腰扭伤：针刺秩边穴配合推拿。［内蒙古中医药，2004，23（1）：23－23］

痔疮：芒针深刺秩边穴。［中国针灸，2003，23（10）：602－602］

慢性非细菌性前列腺炎：秩边穴温针灸。［中国针灸，2006，26（6）：450－

450］

坐骨神经痛：针刺秩边穴。［上海针灸杂志，1997，16（S1）：39 - 39］

慢性盆腔炎：巨针刺秩边穴。［中国针灸，1995，15（S2）：130 - 130］

慢性前列腺炎：针刺秩边穴。［上海针灸杂志，2009，28（3）：168 - 168］

湿热淋：针刺秩边为主。［上海针灸杂志，2001，20（4）：29 - 29］

跟腱炎：针刺秩边穴。［中国民族民间医药杂志，2014，23（8）：80 - 80］

术后排尿障碍：秩边透水道穴。［中国临床康复，2002，6（12）：1819 - 1819］

外阴瘙痒：秩边透水道穴为主。［上海针灸杂志，2005，24（8）：21 - 22］

坐骨神经痛：针刺下秩边穴。［中国针灸，1991，11（5）：17 - 18］

脊髓损伤后尿潴留：芒针秩边透水道穴。［陕西中医学院学报，2016，39（1）：67 - 68］

多囊卵巢综合征：秩边透水道穴为主。［中国针灸，2015，35（5）：461 - 464］

膀胱尿道炎：深刺秩边穴。［上海针灸杂志，2001，20（6）：27 - 27］

良性前列腺增生：秩边穴齐刺加灸。［针刺研究，2015，40（6）：493 - 496］

非菌性前列腺炎：磁极针双刺秩边穴配合热磁。［华北煤炭医学院学报，2002，4（1）：34 - 35］

良性前列腺增生：秩边穴齐刺加灸。［湖北中医杂志，2016，38（12）：63 - 64］

梨状肌综合征：体外冲击波结合正清风痛宁穴位注射秩边穴。［湖北中医杂志，2017，39（5）：55 - 56］

慢性前列腺炎脾肾两虚型：针刺秩边、三阴交穴。［中国针灸，1993，13（6）：1 - 4］

腰椎间盘突出症：经穴按摩结合针刺秩边穴。［河北中医，2008，30（8）：846 - 847］

坐骨神经痛：针刺秩边穴，并沿坐骨神经走向施行火酒推拿。［陕西中医，1996，17（7）：320 - 320］

慢性前列腺炎：芒针定向深刺透秩边、中极、三阴交穴。［陕西中医，1998，19（11）：513 - 513］

● 悬颅

偏头痛：强刺悬颅、颔厌穴。［长春中医学院学报，1990，6（4）：45 - 45］

◉ 颔厌

偏头痛：强刺悬颅、颔厌穴。[长春中医学院学报，1990，6（4）：45－45]

中风病：针刺颔厌穴。[湖南中医杂志，2015，31（4）：98－99]

◉ 悬厘

落枕：指压悬厘穴。[人民军医，2003，46（10）：618－618]

小儿抽动症：百会透曲鬓，前神聪透悬厘穴。[亚太传统医药，2015，11（17）：113－114]

癔症性瘫痪：电针治疗仪针刺头维、颔厌、悬厘穴为主。[陕西中医，1994，15（11）：517－517]

◉ 阳白

面瘫后遗症：阳白穴"井"字针法。[中国民族民间医药杂志，2014，23（1）：74－75]

周围性面瘫：齐刺阳白加刺内地仓为主。[中国针灸，2008，28（10）：714－714]

急性期周围性面瘫：针刺阳白、四白等穴配牵正散。[陕西中医，2007，28（10）：1397－1398]

周围性面瘫：阳白穴四透结合刺络拔罐。[针灸临床杂志，2011，27（7）：50－52]

周围性面神经麻痹：针灸攒竹、阳白、下关、地仓等。[陕西中医，2004，25（11）：1029－1029]

面神经炎：急性期取阳白、四白、太阳等穴，加牵正散。[中国现代药物应用，2011，5（9）：56－56]

周围性面瘫：阳白、攒竹、地仓、牵正等穴针刺和闪罐。[中国保健营养：下半月，2013，（6）：1546－1547]

面瘫：电针透穴法（阳白透鱼腰，颊车透地仓穴）[陕西中医，2000，21（11）：515－515]

面神经麻痹：针刺取阳白、四白、颊车等穴，闪罐取地仓、颊车、阳白等穴。[陕西中医，2006，27（11）：1414－1415）

面瘫：电针颊车和地仓、阳白、下关穴。[陕西中医，2005，26（9）：957－

958]

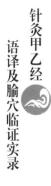

周围性面瘫：透针刺法（阳白透鱼腰，地仓透颊车等）结合穴位（地仓、颊车）注射胞二磷胆碱。[陕西中医，2005，26（3）：255-256]

周围性面瘫：电针阳白与太阳，下关与颧髎，地仓与颊车；加牵正散。[陕西中医，2006，27（6）：722-723]

周围性面神经麻痹：针刺阳白透鱼腰、迎香、下关穴，配合 TDP 灯照射。[陕西中医，2008，29（4）：484-485]

◉ 攒竹

呃逆：针刺攒竹穴为主。[世界针灸杂志：英文版，2009，19（2）：56-57]

急性腰扭伤：针刺攒竹穴。[中国中医急症，2008，17（11）：1621-1622].

急性腰背痛：针刺攒竹穴。[中国自然医学杂志，2001，3（3）：192-192]

中风偏瘫：针刺攒竹、瞳子髎穴为主。[天津中医，1995，12（1）：9-9]

顽固性面瘫：攒竹透鱼腰合艾灸大椎穴。[浙江中医杂志，2011，46（3）：200-200]

顽固性呃逆：电针攒竹穴。[四川中医，2004，22（6）：92-93]

呃逆：攒竹、至阴为主穴针刺。[首都医药，2008，15（14）：47-47]

眶上神经痛：攒竹穴封闭。[中西医结合眼科杂志，1997，15（1）：43-43]

顽固性呃逆：指压或针刺攒竹穴。[中国民间疗法，2006，14（12）：40-40]

顽固性呃逆：指针攒竹穴。[中医外治杂志，2006，15（2）：27-27]

呃逆：按压攒竹穴并肌注氯丙嗪。[四川中医，2005，23（6）：93-93]

打嗝：点压攒竹穴。[中医外治杂志，2006，15（3）：17-17]

顽固性呃逆：指压攒竹穴为主。[广西中医药，2007，30（4）：29-30]

贝尔面瘫眼睑闭合不全：攒竹穴注射甲钴胺。[云南中医中药杂志，2016，37（8）：72-73]

呃逆：针刺攒竹为主。[针灸临床杂志，2009，25（1）：36-37]

呃逆：攒竹透鱼腰穴加电针。[齐鲁护理杂志，2005，11（7X）：1331-1331]

面瘫所致眼睑不闭：针刺攒竹穴。[针灸临床杂志，2010，26（10）：10-10]

呃逆：指压攒竹穴。[人民军医，2003，46（1）：59-59]

脑卒中后顽固性呃逆：攒竹穴行单向捻转手法。[中医外治杂志，2014，23（6）：34-35]

急性腰痛：攒竹穴为主。[中国民间疗法，2001，9（5）：18-19]

恶性肿瘤顽固性呃逆：指压攒竹穴配合足三里穴位注射。［实用中医内科杂志，2012，26（6）：69－70］

急性腰扭伤：针刺攒竹穴。［实用中医药杂志，2006，22（9）：560－561］

太阳阻滞型腰扭伤：针刺攒竹穴配合运动。［中国临床康复，2002，6（12）：1822－1822］

顽固性呃逆：针灸配合指压攒竹穴。［中国民间疗法，2013，21（5）：23－24］

中枢性顽固性呃逆：按压攒竹穴。［中医临床研究，2014，6（29）：40－42］

顽固性呃逆：强力按压攒竹穴配合呼吸调控二步法。［中国民间疗法，2012，20（6）：30－31］

哮喘：针刺攒竹为主。［中国针灸，2008，28（11）：788－788］

顽固性呃逆：强刺攒竹配内关穴。［现代中医药，2002，22（5）：56－56］

呃逆：针刺攒竹穴。［新疆中医药，2001，19（4）：39－39］

顽固性呃逆：针刺攒竹、风池穴。［针灸临床杂志，2008，24（7）：24－25］

顽固性呃逆：攒竹透刺鱼腰穴。［按摩与康复医学，2012，3（21）：189－190］

放化疗后呃逆：攒竹穴透刺合中药。［江西中医药，2009，40（5）：56－57］

坐骨神经痛：针刺攒竹、养老穴。［针灸临床杂志，1996，12（9）：38－38］

肝炎后呃逆：指压攒竹穴。［浙江中医杂志，2007，42（2）：97－97］

踝关节扭伤：针刺攒竹穴。［中国针灸，2005，25（11）：802－802］

眉棱骨痛：攒竹透鱼腰穴。［云南中医中药杂志，2007，28（11）：60－60］

急性腰扭伤：独取攒竹穴。［中国社区医师：医学专业，2009，（2）：68－68］

中风后顽固性呃逆：针刺攒竹、内关穴。［湖北中医杂志，2012，34（1）：58－59］

顽固性呃逆：针刺攒竹配公孙穴。［四川中医，2010，28（2）：113－114］

呃逆：指压攒竹穴。［中国民间疗法，2007，15（9）：10－10］

坐骨神经痛：针刺攒竹、风池穴。［针灸临床杂志，2001，17（2）：52－52］

顽固性呃逆：针刺攒竹穴。［吉林中医药，2007，27（7）：44－44］

顽固性呃逆：针刺攒竹穴。［山东中医杂志，2003，22（1）：25－25］

外伤性头晕头痛：活血化瘀药物电化后自攒竹穴导入。［深圳医学，1998，11（2）：5－6］

呃逆：调息按压攒竹穴配合闪罐。［时珍国医国药，2006，17（6）：1039－1039］

呃逆：指压攒竹穴。［实用中医药杂志，2005，21（8）：496－496］

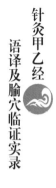

顽固性呃逆：针刺攒竹穴。［中国社区医师，2002，18（23）：38－38］

顽固性呃逆：攒竹穴结合头腹针。［黑龙江中医药，2015，（3）：53－53］

◎ 丝竹空

偏头痛：丝竹空透率谷穴。［中医药临床杂志，2006，18（6）：536－537］

偏头痛：丝竹空透率谷穴。［河北医学，1998，4（2）：65－66］

顽固性头痛：丝竹空透率谷穴。［云南中医中药杂志，2010，31（4）：43－44］

偏头痛：专方散偏汤配合足临泣、丝竹空透率谷穴针刺。［时珍国医国药，2007，18（10）：2526－2527］

顽固性失眠：丝竹空透率谷穴为主。［中国针灸，2001，21（7）：407－408］

偏头痛：针刺风池、丝竹空透率谷穴为主。［浙江中医学院学报，2005，29（4）：64－64］

面瘫：毫针以丝竹空透率谷，地仓透颊车，及下关、合谷穴为主。［陕西中医，2002，23（4）：353－353］

◎ 睛明

急性结膜炎：睛明穴针刺。［中国社区医师：医学专业，2011，（27）：165－165］

青少年近视：针刺睛明穴。［临床眼科杂志，2001，9（2）：151－152］

急性腰扭伤：针刺睛明穴。［井冈山医专学报，2003，10（3）：76－76］

顽固性呃逆：深刺睛明穴。［针灸临床杂志，1998，14（6）：26－27］

中风急性期：深刺睛明穴。［中国针灸，2000，20（7）：405－406］

周围性面瘫：电针加艾灸患侧攒竹、睛明、阳白穴等。［陕西中医，2006，27（8）：989－990］

癔病：睛明为主穴针刺。［黑龙江医药科学，2002，25（5）：95－95］

青少年假性近视：ASY—306电脑气功仪按柔睛明穴及耳压穴。［针灸临床杂志，2000，16（8）：44－45］

青少年近视：电针深刺睛明、承泣穴。［中西医结合眼科杂志，1996，14（2）：94－95］

顽固性呃逆：针刺睛朗、翳风穴为主。［陕西中医，2001，22（11）：681－681］

踝关节扭伤：针刺睛明穴。［针灸临床杂志，1998，14（7）：43－43］

泪道功能不全之泪溢症：温针睛明穴。［南京中医药大学学报，2000，16（4）：232－233］

中风后遗症：针刺睛明穴。［辽宁中医杂志，1991，18（4）：36－36］

顽固性呃逆：针刺睛明、翳风穴。［广西中医药，2001，24（4）：38－38］

皮质盲：针刺内睛明穴。［针灸临床杂志，2002，18（8）：52－52］

◉ 瞳子髎

踝关节扭伤：针刺瞳子髎穴。［针灸临床杂志，2017，33（2）：31－33］

胆绞痛：针刺瞳子髎穴。［针灸临床杂志，2005，21（12）：33－33］

三叉神经痛：针刺瞳子髎透耳门穴。［江西中医药，1994，25（S1）：66－67］

◉ 承泣

青少年近视：电针深刺睛明、承泣穴。［中西医结合眼科杂志，1996，14（2）：94－95］

面神经麻痹流泪症：针刺承泣透睛明穴。［河南中医，2015，35（7）：1674－1675］

眼轮匝肌痉挛：针刺承泣穴。［人民军医，2004，47（11）：682－682］

面肌痉挛：针刺睛明、承泣穴为主。［针灸临床杂志，2004，20（8）：45－45］

面神经麻痹溢泪症：针刺承泣、太冲穴。［中医药临床杂志，2016，28（8）：1181－1182］

溢泪：针灸承泣穴。［陕西中医，2006，27（3）：348－348］

◉ 四白

急性期周围性面瘫：针刺阳白、四白等穴配牵正散。［陕西中医，2007，28（10）：1397－1398］

周围性面神经麻痹：患侧颊车、四白、地仓、合谷、翳风等穴。［上海针灸杂志，1996，15（S1）：121－121］

面瘫：电针四白透巨、地仓透颊车穴。［实用中医药杂志，1992，8（4）：12－12］

面瘫：地仓透颊车、地仓透下关、地仓透四白、合谷透后溪穴。［上海针灸杂志，1996，15（S1）：121－122］

急性胆绞痛：针刺四白穴。［天津中医学院学报，1997，16（1）：29－29］

下篇　腧穴临证

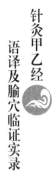
三叉神经痛：针刺四白穴。［中国中医急症，2004，13（4）：233－233］

◉ 颧髎

假性球麻痹：深刺颧髎穴。［中国当代医药，2014，21（36）：129－131］

周围性面神经麻痹：浅针搔爬攒竹、颧髎穴配合温和灸翳风穴。［光明中医，2015，30（11）：2363－2365］

原发性三叉神经痛：下关、颧髎穴为主针刺。［山东中医杂志，2008，27（4）：230－230］

◉ 素髎

原发性痛经：针刺素髎为主。［世界针灸杂志：英文版，2011，21（2）：26－30］

急性腰扭伤：针刺素髎穴。［中国中医骨伤科杂志，2010，18（10）：43－43］

呕吐：针刺素髎穴。［中国针灸，1994，14（S1）：297－297］

呃逆：按压天突，针刺素髎为主。［针灸临床杂志，2003，19（6）：43－43］

颅脑术后呃逆：针刺素髎穴。［中国针灸，1994，14（S1）：213－213］

小儿高热惊厥：针刺素髎穴。［上海针灸杂志，2014，33（9）：856－856］

◉ 迎香

头痛：络刺内迎香穴。［中医药学报，1998，26（2）：38－38］

血管神经性头痛：内迎香穴放血。［陕西中医，2004，25（11）：1030－1030］

副鼻窦支气管炎：深刺迎香穴透鼻通穴。［中国针灸，2006，26（6）：414－414］

慢性鼻炎：穴位封闭迎香、合谷穴。［军队医药，2001，11（4）：46－46］

变应性鼻炎：激光照射上迎香穴。［长春中医药大学学报，2009，25（2）：266－267］

过敏性鼻炎：针刺迎香透鼻通穴。［中国民间疗法，2003，11（3）：9－10］

嗅觉下降：针刺内迎香穴。［北京中医药大学学报：中医临床版，2011，18（2）：21－22］

变应性鼻炎：电针刺激双侧迎香穴。［河北中医，2013，35（4）：560－562］

呃逆：单刺内迎香穴。［中国针灸，2012，32（6）：558－558］

鼻窒：迎香透鼻通穴。［上海针灸杂志，2002，21（5）：41－41］

呃逆：迎香滞针法为主。［上海针灸杂志，2013，32（6）：447－447］

慢性鼻炎：针刺内迎香穴。［中医杂志，1995，36（8）：476－477］

急慢性鼻炎：艾灸列缺、迎香穴。［中国针灸，1997，17（3）：158－158］

鼻塞：印堂、迎香穴位皮内针法。［内蒙古中医药，2013，32（14）：47－47］

慢性单纯性鼻炎：迎香、足三里注射维丁胶性钙注射液。［上海针灸杂志，2005，24（3）：20－20］

变应性鼻炎：电针平刺迎香穴配合点穴。［按摩与康复医学，2014，5（12）：44－45］

儿童变应性鼻炎：电针平刺迎香穴。［中国针灸，2014，34（11）：1114－1114］

胆道蛔虫症：针刺迎香穴。［中国民间疗法，2003，11（10）：12－13］

中风伴发呃逆：电针迎香穴。［中医研究，2001，14（3）：61－61］

慢性鼻炎：维生素 B_{12} 封闭迎香穴。［山西护理杂志，1997，11（3）：127－128］

急性腰扭伤：针刺内迎香穴。［中国针灸，2008，26（S1）：110－111］

过敏性鼻炎：穴位注射迎香穴。［针灸临床杂志，2006，22（12）：44－44］

哮喘：肺俞、迎香穴位注射。［中国针灸，2002，22（1）：11－11］

面神经麻痹后遗症：点刺内迎香穴。［四川中医，2004，22（4）：93－94］

鼻衄：点推迎香穴。［按摩与导引，2001，17（4）：25－25］

慢性单纯性鼻炎：转移因子注射迎香穴。［中国中西医结合耳鼻咽喉科杂志，1994，2（4）：195－195］

◎巨髎

糖尿病合并面神经炎：四白透巨髎，地仓透颊车等穴电针刺激，加西药。［吉林中医药，2010，30（7）：606－607］

双侧面瘫：巨髎穴透刺。［中医杂志，1999，40（11）：695－695］

面瘫：电针巨髎、颊车穴。［上海中医药杂志，1994，28（11）：21－21］

◎禾髎

周围性面瘫后遗症：禾髎透牵正、夹承浆穴向下颌角方向透刺、颊车透地仓。［中国针灸，2015，35（12）：1249－1250］

慢性单纯性鼻炎：针刺鼻旁素髎、禾髎、巨髎三穴，配合 TDP 鼻部照射。［四

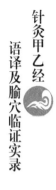
川中医，2010，28（8）：126 – 126〕

顽固性面瘫：芒针刺法加毛刺，患侧地仓、禾髎、太阳、合谷、足三里穴。〔江西中医药，2007，38（3）：61 – 61〕

面神经麻痹：硝酸一叶萩碱穴位注射四白、下关；面瘫1、面瘫2。电针牵正、翳风、禾髎、地仓穴。〔上海针灸杂志，1996，12（S1）：136 – 137〕

◉水沟

癔症性失语：针刺水沟穴。〔江苏中医，1996，17（10）：40 – 40〕

失血性休克：针刺水沟穴。〔中国针灸，1999，19（10）：585 – 586〕

口臭：泻大陵、水沟穴。〔中国针灸，2004，24（6）：433 – 433〕

急性腰扭伤：针刺水沟穴。〔新疆中医药，1989，（2）：39 – 39〕

口腔溃疡：针刺水沟穴。〔中国针灸，2002，22（11）：763 – 763〕

广泛性焦虑症：针刺水沟穴。〔上海针灸杂志，2016，35（2）：162 – 164

急性腰痛：针刺水沟穴。〔山西中医，2014，30（4）：32 – 32〕

脑血管病并发顽固性呃逆：雀啄法针刺水沟穴。〔云南中医中药杂志，2011，32（11）：65 – 65〕

非阻塞性尿潴留：针刺水沟穴。〔新中医，1996，28（11）：31 – 32〕

出血性中风急性期：针刺水沟、内关、足三里穴为主。〔湖北中医杂志，2002，24（10）：6 – 7〕

急性腰肌筋膜扭伤：泽兰汤合水沟为主穴针刺。〔吉林中医药，2001，21（1）：48 – 48〕

急性腰扭伤：针刺水沟穴。〔上海针灸杂志，1994，13（3）：108 – 109〕

抑郁性神经症：水沟穴快速提插法为主。〔四川中医，2003，21（9）：88 – 89〕

急性腰扭伤：施雀啄式手法泻水沟穴。〔医学研究与教育，2017，34（1）：15 – 17〕

功能性遗尿症：针刺水沟穴。〔中国针灸，2003，23（6）：341 – 343〕

急性腰扭伤：针刺水沟穴、腰痛穴配合推拿手法。〔河北中医药学报，2010，25（4）：36 – 36〕

顽固性呃逆：针刺水沟穴。〔上海针灸杂志，1999，18（6）：22 – 22〕

复发性口腔溃疡：针刺水沟、大陵穴。〔中医外治杂志，1997，6（5）：24 – 24〕

腰椎间盘突出症：四关穴配合水沟穴。〔长春中医药大学学报，2010，26（6）：

907 – 907］

中风后强哭强笑：重刺水沟穴为主。［上海针灸杂志，2009，28（8）：444 – 444］

急性腰扭伤：针刺后溪、水沟穴。［河南中医，2009，29（9）：911 – 912］

骶尾部疼痛：针刺水沟穴。［中国针灸，2010，20（3）：260 – 260］

急性腰扭伤：针刺水沟穴配合主动运动。［中医临床研究，2016，8（4）：42 – 43］

尾痛症：针刺水沟穴结合拮抗动作。［中国针灸，2014，34（7）：717 – 717］

急性腰扭伤：针刺水沟穴为主。［江苏中医，1995，16（10）：28 – 29］

尿潴留：针刺水沟穴。［福建中医药，1998，29（6）：9 – 9］

周围性面瘫：针刺水沟、足三里穴。［中国中医药科技，2010，17（1）：75 – 76］

神经症：针刺水沟穴为主。［中国针灸，1994，14（S1）：254 – 255］

◎ 兑端

遗尿症：针刺兑端、耳尖穴（双侧）［中国针灸，1999，19（6）：56 – 56］

口唇干裂：兑端、承浆穴放血疗法。［上海针灸杂志，1995，14（5）：210 – 210］

癫痫发作，晕针、急救：针刺兑端穴。［天津医药杂志，1961，（3）：159 – 159］

◎ 龈交

痔疮：火针点刺龈交穴。［中国针灸，2003，23（10）：603 – 603］

尾骨端疼：针刺龈交穴。［针灸临床杂志，1992，8（6）：43 – 43］

肛门疾病：龈交穴割治配合耳穴贴压法。［中医外治杂志，2011，20（2）：47 – 47］

痔疮：水针注射龈交穴。［针灸临床杂志，2001，17（10）：37 – 37］

痔疮术后疼痛：龈交挑刺配合灸长强。［中国实用医药，2015，10（4）：233 – 234］

慢性肛窦炎：穴位埋线、龈交穴挑刺配合中药灌肠。［上海针灸杂志，2016，35（11）：1345 – 1347］

内痔：剪刺龈交穴。［中国针灸，2002，22（7）：457 – 458］

痔疮：龈交穴剪治法。［新中医，1989，21（12）：25 – 25］

急性腰扭伤：针刺龈交穴。［针灸临床杂志，2001，17（11）：31 – 31］

急性腰扭伤：针刺龈交穴配合手法。［黑龙江医药科学，2002，25（2）：119 – 119］

下篇　腧穴临证

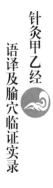

急性腰扭伤：挑刺龈交穴反应点配合针刺。［针灸临床杂志，1995，11（Z1）：70－70］

痔疮：微波烧灼龈交穴。［上海中医药大学学报，2004，18（3）：28－28］

脑血管意外后遗症：眼针配合针刺龈交穴。［中西医结合心脑血管病杂志，2007，5（12）：1260－1261］

急性腰扭伤：人中透龈交穴。［实用中医内科杂志，2005，19（2）：183－183］

遗尿症：龈交穴刺血。［青海医药杂志，1999，29（11）：48－48］

内痔出血：三棱针挑刺龈交穴。［中国民间疗法，2005，13（2）：16－16］

◉ 地仓

顽固性口腔溃疡：针刺地仓穴为主。［上海中医药杂志，2003，37（10）：35－35］

面瘫：针刺地仓透颊车穴为主。［中国民间疗法，2001，9（2）：12－13］

口腔溃疡：地仓穴透刺。［中国针灸，2002，22（10）：685－685］

面神经麻痹：地仓透颊车穴。［内蒙古中医药，1996，15（S1）：57－57］

特发性面神经麻痹：地仓一穴三针透刺。［河南中医，2014，34（9）：1829－1830］

颌面部顽固扁平疣：颊车、大迎、地仓等穴位注射 B_{12}。［陕西中医，2006，27（4）：469－470］

周围性面瘫：针刺阳白加刺内地仓为主。［中国针灸，2008，28（10）：714－714］

周围性面瘫：透刺内地仓穴为主。［中国针灸，2010，30（5）：395－396］

面瘫：针刺地仓、颊车、阳白等穴，配合中药牵正散加味内服。［陕西中医，2008，29（4）：481－481］

◉ 承浆

颈型颈椎病：针刺承浆、风府穴。［中国针灸，1999，19（S1）：167－168］

脏躁病：针刺内承浆穴。［上海针灸杂志，2008，27（2）：46－46］

失眠症：针刺承浆穴配合中药。［中国冶金工业医学杂志，2015，32（3）：293－294］

呃逆：针刺承浆穴。［甘肃中医，2006，19（12）：25－26］

呃逆：针刺翳风（双侧）、鸠尾、承浆穴结合拔罐治疗。［新中医，2013，45

（7）：139－140］

痛经：针刺承浆、大椎、三阴交、血海等穴。［内蒙古中医药，2010，29（14）：26－26］

◎颊车

面神经麻痹：地仓透颊车穴。［内蒙古中医药，1996，15（S1）：57－57］

面瘫：针刺地仓透颊车穴为主。［中国民间疗法，2001，9（2）：12－13］

牙痛：颊车穴深刺为主。［中国针灸，2002，22（1）：50－50］

颞下颌关节脱臼：针补下关颊车穴加隔姜灸。［内蒙古中医药，2010，29（20）：45－45］

周围性面瘫：艾灸下关、颊车穴。［现代中医药，1989，9（5）：27－27］

面瘫：电针巨髎，颊车穴。［上海中医药杂志，1994，28（11）：21－21］

面神经麻痹：针刺牵正、承浆，颊车透地仓等穴位，配合激光、推拿。［陕西中医，2006，27（12）：1564－1565］

面神经麻痹：颊车穴皮肤马尾结扎。［中医外治杂志，1994，3（3）：44－44］

周围性面瘫：颊车穴刺络放血为主。［中国民间疗法，2014，22（1）：33－33］

面神经麻痹：浅刺阳白、颊车、合谷等穴。［中国针灸，1994，14（S1）：168－168］

面瘫：颊车透地仓穴甩针挂钩法。［新中医，2004，36（11）：52－52］

周围性面神经麻痹：下关和颊车穴低频电脉冲治疗。［中国临床康复，2004，8（31）：6979－6979］

颞颌关节炎：针灸下关、颊车、合谷穴。［针灸临床杂志，1992，8（6）：15－15］

周围性面神经麻痹：针刺地仓、颊车、下关穴。［陕西中医，2003，24（7）：645－645］

小儿脑瘫流涎症：针刺廉泉、地仓、颊车穴。［陕西中医，2008，29（3）：340－340］

复发性口腔溃疡：针刺颊车、合谷、曲池穴配合穴位注射。［陕西中医，2004，25（9）：838－838］

◎大迎

青春期寻常性痤疮：针刺迎香、大迎、人迎为主配合远端取穴。［中医外治杂志，2015，24（6）：11－11］

脑卒中后构音障碍：针刺内大迎穴。［中国中医药科技，2012，19（3）：247－248］

颌面部顽固扁平疣：颊车、大迎、地仓等穴位注射 B_{12}。［陕西中医，2006，27（4）：469－470］

中风瘖痱舌强：针刺内人迎穴。［湖南中医杂志，1995，11（4）：25－26］

◉上关

颞下颌关节紊乱综合征疼痛：施推法和拇指点按法于阿是穴、耳禾髎、颊车、上关和下关穴。［北京中医药，2013，32（12）：900－902］

颞下颌关节紊乱病：透刺上关、下关、颊车、太阳穴。［辽宁中医杂志，2009，36（3）：448－449］

◉下关

颞下颌关节炎：下关配通里穴针刺。［针灸临床杂志，2002，18（12）：34－35］

三叉神经痛：深刺下关穴结合温针灸。［广西中医药，2015，38（6）：37－38］

颞下颌关节功能紊乱综合征：温针灸下关穴。［湖北中医杂志，2011，33（10）：61－61］

颞下颌关节功能紊乱：下关穴刺血拔罐。［中国针灸，2000，20（S1）：217－217］

面肌痉挛：针刺下关穴为主。［云南中医中药杂志，2006，27（3）：35－35］

原发性坐骨神经痛：针刺下关穴。［中国针灸，2015，35（9）：889－890］

颞下颌关节紊乱综合征：傍刺下关穴为主配合穴位贴磁。［新中医，2005，37（7）：54－54］

颞颌关节功能紊乱症：针刺下关穴。［针刺研究，2001，26（3）：182－183］

牙痛：太冲配下关穴。［河南中医，2003，23（9）：60－60］

慢性鼻炎：温针灸下关穴。［中国针灸，1995，15（2）：21－22］

颞颌关节炎：温针灸下关穴。［四川中医，1993，11（10）：52－53］

三叉神经痛：下关穴深刺配合电针治疗。［浙江中医杂志，2008，43（8）：471－471］

周围性面瘫：复方马钱子散穴位贴敷下关穴。［中医杂志，2001，42（10）：598－598］

颞下颌关节紊乱综合征：下关穴水针刀微创技术。［中国针灸，2017，37（4）：394－394］

颞下颌关节炎：深刺下关穴。［针灸临床杂志，2010，26（6）：8－8］

周围性面瘫：自制药艾盒灸下关、翳风穴。［中医外治杂志，2001，10（2）：21－21］

轻中度三叉神经痛：电针下关穴。［湖北中医杂志，2016，38（4）：61－62］

过敏性鼻炎：下关穴为主。［临床医学研究与实践，2016，1（8）：62－62］

原发性三叉神经痛：深刺下关穴。［江苏中医，1989，10（2）：18－19］

儿童弱视：深刺下关穴。［现代中西医结合杂志，2010，19（30）：3303－3303］

面神经炎：深刺下关穴。［针灸临床杂志，2001，17（9）：12－12］

三叉神经痛：下关穴深刺久留针配合穴位注射。［陕西中医，2009，30（2）：201－202］

颞下颌关节炎：深刺下关穴加 TDP 照射。［长春中医药大学学报，2009，25（5）：734－734］

慢性鼻窦炎：深刺下关穴。［河北中医，2008，30（1）：69－70］

原发性三叉神经痛：针刺下关、颧髎穴。［山东中医杂志，2008，27（4）：230－230］

颞下颌关节脱臼：针刺下关颊车穴加隔姜灸。［内蒙古中医药，2010，29（20）：45－45］

足跟痛：独刺下关穴。［针灸临床杂志，2002，18（2）：40－40］

周围性面瘫：透刺和重灸下关穴。［四川中医，2015，33（9）：153－155］

急性腰扭伤：下关穴运动针刺。［中华针灸电子杂志，2017，6（2）：48－50］

过敏性鼻炎：深刺下关穴。［针灸临床杂志，2010，26（4）：41－42］

周围性面瘫：艾灸翳风，下关穴。［上海针灸杂志，1998，17（4）：28－28］

原发性三叉神经痛：下关穴深刺。［中国针灸，1994，14（S1）：239－240］

◎耳门

神经性耳鸣：山莨菪碱耳门、翳风穴位注射。［光明中医，2010，25（3）：471－473］

面神经麻痹：耳门穴灸治。［中国民间疗法，2011，19（5）：19－19］

三叉神经痛：针刺瞳子髎透耳门穴。［江西中医药，1994，25（S1）：66－67］

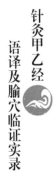

牙痛：针刺耳门穴。［中国针灸，2011，31（4）：359 – 359］

耳鸣：耳门穴穴位注射。［南京医科大学学报：自然科学版，1999，19（4）：337 – 337］

突发性耳聋：针刺耳门、听宫、听会等穴配合药物。［中医药信息，2010，27（4）：95 – 95］

突发性耳聋：针刺晕听区配合耳门穴。［新中医，2008，40（8）：69 – 70］

耳鸣耳聋：电针耳门、听宫、听会配合穴位注射。［陕西中医，2009，30（7）：882 – 883］

突发性耳聋：以耳门、听宫、听会为主穴。［中国中医急症，2012，21（7）：1159 – 1159］

◉ 和髎

耳鸣：针刺耳和髎穴治疗。［中国针灸，2008，28（12）：912 – 912］

◉ 听会

面肌痉挛：针刺听会穴。［现代中西医结合杂志，2009，18（19）：2301 – 2301］

哮喘急性发作：针刺听会穴。［上海针灸杂志，1997，16（4）：16 – 16］

面神经麻痹：电针刺听会穴。［中国临床康复，2003，7（10）：1557 – 1557］

神经性耳鸣耳聋：深刺听宫听会穴。［江西中医药，2015，46（11）：55 – 56］

神经性耳聋：电针听会、翳风穴为主。［上海针灸杂志，2003，22（6）：33 – 33］

突发性耳聋：针刺耳门、听宫、听会穴为主。［中国中医急症，2012，21（7）：1159 – 1159］

突发性耳聋：针灸听宫、听会、耳门穴。［长春中医药大学学报，2013，29（5）：897 – 897］

◉ 听宫

颈椎综合征：针刺听宫穴。［中国康复，1993，8（4）：179 – 179］

精神分裂症顽固性幻听：听宫穴埋线。［中国针灸，1997，17（3）：188 – 188］

颈型颈椎病：针刺听宫、后溪穴为主。［中国针灸，2017，37（3）：232 – 232］

落枕：针刺绝骨、听宫穴。［中国实用医药，2012，7（24）：251 – 252］

暴聋：针刺激听宫穴。［北京中医药，2015，34（5）：359－361］

轻中度高血压病：针刺听宫穴。［实用中医内科杂志，2010，24（5）：105－106］

周围性面瘫：针刺听宫穴为主。［上海针灸杂志，2003，22（8）：36－36］

背肌筋膜炎：温针灸听宫穴合刺络拔罐。［中国针灸，1997，17（5）：311－311］

三叉神经痛：针刺听宫穴。［河北中医，1983，5（3）：36－36］

落枕：针刺听宫、绝骨穴。［四川中医，2013，31（2）：122－122］

周围性面瘫：听宫穴注射。［新中医，1994，26（S1）：42－42］

◉角孙

流行腮腺炎：按摩捏挤角孙穴。［按摩与导引，1998，14（3）：11－11］

流行性腮腺炎：灯火灸角孙穴。［江西中医药，1996，27（S2）：134－134］

偏头痛：毫针刺血角孙穴为主。［针灸临床杂志，2012，28（10）：17－18］

流行性腮腺炎：灯草灸角孙穴。［辽宁中医杂志，2003，30（7）：574－574］

痄腮：灯草灸角孙穴配合中药。［中国民间疗法，2001，9（9）：24－24］

麦粒肿：角孙穴注射。［中医外治杂志，1996，5（5）：15－15］

偏头痛：率谷透角孙穴。［中国民间疗法，2002，10（5）：15－15］

小儿流行性腮腺炎：灯心草灸角孙、翳风穴。［医学研究与教育，1994，11（3）：30－30］

偏头痛：太阳透角孙穴为主。［四川中医，2003，21（10）：88－88］

腮腺炎：针挑角孙穴。［中国民间疗法，1995，3（5）：33－33］

流行性腮腺炎：按摩角孙穴。［中国民间疗法，2006，14（8）：20－20］

腮腺炎：火柴头点灼角孙穴。［中国实用乡村医生杂志，2008，15（6）：18－18］

偏头痛：太阳透角孙穴。［河北中医药学报，1997，12（2）：39－40］

腮腺炎：火柴棒灸角孙穴。［中国针灸，2000，20（S1）：211－212］

◉瘈脉

急性低频性感音神经性聋：瘈脉穴位注射。［光明中医，2013，28（4）：765－766］

特发性耳鸣：瘈脉颅息透刺穴位注射。［辽宁中医杂志，2017，44（5）：1056－1058］

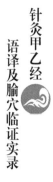
内耳性眩晕：瘈脉穴注射维生素 B_{12}。[中西医结合杂志，1986，（11）：695 - 695]

◉ 颅息

神经性耳鸣：颅息穴位注射。[实用中医内科杂志，2013，27（5）：85 - 86]

特发性耳鸣：瘈脉颅息透刺穴位注射。[辽宁中医杂志，2017，44（5）：1056 - 1058]

耳鸣：颅息穴穴位注射。[四川中医，2016，34（12）：190 - 192]

◉ 翳风

呃逆：翳风穴位注射。[针灸临床杂志，1996，12（2）：41 - 42]

周围性面瘫：针刺翳风加风池穴。[今日健康，2015，14（6）：57 - 57]

膈肌痉挛：针刺翳风穴。[中华临床医药杂志（北京），2003，4（19）：8 - 8]

周围性面瘫：针刺结合温灸翳风穴。[中医药研究，2001，17（1）：20 - 20]

三叉神经痛：针刺翳风穴为主。[中国针灸，2009，27（1）：64 - 65]

周围性面瘫：针刺翳风、完骨穴为主。[上海针灸杂志，2004，23（10）：26 - 26]

急性期特发性面神经麻痹：温针灸翳风穴。[内蒙古中医药，2016，35（14）：134 - 135]

哮喘急性发作：针刺翳风穴。[中国针灸，2002，22（9）：611 - 611]

妊娠呕吐：翳风穴位注射。[中国针灸，2002，22（9）：612 - 612]

卒中后吞咽困难：针刺翳风穴。[针灸临床杂志，2008，24（4）：26 - 27]

顽固性呃逆：针刺睛明、翳风穴。[陕西中医，2001，22（11）：681 - 681]

面瘫：重灸翳风穴结合电针推拿。[中国中医药现代远程教育，2012，10（11）：24 - 25]

周围性面瘫：针刺配合悬灸翳风穴。[齐鲁医学杂志，2011，26（2）：167 - 168]

顽固性周围性面神经麻痹：翳风穴位注射。[中国临床康复，2002，6（13）：1996 - 1996]

急性面神经炎：翳风穴小剂量氟美松注射。[陕西中医，1995，16（6）：272 - 272]

面神经炎：针刺配合艾灸翳风穴。[上海针灸杂志，2014，33（11）：1001 - 1002]

顽固性呃逆：针刺翳风穴。［白求恩医科大学学报，1997，23（4）：430－430］

中风后吞咽障碍：深刺风池、翳风等穴。［吉林中医药，2008，28（4）：284－284］

周围性面神经麻痹：重灸翳风穴合电针。［中国针灸，2005，25（10）：713－714］

周围性面神经麻痹：齐刺翳风穴为主。［上海针灸杂志，2010，29（5）：292－293］

周围性面瘫：艾灸翳风、下关穴。［上海针灸杂志，1998，17（4）：28－28］

呃逆：滞针翳风穴。［上海针灸杂志，2008，27（6）：20－20］

急性期周围性面瘫：翳风穴刺络拔罐。［陕西中医，2013，（12）：1657－1658］

面瘫：翳风穴位注射配合半刺治疗。［针灸临床杂志，1994，10（1）：18－19］

◉廉泉

语言、吞咽障碍：上廉泉穴扇形快速提插刺法。［针灸临床杂志，1997，13（9）：43－44］

脑卒中后吞咽困难：针刺廉泉、天鼎穴为主。［针灸临床杂志，2011，27（8）：12－14］

中风所致舌咽不利：廉泉穴鸡足刺法。［中国民间疗法，2002，10（6）：10－11］

慢性咽炎：廉泉穴药线植入。［上海针灸杂志，2006，25（8）：2－2］

中风后吞咽障碍：深刺廉泉穴。［上海针灸杂志，2008，27（2）：27－27］

卒中后吞咽困难：针刺廉泉穴配合清音利咽散。［中医学报，2011，26（10）：1272－1272］

卒中后吞咽困难：针刺廉泉穴。［中国针灸，2014，34（7）：627－630］

假性球麻痹：针刺风池配廉泉穴。［天津中医，1999，16（5）：26－27］

癔症性失语：廉泉穴苍龟探穴手法治疗。［针灸临床杂志，2008，24（8）：29－30］

小儿脑瘫流涎症：针刺廉泉合谷穴。［中国中医药现代远程教育，2015，13（18）：86－87］

中风失语：傍刺廉泉穴。［内蒙古中医药，2015，34（1）：67－67］

中风失语症：针刺哑门及廉泉穴。［中国中医药现代远程教育，2013，11（12）：48－49］

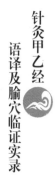
暴喑：针刺廉泉、通里穴。［针灸临床杂志，2010，16（5）：12－13］

慢性咽炎：廉泉穴配天突穴埋线治疗。［中国民间疗法，2016，24（2）：28－29］

翼外肌痉挛：针刺廉泉穴。［中国针灸，2002，22（5）：323－324］

中风语言不利：扇形针刺廉泉穴。［针灸临床杂志，2000，16（10）：40－41］

喉肌疲劳：新廉泉穴位注射。［哈尔滨医药，2006，26（4）：45－46］

癔病性失语：针刺上廉泉穴。［中国针灸，1994，14（S1）：225－225］

复发性口疮：廉泉穴穴位注射。［中国针灸，2006，26（7）：497－497］

脑性瘫痪流涎：舌针联合廉泉穴点穴。［河南中医，2015，35（5）：988－989］

球麻痹：针刺列缺加廉泉穴。［陕西中医，2002，23（3）：264－264］

中风失语：苍龟探穴法针刺廉泉穴。［针灸临床杂志，1993，9（2）：47－47］

◉ 人迎

颈性眩晕：针刺人迎穴。［山东中医杂志，2009，28（5）：321－322］

原发性三叉神经痛：深刺人迎穴。［北京中医，2006，25（1）：42－43］

三叉神经痛：针刺人迎穴。［中国针灸，1997，17（3）：180－180］

假性球麻痹吞咽障碍：针刺人迎、扶突穴。［江西中医药，2015，46（11）：58－59］

高血压颈动脉粥样硬化：针刺人迎穴联合中药治疗。［中西医结合心脑血管病杂志，2017，15（5）：526－529］

高血压病：针刺人迎穴为主。［天津中医，2000，17（2）：30－30］

顽固性呃逆：星状神经节注射配合针刺人迎穴。［湖北中医杂志，2016，38（10）：62－63］

脑卒中假性球麻痹：深刺人迎穴为主。［四川中医，2009，27（10）：105－106］

面瘫后遗症：针刺人迎穴。［黑龙江中医药，1993，（3）：36－37］

中风后遗症：针刺人迎穴。［中国针灸，1999，19（12）：721－722］

慢性喉炎：人迎、水突穴推拿及脉冲电刺激。［中医耳鼻喉科学研究，2009，（3）：54－58］

呃逆：针刺人迎穴为主。［针灸临床杂志，2003，19（8）：63－64］

脑梗死后肩手综合征：针刺人迎穴为主。［上海针灸杂志，2012，31（8）：562－563］

脑梗塞肩手综合征：针刺人迎联合刺络。［按摩与康复医学，2014，5（6）：64－

65]

呃逆症：电针人迎、扶突穴。[针灸临床杂志，2003，19（1）：44－44]

脑血管意外后遗症：针刺内关人迎穴为主。[福建中医药，1998，29（3）：26－27]

中风失语：深刺人迎穴点刺舌体。[湖南中医杂志，2000，16（2）：32－32]

周围性面瘫：针刺人迎穴。[中国民间疗法，2017，25（1）：15－16]

颈性眩晕：针刺人迎穴。[武警医学院学报，2007，16（5）：565－566]

顽固性呃逆：针刺人迎穴。[河北中医，2000，22（8）：615－615]

痤疮：针刺人迎穴配合中药。[中国民间疗法，2003，11（4）：16－16]

颈性眩晕：人迎穴位注射。[上海针灸杂志，2014，33（10）：924－925]

不定陈述综合征：针刺人迎穴。[山东中医杂志，2003，22（10）：612－612]

◉ 天窗

肩周炎：针刺天窗穴。[上海针灸杂志，1989，8（3）：25－26]

颈型颈椎病：天窗穴穴位注射。[川北医学院学报，2003，18（2）：84－85]

颈肩综合征：针刺天柱、天牖、天容，天窗穴。[针刺研究，1998，23（4）：284－286]

◉ 天牖

颈性眩晕：针刺天牖五部穴。[针灸临床杂志，2007，23（6）：13－13]

血管性眩晕：颅底九针配伍天牖五部穴。[中国医药指南，2011，9（23）：314－316]

颈源性头痛：输刺天牖穴为主。[光明中医，2008，23（5）：612－612]

颈肩综合征：针刺天柱、天牖、天容、天窗穴。[针刺研究，1998，23（4）：284－286]

◉ 天容

梅核气：针刺天容穴。[针灸临床杂志，2003，19（8）：73－73]

慢性咽炎：针刺天容穴。[世界中医药，2010，5（5）：309－309]

急性扁桃体炎：针刺天容穴。[浙江中医杂志，2008，43（3）：127－127]

顽固性呃逆：T3－T12胸段夹脊穴合天容、天窗穴。[中国中医急症，2011，20（1）：8－8]

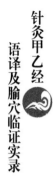

梅核气：针刺天容穴配合中药治疗。［中国误诊学杂志，2008，8（8）：1797－1798］

面部颞下颌关节功能紊乱综合征：针刺天容穴为主。［针灸临床杂志，2002，18（12）：38－38］

颈肩综合征：针刺天柱、天牖、天容、天窗穴。［针刺研究，1998，23（4）：284－286］

脑卒中后吞咽障碍：针刺天容穴为主。［针灸临床杂志，2016，32（1）：29－31］

◉ 水突

偏头痛：针刺水突穴。［中国针灸，2001，21（10）：599－600］

偏头痛：针刺水突穴。［光明中医，2006，21（4）：21－23］

慢性喉炎：人迎、水突穴推拿及脉冲电刺激。［中医耳鼻喉科学研究，2009，（3）：54－58］

中风偏瘫：复方丹参液注射水突穴并功能训练。［中国针灸，1990，10（3）：7－9］

中风后吞咽困难：针刺人迎、水突为主穴配合功能恢复训练。［中西医结合心脑血管病杂志，2015，13（17）：1934－1936］

肢体功能障碍：水突穴注射复方丹参。［临床荟萃，1998，13（18）：247－248］

◉ 气舍

顽固性呃逆：针刺气舍穴。［新中医，1990，22（11）：34］

顽固性呃逆：针刺至阳配气舍穴。［新中医，1992，24（10）：34－35］

◉ 扶突

顽固性呃逆：针刺扶突穴。［中国针灸，1994，14（S1）：214－215］

呃逆症：电针人迎、扶突穴治疗。［针灸临床杂志，2003，19（1）：44－44］

急性颈僵直：针刺扶突穴。［白求恩军医学院学报，2012，10（3）：203－203］

高血压病：针刺扶突穴。［青岛医药卫生，2002，34（5）：57－57］

假性球麻痹吞咽障碍：针刺人迎、扶突穴为主。［江西中医药，2015，46（11）：58－59］

脑卒中假性球麻痹：扶突穴为主。［针灸临床杂志，2008，24（1）：17－18］

顽固性呃逆：水针针刺扶突穴并用。［中医药学刊，2003，21（9）：1468－1468］

颅脑术后顽固性呃逆：针刺扶突穴。［辽宁中医杂志，2010，37（6）：1120－1120］

臂丛神经痛：针刺扶突穴。［针灸临床杂志，1997，13（2）：33－33］

神经根型颈椎病：针刺扶突穴为主。［河北中医，2005，27（12）：908－908］

◉ 天鼎

顽固性呃逆：指针天鼎穴。［中医外治杂志，2011，20（5）：34－35］

前斜角肌综合征：针刺天鼎穴。［吉林中医药，2012，32（6）：630－631］

顽固性呃逆：针刺天鼎穴。［针灸临床杂志，2000，16（4）：43－45］

肩周炎：针刺天鼎穴配合手法治疗。［按摩与导引，1997，13（6）：26－27］

假性球麻痹：针刺天鼎穴。［湖北中医杂志，2008，30（1）：51－52］

上肢麻木：指针天鼎穴。［贵州医药，1991，15（5）：309－310］

神经根型颈椎病：针刺天鼎穴为主配合牵引治疗。［中国针灸，1994，14（S1）：345－346］

呃逆：电针天鼎穴配合耳穴贴压治疗。［江苏中医药，2009，30（7）：84－84］

脑卒中后吞咽困难：针刺廉泉、天鼎穴为主。［针灸临床杂志，2011，27（8）：12－14］

顽固性呃逆：天鼎穴位注射。［针灸临床杂志，2001，17（10）：38－38］

肩周炎：独取天鼎穴配合功能锻炼。［吉林中医药，2008，28（4）：286－286］

肩周炎：针刺天鼎穴。［中国针灸，1999，19（1）：16－17］

呃逆：针刺天鼎穴。［中国针灸，2002，22（5）：317－317］

顽固性呃逆：电针天鼎穴。［中国针灸，1994，14（S1）：256－257］

◉ 肩井

乳癖：肩井穴挑刺为主。［中国针灸，2009，27（1）：28－28］

急性乳腺炎：点按肩井穴治疗。［家庭中医药，2013，（7）：43－43］

神经根型颈椎病：点按肩井为主。［长春大学学报，2013，23（12）：1599－1601］

急性乳腺炎：按摩肩井穴同时服用地肤子汤。［宁夏医学杂志，2003，25（3）：

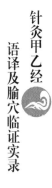

159 – 159〕

食管贲门失弛缓症：针刺肩井穴。〔中国针灸，1994，14（S1）：234 – 234〕

早期乳腺炎：肩井穴药物注射。〔兰后卫生，1994，15（2）：137 – 137〕

乳痛：肩井穴注射。〔中医外治杂志，1995，4（5）：42 – 42〕

落枕：按揉肩井、天宗穴。〔云南中医中药杂志，2011，32（5）：47 – 47〕

颈肩综合征：电针肩井穴为主。〔中国针灸，2001，21（12）：713 – 714〕

软组织急性化脓性感染：肩井穴针刺加局部温和灸。〔安徽中医学院学报，1996，15（2）：46 – 46〕

乳腺炎：针刺肩井穴。〔新中医，1992，24（3）：34 – 34〕

神经根型颈椎病：肘尖点压肩井穴。〔山东中医杂志，2009，28（5）：324 – 325〕

颈肌劳损综合症：风池肩井穴药物注射。〔广西中医药，1993，16（1）：28 – 29〕

急性乳腺炎：针刺肩井穴。〔针灸临床杂志，1992，8（6）：43 – 43〕

小儿外感发热：肩井穴刮痧。〔江苏中医药，2012，44（10）：60 – 61〕

冈上肌肌腱炎：肩井穴皮肤针拔罐。〔中国针灸，2003，23（11）：670 – 670〕

◉ 肩贞

坐骨神经痛：针刺肩贞穴。〔山东中医杂志，2002，21（7）：441 – 441〕

肩周炎：重点刺激肩贞穴推拿。〔湖北中医杂志，2016，38（4）：65 – 66〕

◉ 巨骨

肩周炎：巨骨穴或阿是穴穴位注射加手法治疗。〔井冈山医专学报，2000，（3）：93 – 93〕

肋软骨炎：双针在肝俞、巨骨、郄门等穴及痛点平刺。〔湖北中医杂志，1994，16（3）：56 – 56〕

偏瘫肩：针刺肩贞、巨骨、秉风、肩左右等，再进行局部按摩。〔江苏中医，1994，15（1）：27 – 28〕

肩关节周围炎：丹参注射液穴位注射肩髃、巨骨。〔中西医结合杂志，1989，（2）：115 – 115〕

◎天髎

肩胛肋骨综合征：天髎穴和膈关穴齐刺法配合电针。［光明中医，2016，31（16）：2389－2390］

偏头痛：头风散配合天髎穴注射疗法。［中国社区医师，1992，8（3）：30－30］

◎肩髃

肩关节周围炎：电针肩髃穴。［上海针灸杂志，2006，25（1）：21－22］

肩关节周围炎：针刺肩髃、中渚穴。［中华疾病控制杂志，1998，2（3）：247－24］

牙痛：灸肩髃穴。［中国中医急症，2016，25（1）：155－156］

肩周炎：肩髃穴化脓灸。［陕西中医，2006，27（11）：1415－1416］

肩周炎：温针灸肩髃透曲池穴。［中医药信息，1993，10（6）：44－45］

落枕：针刺配合肩髃穴拔罐。［针灸临床杂志，2005，21（12）：7－7］

荨麻疹：灸中脘、肩髃穴治疗。［中医杂志，1991，32（10）：22－22］

肩周炎：针刺肩髃透极泉穴配合温灸。［针灸学报，1989，5（3）：15－15］

顽固性荨麻疹：肩髃穴刺络拔罐。［上海针灸杂志，2010，29（10）：628－628］

梅核气：臂臑透肩髃穴。［上海针灸杂志，2007，26（12）：33－33］

◎肩髎

脑卒中患者偏瘫肩：针刺肩髎、臂臑穴结合康复。［中医药信息，2015，32（3）：107－109］

肩周炎：肩髎穴位注射。［中国针灸，1995，15（S1）：97－97］

臂丛神经痛：肩髎穴透刺。［长春中医药大学学报，2010，26（4）：561－562］

肩周炎：肩髎透极泉穴。［按摩与导引，2007，23（4）：24－24］

◎臑俞

跟痛症：臑俞穴温针灸。［南京中医药大学学报，1995，11（5）：29－30］

肩周炎：火针刺臑俞穴。［湖北中医杂志，1988，10（2）：32－32］

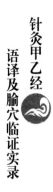

◉秉风

颈肩肌筋膜炎： 针刺秉风穴。[中国社区医学，2004，10（1）：51－51]

肩胛上神经卡压综合征： 深刺秉风与臂臑。[浙江中医杂志，2001，36（9）：392－392]

顽固性肘外侧疼痛综合征： 交替电针天宗、秉风。[云南中医中药杂志，2015，36（11）：55－57]

◉天宗

肩周炎： 独取天宗配合苍龟探穴法。[世界针灸杂志：英文版，2012，22（3）：49－51]

落枕： 指压天宗穴。[按摩与导引，2003，19（1）：25－25]

颈项强痛： 指压天宗穴加梅花针叩刺火罐。[江西中医药，2005，36（3）：53－54]

落枕： 指压天宗穴。[福建中医药，2001，32（3）：27－27]

肩关节周围炎： 基础针法结合天宗穴温通针法。[实用中医药杂志，2016，32（5）：482－482]

坐骨神经痛： 天宗穴点刺放血结合针刺灵骨、三间穴。[针灸临床杂志，2003，19（8）：66－66]

落枕： 指针按压天宗穴。[海军医学杂志，2009，30（3）：200－200]

肩关节周围炎： 天宗穴药物注射。[上海针灸杂志，2005，24（9）：7－7]

蛔厥： 指压按摩叩击天宗穴。[医学理论与实践，1993，6（9）：29－30]

神经根型颈椎病： 小针刀疗法配用天宗穴。[国医论坛，2012，27（1）：26－26]

冈上肌腱炎： 针刺天宗穴。[中国针灸，2004，24（3）：187－187]

乳腺增生： 天宗穴刺血拔罐。[实用中医药杂志，2017，33（2）：174－175]

肩周炎： 天宗穴药物注射。[浙江中医杂志，2008，43（3）：165－165]

乳腺增生病： 长圆针解结天宗穴。[辽宁中医药大学学报，2008，10（11）：129－129]

胆绞痛： 针刺右侧天宗穴。[陕西中医，1993，14（11）：513－513]

肩关节周围炎： 独取天宗穴。[上海针灸杂志，2012，31（11）：837－837]

顽固性网球肘： 齐刺天宗穴。[中国针灸，2007，27（2）：109－111]

乳腺增生：天宗穴刺络拔罐。［针灸临床杂志，2011，27（2）：45 – 46］

腰扭伤：拨天宗穴加拍打。［中国社区医师：医学专业，2005，7（20）：18 – 18］

漏肩风：天宗穴封闭治疗。［河南中医药学刊，1994，9（4）：31 – 31］

颈肌筋膜炎：天宗穴刺络拔罐配合按摩治疗。［河北中医，2004，26（8）：619 – 619］

◉肩外俞

神经根型颈椎病：小针刀松解颈项部、肩外俞、天宗穴。［世界最新医学信息文摘，2016，（62）：170 – 170］

颈性头痛：针灸后溪、百会、肩井、肩外俞、风池、颈夹脊、天柱等穴位。［中医临床研究，2014，6（27）：103 – 104］

神经根型颈椎病：夹脊穴、肩中俞、肩外俞、肩贞穴、曲池穴火针结合拔罐。［世界中医药，2015，10（8）：1235 – 1237］

高血压：针灸肩外俞穴。［山西医学杂志，1959，（2）：53 – 53］

◉肩中俞

落枕：按揉肩中俞穴。［中华中医药杂志，2012，27（12）：3245 – 3247］

◉曲垣

神经根型颈椎病：曲垣穴位注射。［上海针灸杂志，2017，36（4）：453 – 456］

颈肩综合：深刺曲垣穴。［实用中医内科杂志，2016，30（9）：10 – 12］

肩背肌筋膜炎：针刺曲垣穴为主。［现代中西医结合杂志，2007，16（25）：3709 – 3709］

肩背肌筋膜炎：腕踝针配合曲垣穴直刺。［浙江中医杂志，2007，42（10）：595 – 595］

◉缺盆

落枕、肩周炎：指压缺盆、天鼎穴。［广西商业高等专科学校学报，2004，21（2）：115 – 116］

顽固呃逆：指压缺盆穴。［实用医药杂志，2002，19（10）：743 – 743］

呃逆：指针缺盆穴。［中国针灸，2003，23（1）：34 – 34］

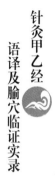

顽固性呃逆：针刺配合点按缺盆穴。[江苏中医，1997，18（9）：29－29]

神经根型颈椎病：针刺缺盆穴为主。[针灸临床杂志，2003，19（7）：56－56]

◉ 臑会

脑卒中后上肢痉挛性瘫痪：电针臑会、大井穴。[针灸临床杂志，2010，26（6）：40－41]

◉ 天突

梅核气：针刺内关和天突穴。[中国校医，2001，15（3）：202－203]

呛咳：针刺天突、太冲穴。[河北中医，1987，7（2）：47－47]

脑梗死后吞咽障碍：芒针弯刺天突穴。[中国针灸，2016，36（10）：1019－1022]

急性咽炎：中药穴位敷贴天突。[中国针灸，2000，20（10）：593－594]

上感后咳嗽：穴注肺俞、定喘及天突穴。[辽宁中医杂志，2009，36（7）：1209－1210]

呃逆：指压天突穴和屏息法并用。[按摩与导引，1997，13（6）：28－29]

慢性咽炎：大椎穴泻法配合天突穴补法。[中国针灸，2015，35（S1）：44－46]

呃逆：针刺天突为主。[广西中医药，1996，19（3）：29－29]

梅核气：天突穴药物注射。[浙江中西医结合杂志，2001，11（7）：458－458]

呃逆：灯芯灸天突穴。[按摩与康复医学，2010，1（35）：89－89]

顽固性咳嗽：天突穴药物注射。[黑龙江护理杂志，2000，6（5）：74－75]

癔病失语：针刺天突穴。[安徽中医学院学报，1998，17（6）：41－42]

慢性咽炎：穴注天突穴。[中国针灸，2001，21（8）：488－489]

慢性支气管炎：天突穴注射。[现代中西医结合杂志，2001，10（15）：1479－1480]

小儿风热咳嗽：掐天突穴。[中华中医药杂志，2009，24（S1）：110－111]

顽固性呃逆：针刺颈夹脊穴合天突穴。[江西中医药，2014，45（8）：64－65]

顽固性咳嗽：天突穴注射。[四川中医，1997，15（8）：33－33]

慢性咽炎：咽炎膏贴敷天突穴。[河北中医，1995，17（1）：24－25]

◉ 璇玑

肺肾两虚型哮喘：璇玑、膻中、气海穴埋线治疗。[华夏医学，2000，13（1）：

腰椎后关节错缝：针刺璇玑穴。〔中国针灸，2008，26（S1）：107 – 107〕

支气管哮喘：璇玑、膻中穴位埋线法。〔实用医学杂志，1993，9（6）：36 – 37〕

支气管哮喘：璇玑及膻中穴位埋线法。〔广东医学，2002，23（S1）：189 – 189〕

◉ **华盖**

◉ **紫宫**

◉ **玉堂**

缺乳症：膻中、玉堂、步廊、乳中、膺窗、神藏、胸乡等穴按摩。〔广东医学，1983，4（2）：22 – 22〕

缺乳症：膻中、玉堂等穴位按摩。〔中国农村医学，1983，11（2）：65 – 65〕

◉ **膻中**

顽固性呃逆：膻中透中庭加灸治。〔新医学导刊，2009，8（1）：40 – 41〕

痛经：按摩膻中穴。〔按摩与导引，2009，25（8）：30 – 30〕

声嘶：针刺膻中配合电脑中频治疗。〔江西中医药，2004，35（3）：52 – 52〕

慢性咽炎：膻中穴按摩温灸。〔医学理论与实践，2014，27（4）：496 – 497〕

顽固性呃逆：强力推拿按压膻中穴。〔河南中医学院学报，2003，18（4）：3 – 3〕

支气管哮喘：璇玑及膻中穴位埋线法治疗。〔广东医学，2002，23（S1）：189 – 189〕

产后缺乳：针刺膻中穴。〔上海针灸杂志，2007，26（11）：3 – 5〕

顽固性呃逆：针刺膻中穴为主。〔浙江中医杂志，2005，40（5）：211 – 211〕

产妇宫缩乏力：膻中穴注射催产素。〔现代中医，1996，9（4）：223 – 223〕

癌性呃逆：针刺天突配合按揉膻中。〔中国针灸，2014，34（8）：746 – 746〕

中风后抑郁：针刺膻中穴。〔针灸临床杂志，2016，32（8）：59 – 62〕

精神分裂症：膻中穴刺血拔罐。〔山东中医杂志，1997，16（2）：74 – 75〕

偏头痛：针刺膻中穴配合背俞穴拔罐治疗。〔上海针灸杂志，2015，34（1）：17 – 18〕

产妇产后缺乳：按摩膻中、少泽、乳根穴。〔按摩与康复医学，2016，7（24）：

31 – 32]

胸壁屏挫伤： 针刺膻中穴结合推拿治疗。[中国针灸，2005，25（S1）：11 – 13]

支气管哮喘： 针刺膻中穴。[深圳中西医结合杂志，2001，11（2）：100 – 101]

哮喘： 针灸膻中穴配拔火罐治疗。[中国针灸，1993，13（1）：17 – 18]

支气管哮喘： 璇玑、膻中穴位埋线法。[实用医学杂志，1993，9（6）：36 – 37]

哮喘： 膻中割脂埋藏治疗。[山西中医，1994，10（3）：16 – 16]

小儿顽固性哮喘： 膻中穴兔脑垂体埋藏治疗。[中国中医药信息杂志，2001，8（3）：77 – 77]

慢性支气管炎： 膻中穴埋线为主。[山西中医，1996，12（4）：27 – 28]

支气管哮喘： 膻中穴埋线治疗。[新中医，1996，28（S1）：79 – 80]

产后缺乳： 针刺膻中、少泽放血治疗。[光明中医，2010，25（8）：1456 – 1457]

哮喘： 膻中穴埋藏治疗。[湖北中医杂志，1999，21（S1）：113 – 113]

肝气郁结： 膻中透刺鸠尾穴。[中国针灸，1994，14（S1）：237 – 238]

心动过缓： 单灸膻中穴。[中国针灸，2010，30（2）：169 – 169]

奔豚气： 膻中透刺鸠尾。[吉林中医药，2014，34（1）：96 – 97]

病毒性感冒： 附子饼灸膻中穴。[上海针灸杂志，1995，14（5）：211 – 211]

◉中庭

顽固性呃逆： 膻中透中庭加灸治疗。[新医学导刊，2009，8（1）：40 – 41]

食管癌： 天突、膻中、中庭，配穴鸠尾、上脘电脑仿生治疗仪治疗。[福建医药杂志，1992，14（4）：30 – 30]

顽固性呃逆： 透刺膻中，中庭穴为主。[天津中医，1990，7（2）：40 – 40]

急性胃肠炎： 针刺内庭、公孙、中庭、水分、曲池穴。[中国针灸，1987，7（4）：41 – 41]

小儿呕吐： 灸中庭穴。[黑龙江中医药，1966，（1）：33 + 42]

◉俞府

◉彧中

◉神藏

心房扑动： 左神藏穴按摩。[按摩与导引，1993，9（2）：42 – 42]

阵发性室上性心动过速：神藏穴按摩与西地兰并用。［中国社区医师，1993，9（1）：36 – 36］

阵发性室上性心动过速：指压神藏及灵墟穴。［人民军医，1992，35（2）：67 – 68］

产后缺乳：气户、神藏、灵墟等穴半刺法配合按摩。［陕西中医，2008，29（7）：878 – 878］

◉灵墟

冠心病心绞痛：护理干预加左侧灵墟、屋翳、天池和心俞穴按摩。［中国民族民间医药，2013，22（10）：83 – 83］

产后缺乳：气户、神藏、灵墟等穴半刺法配合按摩。［陕西中医，2008，29（7）：878 – 878］

阵发性室上性心动过速：左灵墟穴按摩佐治。［按摩与导引，1993，9（6）：3 – 4］

阵发性室上性心动过速：指压神藏及灵墟穴。［人民军医，1992，35（2）：67 – 68］

◉神封

瘀阻心脉型心悸：按揉神封穴。［中国民间疗法，2014，22（11）：31 – 31］

◉步廊

缺乳症：膻中、玉堂、步廊、乳中、膺窗、神藏、胸乡等穴按摩。［广东医学，1983，4（2）：22 – 22］

◉气户

乳腺增生病：膻中、气海、肩井、气户等穴埋线。［中国针灸，2010，30（3）：203 – 205］

产后缺乳：气户、神藏、灵墟等穴半刺法配合按摩。［陕西中医，2008，29（7）：878 – 878］

◉库房

早期急性乳腺炎：膻中穴和胸乡、膺窗、库房穴为主拔罐。［中国医师进修杂志，1990，13（12）：43 – 43］

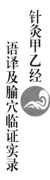

◎屋翳

乳腺增生病：针刺屋翳、乳根等穴。［陕西中医，2007，28（6）：714－716］

乳腺增生病：针刺屋翳穴为主。［中医药通报，2002，1（4）：60－61］

急性乳腺炎：屋翳、乳根、乳中穴拔罐加耳穴压豆。［中国药业，2015，24（22）：193－194］

丰乳：隔药灸神阙、膻中、乳根、屋翳、天溪、足三里、三阴交穴。［河南中医，2014，34（1）：87－89］

冠心病心绞痛：护理干预加左侧灵墟、屋翳、天池和心俞穴按摩。［中国民族民间医药，2013，22（10）：83－83］

产后缺乳：针刺乳根、膻中、屋翳等穴。［陕西中医，1991，12（5）：228－228］

乳腺增生：电针屋翳、膻中、合谷、肩井、天宗、肝俞等。［陕西中医，1992，13（5）：220－220］

◎膺窗

乳房发育不良：针刺主穴取膻中、乳根、膺窗、天溪、足三里、三阴交、少泽，配合乳房推拿，经络按摩。［世界科学技术－中医药现代化，2013，15（2）：286－291］

产后乳汁不畅：艾灸仪治疗取穴乳根、膻中、膺窗、天溪、乳房硬结处，配合手法按摩。［吉林中医药，2012，32（8）：836－837］

乳腺增生：乳根、膺窗、膻中、期门、足理、太冲针刺与超声波治疗。［实用疼痛学杂志，2008，4（4）：286－286］

急性乳腺炎：推拿屋翳、膺窗、乳根、天溪、食窦穴。［江苏中医，1994，15（3）：26－26］

产后缺乳：针刺膻中、膺窗、乳根、少泽穴。［赤脚医生杂志，1977，（7）：19－19］

缺乳证：针刺膻中、膺窗或乳根为主。［河北中医，1983，5（2）：57＋32］

◎乳中

乳腺癌：双黄连利多卡因联合膻中、乳根、乳中、极泉、天池穴贴敷。［中国现代药物应用，2015，9（5）：125－126］

急性乳腺炎：屋翳、乳根、乳中穴拔罐加耳穴压豆。［中国药业，2015，24（22）：193－194］

宫缩乏力：刺激乳中穴。［针刺研究，1994，19（Z1）：179－179］

汗证：止汗膏外涂乳中穴。［中医外治杂志，1995，4（3）：20－21］

宫缩乏力：刺激乳中穴。［福建中医药，1993，24（5）：31－32］

◎乳根

乳腺增生：针刺乳根穴。［上海针灸杂志，2001，20（5）：21－21］

急性乳腺炎：屋翳、乳根、乳中穴拔罐加耳穴压豆。［中国药业，2015，24（22）：193－194］

促进乳汁分泌：按摩乳中穴、乳根穴。［中国实用护理杂志：中旬版，2007，23（7）：6－7］

乳腺增生病：针刺屋翳、乳根等穴。［陕西中医，2007，28（6）：714－716］

乳腺增生：针刺乳根穴。［中医杂志，2001，42（8）：505－506］

产后缺乳：按摩膻中穴、少泽穴、乳根穴。［按摩与康复医学，2016，7（24）：31－32］

乳腺增生病：合谷刺乳根穴。［上海针灸杂志，1996，15（S1）：289－289］

产后缺乳：针刺膻中、乳根、少泽为主穴。［四川中医，2004，22（12）：92－92］

◎云门

肩胛肋骨综合征：深刺云门穴。［中国针灸，2012，32（6）：484－484］

肋间神经痛：云门穴、天府穴蜂针疗法。［蜜蜂杂志，2017，37（1）：38－38］

肩周炎：肩井、肩髃、云门、臂臑穴为主，电针疗法和分筋理筋手法治疗。［按摩与导引，2002，18（3）：41－41］

肩周炎：鱼际、列缺、孔最、尺泽、中府、云门磁圆针治疗。［广西中医药，1993，16（4）：27－27］

肩周炎：针刺肩髃、中府、云门、肩井、天宗、曲池等穴，手法配合敷药理疗。［四川中医，1993，11（5）：48－48］

◎中府

腹胀：按摩中府穴。［按摩与导引，1990，6（6）：13－15］

下篇　腧穴临证

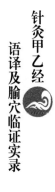

慢性肺源性心脏病肺动脉高压：中府放血疗法。［浙江中医药大学学报，2014，38（2）：208－209］

支气管哮喘：益肺定喘散，在三伏天进行穴位（天突、膻中、中脘、中府、大椎、肺俞、脾俞、肾俞）敷贴。［江西中医药，2014，45（1）：28－29］

小儿咳嗽：针刺孔最、云门和中府穴，温溜、曲池和扶突穴用药敷贴。［中医外治杂志，2013，22（2）：14－15］

急性支气管炎：天突、中府、定喘、肺俞穴敷贴治疗。［针灸临床杂志，2003，19（1）：17－17］

肩周炎：臑俞、中府、肩髃、尺泽、合谷穴弹刺法。［哈尔滨医药，2002，22（1）：68－68］

哮喘：定喘、肺俞、天突、中府穴针灸与割治治疗。［陕西中医，1994，15（10）：465－465］

老年性便秘：推拿中府、中脘、天枢、大横、关元、中极、足三里、支沟穴。［按摩与导引，1993，9（6）：39－40］

肩周炎：鱼际、列缺、孔最、尺泽、中府、云门穴磁圆针治疗。［广西中医药，1993，16（4）：27－27］

◉周荣

◉胸乡

缺乳症：按摩膻中、玉堂、步廊、乳中、膺窗、神藏、胸乡穴等。［广东医学，1983，14（2）：22－22］

◉天溪

丰乳：隔药灸神阙、膻中、乳根、屋翳、天溪、足三里、三阴交穴。［河南中医，2014，34（1）：87－89］

乳腺增生：针刺天溪、屋翳、乳根、膻中、合谷、太冲、血海、足三里穴，配合口服自拟乳块消汤。［四川中医，2014，32（5）：169－170］

乳房发育不良：膻中、乳根、膺窗、天溪、足三里、三阴交、少泽针灸配合手法治疗。［世界科学技术－中医药现代化，2013，15（2）：286－291］

产后乳汁不畅：乳根、膻中、膺窗、天溪、乳房硬结处艾灸仪配合手法按摩。［吉林中医药，2012，32（8）：836－837］

急性乳腺炎：针刺屋翳、膺窗、乳根、天溪、食窦穴；乳部硬块推拿治疗。[江苏中医，1994，15（3）：26－26]

◉食窦

预防冠心病：膻中、乳根、步廊、食窦穴位敷贴。[亚太传统医药，2010，6（9）：34－35]

急性乳腺炎：屋翳、膺窗、乳根、天溪、食窦；乳部硬块推拿治疗。[江苏中医，1994，15（3）：26－26]

◉渊腋

◉大包

瘀阻脑络型头痛：合谷、三阴交、大包、膈俞、太冲穴火针。[针灸临床杂志，2014，30（6）：47－49]

肋间神经外侧皮支卡压症：针刺三阴交、大包。[针灸临床杂志，2006，22（3）：35－37]

乙型肝炎：大包、期门、章门穴位透皮疗法配合中药循环内服。[陕西中医，2006，27（12）：1562－1563]

急性扭伤：针刺大包穴。[上海针灸杂志，1988，7（4）：37－37]

◉辄筋

乳腺增生症：乳三针（辄筋、乳根穴及膻中）为主加中药治疗。[内蒙古中医药，2010，29（3）：69－70]

◉天池

乳腺癌：双黄连利多卡因联合膻中、乳根、乳中、极泉、天池穴位贴敷。[中国现代药物应用，2015，9（5）：125－126]

急性乳腺炎：膺窗，乳中、乳根及天池穴推拿。[山东医药，1983，23（10）：24]

◉鸠尾

呃逆：针刺配合按揉鸠尾穴。[世界最新医学信息文摘（电子版），2012，12（6）：49－50]

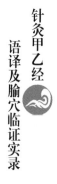

呃逆：手指顶压鸠尾穴。［中医外治杂志，1994，3（2）：40－40］

慢性顽固性荨麻疹：重灸鸠尾穴为主。［上海针灸杂志，2014，33（4）：286－286］

胆道蛔虫胆绞痛：维生素 C 鸠尾穴位注射。［皖南医学院学报，1989，8（2）：145－145］

郁证：针刺鸠尾穴。［浙江中医杂志，2015，50（11）：781－782］

癫痫：深刺鸠尾穴。［中国民间疗法，2003，11（10）：11－12］

肝气郁结：膻中透刺鸠尾穴。［中国针灸，1994，14（S1）：237－238］

奔豚气：膻中透刺鸠尾。［吉林中医药，2014，34（1）：96－97］

呃逆：针刺翳风（双侧）、鸠尾、承浆结合拔罐。［新中医，2013，45（7）：139－140］

呃逆：针刺鸠尾穴或电针刺鸠尾、天突穴。［河北中医，1987，9（3）：30－30］

◉ 巨阙

胃火亢盛型肥胖症：巨阙穴透左肓俞穴长针提胃法。［中医杂志，2011，52（5）：405－407］

阵发性室上性心动过速：针刺内关、巨阙穴。［中国中医急症，2005，14（9）：87－87］

中风失语：针刺巨阙穴。［中国民间疗法，1995，3（2）：25－25］

惊悸、怔忡：郄门、神门、心俞、巨阙穴毫针刺用平补平泻法。［邯郸医专学报，1996，9（4）：350－350］

呃逆：指压巨阙穴。［按摩与导引，1988，4（6）：40－40］

呃逆：膻中至巨阙推拿。［按摩与导引，1989，5（6）：27－27］

中风失语：针刺巨阙穴。［山东中医杂志，1992，11（5）：46－46］

胆绞痛：期门、日月、巨阙穴区水针治疗。［中医杂志，1993，34（11）：660－661］

◉ 上脘

胃痛：上脘穴、中脘穴、建里穴等用哈慈五行针。［陕西中医，2015，36（3）：357＋370］

慢性浅表性胃炎：陈夏六君子汤加味配合艾灸足三里、神阙、下脘、中脘、上脘穴。［中国社区医师，2014，30（4）：72－73］

预防化疗呕吐：神阙、天枢、上脘、中脘穴中药穴位贴敷。［内蒙古中医药，2013，32（36）：91－91］

腹部术后腹痛腹胀：针灸足三里、内关、下巨虚、上脘、中脘、下脘等穴。［陕西中医，1995，16（7）：319－319］

腹痛症：上脘进针，沿皮下平刺，直透中脘、建里、下脘三穴，反复捻转。［陕西中医，1984，5（10）：34－34］

◉中脘

脾胃虚寒证：关元、中脘、神阙穴艾条灸。［中国民间疗法，2013，21（8）：15－16］

急性胃痛：中脘穴药物注射。［中国针灸，2009，29（5）：395－396］

鼻炎：针刺中脘穴。［山东中医杂志，2011，30（5）：350－350］

呃逆：中脘穴位注射。［中国针灸，2002，22（7）：476－477］

妊娠呕吐：中脘、天突、巨阙、内关穴位艾叶加苍术灸治。［赤脚医生杂志，1978，（3）：18－18］

消化性溃疡：针刺中脘穴。［中医药学刊，2004，22（12）：2174－2175］

肺癌化疗后呕吐：丁蒂半夏膏贴敷中脘穴。［中国中医药信息杂志，2012，19（2）：79－80］

糖尿病胃轻瘫：芒针中脘配三合穴。［福建中医药，2014，45（3）：36－37］

失眠：推拿风池、安眠、中脘穴。［中国针灸，2013，33（7）：600－600］

呃逆：艾灸中脘穴。［临床军医杂志，2002，30（3）：124－124］

急性呕吐：中脘穴施水针疗法。［内蒙古中医药，2009，28（11X）：15－16］

顽固性呃逆：指针中脘穴治疗。［医学理论与实践，2004，17（10）：1178－1179］

慢性胃炎：针刺中脘穴。［上海针灸杂志，1999，18（1）：12－12］

前额痛：针刺中脘穴。［河北中医，2014，36（3）：405－405］

低钾性周期麻痹：独取中脘穴。［中国针灸，2004，24（5）：370－370］

呃逆：山莨菪碱与利多卡因中脘穴注射治疗。［中国校医，2006，20（5）：498－498］

呃逆：中脘穴温针灸为主。［中国中医药科技，2013，20（4）：342－342］

神经性呕吐：内关、中脘穴位注射654－2液。［中医外治杂志，1994，3（4）：27－27］

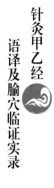

胃痛：针刺中脘穴。[中国民间疗法，2011，19（8）：16－16]

幽门痉挛：透视下指压中脘穴。[吉林医学信息，1995，（7）：10－11]

胃脘痛：胃痛贴外敷中脘穴。[中国中西医结合脾胃杂志，2000，8（6）：362－362]

反复上呼吸道感染：中脘、肾俞穴拔罐治疗。[新中医，1997，29（5）：24－25]

化疗引起恶心呕吐：艾灸中脘穴治疗。[湖南中医杂志，2015，31（11）：95－96]

慢性萎缩胃炎：足三里，中脘穴位注射。[针灸临床杂志，1997，13（4）：29－29]

糖尿病胃轻瘫：芒针中脘穴为主。[陕西中医，2007，28（9）：1223－1224]

荨麻疹：灸中脘、肩髃穴。[中医杂志，1991，32（10）：24－25]

非溃疡性消化不良：芒针深刺中脘穴。[河北中医药学报，2002，17（1）：33－33]

慢性功能性便秘：芒针深刺中脘穴。[浙江中医药大学学报，2012，36（7）：812－814]

头痛：针刺中脘穴为主。[中国针灸，2007，27（S1）：114－114]

◉ 建里

胃痞：上脘、中脘、建里穴等用哈慈五行针。[陕西中医，2015，36（3）：357＋370]

抑郁症：电针内关、建里穴。[北京中医药大学学报：中医临床版，2008，15（2）：25－27]

◉下脘

失眠症：腹针（中脘、下脘、气海、关元），腹四关穴（双滑肉门、双外陵）配合灵龟八法。[中医临床研究，2016，8（28）：4－7]

阑尾术中内脏牵拉痛：针刺内关、上脘、中脘、下脘穴。[安徽中医临床杂志，1998，10（2）：128－128]

婴幼儿泄泻：下脘、天枢、气海穴吴茱萸敷脐。[陕西中医，1987，8（10）：31－31]

◉水分

婴幼儿腹泻：针刺水分穴。[承德医学院学报，1999，16（3）：250－250]

产后尿潴留：芒硝末敷贴水分穴。［青海医药杂志，1998，28（5）：27-27］

小儿急性肾炎：芪翘合剂配合小剂量速尿水分穴位注射。［贵阳中医学院学报，1994，16（2）：35-36］

小儿泄泻：足三里、水分、长强、委中穴推拿。［实用医学杂志，1993，9（4）：45-46］

◎ 脐中

慢性腹泻：隔姜灸"脐中四边穴"配合体针。［陕西中医，2013，34（07）：909-910］

痛经：脐中穴经皮给药治疗。［中医药学报，2008，36（6）：70-71］

◎ 阴交

腰椎间盘突出症：温针灸中注穴和阴交穴。［医学研究与教育，2013，30（6）：44-46］

小儿泄泻：针刺阴交透气海。［新疆中医药，1998，16（1）：31-32］

◎ 气海

多发性肌炎：灸气海穴。［中西医结合心脑血管病杂志，2003，1（5）：310-310］

神经源性尿潴留：针刺箕门、气海穴。［针灸临床杂志，2010，26（9）：11-12］

痛经：气海穴埋线配合针刺治疗。［中国民间疗法，2004，12（3）：18-19］

坐骨神经痛：磁刺激气海穴。［中国实用医刊，2014，41（15）：75-76］

小儿遗尿：气海穴为主治疗。［中国针灸，2001，21（12）：728-728］

胎位不正：艾灸至阴、气海穴。［安徽中医学院学报，1996，15（5）：43-43］

原发性低血压：温灸气海穴。［中国针灸，2009，27（11）：942-942］

肺结核患者合并尿潴留：艾灸气海、关元、中极穴。［护理学报，2013，20（8）：60-61］

胸腰椎骨折患者腹胀便秘：艾灸按摩气海穴。［浙江中医杂志，2014，49（3）：193-193］

产后尿潴留：人乳及梨配合指压气海穴。［陕西中医，2004，25（6）：540-540］

原发性痛经：指针气海穴为主。［国际中医中药杂志，2013，35（11）：1044-

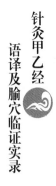
1045]

脊髓损伤患者尿潴留：艾灸气海穴、关元穴。[护理学报，2009，16（7）：66 - 67]

产后尿潴留：开塞露与指压气海穴。[中国中西医结合杂志，1998，18（11）：694 - 694]

暴喘：芒针刺气海穴。[中国针灸，2004，24（7）：516 - 516]

老年性尿频：艾灸关元、气海穴。[中医临床研究，2014，6（23）：22 - 24]

肩周炎：腹针结合气海穴瘢痕灸治疗。[世界针灸杂志：英文版，2012，22（3）：43 - 46]

◉石门

骨科术后尿潴留：艾灸盒温灸中极、关元、石门、气海穴。[护理学报，2012，19（16）：67 - 69]

骨科术后尿潴留：石门、中极穴位按摩。[中医临床研究，2012，4（16）：57 - 58]

骨科术后急性尿潴留：艾灸按摩石门穴。[中华中医药学刊，2013，31（6）：1273 - 1275]

◉关元

产后出血：缩宫素配合艾箱灸神阙、关元穴。[亚太传统医药，2014，10（8）：82 - 84]

中期妊娠引产术后出血：关元穴贴敷暖宫贴。[护理与康复，2013，12（3）：251 - 252]

慢性盆腔痛：腹部推拿配合关元穴齐刺法。[浙江中医药大学学报，2011，35（2）：265 - 267]

术后癃闭：关元穴注射。[辽宁中医杂志，2004，31（4）：340 - 340]

类风湿性关节炎：针灸关元穴。[上海针灸杂志，1999，18（6）：13 - 13]

子宫脱垂：艾灸关元穴配合凯格氏锻炼治疗。[中国针灸，2005，25（11）：759 - 759]

痛经：艾灸盒灸关元穴区。[内蒙古中医药，2013，32（32）：33 - 33]

虚寒型慢性泄泻：按揉加艾灸关元穴。[内蒙古中医药，2005，24（S1）：13 - 13]

尿潴留症：长毫针深斜刺关元穴。[中国医药指南，2016，14（36）：177 - 177]

泌尿系感染：山莨菪碱局封关元穴。[现代中西医结合杂志，2007，16（23）：24－25]

尿潴留：关元穴针刺。[针灸临床杂志，2014，30（6）：79－80]

原发性痛经：隔姜灸关元穴配合耳压治疗。[光明中医，2014，29（5）：1013－1014]

老年慢性泄泻：艾灸关元穴。[中华保健医学杂志，2015，17（6）：506－506]

阳痿：齐刺关元穴。[河北中医，2000，22（2）：138－138]

血寒型痛经：隔附子饼灸关元穴。[针灸临床杂志，2002，18（1）：4－4]

功能性子宫出血：艾灸关元穴。[甘肃中医，2001，14（5）：55－56]

痛经：痛经贴外敷关元穴。[安徽中医学院学报，2002，21（3）：38－39]

老年女性压力性尿失禁：针刺配合重灸关元穴。[辽宁中医杂志，2013，40（12）：2572－2573]

腰椎间盘突出症：关元穴灸法。[甘肃中医学院学报，2012，29（6）：55－58]

尿潴留症：长毫针深斜刺关元穴。[针灸临床杂志，1999，15（1）：49－50]

功能性阳痿：针刺关元穴配合心理疏导治疗。[中医药导报，2007，13（2）：48－49]

寒凝血瘀型原发性痛经：隔姜灸神阙、关元穴。[中医药导报，2015，21（9）：40－40]

产后尿潴留：艾灸关元穴。[现代中西医结合杂志，2002，11（19）：1908－1909]

慢性前列腺炎：口服南瓜子配合按摩关元穴。[四川中医，2001，19（8）：26－27]

急性胃肠炎：关元穴注射。[时珍国医国药，2001，12（2）：146－146)

前列腺肥大致尿潴留：灸关元穴治疗。[国际中医中药杂志，2013，35（6）：538－539]

小儿尿潴留：按摩关元穴。[山东中医杂志，1997，16（9）：408－408]

肝硬化腹水：茵陈散热敷关元穴。[社区医学杂志，2008，6（20）：56－57]。

产后便秘：艾灸关元穴。[中国中医药现代远程教育，2016，14（9）：112－113]

小儿神经性尿频：针刺关元穴。[浙江中西医结合杂志，2001，11（12）：780－781]

小儿遗尿症：关元穴配合头针治疗。[中国中医药科技，2009，16（5）：342－

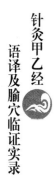

中风后尿失禁：直接灸关元穴。［上海针灸杂志，2013，32（5）：422－422］

原发性痛经：重插轻提天枢、关元穴。［中医临床研究，2010，2（19）：14－14］

痛经：关元穴位毫米波照射。［河北中医药学报，2005，20（2）：28－28］

◉ 中极

慢性盆腔炎：针刺中极穴。［中国针灸，2003，23（8）：446－446］

产后尿潴留：温针中极穴。［上海针灸杂志，2013，32（10）：870－870］

脊髓损伤患者尿潴留：温和灸中极、曲骨穴。［当代护士：专科版（下旬刊），2013，（12）：99－101］

慢性前列腺炎：傍针刺中极和秩边穴。［东南国防医药，1999，1（4）：31－32］

产后尿潴留：中极穴温针灸。［中医药导报，2015，21（12）：103－104］

腰椎手法复位后尿潴留：隔姜灸中极穴。［湖南中医杂志，2015，31（11）：125－126］

尿潴留：中极穴拔罐。［辽宁中医杂志，2006，33（6）：719－719］

小儿夜尿：中极配合足运感区针刺治疗。［针灸临床杂志，2010，26（10）：12－12］

小儿遗尿：针刺足运感区结合温针关元、中极穴。［针灸临床杂志，2011，27（10）：16－17］

游泳运动员痛经：温灸八髎、中极穴。［中国针灸，2008，28（11）：848－848］

产后尿潴留：针刺中极穴为主。［中国乡村医药，2005，12（1）：48－48］

原发性痛经：中极穴齐刺配合温和灸。［上海针灸杂志，2014，33（7）：641－642］

白带增多：针刺关元、中极穴。［中国针灸，1994，14（S1）：253－254］

产后尿潴留：按摩中极穴。［现代中西医结合杂志，2004，13（14）：1905－1905］

原发性痛经：拔罐中极、血海穴。［陕西中医，1995，16（8）：364－364］

慢性非细菌性前列腺炎：关元、中极穴温针灸。［黑龙江中医药，2008，（2）：39－40］

痔瘘术后尿潴留：艾灸气海、关元、中极穴。［南京中医药大学学报，1993，9（3）：33－33］

功能性子宫出血：深刺中极穴加灸。［中国针灸，1997，17（1）：16－16］

阳痿：中极穴药敷治疗。［中华中医药学刊，1997，15（6）：4－4］

◉曲骨

功能性小便失禁：电针长强、曲骨穴。［内蒙古中医药，2014，33（35）：104－104］

癃闭：针刺曲骨、照海穴。［浙江中医杂志，2003，38（4）：166－166］

产后耻骨联合分离症：曲骨穴温针治疗。［上海针灸杂志，1996，15（4）：19－19］

原发性痛经：针刺曲骨、次髎穴。［中医临床研究，2015，7（32）：20－21］

阳痿：深刺曲骨穴。［中国民族医药杂志，1996，（S1）：55－55］

产褥期耻骨联合分离：曲骨穴注射药物。［新中医，1997，29（1）：26－26］

慢性尿路感染：曲骨穴位注射。［中国社区医师：医学专业，2003，5（8）：40－40］

慢性前列腺炎：喜炎平注射曲骨穴。［湖北中医杂志，2003，25（2）：24－24］

术后尿潴留：艾灸曲骨穴配合耳穴贴压治疗。［实用中医药杂志，2013，29（12）：1038－1038］

阳痿：复方丹参注射液曲骨穴注射。［河北中医，1994，16（5）：18－18］

带下：针刺曲骨穴。［山西中医，1989，5（3）：35－35］

阳痿：中药配曲骨穴。［男科医学，2005，9（5）：33－34］

产后排尿异常：关元透曲骨。［中国针灸，1994，14（S1）：237－237］

急慢性膀胱炎：针刺关元透中极、曲骨穴。［延边医学院学报，1994，17（3）：209－210］

◉会阴

尿潴留：激光针经会阴穴治疗。［现代康复，1998，2（12）：1325－1326］

慢性前列腺炎：针刺会阴穴。［中国性科学，2014，23（12）：47－49］

慢性前列腺炎：针刺会阴穴为主。［黑龙江中医药，2014，（5）：61－61］

遗精：针刺会阴穴。［辽宁中医杂志，1994，21（11）：520－520］

遗精：针刺会阴穴。［四川中医，1995，13（2）：56－56］

外阴营养不良：艾灸会阴穴加体针治疗。［中医药学报，2015，43（1）：67－69］

慢性前列腺：激光照射会阴穴。［中国针灸，1997，17（6）：329－330］

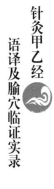

遗精：会阴穴封闭疗法。［上海针灸杂志，2004，23（11）：30－30］

良性前列腺增生症：重灸会阴穴。［中医药学报，2013，41（3）：95－97］

慢性前列腺炎：前列腺散外敷会阴穴。［山东中医杂志，1997，16（12）：544－545］

慢住前列腺炎：艾灸会阴穴为主。［中国民间疗法，1993，1（3）：19－20］

大小便失禁：电针长强、会阴穴。［中国针灸，1997，17（2）：78－78］

肛门周围瘙痒症：长强、会阴穴封闭治疗。［中国针灸，1994，14（3）：25－26］

遗精：会阴穴位注射。［中国针灸，2004，24（3）：200－200］

慢性前列腺炎：艾灸会阴穴为主。［针灸临床杂志，1993，9（2）：56－56］

慢性非细菌性前列腺炎：丁桂散贴敷神阙、会阴穴。［中国性科学，2014，23（9）：59－62］

◉ 幽门

胃下垂：针刺幽门穴。［新中医，1994，26（3）：33－34］

小儿厌食症：通谷和幽门穴位经皮给药。［中国当代医药，2010，17（22）：137－137］

妊娠剧吐：姜外敷幽门穴。［护理实践与研究，2016，13（22）：64－66］

妊娠剧吐：幽门穴封闭联合神阙贴。［当代医学，2016，22（16）：152－153］

胃下垂：长针针刺幽门、肓俞穴。［内蒙古中医药，2009，28（16）：23］

◉ 通谷

小儿厌食症：通谷和幽门穴位经皮给药。［中国当代医药，2010，17（22）：137－137］

胆道蛔虫症：速灸神阙（隔盐灸）、下脘、中脘、上脘、通谷、内关穴。［甘肃中医，1992，（4）：26－26］

◉ 阴都

原发性面肌痉挛：中脘、下脘、气海、关元、上风湿点、患侧阴都等穴腹针联合热敏灸风池治疗。［中医研究，2015，28（11）：52－54］

◎石关

阴虚便秘：针刺阴都、石关、肓俞、中注、交信、太溪、大钟、照海穴。［江西中医药，2014，45（3）：54-55］

单纯性肥胖：针刺天枢、维道、石关、大巨、中脘、关元、气海穴。［求医问药（下半月），2013，11（10）：159-160］

◎商曲

肩周炎：风湿点、商曲、滑肉门、中脘穴以中医腹针全息理论配合中药治疗。［实用心脑肺血管病杂志，2011，19（8）：1389-1390］

◎肓俞

单纯性肥胖：眼针三焦区；芒针巨阙透肓俞；体针天枢、气海、太乙等穴位针刺。［辽宁中医杂志，2013，40（11）：2344-2346］

慢性腰椎间盘突出症：基础配穴加取命门、肓俞穴针刺。［光明中医，2013，28（4）：751-753］

胃火亢盛型肥胖症：巨阙透左肓俞穴长针提胃法。［中医杂志，2011，52（5）：405-407］

腰腿寒痛：指压肓俞穴。［中国民间疗法，2010，18（2）：10-10］

胃下垂：长针针刺幽门穴、肓俞穴。［内蒙古中医药，2009，28（16）：23-23］

腰椎间盘突出症：针刺肓俞穴。［吉林中医药，2009，29（7）：605-606］

肝郁痰凝型乳腺增生病：点刺肝俞、膏肓俞为主。［河南中医，2006，36（11）：28-30］

二便失调：针刺肓俞穴。［针灸临床杂志，1997，13（10）：36-36］

小儿腹泻：深刺肓俞穴。［中国农村医学，1981，9（2）：12-13］

◎中注

腰椎间盘突出症：温针灸中注和阴交穴。［医学研究与教育，2013，30（6）：44-46］

◎四满

遗精：五倍子外贴四满穴。［新疆中医药，1986，4（4）：68-68］

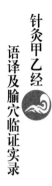
◉气穴

心系疾病：匡本复心汤气穴注射。［中国民间疗法，2005，13（3）：40－41］

◉大赫

慢性溃疡性结肠炎：针刺天枢、大赫、足三里、上巨虚等穴位。［中医临床研究，2011，3（18）：91－92］

产后尿潴留：针刺横骨、大赫穴为主。［上海针灸杂志，2000，19（2）：38－38］

男性不育症：低频电针结合药饼灸关元、大赫、三阴交穴。［上海针灸杂志，2000，19（1）：10－12］

痛经：针刺子宫、大赫、关元透中极、地机、至阴穴等。［天津师大学报（自然科学版），1999，（1）：62－64］

◉横骨

阳痿：针刺横骨、会阳穴。［天津中医学院学报，2000，19（1）：34－36］

老年性夜尿频：针刺横骨穴。［吉林中医药，2008，28（12）：905－906］

老年人尿频尿急夜尿多症：针刺曲骨、横骨、肓俞、俞府、气海、中脘、百会、三阴交、太溪穴。［吉林中医药，2012，32（6）：636－636］

老年性夜尿频：针刺横骨穴。［中国中医药现代远程教育，2010，8（23）：162－163］

老年性夜尿频：针刺横骨穴。［吉林中医药，2009，29（6）：507－508］

◉不容

腹胀：按摩不容、承满、梁门穴。［山东中医杂志，1996，15（5）：234－234］

神经性呕吐：电针巨阙透下脘，不容透太乙穴。［中国针灸，1983，3（4）：11－11］

◉承满

腹胀：按摩不容、承满、梁门穴。［山东中医杂志，1996，15（5）：234－234］

◉梁门

胃脘痛：针刺梁门穴。［江西中医学院学报，2012，24（4）：17－21］

功能性消化不良：足三里、梁门、太冲经皮穴位电刺激治疗。［中国针灸，2009，27（6）：436－440］

高脂血症：复方药艾温和灸中脘、梁门、气海、丰隆、上巨虚、公孙穴。［福建中医药，2016，47（2）：21－22］

慢性萎缩性胃炎：艾灸关元、膻中、中脘、足三里、梁门、三阴交。［中国中医药现代远程教育，2012，10（12）：34－34］

肥胖型高甘油三酯血症：足三里、丰隆、中脘、梁门、天枢、曲池、腹结、上巨虚穴位埋线治疗。［中国针灸，2010，30（10）：813－815］

胃脘痛：中脘、巨阙、梁门沿皮刺。［陕西中医，2007，28（10）：1395－1396］

单纯性肥胖症：腹部中脘、梁门（双）、滑肉门（双）、天枢（双）、大横（双）、腹结（双）、石门电针治疗。［现代中医药，2007，27（2）：46－47］

腹胀：不容、承满、梁门穴位按摩。［山东中医杂志，1996，15（5）：234－234］

胃下垂：平刺梁门透至水道穴（双侧）加电针。［北京针灸骨伤学院学报，1995，2（2）：30－31］

十二指肠淤滞症：推拿中脘、建里、梁门穴。［按摩与导引，1992，8（3）：26＋19］

◉关门

◉太乙

妇产科术后腹胀：通气汤联合艾灸神阙、天枢、中脘、足三里、太乙穴。［中医研究，2014，27（8）：63－65］

神经性呕吐：巨阙透下脘，不容透太乙电针治疗。［中国针灸，1983，3（4）：11－11］

◉滑肉门

脑卒中：早期康复训练联合气海、关元、天枢、大横、滑肉门、外陵腹针。［中国针灸，2016，36（6）：577－580］

乳腺增生：腹针中脘、下脘、气海、关元、滑肉门为主穴。［中国针灸，2013，33（9）：843－846］

单纯性肥胖：电针中脘、下脘、梁门、滑肉门、天枢、大横、足三里、上巨虚、下巨虚、阿是穴。［中医药信息，2013，30（3）：117－119］

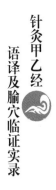
◉天枢

便秘：按压天枢穴。［护理研究，2003，17（08A）：924－924］

中风后便秘：电针深刺配合离子导入天枢穴。［中国临床医生，2013，41（11）：63－65］

腹部手术后腹胀：针刺双侧天枢穴。［山东医药，2009，49（5）：6－6］

婴幼儿腹泻：磁贴天枢穴。［湖南中医杂志，1993，9（3）：28－29］

肠梗阻：深刺天枢穴。［中国针灸，2008，28（11）：844－844］

婴幼儿腹泻：音频电疗法天枢穴。［中国针灸，2003，23（7）：411－411］

功能性便秘：针刺天枢穴配合背部走罐。［浙江中医药大学学报，2014，38（6）：803－804］

小儿腹泻：天枢穴捏揉辅助治疗。［内蒙古中医药，2012，31（5）：60－60］

习惯性便秘：针刺天枢穴加耳穴贴压法。［浙江中医杂志，2011，46（7）：516－516］

便秘：按压天枢穴。［泰山医学院学报，2005，26（2）：165－165］

中风后便秘：电针天枢穴联合直肠功能训练治疗。［现代诊断与治疗，2015，26（16）：3634－3635］

小儿脾虚泄：磁贴天枢穴。［中国中西医结合儿科学，2012，4（5）：446－448］

肾绞痛：电针天枢穴。［中国针灸，2004，24（12）：833－834］

膜样痛经：针刺天枢穴。［中国民间疗法，2011，19（12）：14－14］

慢性腹泻：电针天枢穴。［中国当代医药，2009，16（16）：96－97］

小儿食积型腹泻：磁贴天枢穴。［中国中医药科技，2010，17（3）：238－238］

子宫肌瘤：针刺天枢穴。［实用中医内科杂志，2005，19（6）：581－581］

经行后腹痛：针刺双侧天枢穴。［中医药临床杂志，2016，28（2）：203－205］

功能性便秘：电针深刺天枢穴。［中国针灸，2010，30（9）：705－708］

功能性便秘：针刺天枢、支沟、照海穴。［江苏中医药，2016，48（12）：61－62］

慢性功能性便秘：深刺天枢穴。［浙江中医药大学学报，2011，35（2）：263－265］

老年性便秘：中频配合针刺天枢穴。［中国疗养医学，2011，20（3）：211－211］

寻常性痤疮：隔药饼灸天枢穴。[上海针灸杂志，2009，28（4）：217－218]

老年性便秘：针灸天枢穴联合中药贴敷。[中国现代医生，2013，51（7）：114－115]

老年顽固性便秘：独针天枢穴。[上海针灸杂志，2016，35（1）：36－37]

结肠慢转运性便秘：深刺天枢穴。[上海针灸杂志，2005，24（10）：26－27]

中风后便秘：电针深刺天枢穴。[上海针灸杂志，2016，35（10）：1181－1183]

结肠慢转运性便秘：深刺天枢穴。[新中医，2004，36（12）：36－37]

寻常性痤疮：灸天枢穴。[针灸推拿医学：英文版，2011，9（3）：149－151]

◎外陵

骨性膝关节炎：腹针中脘、关元、健侧气旁穴、外陵、大横、患侧下风湿点。[中医研究，2016，29（3）：71－73]

坐骨神经痛：针刺肩外陵穴为主，配合中药离子导入。[中国民间疗法，1999，7（6）：22－22]

坐骨神经痛：运用平衡针法，针刺肩外陵穴为主，配合点穴。[中国民间疗法，1995，3（1）：10－11]

网球肘：针刺肩外陵穴。[新疆中医药，1991，9（4）：39－39]

◎大巨

产后尿潴留：针刺中极、气海、水道（双）、大巨穴（双），并加电针治疗。[光明中医，2012，27（1）：92－93]

增生性膝关节炎：针刺大巨穴。[天津中医，1999，16（5）：29－30]

婴幼儿鞘膜积液：关元、气海、大巨、归来、曲泉、筑宾、三阴交、大敦穴艾条灸。[中国社区医师，1995，11（3）：38－38]

急慢性腹泻：针刺大巨、上巨虚穴。[中医药研究，1993，9（3）：52－52]

输卵管结扎术镇痛：大巨透穴电针麻醉。[江西中医药，1988，19（6）：36－36]

急性单纯性阑尾炎：针刺阑尾（双）、足三里（双）、大巨穴（右）。[江苏中医杂志，1986，7（7）：34－34]

◎水道

多囊卵巢综合征：秩边透水道为主针刺治疗。[中国针灸，2015，35（5）：461－

464]

骨科术后尿潴留： 艾箱艾灸关元、气海、中极、双侧水道穴。[中医临床研究，2014，6（21）：87-88]

产后尿潴留： 水道透刺中极为主。[中国民间疗法，2013，21（3）：16-16]

肛肠术后尿潴留： 艾灸水道穴。[当代护士（下旬刊），2012，（1）：132-133]

痔核手术后尿潴留： 赤小豆贴敷水道穴。[陕西中医，2010，31（8）：1012-1013]

子宫附件包块： 中药贴敷水道、归来或阿是穴。[云南中医中药杂志，2010，31（7）：85-86]

术后尿潴留： 秩边透水道穴。[中国中医药信息杂志，2009，16（4）：98-99]

产后尿潴留： 针刺按摩水道穴。[生物磁学，2005，5（4）：29-31]

产后癃闭： 针刺水道穴。[浙江中医杂志，2005，40（1）：38-38]

痛经： 针灸水道穴为主。[针灸临床杂志，2002，18（3）：50-50]

前列腺疾病： 芒针秩边透水道穴，针刺气海、关元、百会、耳神门等穴。[陕西中医，2000，21（12）：566-566]

产后尿潴留： 按摩针刺水道穴。[现代中西医结合杂志，1999，8（12）：2-2]

胃下垂： 平刺梁门透至水道穴（双侧）加电针治疗。[北京针灸骨伤学院学报，1995，2（2）：30-31]

◎归来

卵泡不成熟性不孕症： 调经促排卵中药配合艾灸归来穴。[当代临床医刊，2016，29（2）：2050-2051]

子宫附件包块： 中药贴敷水道、归来或阿是穴位。[云南中医中药杂志，2010，31（7）：85-86]

输卵管阻塞性不孕： 双侧归来穴注射丹参注射液穴注合中药灌肠。[新中医，2009，41（10）：91-92]

慢性盆腔炎： 双侧归来穴注射鱼腥草注射液、中药保留灌肠。[四川中医，2003，21（9）：66-67]

泌尿系感染后遗症： 气海、关元、中极、归来、水道、阴陵泉、三阴交电针治疗。[中国针灸，2002，24（6）：6-6]

经迟： 针刺归来穴。[山西中医，1992，8（5）：49-49]

闭经—溢乳综合征：针刺期门、公孙、足临泣，归来、关元穴。［广州中医学院学报，1991，8（Z1）：201－203］

小儿鞘膜积液：蠡沟、关元、归来穴。［内蒙古中医药，1989，8（2）：35－36］

小儿腹股沟疝：针刺归来穴。［针灸学报，1987，3（1）：7－7］

◎气冲

下肢痿症：针刺气冲穴。［上海针灸杂志，2000，19（5）：32－32］

中风后遗症：针刺血海、气冲穴。［健康导报：医学版，2015，20（3）：228－228］

◎期门

顽固性呃逆：强刺激手法针刺期门穴。［广西中医药，2012，35（5）：38－39］

乳腺增生：期门穴刺络拔罐。［广东医学，2016，37（12）：1881－1883］

顽固性呃逆：期门穴阻滞治疗。［针灸临床杂志，2004，20（1）：41－41］

乳腺增生：期门、日月穴周围刺络放血结合拔罐治疗。［云南中医中药杂志，2014，35（12）：50－51］

抑郁症：深刺期门穴。［中华中医药杂志，2016，31（9）：3607－3609］

胆绞痛：期门、日月、巨阙穴区水针治疗。［中医杂志，1993，34（11）：660－661］

◎日月

乳腺增生：期门、日月穴周围刺络放血结合拔罐治疗。［云南中医中药杂志，2014，35（12）：50－51］

胆囊炎：针刺日月穴。［山西中医，2014，30（11）：33－34］

慢性胆囊炎：针刺日月穴。［针灸临床杂志，2007，23（4）：35－36］

胆石症：消石散外敷右日月穴与耳压治疗。［中医外治杂志，1995，4（6）：23－24］

胆绞痛：期门、日月、巨阙穴区水针治疗。［中医杂志，1993，34（11）：660－661］

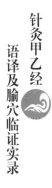

● 腹哀

胆道蛔虫：针刺右腹哀穴。［中国社区医师，1992，8（9）：15-16］

● 大横

婴儿脐疝：艾灸大横穴。［针灸临床杂志，2003，19（2）：43-43］

内科腹痛：推拿大横穴。［南方护理学报，2003，10（2）：53-54］

癔症性晕厥：针刺大横穴。［上海针灸杂志，1989，8（1）：23-23］

慢性功能性便秘：天枢穴、大横穴、中脘穴穴位埋线治疗。［四川中医，2015，33（10）：161-162］

内科腹痛：推拿大横穴。［齐鲁护理杂志，2008，14（14）：46-46］

老年性尿失禁：针刺大横穴。［中医杂志，1996，40（7）：421-421］

急性阑尾炎：针刺膝四、大横穴。［新中医，1985，17（3）：31-32］

呃逆：针刺中脘、大横穴。［第一军医大学学报，1983，3（4）：528-528］

● 腹结

功能性便秘：双侧天枢旁、腹结旁、上巨虚旁电针深刺。［针刺研究，2017，42（3）：254-258］

严重功能性便秘：深刺双侧天枢、腹结穴加用电针，另加刺双侧上巨虚穴。［上海针灸杂志，2016，35（3）：287-290］

腹腔肿瘤所致便秘治疗：穴位按摩腹结、照海、足三里穴。［内蒙古中医药，2016，35（2）：130-131］

功能性便秘：深刺双侧天枢、腹结穴电针治疗。［世界华人消化杂志，2015，23（16）：2665-2670］

严重功能性便秘：电针双侧天枢、腹结配双侧上巨虚穴。［云南中医学院学报，2015，38（1）：55-57+65］

严重功能性便秘：双侧天枢、腹结、上巨虚穴深刺电针。［安徽中医药大学学报，2015，34（1）：42-45］

严重功能性便秘：电针天枢、腹结、上巨虚穴。［云南中医学院学报，2014，37（4）：71-72］

严重功能性便秘：电针深刺双侧天枢、腹结穴加用电针，另加刺双侧上巨虚穴。［浙江中医药大学学报，2014，38（6）：785-788］

糖尿病便秘：腹结穴埋针治疗。［上海中医药杂志，2011，45（1）：66－670］

肾下垂：电针治疗平刺京门透腹结穴（双侧）。［中国中医药信息杂志，1998，5（6）：53－53］

◉府舍

静脉曲张：府舍穴麻醉下静脉牵张结扎。［中华中医药杂志，2017，32（5）：1994－1997］

◉冲门

足内侧痛：独取冲门治疗。［辽宁中医杂志，1997，24（4）：45－45］

乳痛：横骨、气冲、冲门和肩井点穴推拿。［中医药学报，1990，18（2）：44－44］

◉章门

呃逆：提针配合针刺中脘、内关、足三里、章门、天枢穴。［基层医学论坛，2014，18（20）：2682］

第十一肋尖综合征：章门穴穴位注射。［河南中医，2002，22（4）：48－49］

胃痛：针刺章门穴（双）、中脘穴为主。［中国乡村医药，1997，4（8）：12－13］

肠梗阻：针刺章门穴。［山东中医学院学报，1979，3（3）：55－57＋50］

◉带脉

腹型肥胖：带脉穴位埋线。［按摩与康复医学，2015，6（13）：23－24］

血脂异常：带脉穴位埋线。［中国针灸，2015，35（S1）：66－67］

顽固性荨麻疹：艾灸带脉穴。［中国针灸，2011，31（11）：991－992］

腰骶疼痛：针刺带脉、足临泣穴。［中国针灸，2008，28（7）：544－544］

单纯性肥胖：针刺胃脘下俞、带脉、丰隆等穴。［山西中医学院学报，2010，11（4）：35－37）

单纯性肥胖：针刺肥三针（中脘、带脉、足三里）。［新中医，2004，36（10）：50－51］

◉五枢

急性腰扭伤：针刺配合按摩双五枢、维道穴。［上海针灸杂志，1990，9（2）：

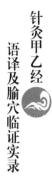

◎京门

肾下垂：平刺京门透腹结穴穴（双侧）加电针透穴。［现代康复，1999，3（4）：69 – 69］

肾下垂：平刺京门透腹结穴（双侧）加电针。［中国中医药信息杂志，1998，5（6）：53 – 53］

◎维道

尿潴留：长针斜刺维道穴。［河北中医，1998，20（2）：118 – 118］

排尿异常：电针维道穴结合温针。［浙江中医杂志，2005，40（5）：212 – 212］

尿潴留：电针维道穴配合水声诱导。［山东中医药大学学报，1998，22（5）：360 – 362］

产后尿潴留：电针维道穴。［上海针灸杂志，1997，16（S1）：62 – 62］

产后尿潴留：针刺维道穴为主。［上海针灸杂志，1996，16（S1）：292 – 292］

◎居髎

急性腰脊间、脊上韧带损伤：指针居髎穴。［医药论坛杂志，2011，32（19）：153 – 153］

腕关节扭伤：针刺居髎穴。［时珍国医国药，2010，21（6）：1553 – 1554］

◎少商

痤疮：少商、厉兑穴点刺放血。［河北中医，2005，27（6）：429 – 430］

扁桃体炎：少商刺血。［中国民间疗法，2005，13（8）：64 – 64］

妊娠合并上呼吸道感染：少商穴位针刺放血疗法配合药物治疗。［中国医药科学，2016，6（9）：59 – 62］

带状疱疹：少商刺血联合清热利湿活血汤。［中医临床研究，2013，5（21）：34 – 35］

急性咽炎：点刺少商穴。［现代中西医结合杂志，2003，12（19）：2086 – 2086］

急喉痹：耳尖合少商放血。［辽宁中医药大学学报，2010，12（12）：154 – 156］

支气管哮喘：艾炷灸少商穴。［中国针灸，1995，15（5）：3－4］

高热：少商穴针刺放血。［吉林中医药，2000，20（2）：44－44］

婴幼儿腹泻：针刺少商、大敦穴。［中国民间疗法，1998，6（4）：11－11］

鼻衄：少商点刺放血。［实用中医药杂志，2010，26（12）：863－863］

慢性咽喉炎：少商穴放血。［浙江临床医学，2011，13（1）：76－77］

呃逆：针刺少商穴。［右江医学，1994，22（3）：142－142］

痉挛性喉炎：少商穴放血。［中国民间疗法，2001，9（7）：19－20］

癔症瘫：针刺少商、隐白穴。［贵阳中医学院学报，1999，21（4）：29－31］

中风肢体麻木：点刺少商、隐白穴。［中国针灸，2008，28（7）：506－506］

◎ 鱼际

咳嗽：鱼际穴针刺合大椎拔罐。［上海针灸杂志，2006，25（9）：34－34］

肱二头肌长头肌腱鞘炎：针刺鱼际穴结合局部温针灸治疗。［江苏中医药，2012，44（7）：62－63］

胃脘痛：鱼际络脉诊疗法。［中国针灸，2004，24（2）：142－142］

慢性咽炎：鱼际排针配合刺络拔罐。［福建中医药，2014，45（6）：39－39］

支气管哮喘：针刺鱼际穴。［人民军医，2008，51（6）：343－343］

腨痛：针刺鱼际穴治疗。［江苏中医药，2012，44（1）：68－69］

急性哮喘发作：针刺鱼际穴。［中国针灸，2001，21（9）：547－547］

小儿急性支气管炎：针刺鱼际穴。［中国针灸，1997，17（1）：38－38］

喉喑：鱼际穴隔蒜泥敷贴为主治疗。［中国针灸，2001，21（10）：592－592］

◎ 太渊

产后癃闭：针刺太渊穴。［青海医药杂志，1992，（3）：61－61］

咳嗽：针刺太渊穴。［张家口医学院学报，2002，19（1）：26－26］

呃逆：针刺太渊穴为主。［中国针灸，2006，26（11）：828－828］

无脉症、遗尿症、肩凝症：针刺太渊穴。［上海针灸杂志，1998，17（2）：33－33］

急性化脓性扁桃体炎：太渊穴天灸。［中医外治杂志，2012，21（2）：16－17］

产后尿潴留：针刺太渊穴为主。［中国针灸，2005，25（7）：489－489］

中风后尿潴留：针刺太渊、孔最穴。［中医临床研究，2016，8（1）：35－37］

原发性高血压：针刺太渊穴。［南京中医药大学学报，2014，30（5）：489－

491〕

心脏早搏：针刺太渊穴为主。〔中国针灸，1999，19（5）：269－270〕

痹证：针刺太渊穴为主。〔浙江中医杂志，2003，38（5）：212－212〕

肩周炎：天灸太渊穴。〔中国针灸，2004，24（9）：661－661〕

◉ 经渠

落枕：隔姜温和灸经渠穴。〔中国针灸，2008，28（9）：652－652〕

网球肘：针刺曲池、经渠、合谷、三间、间使穴。〔针灸学报，1992，8（3）：24－25〕

◉ 列缺

落枕：针刺列缺穴。〔上海针灸杂志，2011，30（12）：843－844〕

止痛：点按配合针刺列缺穴。〔天津中医药，2009，26（4）：345－345〕

急慢性鼻炎：艾灸列缺、迎香穴。〔中国针灸，1997，17（3）：158－158〕

虚寒性痛经：艾灸列缺穴。〔中国中医药信息杂志，2004，11（1）：79－80〕

戒烟：针刺列缺穴。〔针灸临床杂志，2003，19（7）：13－14〕

治痰：针刺列缺穴。〔亚太传统医药，2015，11（11）：78－78〕

遗精：列缺穴埋针。〔中医药信息，2001，18（4）：44－45〕

消渴：针刺列缺、照海为主穴。〔江西中医药，2016，47（5）：35－35〕

术后尿潴留、尿路感染、急慢性肠炎、水肿：列缺、偏历为主穴。〔中国针灸，1998，18（10）：602－602〕

颈项痛：独取列缺穴。〔湖北中医杂志，2006，28（1）：49－49〕

乳痛：针刺列缺穴。〔中国针灸，2008，28（3）：162－162〕

巴豆中毒：针刺列缺穴。〔中国针灸，2004，24（12）：868－868〕

颈椎病：针刺列缺穴为主。〔贵阳中医学院学报，2007，29（6）：40－42〕

偏头痛：针刺列缺穴。〔中国针灸，2017，37（2）：227－228〕

球麻痹：针刺列缺加廉泉穴。〔陕西中医，2002，23（3）：264－264〕

遗尿：皮内针刺列缺穴。〔针灸临床杂志，1998，14（11）：31－32〕

咽喉疾病：针刺列缺、照海穴。〔上海针灸杂志，2007，26（3）：31－31〕

腱鞘炎：针刺列缺穴。〔特别健康：下，2014，（7）：651－651〕

舌咽神经痛：针刺列缺、照海穴为主。〔中国针灸，1998，18（10）：622－622〕

肩关节周围炎：针刺列缺穴。〔上海针灸杂志，1996，15（S1）：233－233〕

急性左心衰：针刺列缺、内关穴。［湖南中医药导报，1997，3（2）：102－102］

寒痰：针刺列缺穴为主。［上海针灸杂志，1999，18（3）：12－12］

⊙孔最

消化性溃疡急性穿孔：针刺孔最穴。［上海针灸杂志，1996，15（S1）：16－16］

肺结核咯血：针刺孔最穴。［药物与人，2014，27（4）：133－133］

哮喘急性发作：孔最穴配合额旁1线治疗。［中国针灸，2004，24（6）：398－398］

咳嗽：针刺孔最穴。［吉林中医药，2012，32（9）：942－942］

肺癌咯血：孔最穴注射治疗。［浙江中西医结合杂志，2002，12（8）：522－523］

支气管扩张咯血：孔最穴位注射治疗。［浙江中医学院学报，1991，15（3）：54－54］

支气管哮喘：针灸孔最穴治疗。［中国针灸，2009，27（4）：326－326］

放置宫内节育器出血：针刺孔最穴。［中国针灸，1997，17（8）：478－478］

高热闭汗症：针刺孔最穴。［云南中医学院学报，2006，29（S1）：129－129］

鼻衄：针刺孔最穴。［河南中医药学刊，2002，17（5）：44－44］

⊙尺泽

牙痛：针刺尺泽穴。［云南中医中药杂志，1996，17（2）：43－43］

腰痛：针刺尺泽穴。［现代中医药，2013，33（4）：55－56］

顽固性呃逆：针刺尺泽穴。［中国针灸，2015，35（10）：1060－1060］

急性乳腺炎：针刺尺泽穴。［河北中医，2009，31（4）：590－590］

地震灾后患者单纯性鼻出血：针刺尺泽为主穴。［上海针灸杂志，2009，28（1）：48－48］

脑外伤致肘关节挛缩：尺泽穴位注射。［针灸临床杂志，2008，24（A01）：28－28］

脑梗死：按时针刺尺泽穴。［中国临床康复，2002，6（7）：1037－1037］

胫骨结节骨软骨炎：巨刺尺泽穴。［中国针灸，2014，34（7）：700－700］

急性扁桃腺炎：尺泽穴耳背刺血。［针灸临床杂志，2004，20（3）：37－37］

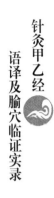
◉侠白

桡神经麻痹：针刺百会、头针运动区、侠白、曲池、手三里、外关、合谷、中渚、八邪。［针灸临床杂志，2006，22（8）：，17－18］

肩周炎：肩髃、侠白、曲池、合谷、抬肩、肩三针、阿是穴穴位注射。［陕西中医，1989，10（12）：551－551］

◉天府

◉中冲

失眠：中冲穴放血配合针刺。［浙江中西医结合杂志，2014，24（12）：1126－1126］

气虚血瘀型血管性痴呆：针刺中冲穴。［黑龙江中医药，2011，40（5）：43－44］

◉劳宫

牙痛：针刺劳宫穴。［中国民间疗法，2016，24（7）：30－30］

口臭：针刺劳宫穴。［针灸临床杂志，2009，25（3）：23－23］

婴幼儿腹泻：外贴劳宫穴。［中医外治杂志，2000，9（3）：30－30］

◉大陵

胸胁闪挫伤：针刺大陵穴。［中国针灸，2002，22（1）：41－41］

急性踝扭伤：大陵透刺鱼际为主。［中国针灸，2011，31（11）：990－990］

痛证：大陵透劳宫为主。［针灸临床杂志，2009，25（9）：36－37］

顽固性失眠：针刺大陵穴治疗。［中国针灸，1995，15（S2）：91－91］

腰椎管狭窄性足跟痛：快针配合巨刺大陵穴。［中国针灸，2015，35（8）：794－794］

落枕：针刺大陵穴。［浙江中医杂志，2006，41（7）：409－409］

踝关节损伤：针刺大陵穴。［中国针灸，2010，30（2）：106－106］

跟骨骨刺：巨刺大陵穴配合推拿治疗。［中国中医药科技，2012，19（1）：3－3］

中风后情感障碍：针刺大陵穴。［中国针灸，2003，23（7）：389－390］

腕管综合征：针刺大陵穴为主。［上海中医药杂志，2008，42（9）：41－41］

◉内关

心脏神经官能症：针刺内关穴配合呼吸补泻治疗。［世界针灸杂志：英文版，2015，25（1）：55－58］

呃逆：电针内关穴。［中国针灸，1995，15（S2）：85－86］

急性胸部扭伤：内关透外关穴。［实用中医药杂志，2006，22（10）：640－640］

膝关节疼痛：针刺内关穴。［上海针灸杂志，2002，21（6）：35－35］

落枕：针刺内关穴。［中国实用乡村医生杂志，2005，12（10）：59－59］

癔瘫：针刺内关穴。［中国针灸，1999，19（2）：86－86］

妇科漏证：针刺内关穴。［湖北中医药大学学报，2016，18（6）：90－92］

胃镜检查所致恶心、呕吐：内关穴撤针。［上海针灸杂志，2015，34（11）：1114－1115］

室上性心动过速：针刺内关穴。［中医药学报，2000，28（2）：52－52］

人流综合征：针刺内关穴。［内蒙古中医药，1994，13（S1）：98－99］

暴怒失音：针刺内关穴。［针灸临床杂志，2002，18（7）：36－36］

稳定型心绞痛：内关穴位埋线。［上海针灸杂志，2014，33（1）：31－33］

顽固性失眠：针刺内关配合七叶神安片。［南京中医药大学学报，1998，14（3）：164－164］

海洛因依赖者呕吐：针刺内关穴。［中国药物滥用防治杂志，2009，（4）：223－223］

妊娠剧吐：内关穴位注射治疗。［中国针灸，1995，15（S2）：128－128］

惊恐发作：内关穴合谷刺治疗。［中国针灸，2014，34（2）：155－156］

冠心病心绞痛：针刺内关穴为主。［中医临床研究，2015，7（5）：50－51］

脑梗死致假性球麻痹：内关穴封闭治疗。［中国实用医药，2009，4（16）：130－131］

◉间使

改善冠心病患者左心功能：针刺间使穴、内关穴。［针灸临床杂志，1994，10（6）：30－32］

疟疾：间使透支沟穴。［中国临床医生，2005，33（11）：56－57］

胁肋痛、乳癖、腰痛、缺乳、痛经、痹症：针刺间使、三阴交等穴。[河北中医，2004，26（1）：44－45]

◎郄门

慢性浅表性胃炎：针刺郄门穴。[中国民族民间医药杂志，2014，23（9）：47－48]

心绞痛：针刺郄门穴配合额旁1线。[时珍国医国药，2006，17（1）：84－84]

心脏早搏：针刺郄门穴。[黑龙江中医药，1995，（5）：44－44]

疔疮：针刺郄门穴。[辽宁中医杂志，2013，40（8）：1589－1591]

◎曲泽

急性呕吐：曲泽穴头皮针刺络放血。[实践医学杂志，1998，11（1）：34－35]

急性单纯性胃炎：曲泽放血。[中国针灸，2003，23（1）：34－34]

急性胃肠炎：针不曲泽穴放血。[中国社区医师，2006，22（13）：49－49]

◎天泉

乳癖：络刺天泉穴处。[新疆中医药，1994，12（3）：22－23]

◎少冲

心气不足：针刺少冲穴和足临泣穴。[中国针灸，2013，33（4）：371－371]

◎少府

小儿遗尿：针刺少府。[天津中医，1995，12（3）：32－32]

◎神门

产后尿潴留：酚妥拉明神门穴封闭治疗。[中医外治杂志，1996，5（1）：10－10]

癔症性瘫痪：耳针神门穴。[中国乡村医药，2002，9（9）：9－9]

恐惧症：单刺神门穴。[湖南中医杂志，2016，32（9）：134－134]

失眠多梦：电针神门穴。[当代医药论丛：下半月，2013，11（1）：11－12]

冠心病失眠：艾灸神门穴。[中国乡村医药，2015，22（5）：47－47]

失眠：针刺神门、三阴交穴为主治疗。[吉林中医药，2006，26（10）：46－

46]

不寐证：针刺神门穴。［新疆中医药，2002，20（1）：34－35］

焦虑：神门透刺少海。［中国针灸，2001，21（2）：81－82］

消化系统疾病：针刺神门穴。［针灸临床杂志，2001，17（8）：43－44］

顽固性失眠：针刺神门、灵道穴。［江西中医药，1994，25（S1）：70－71］

癫证：针刺神门穴为主。［现代中西医结合杂志，2003，12（3）：293－293］

顽固性失眠：神门穴针刺加放血。［中国医药导刊，2011，13（8）：1447－1447］

◉ 阴郄

即时降血压：针刺阴郄穴。［中国医药学报，1996，11（6）：27－29］

◉ 通里

下颌关节炎：针刺通里穴。［河北中医，1987，9（4）：39－39］

中风失语：针刺通里穴为主。［针灸临床杂志，1998，14（3）：40－42］

中风后失语气血亏虚型：麦粒灸通里穴。［湖南中医杂志，2015，31（3）：95－96］

小儿遗尿：针刺通里、大钟穴。［中国中医药科技，2003，10（5）：300－300］

◉ 灵道

心律失常：针灸内关、灵道及曲泽穴。［实用中西医结合临床，2016，16（11）：16－18］

◉ 少海

双手无明麻木：温电针手三里、少海穴。［中医外治杂志，2013，22（1）：35－35］

焦虑症：神门透刺少海穴。［中国针灸，2001，21（2）：17－18］

高血压：针刺曲池透少海穴。［中国针灸，2002，22（6）：53－53］

◉ 极泉

中风肢体瘫痪：针刺极泉穴。［针灸临床杂志，2009，25（3）：40－40］

尺神经炎：电针极泉穴。［内蒙古中医药，1996，15（S1）：44－45］

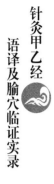

肩周炎：针刺极泉穴配合耳穴治疗。［贵阳医学院学报，1998，23（4）：386－387］

肩周炎：极泉穴针刺结合手法。［中医外治杂志，2015，24（4）：24－25］

胸胁屏伤：点按极泉穴。［针灸临床杂志，2005，21（1）：53－53］

改善中风上肢：苍龟探穴法针刺极泉穴。［上海针灸杂志，1992，12（2）：14－14］

中风后手指功能障碍：针刺极泉穴。［中国继续医学教育，2015，7（13）：186－187］

上肢麻木：封闭和弹拨极泉穴治疗。［湖北中医杂志，1999，21（S1）：112－112］

因气血不畅引起的心悸、胸闷、气短、呼吸困难、悲烦欲哭等症，咽炎、月经不调、乳房病、妇女更年期综合征、头痛、失眠、神经衰弱以及心脑疾病：极泉穴弹拨法。［中国针灸，2006，26（10）：762－762］

中风后期肩关节活动功能障碍：极泉穴合刺治疗。［广州中医学院学报，1995，12（1）：31－33］

外伤性臂丛神经损伤：针刺极泉穴。［陕西中医，2002，23（4）：350－351］

周围神经损伤：针刺极泉等穴。［针灸临床杂志，1992，8（6）：6－6］

◉青灵

飞行员早期老视：中药外敷并按摩青灵穴。［中国疗养医学，2014，23（8）：700－701］

糖尿病周围神经病变：青灵穴、足三里穴穴位注射弥可保。［河南中医，2004，24（4）：58－59］

◉商阳

喉痹、急性扁桃体炎、便秘：商阳穴点刺放血。［按摩与康复医学，2012，3（14）：157－158］

小儿高热：点刺商阳穴。［中国临床医生，1992，20（12）：43－43］

中风呃逆、目赤肿痛、风热咳嗽、牙龈肿痛：商阳穴点刺放血。［江西中医药，1997，28（6）：44－44］

内科急性腹痛：针刺商阳穴。［中国针灸，1995，15（S1）：28－28］

◉二间

肩周炎：针刺二间穴。［金华医学，1994，（2）：54－54］

急性腰扭伤：针刺二间、外关。［中医临床研究，2010，2（3）：68－68］

膝关节痛：独取二间穴。［上海针灸杂志，2006，25（9）：20－20］

牙痛、胃脘痛：独取二间穴。［山东中医杂志，2002，21（11）：645－645］

◉三间

小儿外感咳嗽：针刺三间穴。［中医研究，1997，10（4）：47－47］

肱二头肌长头腱腱鞘炎：针刺三间加阿是穴刺络拔罐。［新中医，2011，43（5）：119－120］

脑外伤后周围性面瘫：针刺加刺络拔罐配合三间穴。［按摩与康复医学，2012，3（3）：201－202］

颈型颈椎病：三间、鱼肩穴配合夹脊穴针刺。［中国针灸，2014，34（9）：914－914］

落枕：针刺三间穴。［亚太传统医药，2017，13（8）：94－94］

前臂交叉综合征：针刺三间穴。［中国针灸，2012，32（9）：802－802］

肩周炎：针刺三间穴。［光明中医，2007，22（5）：32－33］

肱骨外上髁炎：针刺三间穴。［中国针灸，2006，26（7）：510－510］

哮喘急性发作：针刺三间穴。［中国针灸，1994，14（S1）：232－232］

咽喉肿痛、头痛、牙痛、中耳炎：针刺三间穴。［针灸临床杂志，1996，12（5）：75－75］

◉合谷

项背肌筋膜炎：针刺合谷、三间穴。［世界针灸杂志：英文版，2010，20（3）：64－65］

乳汁缺少、荨麻疹、滞产、癃闭、视神经炎、高热惊厥：针刺合谷穴。［针灸临床杂志，1996，12（718）：87－87］

急性腰扭伤：合谷透后溪加阿是穴。［针刺研究，1998，23（4）：290－292］

小儿高热惊厥：针刺合谷穴。［中西医结合实用临床急救，1997，4（8）：360－361］

中枢性面瘫：针刺合谷穴。［吉林中医药，2014，34（9）：945－947］

下篇　腧穴临证

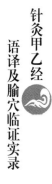
癫病性抽搐：合谷穴注安定配合语言暗示治疗。［中国民间疗法，2003，11（9）：16 - 16］

呃逆：合谷穴注射胃复安及维生素 B_1 治疗。［河北中西医结合杂志，1998，7（6）：935 - 936］

脑梗死后全手肌张力增高：合谷透刺后溪穴。［陕西中医，2012，33（5）：598 - 600］

枕大神经痛：针刺合谷穴。［按摩与康复医学，2016，7（6）：21 - 22］

感冒：针刺合谷穴运用吐纳法治疗。［上海针灸杂志，1998，17（3）：26 - 26］

手部湿疹：合谷穴封闭治疗。［皮肤病与性病，2002，24（4）：24 - 24］

妇人脏躁证：针刺合谷、太冲穴为主结合甘麦大枣汤化裁治疗。［黑龙江中医药，1999，（4）：63 - 64］

人工流产综合征：针刺合谷穴治疗。［青岛医药卫生，1998，30（2）：17 - 18］

脑卒中后腕手功能障碍：合谷透后溪穴治疗。［云南中医学院学报，2014，37（3）：39 - 41］

周围性面瘫：温和灸合谷穴为主治疗。［上海针灸杂志，2013，32（1）：14 - 14］

产后出血：温针灸合谷、三阴交穴。［中国医药导刊，2011，13（12）：2186 - 2186］

肩周炎：针刺合谷透后溪穴。［新中医，2002，34（2）：50 - 50］

癫病性失语：针刺合谷穴。［中国针灸，2009，（11）：920 - 920］

梅核气：针刺合谷穴。［甘肃中医，2003，16（2）：38 - 39］

急性单纯性胃炎：针刺合谷穴。［上海针灸杂志，2006，25（7）：47 - 47］

◉阳溪

痉挛型脑瘫患儿异常拇指内收：针刺阳溪穴为主。［时珍国医国药，2015，26（9）：2198 - 2199］

咳嗽：指针点揉阳溪穴。［中医学报，2012，27（2）：256 - 257］

◉偏历

网球肘：针灸偏历穴。［上海针灸杂志，1996，15（2）：15 - 15］

◎ 温溜

气滞血瘀型神经根型颈椎病：电针颈夹脊、会宗、养老、温溜穴配合 TDP 照射患侧颈肩部治疗。［新中医，2012，44（11）：，95－97］

腮腺炎：梅花针叩刺上肢双侧手阳明经曲池线，即从五里穴逆经循行方向叩刺至温溜穴处止。［中国针灸，1990，10（3）：13－13］

◎ 下廉

肱骨外上髁炎：点揉下廉穴。［按摩与导引，1989，（3）：27－27］

◎ 上廉

急性腰扭伤：针刺上廉穴。［中医外治杂志，1994，3（4）：45－45］

踝关节扭伤：针刺健侧上廉穴。［中国针灸，2003，23（9）：542－542］

落枕：针刺上廉穴。［中华适宜诊疗技术杂志，2004，22（1）：21－22］

急性腰扭伤：巨刺上廉穴。［现代中医，1995，8（4）：223－223］

◎ 手三里

落枕、肠痉挛：手三里穴按压。［现代康复，1998，2（6）：571－571］

肩周炎、急性腰扭伤、再生障碍性贫血并发中风偏瘫：针刺手三里穴。［中国针灸，1995，15（6）：35－36］

腰肌劳损：单刺手三里穴。［中国中医急症，2012，21（1）：128－128］

腿痛：针刺手三里穴。［针刺研究，2000，25（3）：228－229］

急性腰扭伤：针刺手三里穴。［金华医学，1996，（1）：47－47］

急性腰痛：短刺双侧手三里穴。［中国美容医学，2012，21（09X）：315－315］

小儿高热惊厥：指压手三里穴。［中国针灸，2013，33（1）：7－7］

急性咽炎、急性扁桃炎：手三里穴注治疗。［新中医，1994，26（5）：31－31］

内伤咳嗽及慢性咽炎：针刺手三里穴。［按摩与康复医学，2012，3（3）：197－198］

膝关节痛、坐骨神经痛、眩晕、呃逆：针刺手三里穴。［成都中医学院学报，1989，12（1）：20－21］

◉曲池

高热：曲池穴局部封闭治疗。［现代中西医结合杂志，2002，11（17）：1729 –
1729］

功能性肠病：针刺曲池上巨虚穴。［陕西中医，2014，35（2）：224 – 225］

髌下脂肪垫损伤：针刺曲池穴。［江苏中医药，2007，39（7）：50 – 50］

肱骨外上髁炎：针刺封闭曲池穴治疗。［佳木斯医学院学报，1991，14（4）：
327 – 328］

网球肘：曲池恢刺法配合隔药饼灸治疗。［江苏中医药，2006，27（3）：43 –
43］

荨麻疹：针刺曲池穴。［河北中医，2005，27（9）：706 – 706］

高血压：针刺曲池穴。［中华针灸电子杂志，2015，4（1）：16 – 18］

原发性高血压病：电针曲池穴治疗。［中国针灸，2009，27（5）：349 – 352］

膝骨关节炎：温针灸对侧曲池穴为主。［黑龙江中医药，2010，（1）：33 – 34］

小儿外感发热：柴胡注射液曲池穴封闭治疗。［内蒙古中医药，2010，29
（15）：177 – 177］

细菌性痢疾：针刺曲池穴。［新消化病学杂志，1996，4（6）：342 – 342］

咽喉炎：曲池穴位注射鱼腥草。［中国针灸，2002，22（1）：40 – 40］

风热型慢性荨麻疹：曲池穴放血疗法。［上海针灸杂志，2016，35（11）：1323 –
1325］

断指再植术后疼痛：针刺曲池穴为主。［现代中西医结合杂志，2011，20
（25）：3194 – 3194］

麦粒肿：曲池穴针刺放血治疗。［川北医学院学报，1990，5（2）：67 – 68］

胸胁屏伤：推拿配合针刺曲池穴。［按摩与导引，2005，21（3）：16 – 16］

儿童腺样体肥大：针刺曲池透臂臑穴。［北京中医药，2012，31（7）：505 –
506］

支气管哮喘：曲池穴注射治疗。［针刺研究，1998，23（4）：299 – 301］

流行性腮腺炎：曲池穴注板蓝根。［内蒙古中医药，1997，16（S1）：71 – 71］

急性腰肌损伤：独取曲池穴。［中医研究，1997，10（5）：54 – 55］

脑梗死：复方当归注射液曲池穴注射。［中国基层医药，2009，16（9）：1689 –
1690］

变应性鼻炎：曲池穴药物注射。［浙江中医杂志，2008，43（4）：247 – 247］

风湿性膝关节炎：热补曲池穴为主。［江西中医药，2001，32（6）：46－46］

胸壁软组织损伤伴感染：透天凉法针刺曲池穴。［浙江中医杂志，1992，27（12）：546－546］

银屑病：复方丹参静滴加曲池穴封闭治疗。［现代中西医结合杂志，2001，10（12）：1166－1166］

痄腮：鱼腥草液曲池穴注射。［四川中医，2005，23（4）：90－91］

◎肘髎

周围性面瘫：单刺肘髎穴。［针刺研究，1999，24（4）309－310］

◎手五里

小儿臂丛神经损伤：针刺阳溪、肩井、大椎、手三里、手五里、肩髃、曲池、鱼际、天宗、内关、外关、支正、合谷、内外劳宫等穴。［实用中医内科杂志，2016，30（4）：108－109］

小儿分娩性臂丛神经损伤：针刺肩三针（肩髃、肩髎、肩贞）、臂臑、手五里、曲池等穴，一指禅法及滚法进行推拿治疗。［中国针灸，2010，30（11）：918－920］

桡神经麻痹：肩髃透极泉、手五里、手三里、四渎、阳池、合谷，行热补针刺手法接电针。［陕西中医，2003，24（11）：1030－1030］

落枕：揉按手五里穴。［中级医刊，1990，25（10）：45－45］

◎臂臑

梅核气：臂臑透肩髃穴治疗。［上海针灸杂志，2007，26（12）：33－33］

弱视、青光眼：针刺臂臑穴。［长春中医药大学学报，2011，27（2）：309－311］

癫痫：臂臑穴药物埋藏治疗。［北京军区医药，2000，12（6）：452－452］

◎关冲

眼生偷针、目赤、耳后痛：针刺关冲穴为主。［中国中医急症，2006，15（3）：325－325］

耳带状疱疹：关冲穴点刺出血。［针灸临床杂志，1999，15（10）：46－46］

◉液门

耳聋耳鸣、牙痛、颈肩背痛、急性腰扭伤：单用液门透中渚。［中国民间疗法，2012，20（11）：8-9］

感冒：针刺液门穴。［中国民间疗法，2004，12（2）：17-17］

落枕：针刺液门、中渚穴。［浙江中医杂志，2015，50（8）：617-617］

慢性咽炎：毫针浅刺液门、照海穴。［中医临床研究，2016，8（22）：43-45］

头痛：针刺液门穴。［沈阳部队医药，2007，20（3）：183-183］

颈型颈椎病：液门透刺中渚穴治疗。［颈腰痛杂志，2009，30（1）：79-81］

◉中渚

脑卒中后手功能障碍：针刺中渚、外关穴。［世界针灸杂志：英文版，2011，21（3）：15-19］

脑源性头痛：针刺中渚穴。［河南中医，2002，22（2）：58-58］

肩周炎：针刺中渚穴。［中医药研究，1993，9（6）：37-37］

急性腰扭伤：针刺中渚穴。［中医药临床杂志，1989，1（1）：54-54］

偏头痛、耳鸣、手臂肿痛：针刺中渚。［实用中医内科杂志，2013，27（8）：9-9］

坐骨神经痛：针刺中渚、后溪。［中国中医基础医学杂志，2008，14（4）：315-317］

顽固性头痛：中渚穴封闭。［中国社区医师，2002，18（3）：36-36］

周围性面瘫急性期耳后疼痛：针刺中渚穴。［上海针灸杂志，2012，31（4）：243-244］

脑梗塞后感觉性失语：针刺中渚、太溪穴。［中国中医基础医学杂志，2012，18（4）：428-429］

中风偏瘫上肢远端水肿：针刺中渚，外关穴。［针灸临床杂志，1996，12（5）：79-79］

急性臀上皮神经损伤：针刺中渚穴加手法弹拨。［北京中医药大学学报，1994，17（6）：35-35］

胆绞痛：针刺中渚穴。［针灸临床杂志，1997，13（8）：42-42］

偏头痛：针刺中渚穴。［针灸临床杂志，2003，19（11）：42-42］

◉阳池

急性踝关节扭伤：针刺阳池穴。［世界针灸杂志：英文版，2012，22（1）：67 – 68］

落枕：独取阳池穴。［中国针灸，2005，25（7）：482 – 482］

踝关节扭伤：缪刺阳池穴。［上海针灸杂志，2014，33（4）：366 – 366］

腕管综合征：针灸阳池穴。［国际中医中药杂志，2013，35（2）：117 – 119］

腕关节疼痛：针刺阳池穴。［福建中医药，2005，36（5）：52 – 52］

◉外关

急性腰扭伤：针刺外关穴。［中国实用乡村医生杂志，2010，17（5）：48 – 48］

周围性面瘫：针刺外关穴为主。［现代中医药，1989，9（3）：37 – 37］

肩周炎：外关穴透刺内关穴为主。［北京中医，2006，25（1）：41 – 42］

胸胁部损伤：针刺外关穴配合呼吸补泻。［中医研究，1999，12（4）：55 – 56］

急性关节扭伤：针刺外关穴。［人民军医，1996，39（12）：30 – 30］

毒蛇伤后并发心律失常：针刺外关穴。［上海针灸杂志，1994，13（2）：53 – 53］

梅核气：针刺外关穴。［实用中医内科杂志，2007，21（5）：77 – 77］

落枕：针刺外关穴。［桂林医学杂志，1998，14（3）：234 – 235］

岔气痛：针刺外关穴。［江西中医药，1995，26（S2）：136 – 136］

踝关节扭伤：巨刺外关穴。［湖南中医杂志，1999，15（1）：32 – 33］

口苦：针刺外关、足临泣穴。［中国针灸，2007，27（6）：432 – 432］

◉支沟

急性腰扭伤：针刺支沟穴。［河北中医，1986，8（3）：24 – 24］

便秘：按摩指压支沟穴。［中国民间疗法，2003，11（2）：24 – 25］

带状疱疹：针刺支沟穴为主。［湖南中医杂志，2013，29（10）：28 – 29］

头项痛、胁肋痛、耳鸣耳聋、发热、带状泡疹：针刺支沟穴。［陕西中医，2000，21（1）：30 – 31］

急性疼痛：针刺支沟穴。［吉林中医药，2012，32（3）：311 – 311］

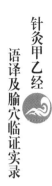
◉会宗

普通型偏头痛：会宗穴配痛点齐刺。［中国中医药科技，2013，20（2）：212 - 212］

颞颌关节功能紊乱症：针刺会宗穴加按摩。［上海针灸杂志，1997，16（S1）：27 - 28］

◉三阳络

缠腰火丹后遗症：三阳络透郄门合痛点平行对刺法治疗。［国医论坛，2013，28（6）：37 - 37］

偏头痛：三阳络注线。［中医外治杂志，2002，11（4）：49 - 49］

◉四渎

中风后手指拘挛：针刺四渎穴、合谷穴。［针灸临床杂志，2016，32（3）：26 - 28］

肱骨外上髁炎：针刺四渎穴。［按摩与导引，1997，13（5）：45 - 46］

颈型颈椎病：四渎穴埋线法。［针灸临床杂志，2011，27（10）：22 - 23］

◉天井

颈椎小关节失稳：针刺天井穴。［内蒙古中医药，2016，35（1）：92 - 92］

落枕：针刺天井穴。［针灸临床杂志，2004，20（5）：48 - 48］

卒中后肘关节痉挛瘫痪：头针结合天井穴。［辽宁中医杂志，2010，37（7）：1362 - 1364］

坐骨神经痛：天井穴"交刺法"治疗。［中国针灸，1999，19（S1）：172 - 173］

◉清冷渊

落枕：针刺清冷渊穴。［中国民间疗法，2001，9（6）：20 - 20］

◉消泺

神经根型颈椎病：辨经取手三里、天宗、消泺、极泉、天柱穴针刺治疗。［针灸临床杂志，2005，21（5）：18 - 19］

肩手综合征：顺序循环压力治疗仪配合电针肩髃、肩髎、消泺、尺泽、曲池、内关、外关等穴位。［第三届全国中西医结合神经系统疾病学术会议论文集，2000］

◉ 少泽

减轻产后乳房胀痛：少泽穴点刺放血。［临床和实验医学杂志，2006，5（6）：825－825］

头痛：针刺少泽、至阴穴。［实用医技杂志，2005，12（05B）：1368－1368］

麦粒肿：点刺少泽穴。［上海针灸杂志，1996，15（S1）：320－320］

落枕：点按少泽穴。［中国中医急症，2006，15（1）：53－53］

乳腺小叶增生：少泽穴放血为主配合针刺。［上海针灸杂志，2009，28（4）：203－204］

产后乳汁分泌不足：针刺少泽穴。［中国针灸，2007，27（2）：85－88］

◉ 前谷

流行性腮腺炎：针刺前谷穴。［医学理论与实践，1989，2（3）：24－24］

产后缺乳：针刺前谷穴。［针灸临床杂志，2014，30（7）：68－69］

◉ 后溪

落枕：阻力针法针刺后溪穴。［河南中医，2008，28（9）：77－77］

颈型颈椎病：针刺后溪、列缺穴。［光明中医，2014，29（1）：129－130］

急性腰扭伤：针刺后溪穴。［中华当代医学，2005，3（11）：46－46］

急性腰椎小关节紊乱：针刺后溪穴。［浙江中医杂志，2011，46（3）：203－203］

麦粒肿：艾条灸后溪穴。［中国针灸，2006，26（6）：423－423］

颈肌筋膜炎：阻力针法联合针刺后溪穴。［中医研究，2013，26（5）：67－68］

中老年人足跟痛症：针刺后溪穴。［开封医专学报，1998，17（4）：54－55］

面肌抽搐：针刺后溪穴。［针刺研究，1999，24（2）：90－92］

偏头痛：针刺后溪透合谷穴。［人民军医，2001，44（8）：490－491］

中风后手握固：透刺后溪穴。［河南中医，2014，34（7）：1281－1282］

急性膝关节扭伤：针刺后溪穴。［中医外治杂志，2011，20（4）：27－27］

眼肌痉挛：强刺激后溪。［中国民间疗法，2016，24（8）：18－18］

外伤后胸胁痛：针刺后溪穴。［中医外治杂志，2000，9（5）：27－27］

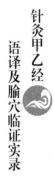

急性腰椎小关节紊乱综合征：针刺后溪。［中国针灸，1996，16（8）：25 – 26］

神经根型颈椎病：推拿手法结合针刺后溪。［按摩与康复医学，2012，3（36）：85 – 85］

◉腕骨

肩胛痛：针刺腕骨穴。［中国针灸，1994，14（S1）：207 – 208］

脑卒中后手指拘挛：针刺腕骨穴。［中医外治杂志，2014，23（4）：30 – 31］

颈型颈椎病：针刺腕骨穴联合温针灸颈夹脊穴。［江苏中医药，2013，45（11）：55 – 56］

周围性面瘫：针刺腕骨穴。［针灸临床杂志，1999，15（7）：54 – 55］

急性腰扭伤：针刺腕骨穴。［新中医，1996，28（S1）：78 – 79］

◉阳谷

减轻静脉输注果糖局部疼痛：按压阳谷穴。［郑州大学学报：医学版，2002，37（2）：259 – 260］

◉养老

急性腰扭伤：强刺激养老穴。［福建中医药，2013，44（3）：14 – 15］

周围性面瘫流泪症：温针灸养老穴。［光明中医，2017，32（2）：246 – 247］

急性腰扭伤：针刺养老穴。［世界今日医学杂志，2004，5（5）：371 – 371］

踝关节扭伤：养老穴针刺结合刺络法。［光明中医，2016，31（14）：2082 – 2083］

痛证：针刺养老穴为主。［江西中医药，1995，26（S1）：37 – 37］

足跟痛：针刺养老穴为主。［中国针灸，2002，22（6）：400 – 400］

落枕：针刺养老穴配合运动疗法。［中国中医药现代远程教育，2016，14（7）：115 – 117］

腰椎间盘突出症：养老穴埋针配合牵引推拿。［中国中医急症，2011，20（9）：1521 – 1522］

扁平疣：针刺养老穴。［中国针灸，2007，27（S1）：100 – 100］

◉支正

胸胁进伤、胸壁挫伤、经前乳胀：针刺支正穴。［中国针灸，2005，25（S1）：

118 – 119]

◉小海

风湿性膝关节炎：针刺小海穴。[医学文选，1990，9（1）：24 – 24]

坐骨神经痛：循根结与标本理论针刺小海穴为主。[中国康复，1995，10（2）：60 – 61]

◉隐白

痰湿症：艾灸隐白穴。[上海针灸杂志，1996，15（S1）：56 – 56]

功能性子宫出血：针刺隐白穴。[针灸临床杂志，2001，17（11）：32 – 32]

脑梗死后下肢偏瘫：早期针刺隐白穴。[内蒙古中医药，2014，33（17）：67 – 68]

痰湿阻肺证：艾灸隐白穴。[中医外治杂志，1996，5（2）：12 – 12]

崩漏：针灸隐白穴为主。[河北中医，2004，26（1）：20 – 20]

◉大都

中风偏瘫：针刺大都穴。[山西中医，2016，32（4）：35 – 36]

◉太白

周身乏力、四肢倦怠、耳目疾病：针刺太白穴。[中国中医药信息杂志，2009，16（6）：87 – 88]

◉公孙

呃逆：电针公孙穴。[河北中医药学报，2012，27（2）：35 – 35]

小儿泄泻：推揉公孙穴。[中国中西医结合杂志，1994，14（S1）：386 – 387]

脾气亏虚型崩漏：针刺公孙穴为主。[实用中医药杂志，2013，29（5）：392 – 392]

舌后根痛：独取公孙穴。[贵阳中医学院学报，2004，26（3）：60 – 60]

◉商丘

痔疮：针刺商丘穴。[针灸临床杂志，1993，9（4）：55 – 55]

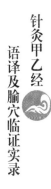

◉ 三阴交

原发性夜间遗尿：平刺三阴交穴。［世界针灸杂志：英文版，2010，20（3）：59－60］

原发性痛经：针刺三阴交。［中国校医，1996，10（3）：240－240］

减轻分娩疼痛：艾灸三阴交穴。［中国全科医学，2010，13（16）：1831－1833］

产后尿潴留：三阴交穴位注射新斯的明。［现代中西医结合杂志，2001，10（23）：2285－2285］

崩漏：三阴交穴位注射止血敏。［上海针灸杂志，2006，25（12）：8－8］

胎位不正：悬灸三阴交穴。［上海针灸杂志，2006，25（12）：11－12］

防治小儿抽风：点按三阴交及悬钟穴。［实用中医药杂志，2011，27（5）：319－319］

梅尼尔氏病：穴位注射三阴交穴。［中国针灸，1995，15（S2）：83－83］

习惯性便秘：针刺三阴交穴。［中国针灸，1996，16（8）：59－59］

防治人流综合征：山莨菪碱三阴交穴位注射。［中国中医急症，2010，19（9）：1622－1623］

足跟痛：针刺三阴交穴。［陕西中医，1993，14（10）：466－466］

失眠：三阴交配合神门穴加减。［长春中医药大学学报，2009，25（4）：550－550］

肋间神经外侧皮支卡压症：针刺三阴交、大包穴。［针灸临床杂志，2006，22（3）：35－37］

急性腹痛：平刺三阴交、悬钟皮部。［中国中医急症，1996，5（6）：256－257］

产后型高泌乳素血症：针灸三阴交穴。［四川中医，2002，20（11）：75－75］

腹水：速尿三阴交穴位注射。［长春中医学院学报，1997，13（3）：13－13］

眩晕：三阴交穴位注射。［内蒙古中医药，2013，32（1）：59－59］

顽固呃逆：针刺三阴交。［云南中医学院学报，1998，21（1）：49－49］

◉ 漏谷

术后尿潴留：针刺漏谷穴。［针灸临床杂志，2001，17（9）：39－39］

◉ 地机

肩关节周围炎：推拿结合针刺地机穴。［河北中医，2006，28（10）：767－

767]

原发性痛经：针刺地机穴。[淮海医药，1999，17（B09）：77－77]

阴部疼痛：针灸地机穴为主。[中国针灸，1999，19（4）：248－248]

原发性痛经：艾灸地机穴。[针灸临床杂志，2003，19（6）：48－48]

肩周炎：地机穴运动针法配合"靳氏肩三针"。[光明中医，2010，25（6）：1040－1040]

◉阴陵泉

胃痛症：针刺阴陵泉穴。[中国针灸，1996，16（10）：24－24]

产后尿潴留：阴陵泉穴位注射新斯的明。[中国现代医药，2005，4（6）：59－60]

肩周炎：针刺阴陵泉穴。[中医药研究，1995，11（3）：30－30]

胆肾绞痛：阴陵泉穴透刺。[中华中医药杂志，2009，24（S1）：179－179]

◉血海

淋病综合征：针刺血海穴。[中国针灸，2007，27（7）：493－493]

上睑下垂：针刺血海穴。[齐齐哈尔医学院学报，1996，17（1）：65－65]

胆碱能性荨麻疹：血海穴注射丹皮酚。[辽宁中医学院学报，2006，8（3）：87－87]

肩周炎：齐刺血海穴配合运动疗法。[中国民族民间医药杂志，2009，18（24）：151－152]

瘙痒性皮肤病：针刺血海穴为主。[辽宁中医杂志，1989，13（11）：27－28]

原发性痛经：针刺血海穴为主。[陕西中医，2009，30（3）：330－331]

老年皮肤瘙痒症：针刺血海穴为主。[中国针灸，2002，22（12）：826－826]

顽固性荨麻疹：针刺泻血海穴。[上海针灸杂志，1996，15（S1）：330－330]

急性腰骶部痛症：针刺血海穴。[上海针灸杂志，1996，15（S1）：173－174]

◉箕门

肛肠病术后尿潴留：针刺箕门穴。[中医药学报，1990，18（1）：F003－F003]

◉大敦

小儿腹股沟斜疝：艾灸大敦穴配合小儿推拿。[中医临床研究，2013，5（6）：

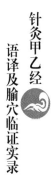
51－52］

嵌顿疝：针灸大敦穴。［中国民间疗法，2003，11（11）：6－7］

房事茎痛：大敦穴放血。［中国针灸，2002，22（11）：762－763］

顽固性呃逆：针刺大敦穴。［浙江中医杂志，1997，32（3）：132－132］

遗尿症：点刺大敦穴。［四川中医，2011，29（4）：117－118］

功能失调性子宫出血：艾炷灸大敦穴为主。［中国针灸，2004，24（8）：550－550］

◉ 行间

麦粒肿：针刺行间穴。［宁德师范学院学报：自然科学版，1997，9（1）：52－53］

急性胃脘痛：针刺行间穴。［世界最新医学信息文摘：电子版，2015，15（27）：135－135］

眩晕：针刺行间穴为主。［针灸临床杂志，1992，8（6）：41－42］

急性腰肌扭伤：针刺行间穴。［针灸临床杂志，2005，21（11）：38－38］

肝阳上亢型高血压病：刺络放血行间穴。［江西中医药，2012，43（10）：53－54］

产后缺乳：针刺行间穴。［中国针灸，2010，30（10）：844－844］

◉ 太冲

膝骨性关节炎：针刺太冲、太溪、太白穴。［云南中医中药杂志，2015，36（4）：61－62］

巅顶痛：青龙摆尾刺太冲穴。［中国针灸，1998，18（5）：300－300］

癌痛：针刺太冲、合谷穴。［浙江中医杂志，2016，51（4）：270－270］

急性腰扭伤：针刺太冲穴。［内蒙古中医药，1997，16（S1）：110－110］

偏头痛：针刺太冲穴。［河南中医，2011，31（5）：563－564］

顽固性偏头痛、摇头症、尿潴留、胁痛、强中症、狐疝：针刺太冲穴。［山西中医，1996，12（6）：37－38］

牙痛：太冲配下关穴。［河南中医，2003，23（9）：60－60］

鼻衄：针刺太冲穴。［新中医，1997，29（S1）：64－64］

脑卒中后丑时失眠烦躁：针刺太冲穴。［中国针灸，2009，27（7）：546－546］

老年性尿失禁：针刺太冲穴。［中国针灸，1997，17（2）：102－102］

高血压：针刺太冲穴。[实用医学杂志，2003，19（5）：565－566]

髋关节周围痛：太冲穴为主。[邯郸医学高等专科学校学报，2002，15（1）：29－29]

后循环缺血性眩晕：针刺太冲穴。[河北中医，2012，34（11）：1672－1673]

周围性面瘫：电针配合太冲穴点刺放血。[现代医药卫生，2014，30（9）：1399－1400]

慢性咽炎：太冲穴位注射。[上海针灸杂志，1997，16（6）：11－11]

肱骨外上髁炎：针刺太冲穴。[中国针灸，2016，36（10）：1114－1114]

颈性眩晕：针刺太冲穴。[中国老年保健医学，2014，12（1）：87－87]

急性扁桃体炎：太冲穴注射治疗。[新中医，2013，45（12）：147－148]

前额疼痛：针刺太冲穴。[江苏中医药，2013，45（7）：38－38]

慢性荨麻疹：针刺太冲配血海穴。[山西中医，2012，28（12）：29－29]

胸胁迸挫伤：指压太冲穴。[江苏中医药，2002，23（10）：42－42]

肝阳上亢型高血压病：针刺太冲穴。[中医杂志，2009，50（11）：999－1001]

◉ 中封

神经血管性头痛：针刺中封、阳辅穴。[辽宁中医杂志，2004，31（1）：67－67]

◉ 蠡沟

落枕：蠡沟穴子午对冲运动法。[中国针灸，2008，28（2）：94－94]

腰痛：指压蠡沟穴配合运动。[中国针灸，2013，33（2）：155－155]

颈椎病：针刺蠡沟穴运动疗法。[辽宁中医杂志，2008，35（4）：597－598]

肝郁气滞之厥冷证：针刺蠡沟穴。[中国民间疗法，2007，15（4）：7－7]

◉ 中都

◉ 膝关

膝内侧痛：电针膝关、委中穴。[黑龙江中医药，2016，（3）：62－63]

◉ 曲泉

肱骨外上髁炎：巨刺曲泉穴。[中国针灸，2002，22（7）：476－476]

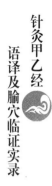

◉阴包

产后尿潴留：针刺中极、阴包穴。［陕西中医，1997，18（6）：271－271］

癔病：重刺阴包穴。［新中医，1985，17（9）：37－37］

小儿睾丸鞘膜积液：阴包、阴廉穴位埋线加封闭治疗。［国医论坛，1991，6（3）：34－34］

◉足五里

尿潴留：针灸足五里为主。［中国民族民间医药杂志，2010，19（14）：96－96］

◉阴廉

髋关节骨关节炎：电针髀关、居髎、足五里、阴廉与药物治疗。［中国针灸，2010，30（12）：982－984］

腹式输卵管结扎术：阴廉穴（双）不留针麻醉。［赤脚医生杂志，1978，（5）：10－10］

阳痿：针刺次髎、曲骨、阴廉穴；灸大敦、神阙穴。［中西医结合杂志，1984，4（6）：356－356］

◉涌泉

中风后呃逆：独刺涌泉穴。［中国针灸，2015，35（3）：220－220］

小儿口疮：涌泉穴贴药加按揉。［按摩与导引，1996，12（2）：24－24］

支气管扩张咯血：咯血贴外敷涌泉穴。［中国针灸，2001，21（7）：409－409］

疱疹性口炎：中药外敷涌泉穴。［中国社区医师：医学专业，2003，5（5）：48－49］

小儿发热：栀子桃仁泥贴敷涌泉穴。［四川中医，2013，31（8）：159－161］

小儿痰湿咳嗽：痰湿贴外敷涌泉穴合脾俞拔罐。［中国民族民间医药杂志，2014，23（16）：42－42］

高血压：艾灸涌泉穴。［齐齐哈尔医学院学报，2013，34（16）：2489－2490］

眩晕：耳穴贴压合涌泉穴贴敷。［湖南中医杂志，2014，30（5）：102－103］

小儿疳积：药敷涌泉穴。［浙江中西医结合杂志，1998，8（6）：399－399］

新生儿缺氧缺血性脑病（HIE）拒乳：针刺涌泉、颊车。［东南大学学报：医

学版，2010，29（4）：421－422〕

早产儿原发性呼吸暂停：针刺涌泉穴。〔实用医学杂志，2001，17（9）：895－895〕

慢性咽炎：悬灸涌泉以引火归原。〔浙江中医药大学学报，2009，33（2）：258－258〕

癔症性失音：重刺涌泉穴为主。〔中国针灸，2007，27（3）：184－184〕

小儿腮腺炎：中药贴敷涌泉穴。〔中国社区医师，2006，22（23）：40－40〕

小儿口腔溃疡：白鲜皮丁香糊敷涌泉穴。〔中国民间疗法，2010，18（4）：19－19〕

小儿乳蛾：口疮散外敷涌泉穴。〔新中医，2006，38（12）：60－60〕

妊高征：涌泉穴贴药。〔中医外治杂志，2002，11（2）：15－15〕

小儿高热惊厥：提插捻转法针刺涌泉穴。〔中国民间疗法，2015，23（2）：22－22〕

癔病性瘫痪：针刺涌泉穴。〔中国实用医药，2007，2（10）：103－104〕

重度献血不良反应：针刺涌泉穴。〔中国医药指南，2012，10（23）：298－298〕

躁郁症：电针涌泉穴。〔中原精神医学学刊，1998，4（4）：226－227〕

跖痛症：隔姜灸涌泉穴。〔上海针灸杂志，1996，15（S1）：30－30〕

中风后下肢疼痛：温针灸涌泉穴。〔世界最新医学信息文摘：电子版，2015，15（A2）：205－205〕

咳血：涌泉穴贴敷止血膏。〔中国针灸，2003，23（11）：683－683〕

失眠：艾灸涌泉穴配耳穴贴压。〔现代中西医结合杂志，2011，20（3）：329－330〕

慢性咽炎：复方丹参针涌泉穴封闭治疗。〔新中医，1995，27（5）：29－29〕

慢性疲劳综合征睡眠障碍：艾灸涌泉穴。〔中国针灸，2013，33（5）：450－450〕

足麻木：涌泉穴温针法。〔中国针灸，2002，22（3）：193－193〕

失眠：行间透刺涌泉穴。〔中国针灸，2013，33（4）：313－313〕

单纯性鼻出血：涌泉穴为主。〔辽宁中医杂志，2003，30（8）：637－638〕

脑卒中：针刺涌泉穴。〔中国现代医药，2005，4（1）：64－65〕

颈性眩晕：针刺涌泉穴。〔中国针灸，2000，20（11）：653－654〕

小儿惊厥：针刺涌泉穴。〔中国针灸，2009，28（4）：301－301〕

中风后失眠：腕踝针配合艾灸涌泉穴。〔白求恩军医学院学报，2010，8（6）：

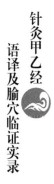

427 – 428]

老年尿频：艾灸涌泉穴。［中国针灸，2011，31（8）：763 – 763］

癔病性昏厥抽搐：针刺涌泉穴。［中国针灸，1997，17（6）：367 – 367］

痉挛性截瘫足下垂：涌泉穴针刀松解配合电针。［中国临床医生，2009，37（6）：61 – 62］

◉ 然谷

足跟痛：然谷穴穴位注射。［贵阳中医学院学报，1998，20（4）：32 – 33］

偏头痛：然谷穴结合巨刺法。［现代养生，2015，（10）：241 – 242］

慢性咽炎：然谷穴点刺放血。［中国针灸，2006，26（9）：613 – 613］

肝硬化腹胀：艾灸然谷穴。［内蒙古中医药，2016，35（9）：123 – 124］

◉ 太溪

足跟痛：太溪穴位注射。［上海针灸杂志，2009，28（8）：472 – 472］

视疲劳综合征：针刺太溪穴为主。［河南中医，2001，21（5）：54 – 54］

脚鸡眼：太溪穴封闭。［医学文选，1990，9（6）：22 – 22］

老年人失眠：针刺太溪、三阴交、涌泉穴。［陕西中医，2010，31（6）：731 – 732］

鼻出血：独针太溪穴。［中国针灸，2002，22（9）：611 – 611］

跗管综合征：太溪穴傍针刺法。［上海针灸杂志，1996，15（S1）：271 – 273］

跖疣：太溪穴位注射。［中国针灸，2001，21（12）：749 – 749］

尿频：针刺太溪穴。［吉林大学学报：医学版，2004，30（4）：588 – 588］

痛症：太溪穴双针刺。［中国针灸，2000，20（S1）：223 – 224］

小儿高热惊厥：针刺太溪穴配合耳尖放血。［上海针灸杂志，2012，31（3）：159 – 160］

中风尿潴留：温灸太溪穴配合推拿。［针灸临床杂志，1997，13（3）：40 – 40］

腰椎间盘突出症足部麻木：太溪穴位注射。［中国中医药现代远程教育，2013，11（24）：66 – 68］

顽固性失眠症：针刺太溪穴为主。［中国针灸，2002，22（S1）：28 – 29］

外伤后痉挛性斜颈：针刺太溪穴。［中国中医药信息杂志，2005，12（2）：60 – 60］

脑卒中后吞咽障碍：针刺太溪穴。［上海针灸杂志，2009，28（2）：75 – 76］

◉ 大钟

虚证棘上韧带损伤：独刺大钟穴。［中国针灸，2012，32（5）：399－403］

老年性足跟痛：大钟穴水针注射治疗。［针灸临床杂志，1997，13（8）：35－36］

虚证腰脊痛：以意行气针刺大钟穴。［中国民间疗法，2005，13（9）：11－11］

◉ 照海

顽固性失眠：针刺照海、申脉穴为主。［四川中医，2003，21（6）：75－76］

不寐：艾灸照海穴。［时珍国医国药，2003，14（12）：756－756］

肾绞痛：针刺照海配行间太溪穴。［广西中医药，1996，19（3）：28－28］

尿潴留：针刺照海穴。［江西中医药，2004，35（2）：53－53］

夜磨牙症：针刺照海穴。［中国中西医结合耳鼻咽喉科杂志，2014，22（2）：142－143］

消渴：针刺列缺、照海穴为主。［江西中医药，2016，47（5）：35－35］

中风偏瘫足内翻：针刺照海穴。［中医药信息，1990，7（6）：40－40］

不孕症：针刺照海为主。［中国针灸，2001，21（6）：361－361］

◉ 水泉

骨刺性跟痛症：水泉穴位注射。［针灸临床杂志，2006，22（7）：29－29］

◉ 复溜

腰肌劳损：浅刺复溜穴配合运动疗法。［中医药临床杂志，2016，28（7）：993－996］

眼睑水肿案：针刺复溜穴。［中医外治杂志，2013，22（4）：25－25］

肾虚腰痛：针刺复溜穴。［河北中医，2001，23（7）：531－531］

老年人足跟痛：针刺复溜穴。［河南中医，2012，32（3）：341－342］

经行水肿：针刺复溜穴。［中国针灸，2002，22（9）：612－612］

◉ 交信

中风偏瘫足内翻：针刺照海配交信穴，加公孙、蠡沟、阴陵泉、筑宾穴。［中医药信息，1990，7（6）：40－40］

下篇　腧穴临证

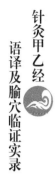
急性盆腔炎疼痛：针刺下髎、交信穴联合左氧氟沙星和甲硝唑治疗。[陈榛娴，广州中医药大学，博士，2015]

◉ 筑宾

功能性子宫出血、胸痛、口腔溃疡、五心烦热：针刺筑宾等穴。[中国针灸，1998，18（3）：151－152]

◉ 阴谷

颈椎病：针刺阴谷穴。[针灸学报，1989，5（1）：32－33]

◉ 厉兑

麦粒肿：点刺内厉兑穴。[医学文选，1991，10（2）：32－32]

目赤肿痛、牙痛、口疮：厉兑放血。[针灸临床杂志，2003，19（11）：45－45]

小儿面瘫：点刺厉兑穴配合黄鳝血外敷。[国医论坛，2006，21（1）：21－21]

顽固性失眠：厉兑配隐白穴。[山东中医杂志，2005，24（2）：118－118]

急性扁桃腺炎：厉兑穴刺血。[内蒙古中医药，1999，18（S1）：59－59]

◉ 内庭

实火牙痛：针刺内庭穴。[上海针灸杂志，2005，24（4）：33－33]

腹痛：针刺内庭穴。[中华中医药学刊，1996，14（5）：41－41]

磨牙症：针刺内庭穴。[中国针灸，2004，24（8）：536－536]

小儿吐乳症：针刺内庭穴。[针灸学报，1992，8（5）：40－40]

呃逆：针刺内庭穴。[健康导报：医学版，2015，20（1）：196－196]

痤疮：针刺内庭为主。[陕西中医，2008，29（10）：1376－1377]

◉ 陷谷

呃逆：针刺陷谷穴。[中国针灸，2001，21（9）：546－546]

顽固性呃逆：针刺陷谷穴。[中国针灸，1996，16（8）：7－7]

◉ 冲阳

肱骨外上髁炎：针刺冲阳穴加 TDP 照射。[世界针灸杂志：英文版，2007，17

（4）：53 - 53]

◉解溪

痉挛型脑瘫足下垂：穴位注射解溪穴为主。[中国针灸，2008，28（5）：336 - 336]

痉挛型脑瘫尖足：针刺解溪穴配合 Bobath 法。[中医杂志，2012，53（8）：676 - 677]

阳明经头痛：电针解溪、足三里穴。[山东中医杂志，2011，30（12）：861 - 861]

脑卒中后足下垂：针刺解溪、八风穴。[中国中医基础医学杂志，2014，20（6）：813 - 814]

肩关节周围炎：针刺解溪穴。[中原医刊，1989，（4）：14 - 15]

眩晕：不同时间针刺解溪穴。[四川生理科学杂志，1989，11（3）：72 - 73]

◉丰隆

毛细支气管炎：细辛脑注射液注射丰隆穴。[湖北中医杂志，2011，33（10）：56 - 56]

急性支气管炎：针刺丰隆穴为主。[山东中医杂志，2001，20（2）：99 - 100]

降血脂：针刺丰隆穴。[针灸学报，1990，6（1）：27 - 27]

乳房纤维囊肿、急性乳腺炎、子宫内膜异位症：药物注射丰隆穴。[中国中医药信息杂志，1998，5（8）：50 - 51]

妇科癥瘕：针刺丰隆穴为主。[承德医学院学报，2009，26（4）：396 - 397]

小儿痰鸣：针刺丰隆穴。[内蒙古中医药，1996，15（S1）：185 - 185]

单纯性肥胖症：针刺丰隆配合局部电针。[按摩与康复医学，2012，3（17）：224 - 224]

小儿咳嗽：丰隆穴注射加按摩。[中外医学研究，2014，12（20）：32 - 33]

腰肌劳损：针刺丰隆穴。[中国针灸，2005，25（9）：632 - 632]

急性踝关节扭伤：针刺丰隆穴配合外敷新伤 1 号。[国际中医中药杂志，2010，32（3）：199 - 199]

混合性高脂蛋白血症：电针丰隆穴。[浙江中医杂志，2007，42（12）：714 - 715]

上消化道出血引起的呃逆：丰隆穴为主。[中医药学刊，2001，19（6）：632 -

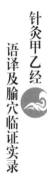

632〕

慢性咽喉肿痛：丰隆穴刺络拔罐。〔上海针灸杂志，2009，28（5）：291－291〕

颈源性头痛：针刺丰隆透承山穴为主配合手法牵引。〔中医临床研究，2014，6（22）：24－25〕

眶上神经痛：针刺丰隆穴。〔中国民间疗法，2001，9（5）：11－12〕

降胆固醇：针刺丰隆穴。〔中国保健营养：临床医学学刊，2009，18（7）：297－297〕

非酒精性脂肪性肝炎：电针丰隆穴。〔湖北中医药大学学报，2016，18（5）：93－96〕

肩周炎：针刺丰隆透飞扬穴。〔中国针灸，1996，16（9）：16－16〕

◉下巨虚

肩周炎：水针巨刺下巨虚穴。〔江西中医药，1995，26（S3）：33－34〕

落枕：针刺下巨虚穴。〔上海针灸杂志，1995，14（6）：262－263〕

◉条口

粘连期肩周炎：电针条口穴配合运动。〔中国中医骨伤科杂志，2016，24（3）：63－65〕

肩周炎：条口透承山穴配合中药离子导入。〔江西中医药，2005，36（5）：56－56〕

肩周炎：条口穴注射祖师麻注射液。〔浙江中医杂志，2005，40（6）：260－260〕

急性颈扭伤：条口透承山穴。〔山东中医杂志，2004，23（10）：605－606〕

肩痛症：电针条口穴透承山穴为主。〔河南中医学院学报，2006，21（2）：58－58〕

◉上巨虚

慢性内脏痛敏：针刺上巨虚穴。〔山西大同大学学报：自然科学版，2010，26（3）：42－44〕

功能性便秘：针刺上巨虚、曲池穴。〔中医药信息，2016，33（5）：71－72〕

脾胃虚寒型单纯性消瘦：针刺上巨虚穴配合揉腹。〔亚太传统医药，2015，11（12）：72－73〕

慢性腹泻：温针灸上巨虚穴。[中国中医药科技，2010，17（1）：11－11]

◉足三里

顽固性呃逆：足三里穴位注射胃复安。[世界针灸杂志：英文版，2009，19（2）：58－59]

腹部术后腹胀：艾灸足三里穴。[中国临床医生，2001，29（9）：44－44]

放疗所致白细胞减少症：足三里穴注地塞米松。[浙江中医学院学报，2000，24（5）：58－58]

蛇串疮：足三里穴位注射合中药治疗。[湖北中医杂志，2009，31（10）：60－60]

小儿呕吐：足三里穴注射胃复安。[内蒙古中医药，2013，32（20）：41－41]

妊娠剧吐：足三里穴注射维生素 B_6。[临沂医学专科学校学报，2003，25（1）：53－53]

非梗阻性腹胀：足三里穴位注射治疗。[齐鲁护理杂志，2014，20（8）：124－124]

胆囊炎：足三里穴位封闭联合大柴胡汤。[陕西中医，2007，28（3）：339－340]

化疗反应：足三里穴注射胃复安。[中国中西医结合外科杂志，1997，3（2）：135－136]

慢性肾炎蛋白尿：双足三里穴注射黄芪注射液。[内蒙古中医药，2016，35（1）：104－105]

慢性萎缩性胃炎：足三里注射配合中药。[现代中医药，2009，29（3）：70－71]

后循环缺血眩晕：足三里穴位注射山莨菪碱。[中西医结合心脑血管病杂志，2014，12（5）：590－591]

婴幼儿腹泻：足三里穴位注射。[中国伤残医学，2009，（5）：141－141]

防治化疗后消化道反应：足三里穴位注射。[陕西中医学院学报，2009，32（3）：33－34]

骨伤科病人脏腑并发症：针灸足三里、内关穴。[陕西中医，2006，27（8）：986－987]

腹痛、腹胀、腹泻：足三里穴位用药。[中华临床医药杂志，2002，3（22）：12－12]

周围性面瘫：足三里穴位注射。[内蒙古中医药，2013，32（14）：45－46]

产后尿潴留：用新斯的明封闭足三里穴治疗。［重庆医学，2007，36（18）：1800-1800］

肩周炎：针刺足三里穴。［井冈山大学学报：自然科学版，2008，29（5）：101-101］

瘀血型胃痛：足三里穴位注射。［中医临床研究，2012，4（3）：84-84］

上消化道溃疡：足三里穴位注射结合药物。［深圳中西医结合杂志，2016，26（13）：41-42］

恶性肿瘤化疗后迟发性呕吐：艾灸足三里穴。［湖南中医杂志，2011，27（4）：76-76］

小儿脾疳：巴豆外敷足三里穴。［中医外治杂志，1997，6（3）：39-39］

澳抗阳性：足三里穴位注射核糖核酸。［中国针灸，2001，21（7）：414-414］

肾绞痛：维生素 K3 联合黄体酮足三里注射。［现代中西医结合杂志，2008，17（32）：5045-5045］

血脂异常：复方当归注射液注射足三里穴。［中外医疗，2009，28（10）：112-112］

痤疮：足三里穴自血注射。［中国民间疗法，2009，17（6）：8-8］

血液透析性呕吐：胃复安双侧足三里注射治疗。［黑龙江医药科学，2015，38（3）：140-140］

胃下垂：针刺足三里等穴。［针灸临床杂志，2008，24（A01）：16-17］

胃轻瘫综合征：针刺足三里穴。［针灸临床杂志，2002，18（7）：51-52］

急性胃肠炎：庆大霉素足三里穴位封闭治疗。［石河子科技，1997，（4）：36-37］

急腹痛：电针足三里穴。［上海针灸杂志，1994，13（4）：151-152］

急性单纯性胃炎：针刺足三里。［基层医学论坛，2008，12（4）：154-155］

婴儿单纯性肥胖：点按足三里。［光明中医，2013，28（12）：2653-2654］

乙型肝炎：小剂量干扰素足三里穴位注射。［中西医结合肝病杂志，1994，4（1）：47-47］

胃镜术中幽门紧闭不开：足三里穴点按。［新中医，2008，40（5）：86-87］

高血压：足三里穴注射治疗。［天津中医，2000，17（6）：25-25］

特发性面神经炎：足三里穴位注射为主。［针灸临床杂志，2011，27（3）：32-33］

产后缺乳：口服乳泉冲剂与针刺足三里穴。［中国民间疗法，2004，12（5）：

15 - 15]

更年期心悸气短症：足三里穴位注射治疗。[新疆中医药，1999，17（4）：26 - 27]

气虚直肠脱垂：足三里穴注射黄芪。[江苏医药，2012，38（22）：2751 - 2751]

术后膈肌痉挛：足三里穴注射东莨菪碱。[交通医学，2010，24（5）：547 - 547]

肺癌咯血：足三里穴注射安络血。[实用中医药杂志，1999，15（1）：28 - 28]

复发性口疮：足三里穴位注射斯奇康注射液。[安徽中医临床杂志，2001，13（4）：264 - 265]

产后癃闭：足三里穴位注射新斯的明。[山西中医，2014，30（11）：35 - 35]

周围神经炎：足三里穴位注射弥可保。[中国民族民间医药，2016，25（21）：96 - 97]

失眠：温针灸足三里穴为主。[中国中医药科技，2013，20（5）：561 - 562]

痛经：足三里穴药物治疗。[中国卫生产业，2013，（2）：176 - 176]

消退新生儿黄疸：抚触捏脊按揉足三里。[中国民间疗法，2007，15（1）：57 - 57]

阳痿：针灸足三里。[上海针灸杂志，1991，10（3）：23 - 23]

急性酒精中毒呕吐：足三里穴位注射。[甘肃中医，2011，24（3）：56 - 56]

儿童遗尿症：足三里穴注药。[陕西中医学院学报，2000，23（3）：33 - 33]

慢性心力衰竭：足三里穴位敷贴。[常州实用医学，2016，32（6）：372 - 373]

感冒：艾灸足三里穴。[中医外治杂志，2006，15（5）：34 - 34]

复发性口腔溃疡：足三里穴位注射。[时珍国医国药，2012，23（8）：2082 - 2083]

肺结核盗汗：参麦注射液足三里穴位注射。[浙江中医杂志，2013，48（10）：723 - 723]

过敏性鼻炎：腹针配合足三里穴位注射。[浙江中医杂志，2016，51（11）：845 - 845]

胸痛：针刺足三里穴。[中级医刊，1989，24（4）：61 - 62]

腰椎间盘突出症：穴位注射足三里穴。[内蒙古中医药，2011，30（7）：67 - 68]

产后便秘：针刺双侧足三里穴。[江西中医药，2010，41（1）：59 - 59]

下篇 腧穴临证

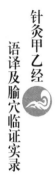

慢性肾衰呕吐：足三里穴位注射。［吉林中医药，2003，23（11）：41－41］

膝骨性关节炎：足三里穴位注射配合针刺推拿。［中医药导报，2011，17（4）：83－84］

◉犊鼻

膝骨性关节炎：犊鼻穴复合激光照射。［中华中医药学刊，2008，26（2）：231－233］

产后乳少：针灸犊鼻为主。［中国针灸，2005，25（3）：170－170］

◉梁丘

乳痛症：穴位注射梁丘、郄门穴为主。［上海针灸杂志，2016，35（1）：69－70］

胃镜检查中不良反应：针刺梁丘穴。［齐鲁护理杂志，2011，17（2）：60－61］

胃肠痉挛：针刺梁丘穴。［中国针灸，2002，22（1）：41－41］

慢性萎缩性胃炎：针刺梁丘穴配合理中汤加减。［陕西中医，2014，35（6）：740－741］

胃酸过多：梁丘穴点刺拔罐。［中国针灸，2011，31（4）：341－341］

◉阴市

股外侧皮神经炎：沿皮透刺髀关、伏兔、阴市、梁丘、风市、中渎、阳关穴。［中外医疗，2010，（22）：127－127］

膝腿无力：艾条温和灸风市、阴市二穴。［针灸临床杂志，1997，13（10）：33－33］

◉伏兔

急性腰扭伤：针刺伏兔配委中放血疗法。［中国医药导报，2016，13（34）：105－108］

急性胃脘痛：点按伏兔穴。［现代中医药，1989，9（5）：9－9］

肩凝症：针刺伏兔穴。［陕西中医，1997，18（8）：364－364］

◉髀关

膝关节疼痛：针刺髀关穴。［河北中医，2014，36（6）：876－876］

中风后不宁腿综合征：温针髀关。［上海针灸杂志，2006，25（1）：23－24］

足背部疼痛：独针髀关穴。［中国针灸，2004，24（7）：515－515］

股外侧皮神经炎：扬刺髀关穴为主。［中国针灸，2008，28（8）：581－581］

◉窍阴

高颅压头痛：足窍阴穴放血。［中国针灸，2002，22（4）：227－228］

头痛：针刺足窍阴穴。［上海中医药杂志，2008，42（1）：41－41］

◉侠溪

肝火上扰型耳鸣：针刺治疗，穴取听宫、听会、翳风、中渚、外关、侠溪、太冲、丘墟，其中侠溪、太冲穴行大幅度、低频率捻转泻法，留针30min。［中国针灸，2016，36（12）：1263－1265］

慢性原发性耳鸣：针刺耳门、听宫、听会、翳风、中渚、侠溪、百会、内关、安眠、神门。［新中医，2016，48（6）：182－183］

肝胆火盛型耳鸣：先采用补法对听宫、听会、翳风三穴针刺后温针，以泻法循经针刺侠溪、太冲、丘墟、风市；再结合磁珠贴压耳穴治疗。［广西中医药，2015，38（4）：36－37］

急性发作期偏头痛肝阳上亢证：针刺患侧风池、百会、悬颅、侠溪、行间等腧穴加药物治疗。［中医学报，2015，30（9）：1368－1370］

肝阳上亢型偏头痛：患侧头维透率谷；配穴为患侧风池，双侧行间、侠溪。［中国医刊，2014，49（1）：99－100］

◉地五会

◉临泣

偏头痛：针刺足临泣配阿是穴放血。［世界针灸杂志：英文版，2010，20（3）：54－55］

梨状肌综合征：配伍足临泣穴。［江苏中医药，2013，45（10）：60－60］

◉丘墟

中风后足内翻：针刺丘墟透照海穴。［内蒙古中医药，2009，28（6X）：27－28］

下篇　腧穴临证

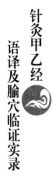
脑卒中后踝关节功能障碍：针刺丘墟透申脉穴。［上海针灸杂志，2016，35（8）：951－954］

肋间神经痛：针刺丘墟穴为主。［中国民间疗法，1995，3（5）：32－32］

踝关节外侧副韧带损伤：单用丘墟穴。［针灸临床杂志，2003，19（5）：40－40］

胸胁痛：针刺丘墟透照海穴。［中国民间疗法，2003，11（5）：9－10］

踝关节扭伤：巨刺丘墟穴。［中国临床医生，2001，29（12）：50－50］

脑卒中足下垂：丘墟透照海穴。［河北中医药学报，2009，24（3）：40－41］

颈淋巴结炎：针刺丘墟穴。［实用中医药杂志，1990，6（1）：12－13］

冠心病心绞痛：针刺丘墟穴。［中医药学刊，2004，22（4）：721－722］

胸部迸伤：深刺丘墟穴。［中国针灸，1994，14（S1）：245－245］

胆绞痛：针刺丘墟穴。［中国针灸，2009，29（S1）：76－76］

心悸：丘墟透照海穴。［中国针灸，2014，34（9）：862－862］

◎ 悬钟

踝关节扭伤：针刺加 TDP 照射悬钟穴。［中国针灸，2003，23（1）：34－34］

颈部软组织损伤：深刺悬钟穴配合按摩手法。［针灸临床杂志，1998，14（9）：36－37］

偏头痛：针刺悬钟穴配合风池穴为主。［针灸临床杂志，2009，25（8）：33－33］

落枕：针刺悬钟穴。［青海医药杂志，2003，33（12）：33－33］

突发性项肌痉挛：针刺悬钟穴。［针灸临床杂志，2005，21（5）：57－57］

颈椎病：针刺悬钟穴。［中国实用乡村医生杂志，2011，18（10）：52－52］

枕大神经痛：针刺悬钟穴。［针灸临床杂志，1995，11（9）：42－42］

骨科术后疼痛：针刺悬钟配阿是穴。［中国针灸，2007，27（12）：895－897］

失眠症：悬钟透刺三阴交。［中国医学创新，2014，11（36）：108－110］

胁痛：针刺悬钟穴。［针灸临床杂志，2003，19（6）：48－48］

颈腰椎骨质增生：针刺悬钟穴配阿法骨化醇。［现代中西医结合杂志，2005，14（7）：878－879］

颈椎病颈肩臂疼痛：针刺悬钟穴结合牵引。［医学理论与实践，2012，25（11）：1335－1336］

◉光明

"风牵偏视"：以光明穴针刺为主。［针灸临床杂志，1995，11（10）：21-21］

结膜下出血、胁痛、偏头痛、跟踺损伤：针刺光明穴。［广西中医学院学报，1998，15（2）：19-20］

◉外丘

◉阳辅

急性腰扭伤：针刺阳辅穴。［中国临床医生，2002，30（8）：41-41］

腓肠肌痉挛：阳辅穴皮内注氧。［中国民间疗法，1996，4（5）：14-15］

◉阳交

◉阳陵泉

腰椎小关节紊乱：针刺阳陵泉穴配合运动疗法。［针灸临床杂志，2012，28（11）：24-26］

肩关节周围炎：巨刺阳陵泉穴。［河南中医，2014，34（4）：679-680］

中风后痉挛性瘫痪：针刺阳陵泉穴。［天津中医药大学学报，2011，30（4）：245-246］

网球肘：缪刺阳陵泉加运动针法。［中国针灸，2012，32（9）：797-797］

缓解胆绞痛：针刺阳陵泉穴。［昆明医学院学报，2008，29（1）：169-169］

无先兆偏头痛：针刺阳陵泉穴。［按摩与康复医学，2010，1（35）：6-7］

坐骨神经痛：主刺阳陵泉穴。［武汉市职工医学院学报，2000，28（1）：37-37］

腓总神经麻痹：独取阳陵泉穴。［上海针灸杂志，2010，29（7）：459-459］

颈型颈椎病：阳陵泉穴运动针法。［四川中医，2016，34（7）：187-188］

肩部软组织损伤：针刺阳陵泉穴为主。［新中医，1997，29（4）：26-27］

落枕：针刺阳陵泉穴配合推拿。［南京中医药大学学报，2006，22（4）：259-260］

腰椎间盘突出症：针刺阳陵泉穴。［实用中医内科杂志，2012，26（1）：99-100］

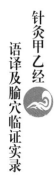
肱骨外上髁炎：针刺阳陵泉穴配合弹拨法及中药外洗。［现代中医药，2013，33（4）：64-65］

肩痛：针刺阳陵泉穴。［中国针灸，2002，22（7）：476-476］

痉挛瘫痪：针刺阳陵泉穴。［中国实用神经疾病杂志，2014，17（4）：73-73］

踝内翻扭伤：深刺阳陵泉穴。［江西中医药，2001，32（6）：34-34］

外踝关节扭伤：针刺阳陵泉穴。［江西中医药，2006，37（5）：42-43］

后天肌源性上睑下垂：针刺阳陵泉穴为主。［河北中医，2001，23（11）：810-810］

腰痛：针刺阳陵泉及大杼穴。［人民军医，2008，51（6）：385-385］

急性小儿斜颈：阳陵泉透刺阴陵泉穴。［中国针灸，1997，17（4）：209-209］

周围性面瘫：针刺阳陵泉、太冲穴为主。［针灸临床杂志，2000，16（10）：49-51］

◉ 阳关

腰椎间盘突出症：深刺腰阳关加电针。［现代中西医结合杂志，2006，15（10）：1358-1358］

干性坐骨神经痛：深刺腰阳关为主。［中国中西医结合杂志，1995，15（2）：117-118］

根性坐骨神经痛：电针深刺腰阳关。［针灸临床杂志，1995，11（6）：38-38］

急性腰扭伤：腰阳关穴区放血。［中国中医药现代远程教育，2015，13（17）：86-87］

原发性痛经：针灸腰阳关穴配合布洛芬。［广西医学，2007，29（1）：136-136］

神经根型颈椎病所致上肢酸麻胀痛：针刺腰阳关。［中国针灸，2014，34（11）：1113-1113］

中风下肢痉挛：深刺腰阳关为主。［上海针灸杂志，2002，21（4）：11-12］

◉ 中渎

胆绞痛：针刺中渎穴。［四川中医，1987，5（6）：46-46］

股外侧皮神经病：针刺患侧的髀关、伏兔、阴市、梁丘、风市、中渎、阳关及阿是穴。［辽宁中医杂志，2001，28（8）：495-495］

◉风市

高胆红素血症致皮肤瘙痒：针刺风市穴。[中国民间疗法，2003，11（12）：12 - 12]

神经性耳鸣耳聋：针刺风市穴。[中国针灸，2006，26（6）：418 - 418]

股外侧皮神经炎：拍打风市穴结合经穴按摩。[天津中医药，2009，26（1）：15 - 15]

◉环跳

腰腿痛：针刺环跳穴。[中国实用医药，2010，5（22）：25 - 26]

坐骨神经痛：扬刺环跳穴。[湖南中医杂志，2013，29（1）：87 - 88]

梨状肌综合征：环跳穴位注射。[中国针灸，1996，16（1）：42 - 42]

顽固性腓肠肌痉挛：温针环跳穴加拔罐。[中国针灸，2009，29（7）：533 - 535]

急性腰扭伤：按压环跳穴。[中华临床医药杂志，2003，4（3）：50 - 50]

急性腰脊软组织损伤：针刺环跳穴。[中医研究，1993，6（6）：35 - 36]

肾绞痛：针刺环跳穴。[湖北中医杂志，2001，23（8）：42 - 43]

腰椎间盘突出症：圆利针加环跳齐刺为主。[中国针灸，2005，25（4）：280 - 280]

急性踝关节扭伤：按摩环跳穴。[中国民间疗法，2000，8（8）：11 - 12]

跟痛症：针刺环跳穴。[福建中医药，2002，33（1）：9 - 9]

◉至阴

原发性痛经：针灸至阴穴配合耳压。[世界针灸杂志：英文版，2008，18（4）：17 - 22]

胎位不正：艾灸至阴、气海穴。[安徽中医学院学报，1996，15（5）：43 - 43]

难产：艾灸至阴穴。[上海针灸杂志，2006，25（6）：29 - 29]

◉通谷

小儿厌食症：通谷和幽门穴经皮给药。[中国当代医药，2010，17（22）：137 - 137]

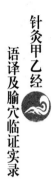

◎束骨

腓肠肌痉挛：针刺束骨穴。[中国针灸，2005，25（10）：685－685]

◎京骨

背肌筋膜炎：单用京骨穴针刺。[中国针灸，2015，35（2）：194－194]

◎申脉

失眠症：针刺申脉、照海穴为主。[世界针灸杂志：英文版，2007，17（2）：61－63]

肩周炎：针刺申脉穴。[世界中医药，2008，3（2）：96－96]

慢性结肠炎：温灸申脉穴。[中国针灸，2008，28（8）：616－616]

口僻：申脉、足三里为主穴。[四川中医，2003，21（2）：74－74]

腹泻：艾灸申脉穴为主。[中国中医药信息杂志，2003，10（3）：72－72]

重症肌无力眼肌型：申脉、照海为主穴针刺。[江苏中医药，2014，46（6）：59－60]

小儿泄泻：灸申脉穴。[针灸临床杂志，1992，18（6）：38－38]

胞轮振跳：针刺申脉穴。[中国针灸，2003，23（12）：708－708]

枕神经痛：针刺申脉穴。[河北中医，2002，24（8）：614－614]

◎金门

急、慢性腰痛：针刺金门穴。[中国中医急症，2004，13（9）：595－595]

◎仆参

足跟痛：针刺仆参穴。[中国针灸，1997，17（2）：86－86]

◎昆仑

坐骨神经痛：654－2昆仑穴注射治疗。[中国针灸，1996，16（8）：56－56]

急性腰扭伤：针刺昆仑穴。[上海针灸杂志，1996，15（S1）：215－215]

落枕：针刺昆仑穴。[中医外治杂志，2003，12（3）：26－27]

◉跗阳

急性腰扭伤：针刺跗阳穴。［中国中医药科技，2010，17（5）：443－443］

肩周炎：针刺跗阳穴为主。［中国针灸，1995，15（S1）：97－98］

坐骨神经痛：跗阳穴灸疗。［针灸临床杂志，2011，27（1）：49－49］

◉飞扬

鼽证（过敏性鼻炎）：三伏及三九穴位敷贴合并飞扬穴刺激。［临床合理用药杂志，2013，6（33）：140－141］

急性腰扭伤：针刺健侧飞扬穴。［中国针灸，1992，12（2）：28－28］

小儿脱肛：针刺飞扬穴为主。［浙江中医学院学报，1994，18（2）：51－52］

腰椎后关节紊乱症：按压飞扬穴。［山东中医杂志，1995，14（9）：420－420］

肩周炎：针刺丰隆透飞扬穴。［中国针灸，1996，16（9）：16－16］

眶上神经痛：针刺健侧飞扬穴。［中级医刊，1993，28（12）：61－61］

◉承山

顽固性肛周瘙痒症：针刺承山穴。［针灸临床杂志，1993，9（4）：54－54］

痛经：针刺承山穴。［河北中医，1995，17（1）：41－41］

腓肠肌痉挛：齐刺加灸承山穴。［工企医刊，2011，24（3）：62－63］

◉承筋

糖尿病下肢抽搐症：隔物灸阳陵泉穴、承筋穴。［光明中医，2016，31（6）：839－841］

急性腰扭伤：针刺"腰三针"（承筋、腰阳关、腰眼）。［中国针灸，1987，7（4）：21－21］

不安腿综合征：针刺血海、承筋、承山、三阴交、足三里、阴陵泉、阳陵泉、委中、行间、绝骨等穴位。［云南中医中药杂志，2010，31（5）：55－56］

重症肌肉痉挛：重手法点承筋穴。［按摩与导引，1988，4（6）：40－41］

◉合阳

腓肠肌痉挛：针刺合阳穴。［广西中医药，1989，12（2）：33－33］

原发性痛经：温针灸合阳穴。［中国继续医学教育，2016，8（15）：177－178］

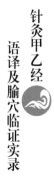

屈指肌腱腱鞘炎：针刺合阳穴。［长春中医药大学学报，2012，28（3）：494 - 495］

◉委中

急性腰扭伤：小手法点按委中穴。［中医药临床杂志，2007，19（5）：485 - 486］

顽固型漏肩风：针刺委中穴。［今日应用医学，1999，5（3）：64 - 64］

腰椎小关节错缝损伤：委中放血配合推拿。［福建中医药，2008，39（6）：21 - 22］

剖腹产术后尿潴留：独取委中穴。［上海针灸杂志，2010，29（7）：430 - 430］

急性肾绞痛：穴位注射委中穴。［浙江中医杂志，2005，40（9）：400 - 400］

老年性膝关节痛：委中穴刺络拔罐。［中国针灸，2003，23（6）：348 - 348］

急性腰肌劳损：针刺委中、承山穴。［针灸临床杂志，2005，21（4）：56 - 56］

腰椎骨折性腰痛症：针刺委中穴。［中国中西医结合外科杂志，2001，7（3）：168 - 168］

腰椎间盘突出症：委中穴刺络放血。［上海针灸杂志，2013，32（12）：1037 - 1038］

软组织损害型膝骨关节炎：委中穴刺血拔罐。［宁夏医学杂志，2010，32（9）：846 - 847］

坐骨神经痛：委中放血加辨经。［针灸临床杂志，2000，16（4）：11 - 12］

痤疮：委中放血。［中国医药导报，2013，10（20）：87 - 89］

骶管囊肿：委中穴刺血拔罐。［中国中医骨伤科杂志，2010，18（8）：43 - 44］

慢性腰痛：委中刺络放血。［江西中医药，2004，35（10）：14 - 15］

◉委阳

足背末梢神经炎：针刺"上委阳"。［中国针灸，2004，24（6）：382 - 382］

腰突症：针灸委阳穴结合手法。［上海针灸杂志，1998，17（6）：12 - 12］

◉浮郄

◉殷门

腰肌扭伤：针刺殷门穴。［针灸临床杂志，2003，19（8）：64 - 64］

便秘：电针殷门穴。［中国针灸，2003，23（5）：282 – 282］

急性腰扭伤、胁间神经痛、坐骨神经痛、落枕：针刺殷门穴。［现代中医药，1989，9（1）：38 – 38］

◉承扶

坐骨神经痛：针刺承扶穴。［新中医，1994，26（12）：29 – 29］

腰椎间盘突出症：电针承扶与悬钟为主。［中国药物经济学，2014，（4）：102 – 103］

后　记

　　本书为针灸学方面的重要参考书，全书共计 72 万字。在编撰过程中，主编潘文主要负责全书的组织设计及审稿工作。副主编邱连利、袁仁智分别负责腧穴临证实录和语译部分的审稿工作。编委吕有强负责卷一、卷二的校勘语译及其相关腧穴临证实录的编写工作，计 9.1 万字；唐鹏负责卷三、卷四的校勘语译及其相关腧穴临证实录的编写工作，计 9.1 万字；李晓娟负责卷五、卷六的校勘语译及其相关腧穴临证实录的编写工作，计 12.1 万字；王安萍负责卷七、卷八的校勘语译及其相关腧穴临证实录的编写工作，计 12.1 万字；李淑玲负责卷九、卷十的校勘语译及其相关腧穴临证实录的编写工作，计 12.1 万字；张雪霞负责卷十一、卷十二的校勘语译及其相关腧穴临证实录的编写工作，计 12.1 万字；

　　在编撰过程中由于时间仓促，难免有所疏漏，望读者批评指正。

潘文

2018 年 3 月

兰州